老年常见疾病与功能障碍全周期康复专家共识丛书

# 老年骨关节系统常见疾病全周期康复专家共识

## Expert Consensus of the Full-cycle Rehabilitation for Geratic Osteoarthropathy

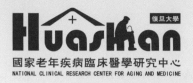
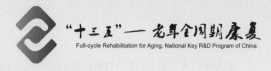

老年常见疾病与功能障碍全周期康复专家共识丛书

# 老年骨关节系统常见疾病全周期康复专家共识

## Expert Consensus of the Full-cycle Rehabilitation for Geratic Osteoarthropathy

主 编 贾 杰 谢幼专

北京大学医学出版社

LAONIAN GUGUANJIE XITONG CHANGJIAN JIBING
QUANZHOUQI KANGFU ZHUANJIA GONGSHI

**图书在版编目（CIP）数据**

老年骨关节系统常见疾病全周期康复专家共识 / 贾杰，
谢幼专主编 . —北京：北京大学医学出版社，2024.1
　　ISBN 978-7-5659-2845-1

　　Ⅰ.①老⋯　Ⅱ.①贾⋯ ②谢⋯　Ⅲ.①老年人 – 常见病 –
关节疾病 – 康复　Ⅳ.① R684.09

中国国家版本馆 CIP 数据核字（2023）第 013402 号

**老年骨关节系统常见疾病全周期康复专家共识**

主　　编：贾　杰　谢幼专
出版发行：北京大学医学出版社
地　　址：（100191）北京市海淀区学院路 38 号　北京大学医学部院内
电　　话：发行部 010-82802230；图书邮购 010-82802495
网　　址：http://www.pumpress.com.cn
E - m a i l：booksale@bjmu.edu.cn
印　　刷：北京金康利印刷有限公司
经　　销：新华书店
责任编辑：陈　然　米存君　　责任校对：靳新强　　责任印制：李　啸
开　　本：787 mm×1092 mm　1/16　印张：20.25　字数：478 千字
版　　次：2024 年 1 月第 1 版　2024 年 1 月第 1 次印刷
书　　号：ISBN 978-7-5659-2845-1
定　　价：245.00 元

# 主 编 简 介

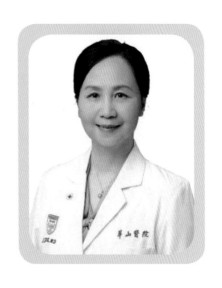

　　**贾杰**，主任医师，教授，博士生导师，复旦大学附属华山医院康复医学科副主任，复旦大学附属华山医院福建医院－国家区域医疗中心筹办处副主任。中国康复医学会社区康复工作委员会主任委员，中国康复医学会手功能康复专业委员会首任主任委员，中国康复医学会循证康复医学工作委员会副主任委员。国家重点研发计划项目"老年全周期康复技术体系与信息化管理研究"项目首席科学家及课题第一负责人。曾主持国家自然科学基金重大研究计划集成项目子课题 1 项、国家自然科学基金面上项目 4 项、科技部"十二五"科技支撑计划课题 1 项、上海市科学技术委员会／上海市卫生和计划生育委员会课题 6 项。发表中文、英文论文共 389 篇，其中被 SCI 收录 121 篇；参与编写康复医学专著 20 部，其中主编 11 部；获授权专利 41 项。曾获 2014 年教育部科学技术进步奖二等奖、2016年中华医学科技奖二等奖、2016 年国家卫生计生委脑卒中防治工程委员会"突出贡献专家奖"、2018 年复旦大学巾帼创新奖、2020 年中国康复医学会科学技术奖一等奖、2020 年上海康复医学科技奖一等奖等科技奖励与荣誉称号。

**谢幼专**，主任医师，教授，2006 年获上海交通大学医学博士学位和法国科学博士学位，硕士生导师，上海交通大学医学院附属第九人民医院骨科微创脊柱外科亚专业负责人。先后担任中国医师协会骨科医师分会脊柱疼痛专业委员会委员、中华中医药学会脊柱微创专家委员会委员、中国康复医学会骨质疏松预防与康复专业委

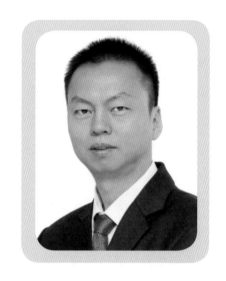

员会委员、中国医学装备协会组织再生分会委员、国家自然科学基金评审专家、上海市医学会医疗事故鉴定专家。先后赴香港威尔斯亲王医院、法国 Littoral 大学 Institut Calot 医院脊柱外科中心学习。承担国家自然科学基金项目 2 项、"十三五"国家重点研发计划重点专项 1 项、上海市科学技术委员会科研计划项目（课题）3 项。2007 年入选上海市浦江人才计划，获上海市科学技术进步奖二等奖 2 项，多次获中华医学会 CORS 学术大会优秀论文奖、上海交通大学九院临床医学院理论授课优胜奖。被评为上海交通大学"青年岗位能手"、上海交通大学医学院优秀青年教师、上海交通大学医学院附属第九人民医院援滇医疗工作先进个人、上海市临床康复优秀学科带头人。以第一作者或通讯作者在国内外杂志发表论文 40 余篇，参编或参译中英文专著 10 余部，申请专利 10 余项。

# 编 者 名 单

## 主 编

贾　杰　复旦大学附属华山医院
谢幼专　上海交通大学医学院附属第九人民医院

## 副主编

何　霞　四川省康复医院·四川省八一康复中心
卜　石　中日友好医院
朱　睿　同济大学附属养志康复医院
蔺福辉　深圳平乐骨伤科医院（深圳市坪山区中医院）
黄文柱　佛山市第五人民医院

## 编　委（按姓氏汉语拼音排序）

白永涛　北京市朝阳区太阳宫社区卫生服务中心
卜　石　中日友好医院
陈　钢　佛山市第五人民医院
陈树耿　复旦大学附属华山医院
陈祥贵　复旦大学附属华山医院静安分院
崔淑仪　佛山市第五人民医院
邓瑞芬　中日友好医院
付从会　上海金山区众仁老年护理医院
龚伟华　上海交通大学医学院附属第九人民医院
何洁莹　复旦大学附属华山医院
何　维　四川省康复医院·四川省八一康复中心
何　霞　四川省康复医院·四川省八一康复中心
侯琴芝　昆明医科大学第二附属医院
侯　昕　中日友好医院

黄文柱　佛山市第五人民医院
黄夏莲　四川省康复医院·四川省八一康复中心
黄　衔　四川省康复医院·四川省八一康复中心
贾　杰　复旦大学附属华山医院
李　冲　上海体育学院
李　华　上海交通大学医学院附属第九人民医院
李皙子　四川省康复医院·四川省八一康复中心
李彦南　昆明医科大学第二附属医院
林佳丽　复旦大学附属华山医院
林奕芳　复旦大学附属华山医院
林嬴男　复旦大学附属华山医院
蔺福辉　深圳平乐骨伤科医院（深圳市坪山区中医院）
刘小曼　苏州高新区人民医院
刘智岚　上海市第四康复医院
麦光怀　佛山市第五人民医院
孟曼曼　佛山市第五人民医院
聂春萍　昆明医科大学第二附属医院
钱佳煜　复旦大学附属华山医院
孙曾春　四川省康复医院·四川省八一康复中心
涂舒婷　福建中医药大学
王传凯　淄博职业学院
王鹤玮　复旦大学附属华山医院
王金武　上海交通大学医学院附属第九人民医院
王　娜　中日友好医院
王文丽　昆明医科大学第二附属医院
王永霞　四川省康复医院·四川省八一康复中心
王志军　佛山市第五人民医院
魏栋帅　新乡医学院
乡靖楠　上海体育学院
谢幼专　上海交通大学医学院附属第九人民医院
徐　硕　福建医科大学附属漳州市医院
闫志杰　新乡医学院
严　文　佛山市第五人民医院
杨　涵　上海交通大学医学院附属第九人民医院
姚黎清　昆明医科大学第二附属医院
于德刚　上海交通大学医学院附属第九人民医院

于绍斌　佛山市第五人民医院

余恺涛　复旦大学附属华山医院

曾俊凯　上海交通大学医学院附属第九人民医院

曾丽婷　上海交通大学医学院附属第九人民医院

张金苹　中日友好医院

张　淇　复旦大学附属华山医院

张　勇　深圳平乐骨伤科医院（深圳市坪山区中医院）

赵月华　复旦大学附属华山医院静安分院

周　寻　昆明医科大学第二附属医院

朱立维　复旦大学附属华山医院

朱　睿　同济大学附属养志康复医院

庄金阳　复旦大学附属华山医院

邹　飞　复旦大学附属华山医院

邹海波　中日友好医院

左冠超　四川省康复医院·四川省八一康复中心

# 前 言

中国从 1999 年开始已进入老龄化社会，且老年人口比例逐年上升。2020 年全国第七次人口普查的数据显示，60 岁以上人口约为 2.6 亿，占总人口 18.70%，其中 65 岁以上人口约为 1.9 亿，占 13.5%。"十四五"期间中国将进入深度老龄化社会，预计 2035 年之前将进入超级老龄化社会。我国老年人口规模庞大，老龄化进程快，不同地区的老龄化程度存在明显差异。2019 年中共中央、国务院印发《国家积极应对人口老龄化中长期规划》指出，人口老龄化对经济运行全领域、社会建设各环节、社会文化多方面乃至国家综合实力和国际竞争力，都具有深远影响，挑战与机遇并存。面对中国社会老龄化，我们还未做足充分准备，如针对老年患者疾病医疗模式不健全，康复体系不完善，尚不能及时满足老年人的医疗卫生服务需求。建设"以人民健康为中心，关注生命全周期，健康全过程"为目标的"健康中国"已上升为国家战略。"健康老龄化"作为重要的战略任务之一，是积极主动应对老龄化社会挑战的重大需求，也是实现健康老龄化和"健康中国 2030"的战略目标的必由之路。

老年人因生理功能逐渐衰退，易造成骨质疏松性骨折、骨关节退行性疾病的发生。此类疾病在不同严重程度、不同阶段需要骨科、内分泌科、康复医学科、护理部等科室密切配合，以尽量恢复患者功能，减少并发症。但在目前的临床实践中，多学科的协作机制和转诊时机差异较大，缺乏规范化康复指导，并且对于此类病程较长的疾病，治愈后的转归及随访尚无统一的执行规范。基于此，我们组织课题专家编写本部《老年骨关节系统常见疾病全周期康复专家共识》，积极落实应对人口老龄化国家战略，建立规范化全周期康复诊治流程体系，扩大老年骨关节疾病康复诊疗病程的覆盖面，建设"临床 - 康复 - 护理"无缝衔接工作模式，创新康复医疗服务模式，推动解决不同地区康复医疗水平参差不齐的问题，为老年骨关节疾病全周期康复事业做出一份贡献！

本书由国家重点研发计划"老年全周期康复技术体系与信息化管理研究（2018YFC2002300）"项目组牵头，通过系统检索国内外相关指南、专家共识、综述、临床研究、专家经验等形成初稿，随后经过多次疾病 - 功能障碍对接，三轮内容梳理以及六次专家论证会，最终完成本书。本书内容包括五个常见老年骨关节疾病——颈椎病、腰椎间盘突出、髋膝骨关节炎、髋部骨折、骨质疏松性椎体压缩性骨折的体格检查、实验室检查、影像学检查等临床相关指标，以及疼痛、感觉功能、运动功能、吞咽功能、心肺功能、日常生活能力、心理等康复评定，并介绍了在疾病不同阶段（围手术期、急性期、恢复期、慢性期）这些指标的运用，提出全周期临床 - 康复 - 护理衔接的综合技术、多学科诊疗模式下的康复效果评估，和三级康复网络内的老年疾病救治 - 机构康复 - 社区 - 站点 / 家庭康复 - 失能监测的全周期康复服务体系，以规范老年常见骨关节疾病的全周期诊疗模式，改善患者功能状态和生存质量，力求为广大一线临床医生、康复治疗师、护理工作者、照顾者提供参考。

2023 年 9 月

# 目　录

# 第一章
# 老年骨关节疾病功能障碍总论

## 第一节　全周期康复模式

### 一、疾病发展全周期

老年人容易发生骨关节退行性改变，骨折愈合缓慢，恢复时间长，但由于骨科住院时间较短，缺少对老年患者整个病程的持续关注，若不进行正确的功能锻炼，则在疾病进入恢复期易导致关节僵硬、肌力减退、功能衰退等一系列问题。患者因活动受限易长时间卧床，还会引起运动功能与心肺功能减弱、二便功能障碍。患者回归家庭后若不予以正确的护理，易增加深静脉血栓、坠积性肺炎、压疮等并发症的风险，病程延长还会导致患者出现精神心理问题，增加了照顾者及家庭的负担。故关注疾病发展全周期，能更全面地为老年患者诊疗。

### 二、参与人员全周期

对于老年骨关节疾病的整个病程，临床医生、康复医生、康复治疗师、护理人员贯穿了整个疾病周期，应做好"临床-康复-护理"衔接，在疾病的不同时期各司其职。

临床医生不仅要对疾病做出诊断、治疗，还要为患者制订诊疗计划，并安排随访工作，可以是门诊随访，也可以是社区随访。康复医生根据患者存在的功能障碍进行评估，制定出个性化的康复治疗方案。康复治疗师根据康复治疗方案，协助患者进行功能锻炼。护理人员则在患者卧床、术前、术中、术后，及社区家庭护理工作中扮演着重要的角色。

### 三、分级诊疗全周期

倡导开展疾病全周期分级诊疗模式，使各级医疗资源均衡化，并实现充分利用，各级医院之间还需建立联络服务，确保老年患者的诊疗去向。

1. 三级医院　三级医院进行相应治疗。在疾病的诊治中，包括新发或复发的骨关节疾病的治疗，三级医院需给予相应的方案，并为后续的康复安排搭建平台。

2. 二级医院　患者接受手术后或保守治疗尚不能回归家庭的，需在二级医院医生及康复治疗师指导下进行康复训练。

3. 社区医院及家庭　经二级医院评估，病情平稳且无须过多临床治疗的患者可以转入社区及家庭。必要时可进行家庭环境改造，根据患者的功能情况，制定适当的自我居家康复方案。

### 四、不同地区全周期

因我国地域差异较大，各地区的生活条件水平不同，医疗水平参差不齐，诊疗模式也不同，这直接影响了患者的诊疗及预后恢复情况。故不同地区的医院可以参考"老年全周期信息化远程康复体系"平台，查找现阶段疾病对应的诊疗方案，进行个体化操作，以实现不同地区相同的诊疗模式，让先进地区医疗带动落后地区医疗，形成整个国内医疗资源共享模式，均衡提高诊疗水平。希望由此提高患者、医务人员、医疗机构等各方对老年骨关节疾病的认识，提高疾病康复诊疗水平，通过预防骨折的发生，促进骨折后的功能恢复，提升日常生活能力，降低致残率、致死率以及由此造成的巨额医疗费用（图 1-1-1）。

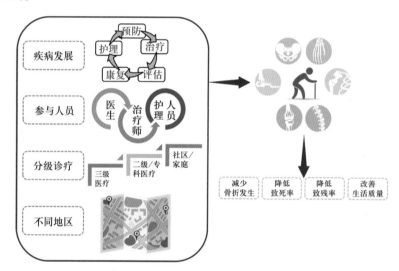

图 1-1-1　全周期康复模式

## 第二节　骨关节系统疾病常见功能障碍

### 一、老年骨关节系统疾病疼痛

疼痛是老年骨关节系统疾病常见的症状。疼痛会引起患者精神心理问题，导致抑郁、焦虑情绪，还会使运动功能降低。如下肢关节炎及骨折引起疼痛可影响患者的步行能力，颈椎、腰椎引起的疼痛容易使患者长期卧床，影响日常生活能力，降低生活质量。

老年人因自身原因常有以下表现：试图通过隐瞒疼痛与不适来掩盖病情或减轻家人负担，但这种应对策略对减轻疼痛并没有帮助。有的老年患者存在持续性疼痛，但他们拒绝服用任何类型的药物包括镇痛药，声称镇痛药会上瘾。有的老年患者有药物滥用情况，只要有一点点疼痛，就会自行去药店购买非处方镇痛药。还有的老年人在刚出现关节或肌肉疼痛时选择忍耐，直至延续为慢性疼痛或疼痛加重时才去就诊，最终错过了最佳治疗时机，而使疾病治疗变得更加棘手。

**（一）老年骨关节系统疾病疼痛的评估**

1. 语言描述评估量表（verbal descriptor scale，VDS）　VDS用"无痛、轻度痛、中度痛、重度痛、剧痛"5个疼痛等级来表示不同水平的疼痛程度，让患者选择最能代表其疼痛强度的词语。有研究称，从量表的失效性、一致性、信度、结构效度、敏感性和年龄偏好来看，VDS是评估老年人疼痛强度的推荐量表[1]。

2. 修订版面部表情疼痛量表（faces pain scale revised，FPS-R）　FPS-R将疼痛的严重程度呈现为不同的面部表情，使受试者更容易理解与选择。量表从左至右表示"无痛"到"疼痛难忍"，程度越来越严重[2]（图1-2-1）。

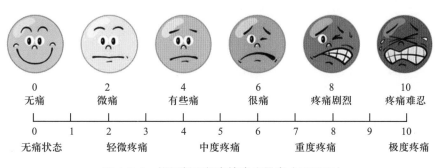

图 1-2-1　修订版面部表情疼痛量表（FPS-R）

3. 五指法评估工具（five finger scale，FFS）　医生向患者出示五指，从小指到拇指表示疼痛的程度依次为：小指——无痛，无名指——轻度痛，中指——中度痛，示指——重度痛，拇指——剧痛，让患者选择代表自己疼痛程度的手指（图1-2-2）。FFS的评定方法便于老年患者理解、掌握和使用，特别是低学历的老年患者[1]。

4. 45区体表面积评分法（the 45 body area rating score，BARS-45）　BARS-45是将人体表面分为45个区域，每个区域内标记数字，身体前有22个区，身后有23个区，让患者对应该图将自己疼痛的部位在图中相应的区域上标出，标记该区计为1分，其余为0分[3]（表1-2-1）。

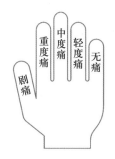

图 1-2-2　五指法评估工具（FFS）

**（二）老年骨关节系统疾病疼痛的治疗**

1. 药物　对于急性疼痛多首选口服镇痛药，并按照世界卫生组织（World Health Organization，WHO）阶梯镇痛原则递进治疗。而对于骨质疏松性椎体骨折慢性疼痛的老年患者不能只采用单一的治疗方法，应考虑药物治疗和非药物治疗相结合的多模式方法。在使用药物方面必须遵循老年人用药原则，应谨慎选择，考虑低不良反应、低肝脏肾脏代谢类药物，从小剂量开始，逐渐加量。避免将有重叠药效学或可能有不良反应药代动力学相互作用的药物一起使用。注意药物对老年个体的影响，减少药物不良反应的产生。随着时间的推移，如果可能，应逐渐减少治疗的耐受性，以达到最低的有效维持剂量。

表 1-2-1　45 区体表面积评分法（BARS-45）

| 疼痛区号 | 占体表面积百分比（%） |
|---|---|
| 25，26，27 | 0.50 |
| 4，5，16 | 1.00 |
| 3，8，9，10,11，30，31，32，33 | 1.50 |
| 1，2，21，22，23，24，44，45 | 1.75 |
| 6,7，12，13，28，29，36，37 | 2.00 |
| 38，39 | 2.50 |
| 14，15 | 3.00 |
| 19，20，42，43 | 3.50 |
| 34，35 | 4.00 |
| 17，18，40，41 | 4.75 |

疾病诊断：＋号表示感觉障碍部位

【评分标准】

（1）每个区无论大小、无论该区域是否涂满均为 1 分，总评分反映疼痛区域的数目。

（2）用不同记号表示不同的疼痛强度，分别为：斜线表示轻度痛、横线表示中度疼痛、竖线表示重度疼痛。

（3）最后计算患者疼痛部位占体表面积的百分比。

【注意事项】

（1）评估前一定要先向受试者介绍该方法的步骤，待其理解后再开始。

（2）老年人常难以正确涂盖皮肤分区以形容疼痛。

（3）皮肤疼痛区域的涂盖可受患者情感和疾病长期性等因素的影响。

（4）不适用于头痛患者。

疼痛得分：　　　　　百分比：

2. 物理因子　物理因子治疗在急性期可以改善患部血液循环，消除充血、渗出、水肿等炎症反应，并且起到镇痛的效果。如经皮电神经刺激疗法，是通过特定的频率、波宽的低频脉冲电流作用于疼痛部位以达到镇痛的治疗方法。等幅中频电疗法作用于人体后使痛阈明显上升，起到镇痛效果。调制中频电疗法兼有低频电与中频电两种电流的作用，在即时镇痛方面效果最好。干扰电的最大电场强度发生于电极之间的电流交叉处，因而作用较深，范围较大。使用超短波中等强度的温热效应可通过加速致痛物质的清除、减轻水肿、降低感觉神经兴奋性等途径来起到镇痛的作用。微波的分米波与厘米波的辐射场作用于人体时会产生温热效应，其温热效应具有改善组织血液循环、镇痛、消散亚急性与慢性炎症的功能。此外，红外线、超声波疗法、磁疗等都有镇痛解痉的作用。

3. 运动疗法　适当的休息可缓解疼痛，但是并不提倡长时间的卧床休息，患者卧床期间可进行非疼痛关节或肢体的活动，以维持关节活动度（range of motion，ROM），防止肌肉萎缩。柔韧性、牵伸、肌力训练可加强关节周围肌肉力量，改善关节稳定性。治疗师可根据患者身体功能情况及习惯，制定适合患者的低强度有氧训练方案。

4. 其他 针灸能有效地治疗慢性疼痛。支具、矫形器（如颈椎、腰椎矫形器）可以保护及固定脊柱稳定性，帮助患者维持正确的力学姿势；助行器、拐杖等可以转移患者的负重力量，改善患者的疼痛。心理疗法如认知行为疗法、接纳与承诺疗法也可应用于老年疼痛，但这需要配备专业的心理治疗师进行操作，一般的康复医院可能不具备此条件，故在临床上并未大量使用。

## 二、老年骨关节疾病心功能障碍

### （一）概述

老年骨关节疾病患者因疼痛、骨折、骨关节退行性改变、运动功能及体力耐受力下降等原因，难以维持长时间的活动，这限制了患者的日常生活活动，导致患者活动量及活动耐力显著减少。在此情况下，患者的心肺功能相应下降。在疾病治疗初期，患者为避免疼痛采取长时间卧床，导致患者的心肺功能进一步下降。既往对骨关节疾病的康复以手术、缓解疼痛及恢复关节活动度为主，忽略了老年患者由于心功能降低易引起心血管不良事件的发生以及不能达到预期疗效的问题。故骨关节系统疾病的康复对于老年患者来说不应该是"头痛医头，脚痛医脚"，在促进骨折愈合和肢体功能恢复的康复治疗中需同时注重心脏康复。

心脏康复可通过增加主动运动训练，提高患者肌肉毛细血管数量和密度、外周骨骼肌氧摄取能力和氧利用能力，进而改善肌肉活动能力及耐力。当患者的最大运动能力提高后，较少产生疲劳，从而带来的运动风险也相应降低。

### （二）老年骨关节疾病心功能障碍的全周期康复

1. 院前危险因素控制 退行性骨关节疾病好发于过度负重或使用的关节，患者应改变其日常生活方式，尽量减少或避免使用受累关节，预防疼痛发作或骨关节疾病进一步加重，如对于膝关节疾病患者来说，应避免上下楼梯、坐矮凳、使用蹲厕等日常生活习惯。此外，患者常因疼痛而导致日常活动减少，应适当增加合适的运动训练，控制体重。骨质疏松患者往往在骨折发生前运动量便开始减少，导致骨质疏松与运动量减少的恶性循环，骨质疏松越严重，越不敢运动，而进一步导致骨质疏松的病情加重。故患者应养成保持运动的生活方式，运动方式可选择如走路、慢跑、有氧体操等相对安全的运动方式。老年患者往往合并高血压、高血脂、糖尿病等心血管疾病危险因素，或是患有冠心病、心律失常、充血性心力衰竭等心脏疾病，其不但增加手术风险，更容易引起心血管事件，故应在平时就控制相关危险因素。

2. 院内心功能康复

（1）心脏功能评定：血肌钙蛋白、脑钠肽（brain natriuretic peptide，BNP）等实验室检查；心电图、动态心电图、超声心动图、纽约心脏病学会（New York Heart Association，NYHA）心功能分级、心肺运动负荷试验、6分钟步行试验、运动中实时心电监测等。

（2）心脏康复：急性期心脏康复主要在于预防卧床所导致的不良反应。卧位时回心血量增加，心脏容量负荷加重，刺激右心房压力感受器，可反射性地降低抗利尿激素释放，导致尿量增加，有效循环血量减少引起反射性的心动过速。血容量和血流量的改变增加了血栓形成风险，血栓一旦发生，会进一步导致肺栓塞、脑栓塞等严重并发症的发生风险，加重患者病情甚至危及生命[4]。因此，早期的离床活动和预防血栓非常重要。对于髋部骨质疏松性骨折患者，术后 6 小时在镇痛药的保障下即可开始非受累肢体的活动训练；术后第二天可在康复治疗师的指导下进行助行器辅助站立和行走锻炼。对于骨质疏松性椎体骨折患者，采用俯卧位休息可放松腰背部肌群，并建议卧床时进行主、被动运动，骨折后 2 ~ 3 周腰背疼痛减轻后即可逐步进行坐位、站位等练习。出院时患者应具备独立穿衣服、上下床、在助行器或家属的辅助下行走大于 70 m。

3. 社区和家庭康复

（1）康复评估：定期复查骨关节疾病相关指标及心功能指标，以及时调整运动处方内容，主要包括：实验室检查、影像学检查、关节活动度、肌力、心电图、动态心电图、超声心动图、NYHA 心功能分级、心肺运动负荷试验、6 分钟步行试验、运动中实时心电监测、心肺系统疾病亚急性期简要版《国际功能、残疾和健康分类》分类组合等。

（2）心功能康复治疗：骨关节疾病患者由于运动减少导致心血管疾病发生机会增加，建议长期有氧训练防治心血管疾病。运动方式包括步行、慢跑、游泳、阻力自行车、老年韵律体操等，训练量建议 40 ~ 60 分 / 次，3 ~ 5 次 / 周。有氧训练中的运动强度通过心率方式来监测，目标心率 =（最大心率 – 静息心率）×（40% ~ 70%）+ 静息心率[5]，最大心率可通过心肺运动试验测得。对无法进行运动试验的患者可采用目标心率法，即在静息心率的基础上增加 20 ~ 30 次 / 分，体能差的增加 20 次 / 分，体能好的增加 30 次 / 分[6, 7]。

## 三、老年骨关节疾病二便功能障碍

随着年龄的增加，老年人逼尿肌松弛，胃结肠反射减弱，参与排便的肌肉张力低下，或由于慢性尿路感染、基础疾病、药物、焦虑抑郁心理等原因引起二便功能障碍，多表现为小便失禁、尿潴留、便秘等。由骨关节系统疾病带来的疼痛使老年患者活动减少，关节炎及骨折增加了卧床时间，使胃肠蠕动减慢，一些老年患者不习惯在床上大小便，以及饮食的改变加重了患者尿潴留及便秘的发生。颈椎病、椎间盘突出、椎体骨折导致脊髓受损更会引起神经源性膀胱及神经源性直肠。但对于大多数有传统观念的老年人来说，很难将大小便的问题主动告诉家人和医生，这就需要医护人员的关怀和康复人员的评估。

### （一）老年骨关节疾病二便功能障碍的评估

目的：评价患者的膀胱与直肠的功能，评定功能障碍的治疗效果。

1. 排便功能障碍的评定　包括肛门视诊、指诊、一般的实验室常规检查。

在患者住院期间每次排便护理后或在社区修订排便管理方案过程中，应当监测以下指标[8]：①日期和时间；②从直肠刺激到排便完成所用的时间；③排便护理完成所用的总时间；④所用的机械辅具刺激；⑤所应用的药物；⑥应用体位协助排便的技术；⑦大便的量及颜色、性状；⑧不良反应；⑨计划外的排便。

2. 排尿功能障碍的评定　应先遵循从病史询问、体格检查入手。专科评估包括尿常规、尿液细菌学检查，必要时进行泌尿系统辅助检查。为客观反映患者的排尿功能，建议患者进行排尿日记，记录每次排尿量、排尿间隔时间、患者的感觉、每日排尿总次数及总尿量；残余尿量的超声评估，适用于同时存在尿失禁和排尿障碍的患者。尿垫试验可用于量化尿失禁的尿量，也可用于评估治疗效果。神经电生理检查可专门针对盆底和下尿路神经支配情况的检查，对脊髓损伤后神经源性膀胱和盆底功能障碍的诊断、治疗方法的选择和预后评估有一定的参考价值[9]。

**（二）老年骨关节疾病二便功能障碍的治疗**

1. 排尿功能障碍治疗

（1）留置导尿、间歇导尿：留置导尿可作为患病初期排空膀胱的方法。间歇导尿是膀胱排空训练的一种重要方式，膀胱间歇性充盈与排空，有助于膀胱反射的恢复。在操作时必须遵循其实施原则、应用条件与标准方法。推荐间歇导尿为治疗逼尿肌无反射的首选方法[9]。

（2）手法辅助排尿：有 Crede 手法排尿、Valsalva 动作排尿和扳机点排尿。

（3）膀胱功能训练：旨在重新学习和掌握控制排尿的技能，如触发反射性膀胱排空、腹部加压排空膀胱等，降低膀胱的敏感性[10]。

（4）盆底肌功能训练：对于盆底肌及尿道括约肌不完全去神经支配的患者，盆底肌锻炼可抑制逼尿肌的过度活动，改善盆底肌功能和尿失禁。

（5）神经肌肉生物反馈：盆底生物反馈是盆底肌功能锻炼的辅助疗法。应用肌电图生物反馈来使盆底肌收缩，可以加强盆底肌张力和控制能力，巩固盆底肌训练的效果。

2. 排便功能障碍的治疗

（1）饮食结构及药物应用：对于便秘患者，强调多饮水（每日超过 1.5 L），多摄入膳食纤维（每日超过 1.5 g）；对便秘发生、发展等基本情况的知识进行宣教，使患者及家属了解药物的简单作用机制、使用方法和不良反应，指导患者按分期选择合适泻药（渗透性泻药、分泌性泻药），或可加用促动力药或益生菌，疗程为 2 ~ 4 周[11]。

（2）排便习惯：推荐在晨起或餐后 2 小时内尝试排便，排便时集中注意力，减少外界干扰因素。

（3）适当运动：增加体力活动可部分改善便秘患者的症状。

（4）手指直肠刺激（digital rectal stimulation，DRS）：它和新斯的明之间有协同作用，联合使用可改善患者的肠道管理[8]。DRS 的推广以及有关 DRS 适当技术的教育仍然是脊髓损伤患者神经源性直肠家庭管理教育的重点。

3. 护理衔接　护理人员帮助患者进行排尿、排便习惯的监测，建立记录日记，制定饮水、合理膳食的规划，辅助医生及治疗师给予相应的治疗操作、会阴护理。做好心理辅导，尊重患者，注意保护其隐私，并做好家属的思想工作，取得家属的支持和帮助，以便更好地协助老年人积极应对二便问题。

**（三）家庭或社区中神经源性肠道的管理**

根据患者目前肠道功能的状况，在家中可选择配备合适的肠道管理设备。如家用和医用的肠道管理/淋浴椅。最重要的是椅子的安全性能，例如是否有坐垫的填充物及制动装置；是否易于搬运，是否有便圈、易于操作的手闸、脚踏板、扶手等；是否方便肛门区域的操作也是关键之一，最常用的 U 形马桶垫圈能很好地满足这个要求[8]。

## 第三节　骨关节系统疾病护理衔接

### 一、疾病宣教

对患者进行科学的骨关节疾病科普知识的宣教，包括正确地认识疾病，了解基本的解剖结构，建立合理的运动、生活饮食习惯，以及疾病的预防措施，如何更好地配合医生治疗，促进疾病恢复进程，预防病情加重和复发。

### 二、围手术期护理

围手术期护理包括术前、术中、术后。术前评估患者一般生命体征、营养状况，指导患者床上大小便，以及正确的饮食习惯。老年患者易出现紧张、焦虑的情绪，往往是因为对手术不了解、担心术后恢复情况所导致的，护理人员需有耐心，充分对患者及家属进行术前教育和心理疏导，缓解患者的不良情绪及担忧，为手术的顺利开展做充分准备。术中监护老年患者生命体征，了解术中出血情况，做好术中心理指导，协助医生手术。术后根据不同的术式观察手术切口渗出、愈合的情况，定期换药，指导其正确的体位摆放、床上翻身，鼓励患者尽早离床活动。

### 三、并发症的护理

1. 切口感染　可能由于伤口消毒不到位，老年患者基础条件差，术后伴有感染、糖尿病等情况导致切口发生感染。由于术后伤口局部潮湿不透气、切口渗血过多或血肿等为细菌繁殖提供了有利条件，在术后应加强伤口周围皮肤的护理，定期消毒，及时更换敷料，局部保持清洁干燥。注意观察伤口的颜色、皮温变化，局部有无疼痛。如发生感染，应加大抗生素用量，可拆除几针缝线以利引流。必要时，视具体情况做进一步处理。

2. 肺部感染　定时翻身拍背，利用体位引流，帮助咳嗽及排痰。训练深呼吸及有效地咳嗽、咳痰，有利于痰液咳出。指导患者深吸气：屏气 1 ~ 2 秒钟，然后用爆发力将肺部深处的痰液咳出，每次练习 10 ~ 20 分钟，每天 2 次。患者咳痰无力时，可用右手示指和中指按压胸骨上窝处气管，以刺激气管咳嗽。要求吸烟者戒烟，因吸烟会刺激气道，导致分泌物增多，容易引起肺部感染。注意保暖，避免因着凉而诱发呼吸道感染。建议患者进食后刷牙漱口，以清除口腔内食物残渣和致病微生物，保持口腔清洁。

3. 尿路感染　保持会阴部清洁卫生，每日清洗一次。大小便污染后及时清洗，动作轻柔，勿擦伤皮肤，可使用成人纸尿裤或尿袋以免会阴部持续湿润。有导尿管的患者予以导尿管护理，平时夹闭导尿管，导尿管每 2 ~ 4 小时开放一次，以预防感染和膀胱萎缩。注意观察尿液性状、颜色、有无浑浊或絮状物，防止尿管堵塞，嘱患者多饮水，有利于冲洗尿中沉渣，必要时予以膀胱冲洗。经常变换体位，进行主、被动锻炼，以预防尿路结石形成。

4. 便秘　老年患者胃肠动力降低，经历手术后更易发生腹胀、便秘、粪块嵌塞，护理人员需观察患者有无排气、肠鸣音等表现，记录每日排便次数，并观察患者每日大便的性状、量、颜色和排便时间。指导或协助患者在餐后30分钟做腹部按摩，从右到左沿大肠走行的方向画圈，以刺激肠蠕动；对于顽固性便秘的患者，可根据医嘱给予缓泻药物或灌肠[12]。

5. 压疮　老年患者因卧床翻身行动不便，导致局部组织长期受压，血液循环障碍，局部组织持续缺血、缺氧；照顾者没有及时清理排泄物导致皮肤潮湿；老年患者全身营养状况欠佳，皮肤松弛、弹性降低，皮下脂肪萎缩变薄，皮肤容易损伤。这些因素都促使皮肤组织破损和坏死，而引起压疮的发生。压疮的预防措施如下。

（1）避免局部组织长期受压，帮助患者定时翻身。

（2）避免摩擦力和剪切力。

（3）保持皮肤干燥、清洁，保持床铺整洁、干燥，做好个人清洁卫生。

（4）加强指导患者营养的摄入。

（5）鼓励患者在疼痛忍受范围内自主活动。

6. 下肢深静脉血栓　做好患者病情观察，患者若出现不同程度的下肢肿胀与发硬、皮肤呈青紫色、皮温降低、足动脉搏动减弱或消失，需要引起警惕，及时汇报医生。可根据不同疾病做不同的药物预防（表1-3-1）。

表1-3-1　深静脉血栓的药物预防

| 疾病 | 深静脉血栓的药物预防 |
| --- | --- |
| 髋部骨折 | 可使用低分子量肝素、普通肝素、维生素 K 拮抗剂、阿司匹林至少 10 ~ 14 天，最多 35 天，以低分子量肝素为优选。当低分子量肝素用于深静脉血栓的预防时，建议术前 12 小时以上或术后 12 小时开始用药 |
| 髋膝骨关节炎 | 一般手术通常不需要预防深静脉血栓，当总麻醉时间＞ 90 分钟或发生深静脉血栓的风险超过其出血风险时，在术后 6 ~ 12 小时考虑开始用低分子肝素，持续 14 天 |

## 四、家庭护理

在患者出院时，护理人员需对患者和家属进行出院宣教，包括健康教育、药物治疗、康复治疗、饮食习惯、定期随访、预防病情加重及复发等。同时也需指导家属一起参与到护理患者的过程中，对于独居老年患者可联合居委会、社区医院、"长期护理险"提供机构等公共卫生服务机构来照料老年患者的日常起居。

## 参 考 文 献

［1］刘冬华，童莺歌，冯翠翠，等. 4 种工具用于老年患者术后疼痛评估效果比较［J］. 护理学杂志，2018，33（7）：1-4.

［2］中国老年保健医学研究会老龄健康服务与标准化分会，《中国老年保健医学》杂志编辑委员会. 中国老年人慢性疼痛评估技术应用共识（草案）［J］. 中国老年保健医学，2019，17（4）：20-23.

［3］中华医学会.临床技术操作规范［M］.北京：人民军医出版社，2005.

［4］刘遂心.脑卒中患者的心脏康复［C］//中华医学会第十五次全国物理医学与康复学学术会议论文集.2014：82-83.

［5］陈纪言，陈韵岱，韩雅玲，等.经皮冠状动脉介入治疗术后运动康复专家共识［J］.中国介入心脏病学杂志，2016，24（7）：361-369.

［6］刘遂心，丁荣晶，胡大一.冠心病康复与二级预防中国专家共识［J］.中华心血管病杂志，2013，41（4）：267-275.

［7］杨坚，沈玉芹，李擎.脑卒中合并稳定性冠心病运动康复专家共识［J］.中国康复医学杂志，2018，33（4）：379-384.

［8］徐青，高飞，王磊，等.脊髓损伤后肠道功能障碍：美国临床实践指南解读［J］.中国康复理论与实践，2010，16（1）：83-86.

［9］廖利民，吴娟，鞠彦合，等.脊髓损伤患者泌尿系管理与临床康复指南［J］.中国康复理论与实践，2013，19（4）：301-317.

［10］孙鹏.《膀胱过度活动症诊治指南》解读［J］.泌尿外科杂志（电子版），2010，2（1）：55-57.

［11］王薇，许乐，邱蕾.中国老年人便秘评估技术应用共识（草案）［J］.中国老年保健医学，2019，17（4）：46-47.

［12］张凤梅.循证护理在颈髓损伤并发症防治中的应用［J］.现代医药卫生，2008，24（18）：2821-2822.

# 第二章
# 老年颈椎病全周期康复专家共识

颈椎病（cervical spondylosis）是由于椎间盘退行性改变及其继发的相邻结构病理改变累及周围组织结构而出现与影像改变相应的临床表现的疾病，属于康复医学科的常见病、多发病[1]。在 WHO 公布的全球十大慢性顽固性疾病中，颈椎病排名第二，目前全球颈椎病患者已攀升至 9 亿。全球疾病负担研究 1990~2017 年的数据显示每 10 万人口颈痛（neck pain）患病人数为 3551.1 人，女性稍多于男性[2]，患病人数在 45 ~ 49 岁达到峰值，发病率则在 65 ~ 69 岁人群达到高峰[3-5]。2016 年我国一项大样本全身慢性疼痛流行病学研究也显示颈痛是排名第二的疼痛性疾病。颈椎病治疗周期长、复发率高，37% 的颈部疼痛至少持续 12 个月，5% 颈痛患者因为疼痛而丧失部分功能，26% 的颈痛患者在 1 年内复发。伴随着人口老龄化以及人们生活方式的改变，颈椎病的发病率逐年增高，颈痛占老年常见慢性肌肉骨骼疼痛的 1/5 以上[6]，在超过 60 岁人群中颈椎间盘退变比例超过 80%[7]。老年颈椎病伴随着疼痛、运动、感觉、心理等多种功能障碍，给患者日常生活活动、家庭和社会带来沉重负担。如何综合运用多种干预手段缓解颈椎病症状、延缓或阻止疾病进展、预防疾病复发已经成为现代老年康复领域关注的重要研究方向。

通过对颈椎病发病机制、危险因素、诊断评估方法和干预技术的系统研究和总结，目前各国已经围绕颈椎病的诊疗和康复发布了系列指南和专家共识。其中我国比较有代表性的包括中华医学会物理医学与康复学分会于 2019 年发布的"颈椎病康复专家共识"、中国康复医学会颈椎病专业委员会于 2007 年推出的"颈椎病诊治与康复指南"、2020 年制定的"中医康复临床实践指南·项痹（颈椎病）"，国外的有美国物理治疗学会骨科学组基于 2008 版指南于 2017 年更新发布的 Neck Pain：Revision 2017、荷兰皇家物理治疗学会于 2018 年发布的 Clinical practice guideline for physical therapy assessment and treatment in patients with nonspecific neck pain，以及加拿大安大略省交通伤害管理协议组织于 2016 年发布的 Management of neck pain and associated disorders 等。上述指南的系统框架有着各自的特点，指南内容侧重点也各不相同，但现阶段各国指南均未重点关注老年颈椎病康复领域，伴随着我国人口老龄化快速发展，我们迫切地需要一套系统的老年颈椎病全周期康复解决方案。

本章由国家重点研发计划"老年全周期康复技术体系与信息化管理研究（2018YFC2002300）"项目组牵头，由国内老年颈椎病康复领域的专家组共同撰写。通过系统检索 PubMed、Embase、The Cochrane Library、PEDro 等外文数据库，中国知网、万方、维普等中文数据库，撰写小组对国内外颈椎病康复相关指南与共识等文献进行梳理，并结合领域内的最新临床经验与科研成果，经过专家组的投票、讨论、决策后完成编写工作。

本章旨在从全周期康复、疾病观、功能观等角度提供老年颈椎病康复的学术性指导和临床实践规范。具体阐述了老年颈椎病的基本概念、临床特征、诊断和辅助检查、全周期康复评定、全周期康复治疗、预防与宣教、康复护理衔接。

## 第一节 老年颈椎病概述

### 一、老年颈椎病的基本概念

老年颈椎病指年龄 ≥ 65 岁的患者，因颈椎椎间盘退行性改变及其继发病理改变累及其周围组织结构（神经根、脊髓、椎动脉、交感神经等），出现与影像学改变相应的临床表现的疾病[8]。该定义包含以下几个基本内容。

1. 老年的定义采用年龄范围限定，不考虑患者的实际躯体心理状态是否属于老年，只要年龄 ≥ 65 岁都归入老年人。在这一标准下，老年颈椎病患者实际可以分为两大类，一类是没有显著老年特点的老年颈椎病患者，另一类是具有老年特点的老年颈椎病患者。前者可以参考现有的颈椎病指南与共识，后者则需要在现有指南与共识的基础上结合老年的特点进行临床决策。此外，部分年轻群体，如果表现出超越年龄的退行性改变，也可以参照本章内容。

2. 存在颈椎间盘退行性改变或椎间关节退变，这一条目在一般的颈椎病（不考虑年龄因素）的定义中同样存在，但显而易见，老年人群的退行性改变会更加显著。

3. 病理改变累及周围组织，累及不同的组织结构对应着不同分型的颈椎病。

4. 出现相应的临床症状和体征，这是颈椎病诊断的依据，也是颈椎病体格检查和严重程度评定的依据。

5. 具有相应的影像学改变，这是诊断颈椎病的重要基础。影像学检查作为重要的辅助检查，不仅可以反映颈椎结构病理改变的特点，还可以排除很多具有较高风险的其他病症或情况（例如严重的椎管狭窄、颈椎肿瘤转移、严重的骨质疏松、骨折等），一旦出现这些情况，临床治疗和康复的策略会相应地进行调整以避免潜在的风险。而年龄正是上述这些特殊情况的重要危险因素，因此进行必要的影像学检查可以为老年颈椎病临床康复的安全性保驾护航。

### 二、老年颈椎病的主要特征

老年人各系统器官的组织结构及功能会随着年龄的增大而衰退，疾病的发生、发展和转归均与年轻人有所不同。老年颈椎病的具体特点表现如下。

#### （一）颈椎退行性改变显著

在分析老年颈椎病的特点时，首先需要考虑年龄对颈椎退行性改变的影响。颈椎的退行性改变累及骨、椎间盘和韧带，颈椎结构退变会引起颈椎的生物力学变化，继而出现颈椎畸形、颈椎关节不稳和神经等组织的受压综合征（图 2-1-1）。伴随着年龄的增长和衰老的累积，颈椎退行性改变通常表现为一个渐变的过程。首先出现颈椎功能的失常或障碍，此时期患者会感受到非特异性的颈背部疼痛；接着是颈椎间盘退变期，一般有轻度的椎间盘纤维环突出但尚无骨赘形成；然后发展到脊柱关节的僵硬期，此期特征是椎间盘突出并伴有骨赘形成，从 T2 加权像上可以与椎间盘退变期相区别，而且此期椎间盘的高度降低，颈椎活动时可出现节段不稳定；最后发展到代偿稳定期，在此期的初始阶段，骨赘限制了颈椎节段活动，并引起邻近椎间不稳。为增加关节的稳定性，颈椎相继出现了关节突关节炎以及椎板和黄韧带的肥厚，从而重新获得代偿性稳定[9]。

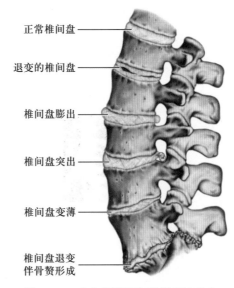

图 2-1-1　老年颈椎间盘的退行性改变

颈椎病的定义中强调了颈椎间盘退行性改变是颈椎病的主要病理基础。椎间盘体积和形状随机体生长而逐渐成熟，并随骨骼发育健全到达顶峰，此后发生相反的变化，不同患者之间的退行性改变存在显著的个体差异，但很大程度上退变发生在髓核。人类出生后，椎间盘的高度和直径迅速增加以适应椎体的生长，在椎体和椎间盘直径迅速增加的同时，椎间盘中央和周边血管的距离越来越大，与此同时，纤维环和软骨终板的血管也越来越少和细微，纤维环的纤维软骨成分越来越多，但在青少年的时期髓核仍占椎间盘的一半左右，与纤维环内层纤维软骨层仍能区分。骨骼成熟以后，很多周边的血管消失，外层纤维环保持相对稳定，而内层的纤维软骨向髓核处延伸，纤维环中的正常胶原纤维减少，开始出现黏液瘤样退变，椎间盘中开始出现裂隙，变得薄弱，而且自周边向中央延伸，伴随胶原纤维的增多，髓核变硬且苍白。髓核中的细胞数、蛋白多糖以及水均减少，同时出现蛋白多糖碎片的聚集。随着进一步衰老，外层纤维环内的组织变成硬的软骨盘，椎间盘的高度降低，中心部位碎裂的椎间盘及裂隙更加明显，髓核变得更小，周围胶原纤维的密度及排列方式发生改变，几乎没有什么细胞存在，椎间盘高度和组成成分的改变影响了脊柱的稳定性，改变了脊柱的力线，关节突关节、韧带及椎旁肌承担了更多的载荷，所有这些变化与脊柱的稳定性、椎管狭窄和关节突的退变有一定关系[10]。椎间盘随年龄退变的原因有很多，包括营养的减少，细胞减少及衰老，基质蛋白翻译后的修饰，基质大分子物质降解产物聚集和基质的疲劳衰竭，虽然以上各种机制均能改变椎间盘的结构和成分，但它们的重要性和相互关系仍有待进一步研究。

总之，老年人群的颈椎退变属于人体的自然生理变化，其中颈椎间盘的退行性改变是颈椎病发生和发展的病理基础，不良因素则加快或加重了颈椎的退变，如外伤、积劳、不良体位、寒冷潮湿和不当锻炼等。影像学以广泛的退化性表现为主要特征。研究显示，中国老年女性的颈椎退行性改变较男性更为显著[11]。

**（二）颈部肌力减弱**

了解颈部肌肉的解剖对于老年颈椎病的检查、评估与康复非常重要。如图 2-1-2 所

图中标注：
正常椎间盘
退变的椎间盘
椎间盘膨出
椎间盘突出
椎间盘变薄
椎间盘退变伴骨赘形成

示，头颈部的肌肉分为两组，一组是头颈部前外侧肌肉，包括胸锁乳突肌、斜角肌、颈长肌、头长肌、头前直肌、头外侧直肌；另一组是头颈部后侧肌肉，分为浅层、中层和深层，浅层包括头夹肌和颈夹肌，中层包括肩胛提肌、颈最长肌，深层包括，头、颈半棘肌。

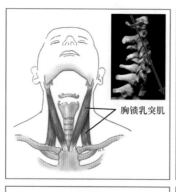
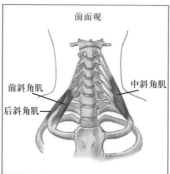
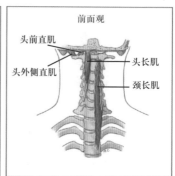
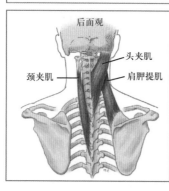
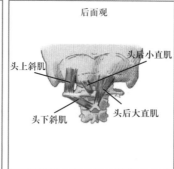
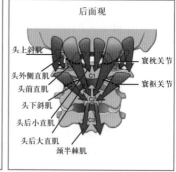

**图 2-1-2　颈部肌肉的解剖**

头颈部的肌肉有两大作用。第一是为头颈部提供稳定性，当头颈部进行剧烈运动时，跨越头颈部的肌肉，尤其是颈椎外侧、后侧的肌群，填补了颈部的大部分空间，可以保护颈部器官、血管、椎间盘、骨突关节和神经组织。头颈部稳定性主要是由较短的节段肌肉实现的，例如多裂肌、回旋肌、颈长肌、头长肌和棘间肌。有研究表明，当急性颈部扭伤即将出现时，颈部稳定肌群会在更短的时间内做出反应，从而避免或降低损伤。第二是为头颈部的运动提供动力，从而辅助实现视觉、听觉和嗅觉系统的功能。老年人的视、听、嗅觉的功能本身就衰退，此时充足的颈部活动范围对于眼、耳和鼻的最佳空间定位具有举足轻重的意义。

颈部肌力水平的整体下降是老年颈椎病的又一个显著特征。颈部力量与颈型颈椎病患者的慢性颈痛症状密切相关，颈痛患者整体肌力弱于健康人群，但颈痛患者相互拮抗的肌肉最大等长收缩肌力的差值（例如颈椎前屈和后伸最大等长收缩肌力的差值）与健康人群相比没有显著差异[12]。这提示，整体颈肌肌力的下降可能是颈型颈椎病的疼痛发作原因之一。进一步分析颈椎病患者的颈部肌力和年龄的关系，研究显示60岁左右的低龄老年颈痛患者的颈椎后伸最大等长收缩肌力相较于16～30岁的青年人下降一半左右，相较于 31 ~ 59 岁的中年颈痛患者下降 1/3 左右。在健康人群中，高龄老年人颈椎屈、伸、侧屈的肌力较年轻对照组均显著下降，尤其是后伸的肌力[13]，而后伸肌群对颈椎的稳定性又至关重要，这进一步提示老年人群的颈椎稳定性显著下降。

传统颈椎病康复过程中主要采用休息、牵引、理疗、手法、推拿等被动干预措施，颈椎周围负责稳定性的肌群常常被忽略。颈椎的稳定平衡分为静力平衡和动力平衡，骨骼和韧带维持关节稳定和平衡的作用称为静力平衡，颈椎周围互相拮抗的肌群所实现的平衡是动力平衡。颈部正常的生理运动及其稳定性总是在静力平衡的基础上，依靠肌肉的作用来随时调整以达到动力平衡完成的[12]。传统的被动干预手段只能缓解疼痛、炎症等，但不能直接强化颈椎周围的肌群，不能恢复或维持颈部的稳定性，因此不能降低颈椎病患者的发病率。综上所述，在老年颈椎病的康复训练中，针对薄弱肌群的训练不可忽视。

### （三）危险因素增多

老年颈椎病患者各系统器官的组织结构及功能会随年龄的增长而衰退，危险因素明显增多，在制定康复策略时需要充分地考虑到各种危险因素对治疗的影响。首先，老年人全身功能衰退，往往同时存在多个系统疾病，多种疾病之间相互影响，适应内外环境变化的能力下降，容易出现各类并发症；其次，老年患者全身器官的功能储备明显降低，一旦发病或处理不当，病情急转直下，所以应仔细观察，及时处理；再次，老年病多呈慢性、进行性，疗程长，见效慢，很难彻底治愈；另外，老年人肝肾功能减退，药物代谢能力下降，当同时患有多种疾病时，服用药物较多，容易发生药物不良反应；最后，老年人心理较脆弱，由于身体功能低下所致各个方面能力衰退，如思维能力、判断能力、生活能力以及各种刺激的承受能力有可能下降。

除了上述的一般性危险因素，如下两点危险因素在老年颈椎病的康复中需要引起我们的格外关注。

1. 骨质疏松 老年人群骨质疏松症的患病率逐年增高，已经发展成一种较为隐蔽的流行性病症。但该病症的早期症状通常不太明显，仅有 1/5 患者接受了及时的诊断和治疗。研究数据显示，骨密度低下的颈椎病患者的椎体矢状径比值（椎体后缘中点平面的椎管矢状径 / 同平面椎体矢状径，取 $C_3$ ~ $C_6$ 的测定均值）低于骨密度正常者，同时骨密度低下者的颈椎病临床症状阳性率显著高于骨密度正常者。目前认为颈椎病是一种以椎间盘退变为主的退行性疾病，在骨质疏松发展进程中起着重要作用的白细胞介素 -1（IL-1）、IL-6、肿瘤坏死因子（TNF）等细胞因子可通过介导金属蛋白酶活性增加，从而诱导关节软骨在分子水平上被破坏。同时，骨质疏松患者的颈椎骨小梁可发生明显的骨吸收，变细变薄的骨小梁可以导致终板微小动力负荷加重，这种逐渐恶化的动力负荷和颈椎间盘髓核营养障碍可在一定程度上导致椎间盘退变，并诱导颈椎病的发生。另外，女性老年人群由于绝经导致机体雌激素水平下降，老年群体胃肠功能减退、对食物中钙和维生素 D 的吸收摄入能力降低，老年人运动能力下降、体力下降、肌力减退，骨骼接受动力负荷降低、破骨细胞活跃程度超过成骨细胞等，这些因素使得老年人原发性骨质疏松症的发病率远高于一般人群。在老年人骨质疏松的背景下，软骨形成与吸收的平衡被打破，还可出现颈椎后纵韧带骨化异常，进而导致椎管矢状径减小、椎管狭窄，产生一系列颈椎病临床症状[14]。因此，老年颈椎病患者骨关节的结构强度、韧性和功能出现不同程度减退，不能承受较大负荷的康复训练，易发生骨折等意外情况。

2. 手术风险增高　出现进行性神经功能损伤的脊髓型颈椎病一般需接受手术治疗，但老年患者由于身体机能减退，合并症较多，如骨质疏松、高血压、冠心病、糖尿病及呼吸系统疾病等，术后亦可发生多种并发症，如谵妄、吞咽困难、肺部感染、消化道出血、心脑血管意外、泌尿系统感染及下肢深静脉血栓等。骨质疏松和整体脊柱退行性改变引起的力学稳定性减退会导致植骨不愈合、假关节形成和（或）内固定相关并发症发生。以上因素常导致老年脊髓型颈椎病患者术后疗效不甚理想[15]。Isogai 等多中心回顾性研究提示，高龄颈椎病患者术后日本骨科学会（Japanese Orthopaedic Association，JOA）评分及 JOA 评分改善率均略低于中龄患者[16]。Maeno 等在采用颈椎后路椎管扩大椎板成形术治疗不同年龄段颈椎病患者的研究中发现，术后 JOA 评分与年龄呈负相关趋势[17]。因此，对于存在较多基础疾病、有明显认知障碍、基础体适能较弱等风险因素的老年患者，需要通过详细的术前医疗检查和评定判断手术的效益和风险比，风险更高的多采用保守治疗。

但老年脊髓型颈椎病患者病程长、反复发作，临床表现往往较重，且可出现神经功能快速进行性恶化，长期受病痛影响的老年患者容易诱发精神心理等问题。因此，目前大多数研究均认为，即使手术存在诸多困难，老年患者依旧能从手术治疗中获益，年龄不应视为老年患者手术治疗的绝对禁忌。对于老年患者，手术治疗的目的是改善临床症状、挽救神经功能、避免快速进行性恶化、提高生活质量、减轻家属陪护负担。因此，克服手术治疗中存在的困难，选择合适的手术策略，以期实现良好的临床疗效，是目前国内外相关研究所讨论的重点。

**（四）临床表现不典型，就医主动性不足**

由于老年颈椎病患者机体功能的衰退，全身器官的反应性、敏感性降低，老年病的症状和体征往往表现不典型，相应的老年颈椎病的临床表现也比较复杂。老年颈椎病起病原因多样，部分患者年轻时曾患病，但在相当长的时间内没有症状，退休后却因为家务劳作、不良姿势（例如久坐打麻将）等危害因素，致使疾病发作；患者存在常年颈椎病病史，病情反复发作[18]；老年颈椎病患者对疼痛的敏感性相对较差，且多数患者在出现疼痛症状的早期并不会给予足够的关注，这有可能贻误疾病干预的最佳时期；对于退行性改变严重、一般情况较差的患者，其颈椎病临床表现有时会更加严重，神经根型常出现较重的根性痛并影响睡眠，椎动脉间隙狭窄压迫血管的治疗效果差，脊髓型有病情突然加重甚至瘫痪的可能[19]。

老年颈椎病患者在治疗过程中也表现出差异。老年患者常有高血压、冠心病、糖尿病及呼吸道疾病等常见病，基础条件差降低了患者对各种颈椎康复治疗的耐受性并提高了手术的风险性，这给患者治疗的选择带来困难，尤其是对手术治疗的选择[18]。此外，部分老年人对康复疗效的要求较低，认为没有症状就没有颈椎病，易接受"带病生活"，在认识上远滞后于现代康复理论，对坚持长期康复治疗付出的时间、体力和经济方面的努力较难接受，对康复的要求往往低于医生的判断。随着人们年龄的增加，其身体素质将会出现不同程度的降低，这不仅表现在对相关病毒的抵抗能力，同时也将会在患者的活动能力方面有所体现。因此，当老年患者的活动能力降低时，往往不能主动寻求医疗帮助，而延误治疗时机。老年颈椎病患者社会心理因素影响大，认识能力、沟通能力、经济能力差，这也会影响老年颈椎病患者的医疗主动性[20]。

### 三、老年颈椎病的发病机制

老年颈椎病的发病机制较为复杂，目前主流的两类发病机制为机械压迫学说和动静力失衡学说。

#### （一）机械压迫学说

机械压迫学说认为颈椎病的主要原因是退行性改变，椎间盘退变尤其重要，退行性改变累加导致椎间盘膨出或突出、椎体移位、椎间隙变窄、骨赘形成等。这些骨性改变所致的脊髓、血管、神经等结构的静态机械压迫是颈椎病的主要原因之一。另外，脊髓型颈椎病患者反复进行颈部屈伸活动时，突出的椎间盘和后方黄韧带可能对脊髓造成动态机械压迫[21]。

#### （二）动静力失衡学说

动静力失衡理论认为，正常人体颈椎稳定性包括内源性稳定性（由椎体、附件、椎间盘和连接韧带结构提供的静态平衡）和外源性稳定性（颈部肌肉附着在颈椎上，起到动力平衡的作用）。在神经系统的调节下，颈椎和脊柱的稳定性由内、外两种稳定结构间的平衡关系（动静力平衡）维持，任何一个环节受到破坏，都会影响颈椎结构的正常平衡状态（颈椎失稳）。

人体颈椎标本的生物力学实验证实：将部分椎间盘切除后，C4、C5、C6 的应变及轴向位移明显增加（颈椎稳定性下降）；颈椎生理曲度变直后，颈椎 C4、C6 下颈椎小关节，及 C5 节段的应力增加，C4 椎体应力集中，颈椎在水平方向和垂直方向的移位增加，使颈椎处于失稳状态，同时颈椎抗扭转变形能力下降，出现扭转失稳。可见骨结构改变在颈椎病发生过程中起着重要作用。近年来，越来越多的研究表明颈椎病与颈部肌肉有密切关系。人颈椎标本实验研究显示退变性颈椎失稳患者颈后深部肌纤维减少，Ⅱ型肌纤维增多，导致颈后深部肌肉维持头颈部生理姿势及颈部精细运动功能减弱。颈椎病患者颈部肌群力学性能明显低于正常人。颈部肌肉磁共振弥散张量成像（diffusion tensor imaging，DTI）发现颈椎病患者左侧颈半棘肌表观弥散系数（apparent diffusion coeffecient，ADC）明显高于正常人，提示相应肌肉局部存在渗出、水肿、粘连、出血等病变，导致组织水分子弥散受限。

目前认为动态平衡失调可通过多种途径诱发或加速颈椎病的发生，如颈椎失稳、血供破坏、应力异常、牵拉作用等。根据颈椎动静力平衡理论，有学者在实验研究的基础上提出了颈椎病发病的新理论，即"动力失衡为先，静力失衡为主"。动力失衡是颈椎病发生的始动因素，静力失衡如颈椎曲度异常、骨赘的形成等是颈椎适应应力变化的生理性保护反应，可使不稳定的颈椎趋向稳定，但也可对周围神经、血管造成压迫，产生病理性致病作用[21]。

#### （三）其他学说

除了上述两个学说，不同老年颈椎病分型还有着各自的病理生理机制，伴随着研究不断深入，越来越多的假说被提出，例如：半脱位假说、神经受压假说、脊髓受压假说、交感神经性脊髓局部缺血性假说、神经营养障碍性假说、固定假说、椎基底动脉供血不足假说等。各种假说都可能反映了颈椎的病理生理机制的一部分内容，因此在临床实践和科研中需要综合考虑这些因素。

## 四、老年颈椎病的生物 - 心理 - 社会模型

随着医疗技术的进步和康复理念的更新，我们对老年颈椎病的理解愈发多维化。仅考虑疾病本身的生物学特性并不能解释老年颈椎病带给患者的全面影响，社会因素、心理因素对疾病的发生、发展及转归有着深刻的影响，这一点逐渐被大家所关注。在这里，生物因素指的是疾病本身对患者躯体带来的客观影响，这在上述发病机制部分已经详细地讨论过，此处不再赘述。

### （一）社会因素

社会因素主要指患者得到的社会支持，它反映一个人与社会关系的密切程度，同时也反映一个人与社会的融洽及受尊重程度。社会支持按来源分为人际支持和组织支持两种类型。人际支持包括父母、朋友、同学、老师、亲戚等。组织支持包括正式组织（政府、学校等）和非正式组织（如社团等）支持。大多数文献都提示社会支持能够减轻疾患带来的应激效应。患病后，患者的心理反应各不相同，有的反应正常，有的适应不良。社会支持可以提高患者的适应性行为，可以促使患者采取积极应对策略，克服消极应对策略的使用。研究显示，接受并支持表达式集体心理干预的患者的不良应对策略明显减少。此外，患者的心身症状与家庭外源性支持呈负相关，家庭外源性支持越多，患者的心身症状程度越低；相反，患者越缺乏家庭外源性支持，其心身症状也越严重。

### （二）心理因素

心理因素主要指患者内心世界的状态是否是充实、和谐而安宁的，不良的心理状态包括焦虑、抑郁、人际关系敏感、强迫症、敌对、偏执、恐怖等。

疾病迁延不愈会导致机体代谢紊乱，神经和体液系统的调节失控，肾上腺素和去甲肾上腺素分泌增多。患者的紧张、焦虑会导致交感神经兴奋。交感肾上腺髓质系统的兴奋使得血液中儿茶酚胺浓度升高，同时肾素 - 血管紧张素系统活动增加，促进血管加压素分泌，引起体内水钠潴留，进一步加重炎症、水肿和损伤。另外，由于病程较长，患者的恐惧、焦虑、负面情绪会加重，进而导致精神萎靡不振、情绪低落、食欲减退、失眠、机体应激能力下降等。心理因素不仅会直接影响患者的躯体功能修复，也会影响患者康复治疗的主动性，因此必须纳入康复决策模型之中。

### （三）生物 - 心理 - 社会模型

这里我们介绍老年颈椎病的生物 - 心理 - 社会模型（图 2-1-3），它同时考虑与患者相关的所有潜在的生物、心理和社会影响因素。这一模型与其他经典的康复框架例如《国际功能、残疾和健康分类》（international classification of functioning, disability and health, ICF）相呼应，不仅考虑生物、心理、社会因素的各自影响，也考虑它们之间的内在关联和彼此调节的关系。生物 - 心理 - 社会模型由三个紧密关联的齿轮构成，它们共同组成了老年颈椎病对患者的全面影响。这三个齿轮的大小代表各个因素对患者的影

响程度，在分析不同患者个体或者同一个患者的不同阶段时，这三个齿轮之间的大小组合是不一样的，代表三个影响因素的个体间差异和伴随着疾病病程的动态变化情况。这为我们全面评估老年颈椎病的功能障碍提供了一个理论框架，也为老年颈椎病的康复管理提供了切入点。在临床实践过程中，如果不能意识到每个影响因素在不同患者之间是存在差异的，或不能发觉每个影响因素在同一个患者的不同阶段是动态变化的，就会违背以患者为中心的治疗理念，进而导致"削足适履"的错误康复策略。

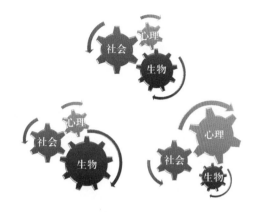

**图 2-1-3　老年颈椎病的生物 - 心理 - 社会模型**
生物 - 心理 - 社会模型的三个领域是可变的，并且在不同患者之间以及同一患者老年颈椎病相关障碍的不同阶段中，其影响会有所不同。

# 第二节　老年颈椎病的临床特征

## 一、老年颈椎病的分型

　　国内与国际的指南或共识对颈椎病有着不同的分型标准。国内分类基于 ICD（国际疾病分类，International Classification of Diseases）系统，中华医学会物理医学与康复学分会 2019 年"颈椎病康复专家共识"（以下简称"2019 版共识"）[22]、中华外科杂志"颈椎病的分型、诊断及非手术治疗专家共识（2018）"（以下简称：2018 版外科共识）[8]均采用该分类。鉴于食管型颈椎病多见于 50 岁以上的中老年人群[23]，我们将其补充到该分型中。国内 2020 年发表的"中医康复临床实践指南·项痹（颈椎病）"[24]指出颈椎病属于中医"痹证"范畴，称"项痹"。欧美指南通常使用"颈痛（neck pain）"来表述颈椎病这一概念。美国物理治疗学会（American Physical Therapy Association，APTA）骨科学组 2017 年更新的 *Neck Pain：Revision 2017*（以下简称"2017 版美国指南"）[25]按照颈痛的伴随症状进行分类。荷兰皇家物理治疗学会于 2018 年发布的 *Clinical practice guideline for physical therapy assessment and treatment in patients with nonspecific neck pain*（以下简称"2018 版荷兰指南"）则根据颈痛产生的源头将其分为三类[26]（表 2-2-1）。

表 2-2-1　老年颈椎病的分型

| 标准 | 分型 |
| --- | --- |
| 国内——基于 ICD 的分类 | 颈型；神经根型；脊髓型；交感神经型；椎动脉型；食管型；混合型 |
| 国内——中医分类 | 风寒湿型；气滞血瘀型；痰湿阻络型；肝肾不足型；气血亏虚型 |
| 美国 APTA 分类 | 颈痛伴活动受限；颈痛伴头痛；颈痛伴活动协调障碍；颈痛伴放射痛 |
| 荷兰皇家物理治疗学会分类 | 挥鞭样相关损伤；颈源性头痛；颈神经根综合征 |

**（一）颈型**

颈型颈椎病是在颈部肌肉、韧带、关节囊急慢性损伤，椎间盘退化变性，椎体不稳，小关节紊乱等的基础上，机体受风寒侵袭、感冒、疲劳、睡眠姿势不当或枕高不适宜，使颈椎过伸或过屈，颈部肌肉、韧带、神经受到牵张或压迫所致。多在夜间或晨起时发病，有自然缓解和反复发作的倾向。

**（二）神经根型**

神经根型颈椎病是由于椎间盘退变、纤维环破裂、髓核突出、椎体或关节突等处骨质增生或骨赘形成、颈椎节段性不稳定等原因在椎管内或椎间孔处刺激和压迫颈神经根所致。在各型中发病率最高，占 50% ~ 60%，是临床上最常见的类型。好发于 C5/6、C6/7 间隙。多为单侧、单根发病，但是也有双侧、多根发病者。

**（三）脊髓型**

脊髓型颈椎病是由于颈椎椎骨间连接结构退变，如椎间盘突出、椎体后缘骨刺、钩椎关节增生、后纵韧带骨化、黄韧带肥厚或钙化，导致脊髓受压或脊髓缺血，继而出现脊髓的功能障碍，因此脊髓型颈椎病是脊髓压迫症之一，可严重致残，发病率占全部颈椎病的 10% ~ 15%。通常起病较为缓慢，逐渐加重或时轻时重，外伤（如摔倒或急刹车时）可导致急性发病或致病情突然加重，或可导致肢体瘫痪，故致残率高。

**（四）交感神经型**

交感神经型颈椎病发病率占颈椎病的 5% ~ 10%。由于椎间盘退变和节段性不稳定等因素，刺激颈椎周围的交感神经末梢，引发交感神经功能紊乱。交感神经型颈椎病症状复杂多样，多数表现为交感神经兴奋症状，少数为交感神经抑制症状。无特定阳性体征，可有颈椎及椎旁压痛、心率和血压异常。由于椎动脉表面富含交感神经纤维，当交感神经功能紊乱时常常累及椎动脉，导致椎动脉的舒缩功能异常。因此交感神经型颈椎病在出现全身多个系统症状的同时，还常常伴有椎基底动脉供血不足的表现。

**（五）椎动脉型**

椎动脉型颈椎病是由椎动脉受压迫或刺激而引起供血不足所导致的。颈椎的退行性改变例如向后方突出的椎间盘、钩椎关节或椎体骨刺，以及椎体半脱位或上关节突方向滑脱，都可压迫椎动脉或刺激椎动脉周围的交感神经丛，使椎动脉痉挛、管腔狭窄，造成椎基底动脉供血不足，引起眩晕、猝倒、头痛、眼部症状等一系列临床症状。

**（六）食管型**

食管型颈椎病是由于椎体前缘骨质增生，形成骨赘，压迫咽部及食管，造成咽部异物感或吞咽困难，是颈椎病的一种特殊类型。食管型颈椎病发病率约占颈椎病的 2%，多见于 50 岁以上的中老年人群，男性较女性多发。随着人口老龄化的加剧，食管型颈椎病的发病率明显增高。患者多有咽部不适、异物感或者吞咽困难，屈颈进食时症状可缓解。发病部位以 C5-C6 最多见，其次是 C4-C5。

**（七）混合型**

两种及两种以上颈椎病类型并存时称为混合型颈椎病。通常是以某一型表现为主，伴有其他类型的部分表现。表 2-2-2 总结了颈椎病各分型的流行病学数据和临床表现，表 2-2-3 按照身体部位进行了总结。

表 2-2-2　颈椎病的分型、病因、主要表现和多发人群

| 分型 | 发病率 | 病因 | 病变 | 机制 | 主要表现 | 多发人群 |
|---|---|---|---|---|---|---|
| 颈型 | 约40% | 姿势性劳损、伏案工作、劳累过度 | 颈肩肌群受累 | 软组织损伤、气滞血瘀 | 颈项不适、僵硬、疼痛及出现相应的压痛点、活动受限，反复落枕 | 青少年开始，30～40岁高发 |
| 神经根型 | 50%～60% | 骨质增生、软组织变性、外伤 | 椎间孔变窄、椎间盘突出 | 颈神经受压，多见于第4～7颈椎 | 多为一侧枕、颈、肩、臂疼痛或酸胀，手臂出现触电、针刺样麻木感 | 中青年开始，30～50岁高发 |
| 脊髓型 | 10%～15%最严重 | 椎间盘突出、椎管内韧带肥厚或钙化、脊髓受压、急性损伤 | 椎管狭窄 | 脊髓受压、炎性水肿、供血障碍 | 发病初期下肢麻木、疼痛、僵硬、无力，颤抖，行走困难，走路如踩棉花感；随后向上发展出现上肢发麻，手握力减弱，灵活性降低，容易掉落物品，胸、腹部束带感。重者二便失禁甚至瘫痪 | 40～60岁高发 |
| 交感神经型 | 约10%，常与椎动脉型并存 | 椎间盘退变、节段性不稳 | 颈交感神经受累 | 交感神经功能紊乱 | 枕颈痛、偏头痛、头晕、恶心、呕吐、心慌、胸闷、心前区痛、血压不稳、手肿、面部发麻、怕凉、视物模糊等。疲劳、失眠，经期可诱发 | 30～45岁高发 |
| 椎动脉型 | 少见 | 椎间盘退变、节段性不稳 | 椎动脉受压、椎基底动脉供血不足 | 椎基底动脉供血不足 | 发作性眩晕（可伴恶心、呕吐）、耳鸣、耳聋，突然摔倒等，症状的出现与消失和头部位置有关 | 30～40岁高发 |
| 食管型 | 少见 | 骨质增生 | 食管受累 | 食管被骨赘压迫 | 吞咽困难，仰颈时为甚 | 老年人群 |
| 混合型 | 兼具两种以上分型的颈椎病 | | | | | |

表 2-2-3　身体部位和对应的颈椎病症状

| 部位 | 症状 |
| --- | --- |
| 头部 | 头痛或偏头痛；眩晕 |
| 眼部 | 双侧大脑后动脉缺血导致视觉障碍，表现为突然弱视或失明，持续数分钟后逐渐恢复视力；第3、第4、第5对脑神经或内侧纵束缺血则引起复视；交感神经兴奋时出现睑裂增大、瞳孔散大、眼睛干涩等，抑制时则出现上睑下垂、流泪、鼻塞等 |
| 耳部 | 听动脉供血不足，出现单侧或双侧耳鸣及听力减退 |
| 心血管系统 | 交感神经兴奋时出现心率加快、心律失常、心前区疼痛和血压升高等症状；交感神经抑制时出现心动过缓、血压偏低等 |
| 周围血管 | 血管痉挛时出现肢体发冷、麻木；血管扩张时出现发红、发热、肿胀疼痛等 |
| 食管 | 吞咽困难，较少见 |
| 其他 | 出汗障碍或多汗；感觉障碍：面部、口周、舌部麻木感；意识障碍：晕厥等；精神障碍：定向障碍和记忆障碍 |

## 二、老年颈椎病功能障碍特点

老年颈椎病可以导致不同类型的功能障碍，主要包括疼痛、运动功能障碍、感觉功能障碍、吞咽功能障碍、精神心理障碍、认知功能障碍和二便功能障碍[27]。

老年颈椎病最主要的功能障碍是慢性疼痛，包括颈项部疼痛、神经病理性疼痛和头痛[25]。患有慢性颈痛的老年女性的压痛阈值较年轻女性低，疼痛超敏反应明显[28]。老年颈椎病各分型有特征性的运动功能障碍，主要涉及活动度、肌力、耐力、肌张力、运动控制、平衡功能等[29]。颈部疼痛会阻碍老年患者的感觉反馈，进而影响颈部运动控制和平衡能力[30]。神经组织受累的老年颈椎病患者可能有各类感觉功能障碍，表现为感觉减退、感觉过敏、感觉异常等[31]。生物力学研究表明年龄是颈部本体感觉下降的因素之一[32]。老年颈椎病的吞咽功能障碍主要出现在食管型，由颈椎椎体前缘增生压迫食管所致[23]，老年患者误吞异物等也有可能损伤吞咽器官引起吞咽功能障碍[33, 34]。老年颈椎病患者的精神心理障碍主要为疾病相关的焦虑和抑郁[35]。老年颈椎病也可以因为慢性缺血等原因导致认知功能障碍[36, 37]。老年颈椎病与二便功能障碍也存在关联，主要存在于脊髓型[29]和交感神经型[38]（表 2-2-4）。

表 2-2-4　老年颈椎病的功能障碍特点

| 功能障碍 | ICF 编号 | 特点 |
| --- | --- | --- |
| 疼痛 | b280（G） | 一般性颈项部疼痛分布于颈部软组织、肌肉、小关节等解剖区域，各型颈椎病皆可出现<br>神经病理性疼痛主要发生于神经根型老年颈椎病，颈脊神经根压迫导致相应皮节疼痛<br>头痛主要见于交感神经型和椎动脉型老年颈椎病，发作时间和部位无规律，多因椎动脉缺血和自主神经紊乱所致 |

续表

| 功能障碍 | ICF 编号 | 特点 |
|---|---|---|
| 运动功能障碍 | b455 | 颈型急性期颈椎活动绝对受限，颈椎各方向活动范围近于 0° |
| | b710 | 神经根型会出现患肢肌力减退和疼痛导致的活动受限 |
| | b730 | 脊髓型会出现上运动神经元损伤，表现为反射亢进、肌张力异常等症状 |
| | d410 | 各型颈椎病都可能出现平衡功能障碍，主要由颈椎椎体和小关节等解剖结 |
| | d415 | 构的本体感受器损害所致 |
| 感觉功能障碍 | b210 | 神经根型会有根性疼痛，沿着神经走行和支配区域在上肢呈放射性疼痛或 |
| | b260 | 麻木，其中以手指麻木、指间感觉过敏、皮肤感觉减退等为多见，可呈发 |
| | b265 | 作性或持续性，疼痛的缓解和加重与体位相关 |
| | b270 | 脊髓型多先从下肢无力、双腿发紧及抬步沉重感开始，渐而出现足踏棉花、踏步打漂及束胸感症状 |
| | | 交感神经型会出现眼耳鼻喉部症状，例如视物不清、耳鸣、听力下降、鼻塞、咽部异物感、味觉改变等，面部或肢体疼痛、麻木，但不按神经节段或走行分布 |
| | | 椎动脉型会出现一系列眼部症状（视雾、眼前闪光、暗点、一过性黑矇、暂时性视野缺损、视力减退、复视、幻视以及失明等） |
| 吞咽功能障碍 | d550 | 食管型会出现咽部异物感、吞咽困难、呼吸困难等症状 |
| | | 由颈椎手术导致，术前无吞咽不适，术后出现异物感、咽喉轻度疼痛、吞咽固体食物有困难、不能吞咽液体食物或吞咽时出现误吸或咳嗽 |
| 精神心理障碍 | b134 | 老年人群是焦虑和抑郁的易患人群，因此需要注意精神心理状态的筛查 |
| | b152 | 神经根型常出现较重的根性痛并影响睡眠 |
| | d240 | 老年颈椎病患者社会心理因素影响大，认识能力、沟通能力、经济能力差，这也会影响老年颈椎病患者的医疗主动性 |
| 认知功能障碍 | b140 | 椎动脉型会引起椎基底动脉供血不足，患者因枕叶、颞叶、丘脑、脑干和 |
| | b144 | 小脑的慢性缺血缺氧引起渐进性脑功能障碍，出现头痛、眩晕、视物模 |
| | b160 | 糊、记忆力减退等症状 |
| | b164 | 缺血严重时诱发脑梗死、血管性痴呆、阿尔茨海默病等疾病 |
| 二便功能障碍 | b525 | 脊髓型可引起膀胱过度活动、神经源性膀胱、术后尿潴留和排尿紊乱 |
| | b620 | 交感神经型老年颈椎病可引起便秘 |

### 三、老年颈椎病康复的全周期工作模式

#### （一）老年颈椎病的全周期内涵

老年颈椎病康复的全周期工作模式有着多维度的内涵，包括疾病全周期、功能障碍全周期、分级诊疗全周期和地域全周期等[39]。

1. 疾病全周期　分为发作前期、急性发作期和缓解康复期[8]，"2017 版美国指南"则将疾病病程进一步划分为急性期（6 周内）、亚急性期（6 ~ 12 周）和慢性期（12 周后）[25]。很多患者会由于疾病诱因未去除、康复治疗不彻底等原因出现反复发作、迁延不愈的现象[8]。患者只有接受及时、科学的康复治疗，才能跳出疾病发作 - 缓解 - 复发的循环。循证医学实践表明恰当选择老年颈椎病的保守治疗和手术治疗[16]，同时综合

利用药物干预、物理因子治疗、手法治疗、运动疗法、针灸中药治疗等手段才能提高疾病全周期的诊疗水平[1, 25]。

2. 功能障碍全周期　指康复过程中需要结合老年颈椎病的分型，综合评价患者可能出现的各种功能障碍，包括疼痛、运动、感觉、吞咽、精神心理、认知和二便功能障碍，从功能观的角度审视老年颈椎病的恢复过程，从而实现患者功能的全面独立[22]。

3. 分级诊疗全周期　需要根据疾病的严重程度和治疗难度，实现患者在各级医疗机构的合理就医格局[40]。这正好与后文中的大、小三级康复相呼应，具体要做到基层首诊、双向转诊、急慢分治、上下联动四个重要内容[40]。

4. 地域全周期　主要考虑不同地区经济、医疗、人文的发展水平对老年颈椎病康复策略的影响。在健康中国战略的指引下，充分利用远程医疗、大数据、人工智能等新技术，是实现地区医疗资源再配置，提升偏远地区颈椎病康复水平的关键[41]（表 2-2-5）。

表 2-2-5　老年颈椎病康复的全周期工作模式

| 全周期类别 | 特点 |
| --- | --- |
| 疾病全周期 | 发作前期患者颈部无明显不适，但存在长期疲劳或姿势不正确等诱因<br>急性发作期则出现典型的老年颈椎病临床症状及体征<br>缓解康复期患者症状明显改善、颈椎功能恢复，但很多老年颈椎病患者会由于疾病诱因未去除、康复治疗不彻底等原因出现反复发作、迁延不愈的现象 |
| 功能障碍全周期 | 以疼痛、运动和感觉功能障碍为主<br>特定分型可能出现吞咽、精神心理、认知和二便功能障碍 |
| 分级诊疗全周期 | 重点是实施基层首诊、双向转诊、急慢分治和上下联动 |
| 地域全周期 | 充分利用远程医疗、大数据、人工智能等新技术，是实现地区医疗资源再配置，提升偏远地区老年颈椎病康复水平的关键 |

### （二）老年颈椎病康复的全周期工作模式与"拐点康复"

老年颈椎病的治疗周期长、复发率较高，且可能伴随着疼痛、运动、感觉、心理等多种功能障碍，给患者带来沉重的躯体、心理、经济和社会负担。国家"十四五"规划纲要指出需要构建更加完善的卫生健康体系，卫生部 2012 年印发的《"十二五"时期康复医疗工作指导意见》也明确提出需要加强康复医疗服务体系建设。为了探索更有效的老年颈椎病康复服务体系，这里提出了老年颈椎病康复的全周期工作模式，并强调"拐点康复"在该模式中的关键作用。

1. 三级康复模式与"拐点康复"　我国的三级康复模式分为大三级康复和小三级康复。大三级康复模式源于国家"十五"攻关项目"急性脑血管病三级康复方案的研究"，分为急诊病房早期康复、综合医院康复病房的恢复期康复、社区后遗症期康复。大三级康复模式在神经康复、骨科康复、心脏康复等领域得到了广泛的实践，展现了积极的临床效应[42-44]。小三级康复是大三级康复的延伸，分为社区康复、站点康复和家庭康复。小三级康复包括职业康复、家庭训练指导、心理疏导、家庭环境改造、患者家属指导等内容，是患者回归家庭与社会的保障[45]。

"拐点康复"指在大、小三级康复内在联系的基础上，强化社区康复的承上启下作用，形成一个连续、完整、全面的康复全周期。社区卫生服务中心是"拐点康复"理念的承载体，也是大、小三级康复衔接的关键。

国内文献分析表明，大三级康复在老年颈椎病康复的全周期中的价值已经逐步显现，例如：脊髓型[46]、椎动脉型[47]、神经根型[48]老年颈椎病的三级康复，以及老年颈椎病的三级预防策略[49]。但现阶段老年颈椎病的小三级康复和"拐点康复"的临床实践与理论总结仍然十分缺乏。

2. 老年颈椎病与"拐点康复"　根据 1994 年世界卫生组织、国际劳工组织和联合国教科文组织的联合声明，社区康复是社区发展计划中的核心康复策略之一，它的目标是帮助所有存在功能障碍的患者享有康复服务、获得平等的机会、实现自我的充分参与。现有二、三级医院的康复医疗资源十分有限，为了帮助老年颈椎病患者真正回归家庭与社会，就必须强化社区卫生服务中心在老年颈椎病全周期康复中的"拐点"作用，重点需要建设老年颈椎病社区康复适宜技术和老年颈椎病家庭康复指导模式。

适宜技术被定义为简单易行、成本低廉、因地制宜的技术，该定义要求适宜技术便于社区医务人员使用，容易被患者掌握，可以从上级康复机构走向社区康复进而走入患者家庭[50]。2014 年上海社区居民康复服务满意度及需求的调查显示，居民对社区康复硬件配置的满意度高于对技师技能和综合康复服务水平的满意度，这与社区适宜技术的应用水平较低存在关联[51]。老年颈椎病社区适宜技术分为适宜评估技术和适宜治疗技术。适宜评估技术包括颈椎活动度测量，颈肌徒手评定，感觉反射检查，常用量表评估［如颈椎功能障碍指数（neck disability index，NDI）量表、神经病理性疼痛问卷（neuropathic pain questionnaire，NPQ）等量表］，和视觉 / 数字疼痛模拟评定[25]。而各类影像学评估（CT、MRI、颈部血管超声）、生物力学测量（等速运动测试、运动轨迹追踪与分析）、神经电生理评估（表面肌电）则往往仅限于上级康复机构，需要时可以通过社区向上转诊实施[52]。适宜治疗技术包括牵引、常用手法治疗、物理因子干预、运动疗法、居家自我康复训练、中国传统康复等，这几乎涵盖了老年颈椎病康复治疗的所有主要手段。上级医疗机构制定的康复治疗方案可以在社区实施，而麦肯基疗法、神经松动术、小关节松动手法、筋膜技术等较为复杂的颈椎治疗技术[25]，也可以通过对社区人员进行技术规范化培训以实现基层的应用。

随着人年龄的增长，颈椎椎间盘发生退行性改变几乎是不可避免的，各种颈椎相关的劳损因素也会不断累积[53]，家庭自我康复锻炼是预防老年颈椎病、缓解症状、减少复发的重要措施。社区机构作为患者从医疗向家庭回归的拐点，需要承担起家庭宣教、自我颈椎锻炼指导的重要任务。社区康复工作者相较于综合医院康复人员，有更多的时间向患者科普颈椎的解剖、生理、生物力学以及老年颈椎病的诱因、发病机制、心理因素，提高患者的健康认知[54]。社区康复工作者也可以对患者的家庭工作环境进行深入的评价，针对性地纠正患者不良姿势、久坐、重复动作等颈痛的危险因素，并建议患者配置符合人体工程学的办公椅和枕头[25]。社区康复工作者可以指导患者练习各种低负荷强度的头颈活动训练，并根据患者的个人爱好推荐适合的颈椎操、广场舞、体育锻炼等项目，从整体改善患者的全身骨骼肌肉功能，减少颈痛的发生[55]。

老年颈椎病"拐点康复"的特点是把训练延伸到家庭和社区，通过对患者和家属的康复教育，使患者在家庭环境中坚持规范的康复训练，并通过社区康复人员的定期随访，针对患者在恢复中出现的情况，及时调整康复计划，从而实现及时、长期、连续、综合的社区康复医疗服务。

# 第三节　老年颈椎病诊断和辅助检查

## 一、老年颈椎病的诊断标准

老年颈椎病的诊断标准主要分为两大类，包括基于 ICD 体系的诊断标准和基于 ICF 体系的诊断标准。国内主要采用基于 ICD 体系的诊断标准，例如"2019 版共识"和"2018 版外科共识"[8, 22]。国际上则以基于 ICF 体系的诊断标准为主，其中 APTA "2017 版美国指南"最有代表性。本节将对这两类标准分别进行阐述。

### （一）基于 ICD 体系的老年颈椎病诊断标准

老年颈椎病必须具备以下条件方可确诊：①年龄 ≥ 65 岁；②影像学检查显示颈椎椎间盘或椎间关节有退行性改变；③病理改变累及周围组织；④影像学所见可以解释临床表现，即临床表现与影像学异常相符合，各种影像学征象对于颈椎病的诊断具有重要参考价值，但仅有影像学所示颈椎退行性改变而无颈椎病临床症状者，不应诊断为颈椎病。具有典型颈椎病临床表现，而影像学检查正常者，应注意排除其他疾患。

以下介绍各分型的诊断标准。

1. 颈型　①患者诉有颈痛病史及枕部、颈部、肩部疼痛等症状表现；②影像学检查可正常或仅有轻度椎间隙狭窄或生理曲度改变等颈椎退行性改变特征；③除外其他颈部疾患或其他疾病引起的颈部症状。

2. 神经根型　①具有典型的根性症状（手臂麻木、疼痛），且分布范围和颈椎脊神经根所支配的区域一致，体检示压颈试验或臂丛神经牵拉试验阳性；②影像学所见与临床表现基本相符合；③排除颈椎病以外病变（胸廓出口综合征、网球肘、腕管综合征、肩周炎、肱二头肌腱鞘炎及肺尖肿瘤等）所致以上肢疼痛为主的疾患。

3. 脊髓型　①出现颈脊髓损害的临床表现，以四肢运动障碍、感觉及反射异常为主；②影像学检查所见有颈脊髓受压征象，并且与临床症状相符合；③除外进行性肌萎缩性脊髓侧索硬化症、椎管内占位、急性脊髓损伤、脊髓亚急性联合变性、脊髓空洞症、慢性多发性周围神经病等。

4. 交感神经型　诊断较为困难，目前缺乏客观的诊断指标。推荐诊断标准为：①出现交感神经功能紊乱的临床表现；②影像学显示颈椎节段不稳；③交感神经功能的实验室检查，如：交感缩血管反射、交感皮肤反应、肌肉交感神经电活动、心率变异性频谱；④除外其他原因所致的眩晕，如耳源性眩晕、脑源性眩晕、血管源性眩晕、糖尿病、神经症、过度劳累、长期睡眠不足等；⑤治疗性诊断，包括颈部星状神经节阻滞、颈椎高位硬膜外腔神经阻滞等。

5. 椎动脉型　①颈性眩晕，可有猝倒发作史；②多伴有交感神经症状；③旋颈试验阳性；④影像学显示颈椎节段不稳；⑤除外眼源性、耳源性等其他原因导致的眩晕；⑥本病的确诊应根据 MRA、DSA 或椎动脉造影检查结果。

6. 食管型　①患者多有咽部不适、异物感或者吞咽困难，屈颈进食时症状可缓解；②查体颈椎生理曲度变直，屈伸旋转活动受限，当骨赘较大时可触及颈前硬结，不合并其他类型颈椎病时无明显阳性体征；③影像学检查可发现椎体前缘骨赘形成；④食管钡餐造影是金标准，可清晰地看到食管及咽部受压部位；⑤排除弥漫性特发性骨肥厚症、强直性脊柱炎及食管肿瘤等其他疾病导致的吞咽障碍。

7. 混合型　符合上述两种及以上诊断标准的颈椎病。

**（二）老年颈椎病康复的诊断标准——美国 APTA 分类（表 2-3-1）**

表 2-3-1　老年颈椎病康复的诊断标准——美国 APTA 分类

| 分型 | 诊断标准 |
| --- | --- |
| 颈痛伴活动受限 | 年轻老年个体（65 ~ 74 岁，原指南中的诊断标准为 50 岁以下，但考虑到部分年轻老年个体的躯体年龄与中青年人差异不显著，此处将诊断标准进行了调整以适用于这类老年人群）<br>急性颈部疼痛（持续时间 < 12 周）<br>症状局限于颈部<br>颈部活动受限 |
| 颈痛伴头痛 | 伴随颈部 / 枕下区域症状的单侧头痛，因颈部运动或体位而加重<br>头痛因同侧后颈肌筋膜和关节刺激而产生或加重<br>颈椎活动范围受限<br>颈椎节段活动受限<br>颅颈屈曲试验异常 |
| 颈痛伴活动协调障碍 | 长期颈部疼痛（持续时间 > 12 周）<br>颅颈屈曲试验异常<br>颈深屈肌耐力测试异常<br>颈部肌肉和上象限肌肉（颈长肌、中斜方肌、下斜方肌、前锯肌）的协调性、力量和耐力不足<br>上象限肌肉柔韧性不足<br>执行重复性活动的人体工效学效率低下 |
| 颈痛伴放射痛 | 上肢出现症状，通常为神经根痛或牵涉痛，Spurling 试验和上肢张力测试时出现或加重，颈部分离试验减轻<br>颈椎向受累侧旋转时活动范围减少（< 60°）<br>神经根受压征象<br>通过初步检查和干预后成功缓解了上肢症状 |

## 二、老年颈椎病的影像学检查

影像学及其他辅助检查是老年颈椎病诊断的重要工具，对于疾病严重程度判断、治疗方法选择、治疗评价等非常重要[56, 57]。常见的老年颈椎病影像学检查包括 X 线平片、

CT、MRI 等，临床上需根据患者情况合理选择，并在必要时灵活组合运用[52]。

此外，影像学检查还有助于判断颈椎生物力学的改变，例如颈椎生理曲度的变化、颈椎关节功能紊乱（椎间关节错位、小关节轻度移位、关节滑膜嵌顿等）等情况，结合触诊的检查结果（例如颈椎棘突、横突或关节突有偏歪、不对称或隆起；椎旁可触及索状、粒状压痛），可为力学整复类手法提供依据。

1. 颈椎X线平片　随着影像学诊断技术的发展，在传统X线平片、椎管造影、血管造影、椎间盘造影、核素扫描的基础上，CT、MRI 等也得到广泛应用，使颈椎病的诊断正确性有了明显的提高，但X线平片检查仍是颈椎病的首选且可靠、简便、经济的检查方法。颈椎病的X线平片检查不仅能反映相应部位的临床症状、体征，还能了解颈椎病的进展程度、病变部位、数目、韧带钙化、椎小关节紊乱、椎体是否有滑脱及旋转征象等。此外，X线平片检查有助于排除许多其他疾病，避免误诊（图 2-3-1）。

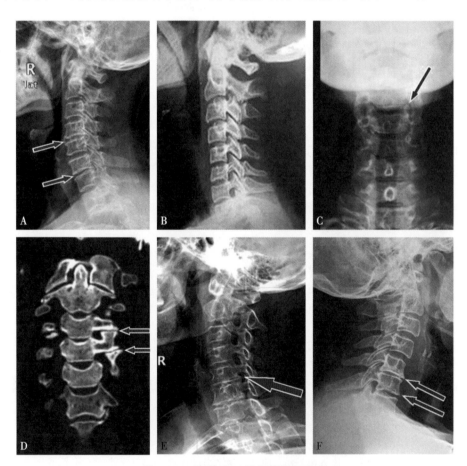

**图 2-3-1　颈椎病X线平片常见表现**

A. 椎间隙变窄；B. 曲度变直；C. 钩突增生；D. 小关节突退行性改变；E. 椎间孔变小；F. 骨质增生。

常规拍摄颈椎正位、侧位、斜位及动力位片，必要时拍摄 C1-C2 节段开口位片和断层位片，以及X线脊髓造影[25]。正位片显示钩椎关节变尖或横向增生，椎间隙狭窄。侧位片显示颈椎排列不良、反曲、椎体前后缘骨赘形成、椎体上下缘骨质硬化。过屈、过伸、侧位表现为节段性不稳定；斜位片显示椎间孔缩小、变形、钩突增生、上关节突增生及椎间孔的观察是不可缺少的。有时可见到颈椎后纵韧带骨化形成的椎体后缘高密度条状阴影[58]。

颈椎管测量方法：在颈椎侧位 X 线片上，C3 到 C6 任何一个椎节，椎管的中矢状径与椎体的中横状径的比值如果小于或等于 0.75，即诊断为颈椎管狭窄（图 2-3-2）。在成人中，正常的管径为 C1( 18 ~ 23 mm )，C4( 12 ~ 22 mm )，C7 ( 11 ~ 18 mm )。我国成年人颈椎管矢状径为平均 13 mm 是临界值，大于 13 mm 为正常，小于 13 mm 为颈椎管狭窄（也有研究认为是 12 mm ）。

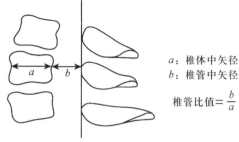

$a$：椎体中矢径
$b$：椎管中矢径

椎管比值 $= \dfrac{b}{a}$

图 2-3-2　椎管狭窄的测量方法
比值 ≤ 75% 为椎管狭窄。

2. 颈椎 CT 检查　CT 扫描可以清晰显示颈椎骨结构，包括骨刺、关节面关节炎、骨质疏松等。CT 扫描序列包括颈椎 CT 平扫、多层螺旋 CT 薄层容积扫描、多平面重组（ multiplanar reformation，MPR ）、三维重建（ 3D reconstruction ）、椎动脉计算机体层血管成像（ computed tomography angiography，CTA ）、脊髓造影后 CT 扫描（ computed tomographic myelography，CTM ）、椎管多层螺旋 CT 仿真内窥镜成像（ CT virtual endoscopy，CTVE ）等。多层螺旋 CT 薄层容积扫描层厚可达到 1 mm 以下，能清晰地显示椎体、椎间隙的解剖结构、骨质增生程度、椎间盘情况、韧带病变等细节并明确分型。CTM 通过腰椎穿刺加入水溶性造影剂，是显示神经孔的最佳方法，同时可显示硬膜囊、脊髓和神经根受压的情况，当患者因植入心脏起搏器或输液泵等硬件而无法进行 MRI 扫描时，首选 CTM。

3. 颈椎 MRI 检查　MRI 检查是显示颈椎软组织的金标准，可以准确地显示神经结构，椎管、脊髓内部的改变，脊髓受压部位以及韧带的状况[59]。当颈椎间盘退变后，其信号强度亦随之降低，无论在矢状面或横断面，都能准确诊断椎间盘突出。颈椎 MRI 平扫及增强扫描一般包括矢状位 T1W1 扫描、矢状位 FSE-T2W1 扫描、轴位薄层 GRE-

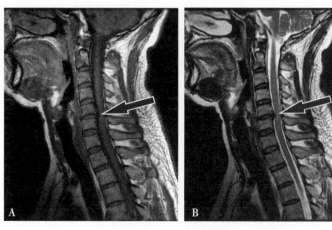

图 2-3-3　颈椎病 MRI
A. 椎间盘膨出；B. 椎间盘突出。

T2W1 扫描，若考虑神经根病变可做斜冠状面扫描[60]。

4. 其他辅助检查　椎动脉数字减影血管造影（digital subtraction angiography，DSA）、椎动脉彩色多普勒超声血流显像（color Doppler flow imaging，CDFI）、经颅多普勒超声检查（transcranial Doppler，TCD）从不同角度直接或间接反映了椎动脉是否存在痉挛、狭窄和折曲等受累情况，是诊断椎动脉型颈椎病的常用检查手段。肌电图检查在神经根型和脊髓型老年颈椎病的诊断中具有一定应用价值。

# 第四节　老年颈椎病的康复评定

评估是康复的起点和终点，是康复方案制定的基础，也为疗效判断提供依据。在确定老年颈椎病临床诊断及分型后，推荐按照世界卫生与健康组织的《国际功能、残疾和健康分类》（international classification of functioning，disability and health，ICF）框架，从结构与功能、活动、社会参与三个层面，对老年颈椎病患者进行康复评定[61, 62]。

## 一、以老年患者为中心的问诊

最佳的康复诊疗模式总是以患者为中心，在治疗中患者密切参与到治疗方案的决策中，这是对患者个人的喜好、需求、信仰及治疗目标的尊重和回应。问诊的要素包括：首先，建立良好的医患关系，在给患者诊断、体格检查和做出治疗医嘱时要做到充分理解患者；其次，了解老年颈椎病障碍以及老年颈椎病对患者日常生活和工作的影响（表 2-4-1）。

表 2-4-1　以老年患者为中心的问诊

| 项目 | 内容 |
| --- | --- |
| 问诊的要素 | 老年颈椎病相关障碍的病史和发病时间 |
| | 疼痛的区域和性质 |
| | 其他症状 |
| | 所有症状的行为：诱发或缓解的姿势、动作及活动 |
| | 一般情况：睡眠、一般活动水平 |
| | 对工作和社会参与的影响 |
| | 心理或者个人特征 |
| | 健康情况；药物 |
| | 调查；影像学检查；实验室检查 |
| | 患者的期望 |
| 结局指标 | 患者：良好的医患关系和治疗依从性；了解患者的关注、需求和信仰 |
| | 肌肉骨骼障碍的识别 |
| | "红旗征"的识别 |
| | 疼痛机制的临时判断 |
| | 其他症状的临时判断 |
| | 对身体诱发因素、功能限制、参与水平的了解 |
| | 对心理或社会调节的了解 |
| | 初步诊断 |
| | 预后特征 |
| | 治疗目标和结局预测 |

常见的临床思维推理模式包括假设演绎法（hypothetico-deductive reasoning）、模式识别（pattern recognition）和叙事推理（narrative reasoning）。假设演绎法是指在问诊、评估的基础上发现患者的问题后，通过推理提出解释问题的假说，并根据假说进行推理，再通过试验检验推理进而得出结论。如果试验结果符合预期结果，则证明临床推理正确，反之则为假说错误。模式识别法指康复医师和治疗师通过长期临床实践反复验证的某些"典型描述"、特定的"症状组合"，有助于迅速建立起初步诊断和功能水平评价，虽然这种思维活动多数是在潜意识中进行，但却是有经验的临床康复人员常采用的诊断方法。在模式识别的基础上再结合其他临床思维方法会提高诊断和评估的效率与准确性。叙事推理则是从个案的角度来看个案疾病的经验，治疗师要叙述这次疾病或功能障碍对个体造成的影响，分析患者的日常生活和工作如何被影响，以及未来可以如何被重建。

这些模式并不是相互排斥的，临床医务人员在评估中可以使用这三种方法中的任何部分。无论采用何种推理模式，总有模式与之符合，或者换句话说，症状产生的机制与其特性符合，症状与躯体活动受限或参与受限符合，并且最后症状和功能受限与体征符合。当推理模式符合时，在解释和制订治疗计划方面就更有把握。当推理模式不符合时，临床医务人员应该使用假设演绎法，重新考虑和验证新的假设，反思整个过程以确保对患者及其老年颈椎病障碍有准确的理解。

## 二、结构与功能评估

老年颈椎病的结构评定一般通过影像学检查进行评定，功能评定主要包括颈椎活动度评定、肌力、肌张力及肌耐力评定、感觉反射评定、疼痛评定及临床常用特殊检查[25]。

### （一）颈椎活动度评定

1. 定义　颈椎活动度（cervical range of motion，CROM）是指颈椎在矢状面、冠状面和水平面的活动范围，包括前屈、后伸、左右侧屈、左右旋转6个自由度（图2-4-1）。颈椎的活动度分为主动关节活动度和被动关节活动度。主动关节活动范围（active range of motion，AROM），是指关节运动是通过人体自身的主动随意运动而产生。测量主动关节活动范围实际是考察被检查者肌肉收缩力量对颈椎关节活动范围的影响。被动关节活动范围（passive range of motion，PROM），是指关节运动是通过外力如检查者的帮助而产生。正常情况下PROM大于AROM，因为被动运动至关节终末端时产生一种关节囊内、不受随意运动控制的运动。通过被动活动关节到最大范围，可以感受到关节运动到终末端的性质（end-feeling），从而判断关节受限的原因。

2. 测量颈椎活动度的常用工具

（1）通用量角器：由一个圆形或半圆形的刻度盘和两条臂（分别称为固定臂和移动臂）构成，主要用来测量四肢关节。通用量器的长度为7.5～40 cm，测量时应根据关节大小选择适当的量角器。

（2）电子量角器：固定臂及移动臂均为电子压力传感器，所用的刻度盘为LCD显示器，该显示器可固定于固定臂或移动臂上，或通过连接线连接于双臂。电子量角器具有重复性好、使用方便、精确度高等优点。

（3）手机测量法：通过手机下载相关软件（如TiltMeter），可以直接测量关节活动角度。

3. 老年颈椎活动度的参考体位和范围  正常青年人颈椎关节活动度为屈曲 0°~60°，后伸 0°~50°，左右旋转 0°~70°，左右侧屈 0°~50°。老年人颈椎生理活动范围较青年人有所下降，前屈下降 12% 左右，后伸下降 32% 左右，侧屈下降 22% 左右，旋转下降 25% 左右。颈椎活动度受多种因素的影响，在测量时要将年龄、性别、体型、职业、运动习惯、颈部长度、颈部周长等考虑在内（表 2-4-2）。

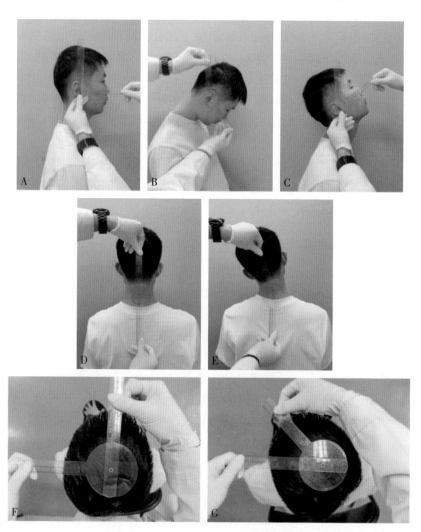

**图 2-4-1  标准化颈椎活动度测量方法**

A. 颈椎屈伸活动度测量起始位；B. 颈椎屈曲；C. 颈椎伸展；D. 颈椎侧屈活动度测量起始位；E. 颈椎侧屈；F. 颈椎旋转活动度测量起始位；G. 颈椎旋转。

### （二）肌力、肌张力、肌耐力评定

老年颈椎病患者颈周肌肉常出现肌力的下降与失衡，可采用徒手或手持式测力器进行颈周肌力评定[63]。颈部肌群的肌张力改变与疼痛密切相关，疼痛显著的老年颈椎病患者常出现肌强直，触诊可及皮下筋结或条索，可采用西多伦多颈部肌张力障碍评分

表 2-4-2　老年颈椎活动度的参考测量标准

| 关节 | 运动 | 受检体位 | 量角器放置方法 | | | 正常参考值 | 老年值 |
| --- | --- | --- | --- | --- | --- | --- | --- |
| | | | 轴心 | 固定臂 | 移动臂 | | |
| 颈部 | 前屈 | 坐或立位，于侧方测量 | 肩峰 | 平行前额面中心线 | 头顶与耳孔连线 | 0°～60° | 下降12%左右 |
| | 后伸 | 坐或立位，于侧方测量 | 肩峰 | 平行前额面中心线 | 头顶与耳孔连线 | 0°～50° | 下降32%左右 |
| | 旋转 | 坐或立位，于头顶测量 | 头顶后方 | 头顶中心矢状面 | 鼻梁与枕骨结节的连线 | 各0°～70° | 下降22%左右 |
| | 侧屈 | 坐或立位，于后方测量 | 第7颈椎棘突 | 第7颈椎与第5腰椎棘突的连线 | 头顶中心与第7颈椎棘突的连线 | 各0°～50° | 下降25%左右 |

（Toronto western spasmodic torticollis rating scale，TWSTRS）评价颈部肌张力障碍的严重程度[38]。此外，近来研究认为颈部肌肉耐力及疲劳程度应成为颈椎病康复的重要因素，可通过颈肌耐力测试和表面肌电图信号采集进行评定[64]。

1. 上肢相关肌肉的徒手肌力评定　以徒手肌力评定（manual muscle testing，MMT）法对易受累及的肌肉进行肌力评定，并与健侧对照。具体肌肉的评定方法请参考相关文献和书籍，如 *Lippincott Williams & Wilkins* 出版社出版的 *Musculoskeletal Assessment* 第2版。常评定的肌肉见表 2-4-3。

表 2-4-3　老年颈椎病相关的上肢肌力评定

| 肌肉 | 神经支配 | 功能 |
| --- | --- | --- |
| 冈上肌 | 冈上神经 C3 | 肩关节外展、外旋 |
| 三角肌 | 腋神经 C5、C6 | 肩关节屈曲、外展、后伸、外旋、内旋 |
| 胸大肌 | 胸内、外神经 C5～T1 | 肩关节屈曲、内收、内旋 |
| 肱二头肌 | 肌皮神经 C5、C6 | 肘关节屈曲、前臂旋后 |
| 肱三头肌 | 桡神经 C5、C6 | 肘关节伸展 |
| 伸腕肌 | 桡神经 C6、C7 | 腕关节伸展 |
| 骨间肌 | 尺神经 C8～T1 | 手指内收、外展 |

2. 颈部肌力测量　颈部肌肉力量的评估包括徒手肌力评定、器械肌力评定（等长肌力评定、等张肌力评定、等速肌力评定）、新型超声肌力评定等。

（1）徒手肌力评定是指检查者要求受试者在特定体位，分别在不同的条件下完成标准动作，检查者同时通过触摸其肌腹，观察肌肉收缩情况、关节的活动范围及克服阻力的大小，从而评估肌力的大小。在 1966 年 Krout 等首次用徒手肌力检查法对颈痛患者和正常人群进行比较，结果发现颈痛患者的颈部肌力较正常人低[65]。报道显示 MMT 是评价机械性颈痛患者颈椎肌肉损伤的一种敏感而特异的检测方法[66]，且具有良好的信效度，适合在临床康复中应用[67]。徒手肌力检查的优点是易操作、方便，其缺点是可靠性低且缺乏客观量化指标，不建议 3 级以上的肌力评估[68]。

（2）器械肌力评定是指借助相关仪器评估肌力的方法，常有等长肌力评定、等张肌力评定、等速肌力评定。其中等长肌力评定就是静力型肌力评定，需要受试者在特定体位、特定方法下进行操作（图 2-4-2），因此等长肌力评定仅反映关节处于某个角度的肌力，肌肉收缩产生张力，但不产生明显的关节运动，无法反映关节处于其他角度时肌力的情况，因此具有一定缺陷。等张肌力评定就是肌肉收缩时，肌肉所克服的阻力不变，牵引相应关节做全幅度运动，但等张肌力评估实际上测的是最小力矩值，所评估的肌力值与实际肌力相比结果偏低，因此也具有一定缺陷。等速肌力评定就是仪器运动速度（预先设定）相对固定，在整个运动过程中力量与肌肉收缩的实际力矩输出一致，为一种顺应性阻力，不仅可以测得关节运动中的最大力矩，还可测得关节处于任何一点的肌肉输出力矩值，在一定程度上对等长和等张肌力评估的缺陷作了补充。因此，等速肌力评定优于等张和等长肌力评定（表 2-4-4）。

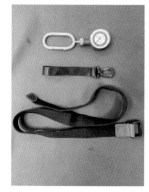 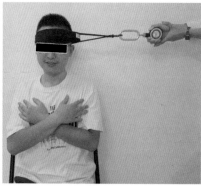 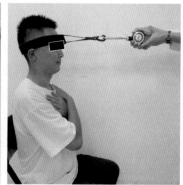

图 2-4-2　颈部等长肌力评定（手持握力计）

表 2-4-4　颈部等长、等张、等速肌力评定的比较

| 评估项 | 速度 | 阻力 | 运动幅度 | 评估意义 | 评估设备 |
|---|---|---|---|---|---|
| 等长肌力评估 | 静止不动 | 变化，顺应性阻力 | 受杠杆作用影响 | 可反映某个角度的肌力 | 手持式握力计 |
| 等张肌力评估 | 变化，不易控制 | 受杠杆作用影响 | 全幅或半幅 | 反映运动中最小肌力 | 缺乏应用在颈椎肌力评定的设备的报道；但 EN-Tree M Explosive pulley 2000 等张肌力测试仪、BTE Primus RS 系统在躯体其他部位有应用 |
| 等速肌力评估 | 速度可选，选定后速度不变 | 可变，顺应性阻力与速度有关 | 全幅或半幅 | 全幅或半幅 | 颈椎多功能测试训练系统（Multi-cervical-Unit System，MCU，美国 BTE 公司生产） |

颈部肌肉超声评定以实时、无创、便捷、经济等优势，越来越多地应用于肌骨系统的检查中，如肌骨超声可以提供肌肉、肌腱、韧带、关节囊、神经等相关组织清晰的超声下解剖图像，并动态观察其在运动状态下的图像变化，主要包括灰阶超声和新兴的弹性超声，虽然评估颈部肌力的报道相对缺乏，但为颈部肌力的检查提供了新视角。

3. 颅颈屈曲试验（craniocervical flexion，CCF）　研究表明，无论发病原因或发病机制如何，颈深屈肌（头长肌和颈长肌）的肌力和耐力减弱是急性和慢性颈痛患者中的普遍现象。颅颈屈曲试验属于低负荷测试，可用于急性或慢性颈痛患者的初步评估，且具备良好的信效度（内容效度、治疗师之间重测信度）。需要注意的是，当患者存在神经组织机械性敏化的体征时一般不立即进行颅颈屈曲试验，优先进行神经组织的处理，因此临床实践时需要注意神经组织机械性敏化的筛查。

（1）测试准备：颅颈屈曲试验采用仰卧位，患者双膝屈曲，颅颈部处于中立位（不垫枕头）以使面部保持在水平位。当患者的头部轻微伸展时（常伴有胸椎或颈胸椎后凸），可在头部下方折叠放置毛巾，支撑面与颈部后面之间的距离以 0.5 ~ 1 cm 为宜，从而获得较为稳定的初始中立位姿势。将压力生物反馈装置折叠垫被放置在颈后并紧贴枕部，然后将压力传感器充气至基线值（20 mmHg），评估人员因为无法在测试过程中直接触诊颈深屈肌，需要通过压力计了解患者发力的情况。测试时，颈后部的空间太大会导致压力垫过度充盈，从而迫使颈部伸展，需要注意避免。另外，需要注意充气要均衡稳定地分布在整个压力垫上，从而保证压力的稳定（图 2-4-3）。

测试时的颅颈屈曲运动是一种主动辅助运动，根据指示，当患者感觉后脑勺滑到床上时，就让患者点一下下巴。以 2 mmHg 压力增幅从基线 20 mmHg 逐渐升高到最大值 30 mmHg。整个动作应该轻柔而缓慢地进行。患者应该在正式评估前进行 1 ~ 2 次尝试，以熟悉整个过程。

（2）第一阶段测试：分析颅颈屈曲在 5 个进阶阶段的屈曲范围和完成质量情况。

让患者慢慢地感受后脑勺在床面上的滑动，并点头，以达到第 1 个目标压力（22 mmHg），保持这个姿势 2 ~ 3 秒后放松。在测试的其他 4 个阶段中都要重复这个过程。治疗师需要分析患者颅颈屈曲运动的模式和关节活动范围，观察动作的质量，并观察或触诊有没有出现浅屈肌（胸锁乳突肌和前斜角肌）的过度运动。随着测试阶段不断递进，患者头部的转动范围也应该成比例地增加。

临床评定标准：患者可以达到并暂时保持正确

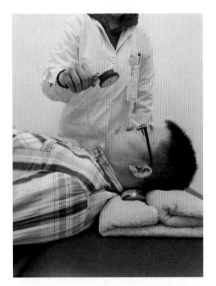

**图 2-4-3　颅颈屈曲试验初始姿势**

折叠的毛巾可以使头部和颈部处于中立位。颈部后面和支撑面之间的距离最好不要超过 1 cm。将压力传感器放在颈后，使其边缘紧靠枕骨。要注意让患者看到压力传感器的反馈。在测试期间要注意观察患者的运动模式和代偿策略。

的颅颈屈曲动作，且无过度的前斜角肌活动的压力值，被称为激活压力值（activation score），正常测试者的预期压力值各不相同，但是大部分为 26 ~ 30 mmHg。颈痛患者的预期压力值则通常降低至 22 ~ 24 mmHg。

如下所示，患者出现这些特征则表明颈伸屈肌功能不佳。

1）在两个阶段之间，颅颈屈曲的活动范围并没有逐渐增加，患者只能使用细微的头部回缩动作（如向后推压力传感器）来获得渐进压力测试的增量。

2）无论患者采取什么样的运动策略，都不能完成测试的所有阶段。

3）患者通过加快动作来掩盖颅颈屈曲不足。

4）观察或触诊到了胸锁乳突肌和前斜角肌的过度活动。在颅颈屈曲试验中，尤其是后期阶段出现一些胸锁乳突肌和前斜角肌的活动是正常的，但健康个体是显著低于颈痛患者的。在测试过程中，胸锁乳突肌和颈深屈肌的活动程度呈相反关系（胸锁乳突肌的活动越多，颈深屈肌的活动就越少）。

5）如果患者是上胸段呼吸，则应在缓慢呼气时进行测试，以尽量减少前斜角肌的过度活动。

6）患者咬紧牙关，用舌骨肌来增强颈深屈肌的收缩。在测试中，要求患者采取下颌骨的休息体位以纠正运动策略：舌头轻轻顶住上腭，上下牙齿微开，嘴唇闭合。

7）当从测试阶段返回时，表盘会下降到 20 mmHg 以下（测试前需要检查压力传感器中的压力是否稳定），在恢复动作中，患者头部偏离中立位的同时还伴有压力值的下降，则可能表明本体感觉有障碍。

8）回到起始位置时，刻度盘的压力可能会大于 20 mmHg，这通常表明肌肉不能在收缩后放松。

（3）第二阶段测试：测试颈深屈肌的等长收缩。这个阶段测试颈深屈肌的耐力，第二阶段可在第一阶段结束后立刻进行，但是当代偿运动（如头部回缩）在第一阶段占主导地位时，第二阶段就要延迟进行。

测试时，患者能够维持姿势 10 秒（胸锁乳突肌或前斜角肌保持最小程度的收缩），这时的压力水平可以代表颈深屈肌的低负荷耐力。测试从 22 mmHg 开始，当患者可以重复 10 次 10 秒的姿势维持时，测试就进展到下一个目标压力值，直到 30 mmHg 或患者不能继续维持。

临床评定标准：如果患者的压力水平不能达到 24 mmHg，那么训练就从 22 mmHg 开始。尽管个体之间的表现是有差异的，但是大多数健康个体都能成功地到达 26 mmHg 的压力水平，然而颈痛患者经常连第一、第二阶段的测试都无法完成。

当患者出现如下所示的特征时则表明功能不佳或测试阳性。

1）在测试阶段中不能维持颅颈屈曲姿势，并恢复为回缩策略。

2）不能在指定的测试阶段维持压力稳定（尽管患者看上去保持在头部屈曲体位，但表盘上的指针仍有回落）。

3）没有浅屈肌的过度活动就不能维持姿势。

4）用快速动作维持了姿势，需要注意这是肌肉疲劳的表现。

### （三）感觉和反射评定

感觉评定内容包括：浅感觉（轻触觉、针刺觉、温度觉等）、深感觉（位置觉、运动觉、振动觉等）和复合感觉（图形觉、重量觉等）。老年颈椎病相关的感觉功能障碍主要出现在神经根型和脊髓型。神经根型颈椎病可出现生理反射的减弱或消失，以及对应累及的神经的感觉功能障碍；而脊髓型颈椎病可出现腱反射活跃或亢进，并可出现病理反射，同时站立位平衡功能也有可能减弱。此外，颈椎病患者颈椎本身的位置觉、运动觉也有可能受损，与动眼神经功能相关的功能也有可能存在障碍。通常患者对于感觉检查的反应分为三类：正常（患者反应快而准确）、消失（无反应）和减低或消退（迟钝的反应，回答的结果与所受的刺激不相符合）。

1. 上肢感觉功能评定　在进行评定之前，首先需要了解手和上肢的脊髓节段性感觉支配和体格检查时的关键点位置（图 2-4-4）。浅感觉检查中的触觉检查可以采用棉签，温度觉检查可以采用盛有冷水和热水的两支试管，压觉检查可以挤压肌肉或肌腱。深感觉检查中的运动觉可以采用辨别上肢关节运动方向，位置觉采用位置摆放测试，震动觉采用将音叉放置在骨突部位测试。复合感觉检查中的皮肤定位觉采用棉签定位测试，两点辨别觉采用两点分辨觉（two-point discrimination）测试，实体觉采用闭目物件识别测试，重量识别觉采用相同外观不同重量的灌沙塑料瓶测试，材料辨别采用不同质地的布料测试。其他经典的感觉检查还包括 S-W 单丝检查（Semmes-Weinstein monofilament test）、Moberg 拾物试验、起皱试验和茚三酮出汗试验等。

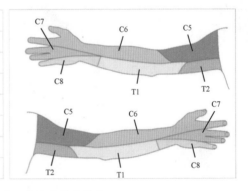

| 脊髓节段性感觉支配及其体表检查部位 | |
| --- | --- |
| 节段性感觉支配 | 检查部位 |
| C5 | 肘前窝的桡侧面 |
| C6 | 拇指 |
| C7 | 中指 |
| C8 | 小指 |
| T1 | 肘前窝的尺侧面 |
| T2 | 腋窝 |

**图 2-4-4　上肢感觉检查的关键点**

2. 颈部位置觉评定　颈部位置觉评定可以采用激光指示器和靶标进行测试。如图 2-4-5A 所示，评定时患者取坐位，将轻型激光指示器佩戴至头顶，激光指示器距离墙壁 90 cm，墙壁上放置一块靶标。将患者身体转过一个角度，然后让患者主动将头旋转至激光正好打在靶标的中心处。嘱患者视线集中在靶标上，并且记住颈椎旋转到的这个角度。接着患者闭上眼睛，主动向特定的方向移动头部（向左或右旋转，或伸展），然后尽可能精准地返回至起始位，评估人员在靶标上标记每个返回点，起始点和返回点之间的差值用可转换为度数的"cm"为单位进行测量。为了达到研究的目的，进行 6 次试验为佳，但至少要有 3 次结果一致才可以在临床使用。除了上述定量评定方法之外，其他的颈部位置觉受损的表现包括：颈部活动不流畅、初始位置定位困难、在闭眼和睁眼情况下进行的运动模式之间有明显的差异等。

在区分前庭源性还是颈源性的头晕、眼花时，可以考虑另一种测试方法：将激光指示器放置在患者胸骨上，患者头部保持不动（排除前庭因素），旋转躯干，通过躯干重新定位的精准度来测量颈部关节位置觉（图 2-4-5B）。

3. 颈部运动觉　颈部运动觉可以采用与颈部位置觉相同的激光、靶标设备。要求患者描绘复杂的图案（例如对角"之"字形图案），根据患者描述图案的精准度来判断运动觉的强弱（图 2-4-5C）。在评估时可以通过设定患者运动的速度来判断患者的"速度-精度权衡（speed-accuracy trade-off）"。但上述方法属于半定量的方法，比较适合临床的评估和训练。近年来，有研究团队通过视觉图像处理技术、运动传感器等技术实现了该测试的定量化。将智能手机改装成评估装置也是目前研究的方向之一。此外，头戴式虚拟现实技术凭借其内置的运动传感器，也可以用于颈部本体感觉的评定。

4. 凝视稳定性　凝视稳定性的评估是要求患者在主动做颈部屈曲、伸展和左右旋转的动作时，眼睛一直集中凝视在一个目标上。试验阳性结果为发现患者无法对目标保持注视、颈部运动迟钝、颈部运动减少（指颈部正常生理旋转角度大于 45°，但保持凝视的角度小于 45°），或者诱发头晕、视物模糊和恶心等症状。这项评估要相对缓慢地进

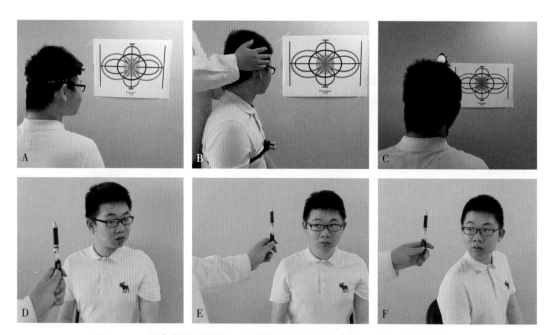

**图 2-4-5　颈部相关位置觉、运动觉、动眼神经功能评定（示范：卢杉）**

A. 颈部位置觉评定（将激光指示器安置在患者头部，患者闭上眼睛，颈部做出指定的动作，然后尽可能地让头回到起始位）；B. 颈部位置觉评定—躯干重定位法（将激光指示器放置在患者胸骨上，患者闭眼，让躯干重新回到中立位。评估者测试时要轻轻地稳定住患者头部，以防头部移动）；C. 颈部运动觉评定（当患者试图精确地移动头部的激光以描绘前方的图案时，对运动质量进行评估）；D. 凝视稳定性测试（患者保持注视前方的笔，同时尽量朝各方向移动头部）；E. 平滑追踪颈部扭转测试（患者在头部静止于中立位时，用眼睛追踪一支移动的笔，40°视角，每秒移动 20°，评估人员观察患者眼球的追踪情况）；F. 平滑追踪颈部扭转测试（头部保持不动，躯干向两侧缓慢转动 45°的同时进行眼球追踪任务）。

行，以使得评估的重点更偏向于颈部而不是前庭区（图 2-4-5D）。

5. 平滑追踪颈部扭转测试　该测试同样检查动眼神经的视觉追踪的能力，比较头部在中立位时和躯干扭转到 45°时的眼球追视能力。采用躯干扭转而不是头部旋转的目的是避免前庭信息的输入，而前文中凝视稳定性测试会存在不同程度的前庭输入的干扰。第一阶段测试开始后，要求患者的头部和躯干保持在中立位，评估人员手执一支笔在患者视线前方左右移动，患者双眼尽可能紧跟移动目标，笔移动的范围为 40°视角，移动的速度为 20°/s。在第二阶段测试，头部的位置保持不变，而躯干向右缓慢扭转 45°，与此同时要求患者完成与第一阶段相同的视觉追踪任务。下一个阶段同样从躯干和头部的中立位开始，患者头部位置保持不变，而躯干向左缓慢扭转 45°，与此同时要求患者完成与第一阶段相同的视觉追踪任务（图 2-4-5E、F）。本测试需要重点比较中立位的视觉追踪能力与躯干扭转时的视觉追踪能力，颈椎病的患者常常在躯干扭转时出现眼球跳动（saccade）现象，尤其是在笔越过患者视线正前方的中线时。表 2-4-5 记录了该测试可能出现的各种结果。需要注意的是，没有颈痛的患者在左右视线的末端和笔切换方向时有可能会出现眼球跳动现象，这不属于阳性体征。

表 2-4-5　平滑追踪颈部扭转测试中头部中立位和扭转位的眼球运动评定标准

| 等级 | 等级标准 |
|---|---|
| 阴性 0 | 所有方向的眼球追踪动作流畅、精确 |
| 阴性 00 | 追视任务越过中线时出现眼球跳动现象，但扭转位和中立位的眼球运动没有区别 |
| 阳性 1 | 中度阳性，与中立位相比，左右扭转位追视任务越过中线时有轻微的眼球跳动现象 |
| 阳性 2 | 强阳性，与中立位相比，左右扭转位追视任务越过中线时有强烈的眼球跳动现象 |

### （四）疼痛评定

疼痛是老年颈椎病临床最常见的症状，疼痛评定是一项较为细致的工作。由于疼痛非常依赖患者的主观感觉，易受多种因素如躯体、精神、环境、认知和行为等影响，因此对疼痛性质和程度的评定要从多方面着手，包括疼痛的范围、严重程度、治疗前后疼痛的缓解等[69]。

老年颈椎病常基于量表进行疼痛评估，包括视觉模拟评分法（visual analog scale，VAS）、McGill 疼痛评定、文字描述评分法（verbal description scale，VDS）和数字评分法（numerical rating scale，NRS）。国内常用的单维度疼痛评定方法包括 VAS、VDS 和 NRS[22]。*Neck Dain：Revision 2017* 推荐采用 VAS 评估退行性病变引起的颈椎根性疼痛[25]。McGill 可以反映疼痛的性质和程度[70]，可以用于根性疼痛的疗效评价[71]。

1. 老年颈椎病疼痛分类　老年颈椎病相关的疼痛可以采用疼痛持续时间的长短来分类。

（1）短暂性疼痛：一过性疼痛发作，由轻微损伤刺激引起，持续时间短暂。

（2）急性疼痛：急剧发病，是由躯体组织损伤和局部组织损伤部位的伤害性感受器被激活而引起的疼痛。一般来讲，急性疼痛状态的持续时间相对有限，通常在潜在性病理学改变解除后自行消退。

（3）慢性疼痛：发病缓慢或由急性疼痛转化而来，持续时间长，亦可呈间断发作。可由损伤所引起，但可被在发病机制和躯体上与原发病因相距较远的因素长期维持；多数慢性疼痛无明显外伤史。判断慢性疼痛的最常用时间标准是疼痛出现后 12 周。

2. 老年颈椎病疼痛的直接评定法　直接评定法是依据刺激 - 反应原则，直接给予某种致痛性刺激，观察刺激达到何种强度或持续作用多长时间患者开始感到疼痛，即痛阈（pain threshold）测定。而刺激的强度或时间增大到多少时，患者才做出不能忍受疼痛的反应，称为疼痛耐受阈（pain tolerance）。可以用各种不同的刺激方法测定痛阈，如机械刺激、电刺激、热刺激等，其中使用较多的是压力测痛法。

（1）压力测痛法：是采用压力测痛仪让受试者感觉刚由压觉转为痛觉时的压力大小，它是一种半客观测定肌肉深部压痛并定量评估疼痛的方法。其刺激因子是压力，刺激部位是手、足或测定者选定的部位，通过逐渐增加压力，测定压力疼痛阈和压力疼痛耐受阈。它反映的是所测定区域的皮肤及下层组织的疼痛阈值，代表对疼痛感觉性分辨水平，并受到皮肤感受状态的影响。压力疼痛耐受阈（pressure pain tolerance，PPT）是当受试者感到压力刺激引起的疼痛无法忍受时的压力。

不同测试仪的物理参数不尽相同，但原理一致。临床常用的是压力测痛仪，它有一个圆形的读盘，连接一个长柄，末端的接触头是直径为 11 mm、厚度为 5 mm 的橡皮垫，用来减少对皮肤的刺激。其压力变化梯度为 1 N，最大压力为 100 N。操作时，要求受试者坐位放松，操作者固定受试者疼痛局部，压痛点下压的速度缓慢均匀，即对每位受试者施加压力的上升速率基本上保持一致，约为 $1 \, N/(cm^2 \cdot s)$，且施加的压力要垂直于皮肤表面。测量 PPT 时，受试者在感觉刚由压觉转为痛觉时，告诉操作者停止，操作者记录此时的压力，即作为 PPT 的数值。每次操作之前都要对此设备进行校准和调零。有文献报道，短间隔的重复（时间或检测点）检测表明，个体的压痛阈在排除首次检测结果后是稳定的，所以在测量时排除首次结果后，连续 3 次收集 PPT 值，每次间隔 10 ~ 15 秒，以受试者痛觉消失为标准，计算平均值[72]。颈椎病常用的压痛阈值测量位置为上斜方肌中部、枕后部等肩颈部"扳机点"（图 2-4-6）。

（2）热测痛法：通过逐渐增加温度，测定热痛阈和热疼痛耐受阈。热痛阈是受试者由温热觉转为痛觉时的温度。热疼痛耐受阈是受试者能耐受的最高温度，通常规定一个最高温度，当温度达到最高温度时，即使受试者仍能耐受，也停止测试，将此最高温度作为热疼痛耐受阈。共测定 5 次，每次间隔 10 ~ 15 秒，取平均值。

（3）电刺激测痛法：通过逐渐增加电流强度，测定电痛阈和电流疼痛耐受阈。电痛阈是受试者由针扎、发麻等电流刺激感觉转为疼痛时的电流强度。电流疼痛耐受阈是受试者能耐受的最大电流强度，通常规定一个最高电流强度，当达到此强度时，即使受试者仍能耐受，也停止测试，将此值作为电流疼痛耐受阈。共测定 3 次，每次间隔 10 ~ 15 秒，取平均值。例如美国生产的 Neurometer CPT/C 电刺激疼痛阈值评估仪，采用 5 Hz、250 Hz 和 2000 Hz 的方波，分别刺激 C、A-delta、A-beta 疼痛神经纤维（图 2-4-7）。

3. 老年颈椎病疼痛的间接评定法　间接评定法是指不对患者施加任何致痛性刺激，让患者自己描述或评估其疼痛的性质和程度的方法，常用以下几种评定方法。

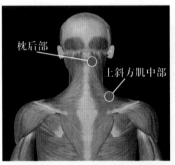
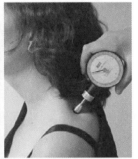
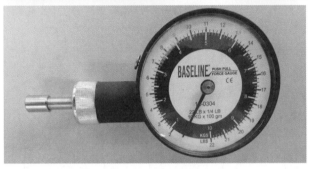

图 2-4-6　颈部压力阈值测痛仪及测量方法

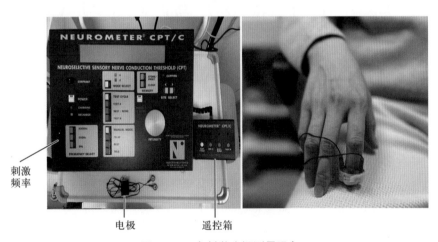

图 2-4-7　电刺激痛阈测量设备

（1）视觉模拟评分法（visual analogue scale，VAS）：VAS 是在白纸上画一条 10 cm 长的粗直线，在线的一端写上"无痛"，另一端写上"最剧烈的疼痛"，让患者根据自己所感受的疼痛程度，在直线上某一点做一记号，以表示疼痛的强度及心理上的冲击，从起点至记号处的距离长度就是疼痛的量。使用前医生或治疗师需要对其做详细的解释工作，使患者理解该方法的概念以及测痛和真正疼痛的关系，然后让患者在直线上标出相应位置。检查者测量从零点至患者所画点之间的距离，其数值（用 cm 表示）即为疼痛的量化指标。随着 VAS 的临床广泛应用，有学者将直线改为一个 100 mm 长的直尺，尺子的零端为无痛，另一端为可想象的最剧烈的疼痛。尺子有数字 0 ~ 100 mm 刻度的一面背向检查者，尺子面向患者的面是表示疼痛程度的人脸漫画或表示程度的三角形图形，通过患者移动指针评估疼痛程度。VAS 是临床最常用、最简单的疼痛评测方法，此法多用于衡量疼痛的强度，也可作多方位的疼痛评估，可在规定时间内多次测试获取疼痛强度 - 时间曲线，获取疼痛的时间变化规律。

视觉模拟评分法亦可用于评定疼痛的缓解情况，在线的一端标上"疼痛无缓解"，而另一端标上"疼痛完全缓解"，此方法称为疼痛缓解的视觉模拟评分法，经常应用于镇痛疗法的评定（图 2-4-8）。

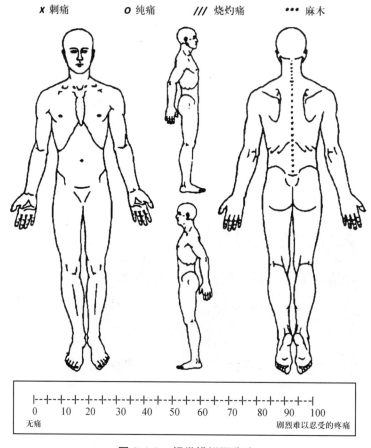

**图 2-4-8　视觉模拟评分法**

配合 body diagram 可以标记疼痛的位置、性质和程度。

视觉模拟评分法具有以下优点：①能有效测定疼痛强度，VAS 与其他疼痛强度监测法之间具有良好的相关性；②大多数患者认为 VAS 易于理解和使用，轻度认知功能衰退的老年颈椎病患者亦能够使用；③评分分布均匀；④评分可随时重复进行；⑤与疼痛口述评分法相比，采用 VAS 评定疼痛治疗效果更为满意；⑥能对疼痛疾患的昼夜变化、疼痛疾患间的区别及治疗作用的时间、过程提供满意的结果。该评分法的缺点为：①不能做患者之间的比较，而只能对患者治疗前后做评定；②对理解能力差的老年颈椎病患者会有使用困难；③有些老年颈椎病患者在画线时非常随意，容易造成记录值与实际疼痛的评估不一致。

（2）数字疼痛评分法（numerical pain scale，NPS）：NPS 是用数字计量评测疼痛的幅度或强度。数字范围为 0 ～ 10（0 代表"无痛"，10 代表"最痛"），让患者选择一个数字来代表自觉感受的痛。NPS 与 VAS 具有较高的相关性。

（3）45 区体表面积评分法（45 body areas rating scale，BARS-45）：BARS-45 是由人体正、反两面直观图组成，因而可以应用于那些有交流障碍的老年患者。患者可在人体图上画出疼痛的位置，因而可直接提供较为准确的疼痛位置和范围。BARS-45 在临床上用于急慢性老年颈椎病相关的疼痛评定，可作为临床诊断、制订治疗计划及疗效比较的方法。此法把人体表面分成 45 个区域，每个区域内标有该区号码。人体前面分为 22 个区，背面分为 23 个区。每个区不论大小均为 1 分。患者将自己的疼痛部位在图中标出，用笔涂盖。如只涂盖了一个区的一小部分也评为 1 分。通过这些疼痛区，可计算患者疼痛占体表面积的百分比。由于老年患者常同时患有多种疼痛相关疾病，本评分法还可以用于展示身体各部位的疼痛情况。对于疼痛强度的评定患者可用不同彩色来表示，如绿、红、蓝、黑分别代表无痛、轻痛或重度痛，也可用不同符号"+++、+++、++++"表示疼痛强度[73]（图 2-4-9，表 2-4-6）。

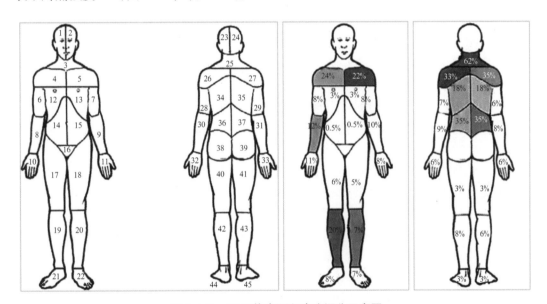

图 2-4-9　45 区体表面积疼痛评分示意图

表 2-4-6　疼痛区占体表面积的百分比

| 疼痛区号 | 各占体表面积百分比（%） |
| --- | --- |
| 25，26，27 | 0.50 |
| 4，5，16 | 1.00 |
| 3，8，9，10，11，30，31，32，33 | 1.50 |
| 1，2，21，22，23，24，44，45 | 1.75 |
| 6，7，12，13，28，29，36，37 | 2.00 |

| 疼痛区号 | 各占体表面积百分比（%） |
| --- | --- |
| 38，39 | 2.50 |
| 14，15 | 3.00 |
| 19，20，42，43 | 3.50 |
| 34，35 | 4.00 |
| 17，18，40，41 | 4.75 |

（4）麦吉尔疼痛问卷：目前国外常用麦吉尔疼痛问卷（McGill pain questionnaire，MPQ）评定颈痛的治疗效果，是目前英语国家应用最为广泛的疼痛评估工具。

麦吉尔疼痛问卷共包括78个词，分成三大类20个组：第一大类（第1～10组）是按照时间、空间、温度、压力和其他性质描述疼痛感觉的词汇；第二大类（第11～15组）是按照紧张、恐惧和自主神经系统反应性质描述情感的词汇；第16组为描述主观疼痛强度的评估词汇；第三大类（第17～20组）为不分类词汇。由MPQ可以得到：①疼痛评级指数（pain rating index，PRI）：它的评分原则是每一组的第1个词表示"1"，第2个词表示"2"，依次类推，最后将20组中选择的20个词的评分相加即为疼痛评定指数。②选中的数字（number of words chosen，NWC）；③现时疼痛强度（present pain intensity，PPI）：是将选择的词汇与词数目相结合，数和词的联合选择以代表疼痛的强度，即1～5的疼痛强度分别为轻微的疼痛（1分）、引起不适感的疼痛（2分）、具有窘迫感的疼痛（3分）、严重的疼痛（4分）、不可忍受的剧痛（5分）。现时疼痛强度评估实际上是5级词汇分级评分法。由于此方法使用的词汇较局限，而且患者又常喜欢选择中间的词汇，可使临床测痛的准确性下降。但此方法较简单，常被临床采用。

MPQ的优点是在主观疼痛测定中的敏感性强，结果可靠，不仅能顾及疼痛体验的多个方面，对疼痛的治疗效果和不同诊断亦十分灵敏，所以是目前较为合理的测痛手段。MPQ应用中的局限性有：①包含一些较难理解的疼痛描绘词汇，要求患者具有相当高的文化教育水平，以准确理解文字的抽象性和复杂性。另外，还需要观察者或医生为一些患者做详细的解释工作。②此调查表的观察项目较多，应用较为费时，每次需用时15～20分钟。目前已有简洁形式的MPQ表格出版。③MPQ评分的三部分之间密切相关，但不同部分的得分可能仅取决于某一方面，因此人们对各亚组得分的稳定性和内部统一性仍有疑问。

（5）简式麦吉尔疼痛问卷（short form McGill pain questionnaire，SF-MPQ）：SF-MPQ是在McGill疼痛问卷原表的基础上提出的一种简化的疼痛问卷，并将视觉模拟疼痛评分法加入其中，成为一种简便实用的综合性问卷，很适合临床应用（表2-4-7）。

（6）术后痛Prince-Henry评分法：此种疼痛评分法常用于老年颈椎病术后的疼痛评定。共分5级，每级5分，为0～4分。0分：咳嗽时无疼痛；1分：咳嗽时才有疼痛发生；2分：深度呼吸时即有疼痛发生，安静时无疼痛；3分：静息状态下即有疼痛，但较经，可忍受；4分：静息静态下有剧烈疼痛，难以忍受。

表 2-4-7　简式麦吉尔疼痛问卷

| Ⅰ疼痛评级指数（PRI） | | | | | 年　月　日 | 年　月　日 |
|---|---|---|---|---|---|---|
| 疼痛性质 | 疼痛程度 | | | | | |
| A　感觉项 | 无 | 轻 | 中 | 重 | | |
| 1　跳痛 | 0 | 1 | 2 | 3 | | |
| 2　刺痛 | 0 | 1 | 2 | 3 | | |
| 3　刀割痛 | 0 | 1 | 2 | 3 | | |
| 4　锐痛 | 0 | 1 | 2 | 3 | | |
| 5　痉挛牵扯痛 | 0 | 1 | 2 | 3 | | |
| 6　绞痛 | 0 | 1 | 2 | 3 | | |
| 7　烧灼痛 | 0 | 1 | 2 | 3 | | |
| 8　持续固定痛 | 0 | 1 | 2 | 3 | | |
| 9　胀痛 | 0 | 1 | 2 | 3 | | |
| 10　触痛 | 0 | 1 | 2 | 3 | | |
| 11　撕裂痛 | 0 | 1 | 2 | 3 | | |
| 感觉项总分 | | | | | | |
| B　情感 | 无 | 轻 | 中 | 重 | | |
| 1　软弱无力 | 0 | 1 | 2 | 3 | | |
| 2　厌烦 | 0 | 1 | 2 | 3 | | |
| 3　害怕 | 0 | 1 | 2 | 3 | | |
| 4　罪、惩罚感 | 0 | 1 | 2 | 3 | | |
| 情感项总分 | | | | | | |
| Ⅱ视觉模拟评分法（VAS） | | | | | | |
| 无痛（0）————————（10分）　极痛 | | | | | | |
| Ⅲ现时疼痛程度（PPI） | | | | | | |
| 0无痛；1轻度不适；2不适；3难受；4可怕的；5极痛苦 | | | | | | |
| 检查者： | | | | | | |

### （五）眩晕评定

颈性眩晕（cervical vertigo，CV）多是在颈椎运动中发生的，同时伴有颈肩背痛、头痛、恶心呕吐、心悸、耳鸣、乏力，甚者意识障碍或跌倒等症状。发病以中老年人居多，但随着生活节奏的加快和工作方式的转变，有年轻化趋势。多数学者曾考虑颈性眩晕与椎动脉供血不足相关，把其与椎动脉型颈椎病的概念等同，而目前认为这只是其中一个重要原因，具体发病机制还未明确，与交感神经刺激、血管病变及血流动力异常、颈椎本体感觉紊乱、体液因子等多因素都相关。颈椎病的分类中椎动脉型和交感神经型都可以出现颈性眩晕，所以颈性眩晕还应单独作为一类疾病考虑。颈性眩晕发病率高，易反复难治愈[74]。可采用颈性眩晕症状与功能评估量表（evaluation scale for cervical vertigo，ESCV）[75]（表 2-4-8）、运动敏感度指数（motion sensitivity quotient，MSQ）、中文版眩晕残障程度评定量表（dizziness handicap inventory，DHI）评估老年颈椎病相关的眩晕程度。

表 2-4-8　颈性眩晕症状与功能评估量表

**眩晕（16 分）**

A. 程度

8 分：无症状

6 分：轻度眩晕，可忍受，能正常行走

4 分：中度眩晕，较难受，尚能行走

2 分：重度眩晕，极难受，行走有困难，需扶持或坐下

0 分：剧烈眩晕，几乎无法忍受，需卧床

B. 频度

4 分：无症状　　　　　　　　　　　3 分：每月约 1 次

2 分：每周约 1 次　　　　　　　　　1 分：每天约 1 次

0 分：每天数次

C. 持续时间

4 分：无症状　　　　　　　　　　　3 分：几秒至几分钟

2 分：几分钟至 1 小时　　　　　　　1 分：几小时

0 分：1 天或以上

---

**颈肩痛（4 分）**

4 分：无症状　　　　　　　　　　　3 分：轻度，可忍受

2 分：中度，较难受　　　　　　　　1 分：重度，极难受

0 分：剧烈，几乎无法忍受

---

**头痛（2 分）**

2 分：无症状　　　　　　　　　　　1.5 分：轻度，可忍受

1 分：中度，较难受　　　　　　　　0.5 分：中度，极难受

0 分：剧烈，几乎无法忍受

---

**日常生活及工作（4 分）**

A. 发病期间日常生活需帮助情况（2 分）　　　B. 发病期间工作情况（2 分）

2.0 分：不需要　　　　　　　　　　　　　　2.0 分：与原来完全一样

1.5 分：偶尔需要　　　　　　　　　　　　　1.5 分：需适当减轻，能上全班

1.0 分：经常需要，尚可自理　　　　　　　　1.0 分：需明显减轻，尚能上全班

0.5 分：大量需要，离开帮助自理有困难　　　0.5 分：需大量减轻，只能上半天班

0 分：完全依赖，离开帮助无法自理　　　　　0 分：无法上班工作

---

**心理及社会适应（4 分）**

　　　　　　　　　　　　　　　　没有　极少　偶有　常有　一直有

觉得闷闷不乐，情绪低沉

比平时容易激动、生气、烦躁

对自己的病情感到担心

睡眠比往常差

难像往常一样与人相处

粗分：没有（4 分）；极少（3 分）；偶有（2 分）；常有（1 分）；一直有（0 分）

标准分：按粗分计算 4 分（17 ~ 20），3 分（13 ~ 16），2 分（9 ~ 12），1 分（5 ~ 8），0 分（0 ~ 4）

### （六）其他相关临床特殊评定方法

在临床诊断和评估过程中，一些特殊的临床检查可以起到辅助作用，包括椎间孔挤压试验（spurling test）、颈椎分离试验（cervical separation test）、上肢张力试验（upper limb tension test，ULTT）、Valsalva试验、霍夫曼征（Hoffmann sign）等。上述特殊检查的灵敏性一般（40% ~ 50%），但特异性较好（80% ~ 100%）[22, 69]。

1. 前屈旋颈试验（Fenz征） 先将患者头颈部前屈，然后左右旋转，如果颈椎处出现疼痛症状，则提示颈椎骨关节病或颈椎小关节退行性改变。

2. 头部叩击试验 其又称"铁砧"试验。患者坐位，检查者一手平放在患者头顶，掌心与头部接触，另一手握拳叩击放在患者头顶部的手背。如果患者感到颈部不适、疼痛或上肢（一侧或两侧）疼痛或麻木，则为阳性。

3. 肩部下压试验 患者端坐时，头部向健侧倾斜，当神经根粘连时，患者肩部相应抬高，以减轻疼痛，此时检查者握住患肢腕部做纵轴牵引，若患肢出现放射痛、麻木加重则为阳性。

4. 直臂抬高试验 患者取坐位或站立位，手臂伸直，检查者站在患者背后，一手扶起患侧肩，另一手握住患肢腕部并向外后上方抬起，以使臂丛神经受到牵拉，若患肢出现放射性疼痛即为阳性。颈神经根和臂丛神经损伤程度可以根据放射痛时抬高程度来判断。本试验与下肢直腿抬高试验相似。

5. 转身看物试验 让患者看自己的肩或者身侧的某物，如果患者不能或者不敢转头，也不敢转动身体，说明有可能存在颈椎结核、颈椎强直、落枕等疾患。

6. 拉斯特（Rust）征 患者常用手抱着头固定、保护，以免在行动中加剧颈椎病变部位疼痛。颈椎结核患者此征为阳性。

7. 椎间孔挤压试验 该试验又称"头顶加压试验"或"斯布灵试验"。患者坐位，头略向患侧屈曲，检查者双手置于患者头顶，向下方挤压颈椎，当出现颈痛向肢体放射性疼痛或麻木感时，即为阳性。阳性者提示有神经根损害，常见于神经根型颈椎病。轻疼痛，患者肩部会相应抬高，此时检查者握住患肢的腕部进行纵轴牵引，如果患肢出现放射痛、麻木加重则为阳性（图2-4-10A）。

8. 颈脊神经根张力试验（Eaten试验或Lasequard征） 该试验又称"臂丛神经拉伸试验""牵拉神经试验""拉塞格试验"。检查者一手推患者的颞部，另一手握住患者的腕部牵向相反方向，患肢出现麻木或放射性痛为阳性，如牵拉同时再使患肢做内旋动作，则称为Eaten加强试验。阳性表示颈肩部痛是由臂丛神经病变累及而引起的，主要见于累及臂丛神经的疾患，如颈椎损伤、颈椎结核、前斜角肌综合征、化脓性疾患、先天性畸形、肿瘤压迫或侵及臂丛、强直性脊柱炎、颈椎间盘突出症、颈椎病及手术损伤等（图2-4-10B）。

9. 椎间孔分离试验（引颈试验） 该试验与挤压试验相反，检查者用手托于患者颌下及枕部，向上牵引，若患者原有根性症状减轻，则为阳性，多提示根性损害（图2-4-10C）。

10. 动态霍夫曼征（dynamic Hoffmann sign，DHS） 做霍夫曼征检查时，令患者重复进行头颈伸屈运动，此时出现阳性反应者为DHS阳性。阳性表现多在过伸时出现，表明过伸易引起颈椎管的动态狭窄。

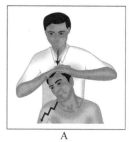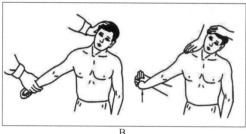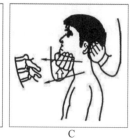

图 2-4-10　颈椎病相关颈部常用临床特殊检查
A. 椎间孔挤压试验；B. 颈脊神经根张力试验；C. 椎间孔分离试验。

11. Lhermitte 征　其表现为纵向压缩同时屈曲或伸展颈部时出现躯干或肢体的过电样感觉。常见于椎间盘病变或脱出时，在活动时可出现枕骨大孔狭窄或椎管狭窄引发的疼痛。

### （七）颈部的全面检查

体格检查是一个不断评估、干预、再评估和反思的过程，最重要且最相关的是以患者为中心的结局测量。检查的预期结局如下：①确定症状来源、疼痛机制，并确定感觉、关节、神经、神经肌肉和感觉运动系统相关障碍的物理诊断；②功能性诊断，能够定义姿势、运动和活动如何立即加重或减轻颈痛；③了解工作实践、工作环境、运动或功能性活动是如何导致该障碍的；④明确管理计划的方向；⑤一套适当的结局测量方法，用以评估治疗的进展（表 2-4-9）。（详细内容建议参考 ELSEVIER 出版社的 *Management of Neck Pain Disorders：A Research-informed Approach*。）

表 2-4-9　颈部的全面检查

| 体位 | 评估内容 |
| --- | --- |
| 坐位、站位 | 评估患者激惹性动作或姿势<br>姿势分析 |
| 坐位 | 姿势分析<br>关节活动范围分析：基本运动平面的评估、运动加速度和速度的概况、进一步指导管理的运动测试、运动诊断性测试<br>椎动脉供血不足的体位检查 |
| 仰卧位 | 感觉测试和疼痛机制<br>对神经系统的检查：临床神经系统检查、神经组织机械性敏化试验、神经触诊<br>手法检查：被动生理性椎间运动，颅颈韧带测试 |
| 俯卧位 | 手法检查：后前向的滑动<br>肌肉测试：肩胛肌肉测试 |
| 仰卧位 | 肩胛肌肉测试<br>颅颈屈曲试验<br>颈屈肌的肌力和耐力 |

| 体位 | 评估内容 |
|---|---|
| 四点跪位 | 颈伸肌测试<br>颈伸肌的肌力和耐力 |
| 感觉运动测试 | 颈椎位置觉和运动觉<br>站立平衡<br>眼球运动的评估：凝视稳定性、平滑追踪颈部扭转测试<br>眼 / 躯干 - 头协调测试 |

## 三、日常生活能力和质量评估

推荐采用健康调查简表 36（36-item short form healthy survey，SF-36）评估老年颈椎病患者日常生活质量，该量表从生理机能、生理职能、躯体疼痛、一般健康状况、精力、社会功能、情感职能以及精神健康 8 个方面全面概括了患者的生存质量，具有短小精悍，易于操作的特征[76]。对严重的颈椎病（如脊髓型），可以用改良 Barthel 量表（modified Barthel index，MBI）评估患者的日常生活能力（activity of daily life，ADL），包括进食、穿衣、洗澡、修饰、上下楼梯、大小便控制、如厕、床 - 椅转移、平地行走[22]。

## 四、活动与参与评估

老年颈椎病的活动与参与评估主要由标准化的量表组成，这些量表拥有良好的信效度，可以有效地反映病情的变化，在临床和科研中都有着广泛的应用，可以实现患者的横向比较。

1. 颈椎功能障碍指数（neck disability index，NDI）　NDI 调查问卷用于评价颈椎病患者的感觉与功能活动水平。NDI 含有 10 个项目，其中 4 项为主观症状，6 项为日常生活活动。每一项的得分为 0 ~ 5 分，总分 0 ~ 50 分。得分越高表示功能障碍越严重。中文版的 NDI-C 重测信度为 0.95，内部一致性 α 系数为 0.89，聚敛效度为 0.75。NDI 对神经根型老年颈椎病患者是较为有效的观察指标，且与 SF-36 中的身体健康和精神健康之间高度相关[77]（表 2-4-10）。

表 2-4-10　颈椎功能障碍指数（NDI）调查问卷

| 请仔细阅读说明：这项问卷将有助于医生了解颈痛对你日常生活的影响。请阅读每个部分的项目，然后选择最符合你现在情况的项目得分 |||
|---|---|---|
| 问题 | 结果选项 | 评分 |
| 问题 1：疼痛强度 | 此刻没有疼痛 | 0 |
| | 此刻疼痛非常轻微 | 1 |
| | 此刻有中等程度的疼痛 | 2 |
| | 此刻疼痛相当严重 | 3 |
| | 此刻疼痛非常严重 | 4 |
| | 此刻疼痛难以想象 | 5 |

续表

| 问题 | 结果选项 | 评分 |
|---|---|---|
| 问题2：个人护理（洗漱、穿衣等） | 我可以正常照顾自己，而不会引起额外的疼痛 | 0 |
| | 我可以正常照顾自己，但会引起额外的疼痛 | 1 |
| | 在照顾自己的时候会出现疼痛，我得慢慢、小心地进行 | 2 |
| | 我的日常生活需要一些帮助 | 3 |
| | 我的大多数日常生活活动每天都需要照顾 | 4 |
| | 我不能穿衣，洗漱也很困难，不得不卧床 | 5 |
| 问题3：提起重物 | 我可以提起重物，且不引起任何额外的疼痛 | 0 |
| | 我可以提起重物，但会引起任何额外的疼痛 | 1 |
| | 疼痛会妨碍我从地板上提起重物，但如果重物放在桌子上合适的位置，我可以设法提起它 | 2 |
| | 疼痛会妨碍我提起重物，但可以提起中等重量的物体 | 3 |
| | 我可以提起轻的物体 | 4 |
| | 我不能提起或搬动任何物体 | 5 |
| 问题4：阅读 | 我可以随意阅读，而不会引起颈痛 | 0 |
| | 我可以随意阅读，但会引起轻度颈痛 | 1 |
| | 我可以随意阅读，但会引起中度颈痛 | 2 |
| | 因中度的颈痛，使得我不能随意阅读 | 3 |
| | 因严重的颈痛，使我阅读困难 | 4 |
| | 我完全不能阅读 | 5 |
| 问题5：头痛 | 我完全没有头痛 | 0 |
| | 我有轻微的头痛，但不经常发生 | 1 |
| | 我有中度头痛，但不经常发生 | 2 |
| | 我有中度头痛，且经常发生 | 3 |
| | 我有严重的头痛，且经常发生 | 4 |
| | 我几乎一直都有头痛 | 5 |
| 问题6：集中注意力 | 我可以完全集中注意力，并且没有任何困难 | 0 |
| | 我可以完全集中注意力，但有轻微的困难 | 1 |
| | 当我想完全集中注意力时，有一定程度的困难 | 2 |
| | 当我想完全集中注意力时，有较多的困难 | 3 |
| | 当我想完全集中注意力时，有很大的困难 | 4 |
| | 我完全不能集中注意力 | 5 |

续表

| 问题 | 结果选项 | 评分 |
|---|---|---|
| 问题7：工作 | 我可以做很多我想做的工作 | 0 |
| | 我可以做多数日常的工作，但不能太多 | 1 |
| | 我只能做一部分日常的工作 | 2 |
| | 我不能做我的日常的工作 | 3 |
| | 我几乎不能工作 | 4 |
| | 我任何工作都无法做 | 5 |
| 问题8：睡觉 | 我的睡眠没有问题 | 0 |
| | 我的睡眠稍受影响（失眠，少于1小时） | 1 |
| | 我的睡眠轻度受影响（失眠，1~2小时） | 2 |
| | 我的睡眠中度受影响（失眠，2~3小时） | 3 |
| | 我的睡眠重度受影响（失眠，3~5小时） | 4 |
| | 我的睡眠完全受影响（失眠，5~7小时） | 5 |
| 问题9：驾驶 | 我能驾驶而没有任何颈痛 | 0 |
| | 我想驾驶就可以驾驶，但仅有轻微颈痛 | 1 |
| | 我想驾驶就可以驾驶，但有中度颈痛 | 2 |
| | 我想驾驶，但不能驾驶，因有中度颈痛 | 3 |
| | 因严重的颈痛，我几乎不能驾驶 | 4 |
| | 因颈痛，我一点都不能驾驶 | 5 |
| 问题10：娱乐 | 我能参与所有的娱乐活动，没有颈痛 | 0 |
| | 我能参与所有的娱乐活动，但有一些颈痛 | 1 |
| | 因颈痛，我只能参与大部分的娱乐活动 | 2 |
| | 因颈痛，我只能参与少量的娱乐活动 | 3 |
| | 因颈痛，我几乎不能参与任何娱乐活动 | 4 |
| | 我不能参与任何娱乐活动 | 5 |
| 每个项目最低得分为0分，最高得分为5分，分数越高表示功能障碍程度越重 | | 总分 |

2. 颈部结局评分量表（neck outcome score，NOOS） NOOS共34个条目，由活动（7个）、症状（5个）、睡眠障碍（4个）、日常活动和疼痛（8个），以及日常生活参与度（10个）5个维度组成；每个条目评分0~4分，分数越高表示功能障碍程度越严重；

每个维度可作为 1 个独立的分量表使用，反映患者在该方面的结局情况。NOOS 的 α 内部一致信度为 0.93，效标效度为 0.83[78, 79]。

3. 颈椎结果问卷（cervical spine outcomes questionnaire，CSOQ） CSOQ 调查问卷用于全面评估颈部疼痛和病情状况。包括肩部疼痛、颈部疼痛、功能活动、心理状态、其他症状（吞咽困难、与颈痛相关的手臂麻木无力、头痛）和治疗状况共 6 大项目[80]。

4. 患者自觉功能量表（patient-specific functional scale，PSFS） PSFS 可用作特定情况下评估的补充。PSFS 要求患者列出 3 个由于症状、损伤、障碍难以完成的活动。患者对每个活动进行 0~10 打分，0 分为无法完成该活动，10 分为可以像未出现症状前一样完成该活动。PSFS 最终评分为 3 个活动的平均分[81]。

5. 日本骨科学会（Japanese orthopaedic association，JOA）评分量表 该量表常用于脊髓型老年颈椎病，评价患者的脊髓功能状态，共 17 分，分数越低表示功能越差。包括上下肢的运动、感觉、膀胱功能评定，JOA 轻度为 > 13 分，中度为 9 ~ 13 分，重度为 < 9 分。国内多用于脊髓型颈椎病术前、术后评定[82]（表 2-4-11）。

表 2-4-11　JOA 脊髓型颈椎病评分

|  | 分级 | 评分 |
|---|---|---|
| **运动功能** | | |
| 上肢 | | |
| 正常 | 0 | 4 |
| 用筷子吃饭有些困难 | 1 | 3 |
| 用筷子吃饭很困难 | 2 | 2 |
| 能用汤匙吃饭，但不能用筷子 | 3 | 1 |
| 自己不能吃饭 | 4 | 0 |
| 下肢 | | |
| 正常 | 0 | 4 |
| 不用任何辅助，可以行走 | | |
| 但是有轻度的肌肉挛缩 | 1 | 3 |
| 上下台阶需要扶栏杆 | 2 | 2 |
| 在平地上行走需要辅助器具 | 3 | 1 |
| 不能行走 | 4 | 0 |
| **感觉** | | |
| 上肢 | | |
| 正常 | 0 | 2 |
| 轻微感觉缺失 | 1 | 1 |
| 明显感觉缺失 | 2 | 0 |

续表

| | | 分级 | 评分 |
|---|---|---|---|
| 下肢 | | | |
| | 正常 | 0 | 2 |
| | 轻微感觉缺失 | 1 | 1 |
| | 明显感觉缺失 | 2 | 0 |
| 躯体 | | | |
| | 正常 | 0 | 2 |
| | 轻微感觉缺失 | 1 | 1 |
| | 明显感觉缺失 | 2 | 0 |
| **膀胱功能** | | | |
| | 正常 | 0 | 3 |
| | 轻度功能障碍 | 1 | 2 |
| | 严重功能障碍 | 2 | 1 |
| | 完全尿潴留 | 3 | 0 |
| 总分 | | 17 | |

恢复率（百分率）=（术前分 – 术后分）÷ 17 × 100

## 五、其他功能障碍评估

老年颈椎病患者的疼痛、运动功能障碍、感觉功能障碍的评定见前文，老年颈椎病的其他功能障碍在临床评估中也不可忽视，包括吞咽功能障碍、精神心理障碍、认知功能障碍和二便功能障碍。

### （一）吞咽功能障碍评估

老年颈椎病的吞咽功能评估常采用临床吞咽评估（clinical swallow evaluation，CSE），包括全面的病史、口颜面/喉部功能评估及进食评估三个部分。吞咽造影录像检查（video fluoroscopic swallowing study，VFSS）和吞咽纤维内镜检查（fiberoptic endoscopic evaluation of swallowing，FEES）是食管型颈椎病吞咽功能评估的金标准[83]。

### （二）精神心理评估

老年颈椎病的反复发作和其他功能障碍会导致其焦虑或抑郁，各文献统计焦虑或抑郁发病率为 35% ~ 45%。老年颈椎病患者精神心理评估多使用抑郁自评量表（self-rating depression scale，SDS），焦虑自评量表（self-rating anxiety scale，SAS），贝克抑郁量表（Beck depression inventory，BDI）。

### （三）认知功能评估

蒙特利尔认知评估量表（Montreal cognitive assessment scale，MoCA）和简易精神状态检查（mini mental state examination，MMSE）量表可用于筛查和评估椎动脉型老年颈椎病患者由于椎基底动脉供血不足导致的认知功能减退[36, 84]。

### （四）二便功能评估

脊髓型老年颈椎病的排尿紊乱可采用脊髓诱发电位、尿流动力学检查；神经源性膀胱采用膀胱造影术、尿流动力学检查、国际前列腺症状评分（男性）和泌尿生殖器障碍量表（女性）；膀胱过度活动采用膀胱过度活动症症状评分表或尿流动力学检查，也可以使用"日本骨科学会颈椎病评估问卷"膀胱功能和生活质量模块进行综合评估[85]。

### （五）平衡功能评估

老年颈椎病患者出现脊髓或前庭损伤时可能伴有平衡功能障碍，可以采用 Berg 平衡量表（Berg balance scale，BBS）进行评定[86, 87]。

## 六、康复治疗风险评估

老年颈椎病患者在进行康复治疗前需要筛查红旗征（red flag），如果存在高风险患者，应进行影像学检查[22, 25, 88, 89]，并需要相应专业科室的专家会诊以明确诊断，并谨慎开展后续各项康复治疗（表 2-4-12）。

**表 2-4-12　老年颈椎病康复的红旗征**

| 可能的病症 | 相关联的红色危险因子 |
| --- | --- |
| 骨折 | 高龄、外伤史、激素使用史、骨质疏松 |
| 椎动脉夹层 | 后颈部或枕部疼痛，蛛网膜下腔出血，后循环缺血性卒中，后颅窝脑干或颅神经被压迫等 |
| 脊髓损伤或脊髓型颈椎病 | 四肢广泛分布的神经症状，如感觉缺失或四肢肌肉力量丧失及二便功能障碍 |
| 感染（包括泌尿系统感染或皮肤感染） | 感染症状和体征（发热、盗汗等）；感染的危险因素（免疫抑制、开放性伤口、静脉药物滥用、传染病接触史） |
| 肿瘤 | 恶性肿瘤病史，治疗 1 个月未见改善；无法解释的体重下降，高龄，吞咽困难，头痛，呕吐 |
| 全身性疾病（带状疱疹、强直性脊柱炎、炎症性关节炎、类风湿关节炎） | 头痛、发热、单侧皮疹、灼烧痛、瘙痒 |

# 第五节　老年颈椎病的康复治疗

老年颈椎病临床表现复杂，治疗也需要多学科共同参与。颈椎退行性改变是老年颈椎病发病的病理基础，生物力学失衡是颈椎病的主要成因，而颈椎节段性不稳及相关肌群薄弱是生物力学失衡的主要原因。因此，老年颈椎病的治疗需要在改善症状的同时强化主动肌力训练，增强颈椎稳定性，进而改善生物力学平衡[90]。

老年颈椎病的康复治疗遵循非手术治疗为主的原则，90%～95% 的患者经过非手术治疗可以缓解或痊愈，无效且符合手术适应证时再考虑手术[22]。老年颈椎病传统非手术治疗以牵引、物理因子治疗、针灸、推拿、中医中药等为主，大都属于被动治疗。这些治疗的局限在于无法有效地调整颈椎生物力学，也无法改善颈椎自我保护能力，因此疗效差、易复发[26, 91]。老年颈椎病的现代康复更强调生物力学调整与运动疗法[25, 26]，因为只有基于力学的干预才能强化颈周肌力，有效地调整颈椎生物力学失衡及脊椎节段排列紊乱，进而稳定颈椎。以发展的眼光来看，生物力学调整与主动运动康复相结合是老年颈椎病防治的新理念和未来趋势。

## 一、力学调整类治疗技术

### （一）牵引疗法

颈椎牵引是治疗老年颈椎病常用且有效的方法，通过拉开椎体间距，减轻椎间盘内压力，使椎间孔增大，解除神经根的刺激和压迫，调整颈椎与周围血管、神经、脊髓及小关节间的关系。牵引对老年神经根型颈椎病的疗效较为理想，但当前关于牵引的疗效研究存在矛盾，牵引后短期内的颈椎功能障碍指数（NDI）改善明显，但长期疗效相关研究较少，且单用牵引治疗的证据等级偏低，大多为牵引结合其他治疗。

牵引角度、牵引重量及牵引时间是牵引的三大要素。关于牵引重量，体重 7% 的拉力可使颈椎间隙分开；体重 10% 的拉力不良反应最小，治疗效果优于体重 7.5% 或 15%的拉力。牵引力量不宜过大，超过 15 kg 的牵引力会加重颈部疼痛。临床应用牵引时需要注意体位、重量、时间和角度的最佳组合，可参考中国康复医学会颈椎病专业委员会于 2020 年发布的"颈椎病牵引治疗专家共识"[92]。

目前循证推荐的牵引参数为：①体位：可采取坐位或卧位，临床以坐位牵引为主。②角度：根据病变部位和分型调整。上颈段前倾 0°～10°，下颈段（C5～C7）前倾15°～30°，神经根型老年颈椎病前倾 20°～30°，颈型老年颈椎病前倾 20°以下，椎动脉型老年颈椎病前倾 5°以下，牵引时结合患者舒适度进行调整。③重量：间歇牵引取体重的 10%～20%，持续牵引则适当减轻。初始重量可取 6 kg，而后逐渐递增。④时间：连续牵引一般为 20 分钟，间歇牵引为 20～30 分钟，每天一次，10～15 天为一疗程。

注意事项：充分考虑老年颈椎病的老年特征，注重个性化调整，体弱者牵引重量宜始轻、增慢、时间短；牵引时须密切关注患者反应，出现不适或症状加重立即终止，查明原因并更改后续方案。禁忌证：脊髓受压明显、节段不稳严重者，椎骨关节退行性变严重、椎管明显狭窄、韧带及关节囊钙化骨化严重者，牵引后有明显不适或症状加重者[92]。

### （二）手法治疗

手法治疗以颈椎骨关节的解剖及生物力学原理为基础，针对病理特点，对脊椎和小关节进行推动、牵拉、旋转等手法被动活动，以调整脊椎的解剖及生物力学关系，同时对相关肌肉、软组织进行松解、理顺，达到改善关节功能、缓解痉挛、减轻疼痛的目的[93]。常见的手法治疗包括西式的关节松动术、神经松动术和中式的旋转扳法、拔伸手法等[94, 95]。老年颈椎病的手法治疗必须由专业康复治疗人员实施，根据评估结果和个体情况控制力度，尽量柔和[96]。

1. 分离手法 缓解肌肉紧张及疼痛。

患者体位：去枕仰卧位，头部伸出治疗床外，枕在治疗师的手掌上，颈部中立位。

治疗师位置：面向患者床头站立，嘱患者完全放松。

操作手法：一手托住患者头后部，另一手放在下颌，双手将头部沿长轴纵向牵拉，持续约 15 秒，放松还原。重复 3 次，力量依次为全力的 1/3，2/3，3/3，若是颈椎上段病变，取颈部中立位牵引；若是中下段病变，取颈前屈 10° ~ 15°体位进行牵引。治疗师可通过身体后倾的方法达到省力的效果（图 2-5-1A）。

2. 旋转摆动手法　改善颈椎旋转的活动范围。

患者体位：同颈椎分离手法。

治疗师位置：同颈椎分离手法。

操作手法：左手放在枕骨托住头部，右手托住下颌。向右旋转时，左手向左，右手向右，双手同时用力使头部向右转动（旋转摆动的同时左手拇指按推颈椎横突，由 C1 逐次到 C7），向左旋转时则相反（图 2–5-1B）。

3. 侧屈摆动手法　改善颈椎侧屈的活动范围。

患者体位：同颈椎分离手法。

治疗者位置：同颈椎分离手法。

操作手法：向右侧屈时，左手放在枕后部，示指和中指放在拟松动的相邻椎体横突上（可由 C1 逐次到 C7 侧屈摆动），右手托住下颌，上身左转，使颈椎向右侧屈，左手示指和中指感觉相应椎体横突间隙的变化。向左侧屈时则相反（图 2-5-1C）。

4. 后伸摆动手法　改善颈椎屈、伸的活动范围。

患者体位：同分离牵引。

治疗师位置：坐位，治疗师以自身大腿支撑患者头后部，嘱患者放松。

操作手法：双手放在颈部两侧向上提（双手中间三指并拢放置于颈部两侧横突处），使颈椎被动后伸（图 2-5-1D）。

5. 垂直按压棘突手法　改善颈椎屈、伸的活动范围。

患者体位：去枕俯卧位，双手交叉，掌心托住前额，下颌稍内收。

治疗师位置：面向患者床头站立，嘱患者完全放松。

操作手法：双手拇指并排放在同一椎体的棘突上，其余四指置于颈部两侧。将棘突向腹侧用力垂直推动。松动上段颈椎时指背相对，松动下段颈椎时指尖相接触。C2 棘突在体表比较容易摸到，操作时以 C2 为准，向枕骨方向移动则为 C1 棘突，向胸部方向移动则为 C3 棘突。如果颈部症状单侧分布或以一侧症状为重，操作时一手固定，另一手推动棘突；如果症状偏向于头侧或足侧，松动手法可以相应地偏向头侧或足侧（图 2-5-1E）。

6. 垂直按压横突手法　改善颈椎旋转的活动范围。

患者体位：同垂直按压棘突手法。

治疗师位置：同垂直按压棘突手法。

操作手法：双手拇指放在同一椎体的一侧横突上，拇指指背相接触。内侧手拇指固定，外侧手将横突垂直向腹侧推动。如果疼痛明显，外侧手的拇指靠近横突尖；如果关节僵硬明显，外侧手的拇指靠近横突根部（图 2-5-1F）。

7. 垂直松动椎间关节手法　改善颈椎侧屈和旋转活动范围。

患者体位：同垂直按压棘突，但头部向患侧转动约 30°。

治疗师位置：同垂直按压棘突。

操作手法：双手拇指放在横突与棘突之间，向腹侧推动。如果在此体位上一时不能摸准，可先让患者头部处于中立位，治疗师一手拇指放在棘突上，另一手拇指放在同一椎体的横突上，然后让患者头向患侧转动约30°，治疗师双手拇指同时向中间靠拢，此即相当于椎间关节处。如果症状偏向棘突，外侧手固定，内侧手用力方向稍偏向棘突；如果症状偏向横突，内侧手固定，外侧手用力方向稍偏向横突（图2-5-1G）。

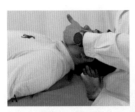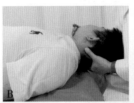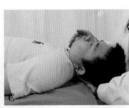
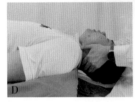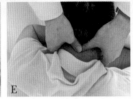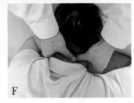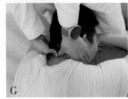

**图2-5-1　颈椎常用手法治疗技术**

A.颈椎分离牵引手法；B.颈椎旋转摆动手法；C.颈椎侧屈摆动手法；D.颈椎后伸摆动手法；E.垂直按压棘突手法；F.垂直按压颈椎横突手法；G.垂直松动椎间关节手法。

### （三）麦肯基力学疗法

麦肯基（McKenzie）力学疗法通过颈椎运动，即回缩、回缩侧屈、回缩加压、回缩伸展、回缩伸展加旋转等，使病变椎间盘和神经根发生移位或相对移位，减轻或消除髓核突出对神经根的刺激或压迫，纠正椎间关节的紊乱，以达到改善症状的目的。麦肯基力学疗法可明显缓解老年神经根型颈椎病患者的疼痛，与神经松动术联合运用对老年神经根型颈椎病有协同疗效，可以缓解受压神经支配区域的疼痛、麻木症状，加速颈椎功能恢复（图2-5-2）。

## 二、物理因子

物理因子的常见作用，包括扩张血管、改善局部血液循环、解除痉挛、消除炎症和水肿、减轻粘连、调节自主神经功能、促进神经和肌肉功能恢复等。尽管物理因子在国内的应用广泛，但很少有明确的证据支持物理因子对颈椎病康复的疗效[25, 26, 91]。目前临床广泛使用的物理因子治疗包括低频电疗（例如温热式低周波）、低频调制中频电疗、微波、激光、超声和热疗等，在临床实践中可以根据患者评估结果对症干预。

1. 低频电疗　采用输出脉冲宽度为 20～500 μs，输出脉冲频率在 2～160 Hz 范围连续可调，脉冲波形为双向不对称方波，它通过皮肤将特定的低频脉冲电流输入人体，刺激粗纤维达到镇痛效果。治疗方法：电极颈肩并置或颈患侧上肢并置，强度为耐受量，每次治疗20分钟，10～15次为1个疗程。

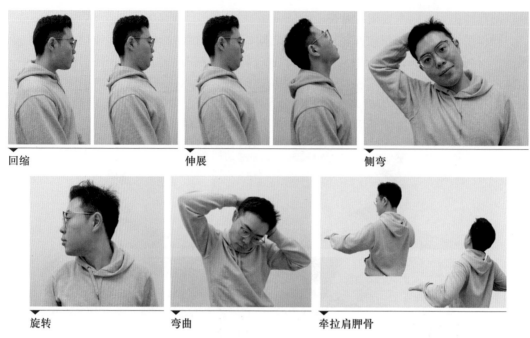

回缩　　　　　　　　伸展　　　　　　　　侧弯

旋转　　　　　　　　弯曲　　　　　　　　牵拉肩胛骨

图 2-5-2　颈部麦肯基疗法（示范：毕照东）

临床广泛使用的低频电疗法为温热式低周波治疗。该项治疗将低频电刺激和温热疗法相结合，对老年颈椎病有良好的解痉、镇痛和改善血液循环的作用[97, 98]。

2. 低频调制中频电疗　一般用 2000 ～ 5000 Hz 的中频电为载频，用 10 ～ 150 Hz 的不同波形（方波、正弦波、三角波等）的低频电为调制波，以不同的方式进行调制并编成不同的处方（连续调制波、断续调制波、间断调制波和变频调制波）。使用时按不同病情选择处方，每次治疗一般 20 ～ 30 分钟，电极放置为颈肩并置或颈患侧上肢并置，强度为耐受量。适用于各型老年颈椎病，具有消炎镇痛、促进血液循环、解除肌肉痉挛等作用。

3. 微波疗法　微波属于超短波疗法，用波长 1 ～ 10 m 的高频正弦交流电所产生的高频电场作用于人体治疗疾病。通过热效应和非热效应可促进血液循环、改善局部营养代谢、抑制感觉神经的传导、镇痛消肿，促使受压的神经功能恢复。一般用中号电极板两块，分别置于颈后与患侧上肢外侧，或颈后单极放置。急性期无热量，每次 12 ～ 15 分钟；慢性期微热量，每次 15 ～ 20 分钟。10 ～ 15 次为一疗程。适用于颈型、神经根型（急性期）和脊髓型（脊髓水肿期）颈椎病。

4. 激光疗法　激光是治疗老年颈椎病疼痛的常用方法。超激光照射星状神经节对老年交感神经型颈椎病的疗效显著，联合关节松动术可以有效治疗颈源性眩晕[99]。

5. 超声疗法　超声波疗法可促进机体病变组织局部血液循环，加强新陈代谢，影响生物活性物质含量，降低感觉神经兴奋性而达到缓解老年颈椎病疼痛的作用。移动法是目前最常用的治疗方法，适用于范围较广的病灶。固定法适用于神经根或较小的病灶以及痛点的治疗[100, 101]。

### 三、运动疗法

运动疗法适合非急性期的老年颈椎病，患者颈部肌肉均有不同程度的肌力及耐力下降，肌肉弹性变差，颈肉僵硬，颈屈伸肌群失调等问题。因此，非急性期患者需要增加颈部肌群肌肉牵伸，以肌力、耐力训练屈伸肌群协调收缩，也可以应用振动刺激、悬吊、压力反馈技术进行颈部肌群激活训练，再应用弹力带进行颈肌抗阻肌力训练，提高颈部肌群功能。此外，老年颈椎病的自我锻炼可以采用各类颈椎体操，注重颈椎活动度及柔韧性练习、颈深层肌肌力训练、颈椎矫正训练、肩胛胸壁关节的灵活性和稳定性练习等。全身性的运动如跑步、游泳、球类运动等也是老年颈椎病患者常用的锻炼方法[102, 103]。

1. 关节活动范围训练　主动和被动运动都可以改善老年颈椎病患者颈部的关节活动范围[25]。主动关节活动范围是指连接关节的肌肉随意收缩使关节运动时所通过的运动弧；被动关节活动范围是指通过外力使关节运动时所通过的运动弧。关节活动范围训练可以改善血液循环，促进慢性炎症的消除，改善关节软骨的营养与代谢。

2. 肌力训练　颈椎周围肌肉组织的病变与老年颈椎病的产生和发展具有密切的相关性。在颈周肌肉平衡性评估的基础上进行针对性的牵伸和强化，可以牵伸颈部韧带，减轻肌肉痉挛，增强颈肩背肌的肌力，增加颈椎的稳定性和活动范围，纠正不良的姿势[104, 105]。老年颈椎病患者常因为颈痛在表面肌电上显示出颈深屈肌的活动降低和胸锁乳突肌活动的代偿性增强。临床推荐采用颈深屈肌强化训练结合胸锁乳突肌牵伸疗法，可以改善颈部神经肌肉的控制能力和协调性，缓解颈痛症状[106, 107]。弹力带是颈部渐进式阻力训练的新兴治疗工具，可以实现多角度、不同强度的等长抗阻训练，能有效激活颈部稳定肌，提高颈椎主动活动能力。弹力带还可以进行不同力度的抗阻牵拉，能解决颈椎两侧的肌肉粘连和颈椎活动度问题，避免了传统牵引因过度活动而对颈椎各关节造成磨损[108]。弹力带的最适强度是患者刚好能够完成10次动作，且不会诱发明显颈痛[109]（表2-5-1）。

表 2-5-1　老年颈椎病患者的肌力训练

| 训练名称 | 动作要求 |
|---|---|
| 颈深伸肌训练 | ①坐位，收腹保持身体直立，下巴回缩，眼睛正视前方<br>②将弹力带放在枕后，尽量展开弹力带，避免对枕后造成过大压力<br>③双手固定弹力带两端，手臂向前伸直拉紧弹力带，头部与弹力带对抗维持3秒后放松<br>④动作过程中始终保持身体直立，下巴回缩，眼睛正视前方，感觉颈后部发力<br>⑤每组15个，每日1组（图2-5-3A） |
| 颈侧屈肌训练（左、右） | ①坐位，收腹保持身体直立，下巴回缩，眼睛正视前方<br>②将弹力带放在头部一侧，尽量展开弹力带，避免对枕后造成过大压力<br>③用手固定弹力带两端，手臂向右/左侧伸直拉紧弹力带，头部与弹力带对抗维持3秒后放松<br>④动作过程中始终保持身体直立，下巴回缩，眼睛正视前方，感觉颈侧部发力<br>⑤每组15个，每日1组（图2-5-3B） |

| 训练名称 | 动作要求 |
| --- | --- |
| 颈部旋转肌训练 | ①坐位，收腹保持身体直立，下巴回缩，眼睛正视前方<br>②将弹力带的中间放在头后部，并将弹力带的交叉放在前额上<br>③在靠近头部的眼睛水平处抓住弹力带的末端<br>④保持颈部处于中立位置，下巴略微收紧<br>⑤将肘部向外伸展到一侧，维持 5 秒，然后慢慢返回<br>⑥动作过程中始终保持颈部稳定<br>⑦用另一只手重复（图 2-5-3C） |
| 肩关节外旋训练 | ①双脚与肩同宽站立，脚尖微向外，双膝微屈<br>②掌心朝上，双手握紧弹力带，屈肘成 90° 并紧贴身体两侧<br>③上身保持直立，收紧腹部，肩膀往后往下<br>④呼气，肩往外旋使前臂往外打开，肘紧贴身体两侧<br>⑤双手往外打开，双肘伸直，同时手掌往后<br>⑥吸气，缓慢回到开始姿态<br>⑦15 次为 1 组，每日 1 组（图 2-5-3D） |
| 弹力带颈后下拉训练（肩关节水平外展下沉） | ①双脚与肩同宽站立，脚尖微向外，双膝微屈<br>②把弹力带固定在双手两端，双手往上举，宽于肩<br>③背部挺直，收紧腹部，肩膀往下往后<br>④呼气，双手向外打开同时向下，至肘与肩成 90°<br>⑤同时，肩膀尽量往内收<br>⑥吸气，缓慢回到开始姿态<br>⑦15 次为 1 组，每日 1 组（图 2-5-3E） |
| 弹力带收紧肩胛骨（肩关节水平外展抗阻训练） | ①双脚与肩同宽站立，脚尖微向外，双膝微屈<br>②上臂与地面平行，肘屈成 90°<br>③将弹力带打结成环套在前臂上<br>④呼气，双手向外打开并收紧肩胛骨<br>⑤吸气，缓慢回到开始姿态<br>⑥15 次为 1 组，每日 1 组（图 2-5-3F） |

3. 颈椎牵伸训练　牵伸是运用外力（人工或器械）拉伸短缩或挛缩的肌肉、韧带等软组织，增加其柔韧性，降低肌肉张力、改善血液循环和本体感觉、提高关节活动度、减轻疼痛、预防损伤。牵伸广义地分为主动牵伸和被动辅助牵伸。根据动作特征可分为弹性牵伸、静态牵伸和动态牵伸。弹性牵伸即利用快速、有弹性的动作来拉长肌肉，既可被动，亦可主动。静态牵伸需要将牵伸的肌肉慢慢地拉长（控制牵张反射的激发）并保持在一个舒服的范围 15 ~ 30 s，当牵伸保持在某一位置一段时间后，肌肉被牵伸的感觉减弱，牵伸者可轻柔地将肢体向更大的牵伸位置移动并保持住；静态牵伸也可以是主动牵伸或被动牵伸。动态牵伸是运动前的准备活动，用缓慢、有控制的活动肢体来增加整个关节活动范围（表 2-5-2）。

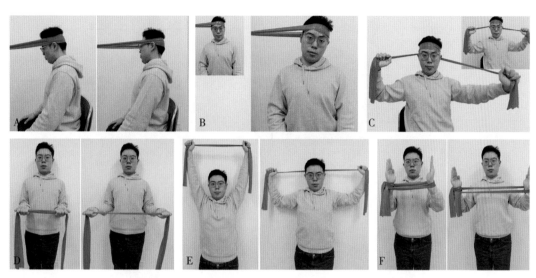

**图 2-5-3　常用颈椎周围肌肉力量训练（示范：毕照东）**

A. 颈深伸肌弹力带抗阻训练；B. 颈侧屈肌弹力带抗阻训练；C. 颈部旋转肌弹力带抗阻训练；D. 肩关节外旋弹力带抗阻训练；E. 肩关节水平外展下沉弹力带抗阻训练；F. 肩关节水平外展弹力带抗阻训练。

**表 2-5-2　老年颈椎病患者的颈部肌肉牵伸训练**

| 训练名称 | 动作要求 |
| --- | --- |
| 颈后肌群牵伸训练 | ①坐立或站立位均可，双手放在后脑勺<br>②吸气，延展脊柱，呼气低头向下<br>③下巴微微内收，手拉后脑勺向下加深<br>④注意保持匀速呼吸，停留 8 个呼吸（图 2-5-4A） |
| 上斜方肌牵伸训练（左右） | ①双手放于后背，左手握住右手腕<br>②吸气延展脊柱，呼气头侧屈向左<br>③右肩向下沉，呼气时慢慢加深幅度<br>④停留 8 个呼吸后，换另外一侧（图 2-5-4B） |
| 肩胛提肌牵伸训练（左右） | ①坐位，右手放于后背，自然伸直<br>②头向左侧屈，然后向前向下低头，眼睛看向右侧膝盖<br>③左手放右侧头部，帮助加深<br>④停留 8 个呼吸，吸气回正，换另外一侧（图 2-5-4C） |
| 胸廓伸展训练 | ①站立位，双手于后背十指相扣<br>②感受胸腔打开，肩胛骨内收下沉<br>③呼气双手远离臀部，向后向下<br>④配合呼吸，停留 8 个呼吸（图 2-5-4D） |

## 四、老年颈椎病数字医疗

　　近几年，随着数字通信和医疗技术的进步促进医疗的数字化，国际上研发出多款针对不同疾病的"电子药"（数字疗法）。数字疗法（digital therapeutics，DTx）是通过

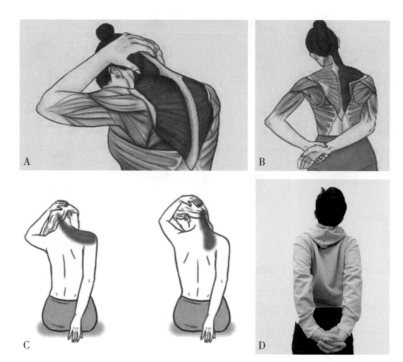

**图 2-5-4　常用颈椎周围肌肉拉伸训练（示范：毕照东）**
A. 颈后肌群牵伸训练；B. 上斜方肌牵伸训练；C. 肩胛提肌牵伸训练；D. 胸廓伸展训练。

高质量软件程序驱动为患者提供基于证据的治疗干预，以预防、管理或治疗身体、心理和行为问题。数字疗法不同于健康应用程序或药物提醒，需要严格的临床证据来证实预期用途和对疾病状态的影响，通常被用作有可能发展为更严重疾病的患者的预防措施。临床中颈椎病患者往往因工作忙、治疗费用高以及得不到专业指导等原因而造成症状持续存在甚至加重。而针对颈椎病患者的需求，研发相关数字疗法是迫切需要的。

目前比较高级别的证据包括："2019 版共识"对运动疗法的整体有效性为 A 级推荐，Ⅱ级证据。"2017 版美国指南"总结牵伸运动疗法为 C 级推荐，协调、力量和耐力练习为 A 级推荐，向心化的过程和运动为 C 级推荐。"2018 版荷兰指南"指出运动疗法对于轻度到重度的颈痛患者均具有显著疗效。上述数字疗法以运动康复为核心，老年颈椎病的运动疗法指采用合适的运动方式对颈部及相关部位进行锻炼，从而增强肩颈部肌力，改善颈椎稳定性，增加颈椎活动范围，减少神经压迫和肌肉痉挛，从而改善颈椎活动能力，缓解或消除疼痛。运动疗法是改善颈椎病长期预后的关键，对巩固疗效、减少复发具有重要作用。数字疗法将通过信息化手段把高级别的循证依据提供给患者，并通过定时提醒、远程评估和个性化方案调整等手段，将有助于老年颈椎病的家庭康复落到实处。

## 五、其他康复治疗

1. **药物治疗**　老年颈椎病急性期推荐应用非甾体类解热镇痛抗炎药物，如双氯芬酸纳。肌松剂（如盐酸乙哌立松、巴氯芬）可以缓解急性期颈周肌肉的紧张。甲钴胺、维生素 B 族、神经生长因子等药物可以促进老年颈椎病相关的神经修复。糖皮质激素以及脱水剂也可用于急性期治疗，但应注意剂量及不良反应。苯二氮䓬类药物对急性疼痛有缓解作用，度洛西汀则用于缓解慢性疼痛。利马前列素缓解神经根型颈椎病的手臂麻木症状较普瑞巴林效果更好[22, 110, 111]。

2. 中国传统康复　老年颈椎病的中国传统康复包括针灸疗法、推拿和正骨手法、中药疗法、传统功法等，相关内容可见国内 2020 年制定的"中医康复临床实践指南·项痹（颈椎病）"等指南或共识。

3. 矫形支具　颈椎的矫形支具主要用于固定和保护颈椎，矫正颈椎的异常力学关系，防止颈椎过伸、过屈、过度转动，避免造成脊髓、神经的进一步损伤。在老年颈椎病急性期应用矫形支具可以减轻颈部疼痛，减轻脊髓水肿，减轻椎体关节间创伤性反应，促进组织修复[112]。3D 打印技术的发展和进步为精准定制符合生物力学特征的颈部矫形支具提供了有利的条件。

4. 心理干预　老年颈椎病迁延反复，患者长期受到病痛折磨，易产生较大的心理压力和各种形式的心理障碍[113]。研究表明颈椎病的发病与心理紧张、焦虑、应激有关，心理介入则能减少或消除病痛或功能障碍所引起的紧张、焦虑或抑郁等不良心理，同时显著提高其他治疗的效果[114]。基于心理评估结果进行针对性心理疏导有助于实现患者身心全面康复[115]。

5. 手术治疗　手术治疗可以解除由于椎间盘突出、骨赘形成或韧带钙化对脊髓或动脉的严重压迫，有针对性地去除机械压迫因素。老年脊髓型颈椎病脊髓受压明显者应及早手术治疗[116]，椎动脉型、神经根型患者若症状严重且反复发作，在非手术干预无效时应考虑手术治疗[16, 117]。

老年颈椎病的手术治疗的基本原则：①老年颈椎病发病机制复杂，手术治疗的主要目的是中止颈椎病相关病理变化对神经组织造成的持续性和进行性损害。②老年颈椎病手术治疗方法复杂而且存在一定风险，手术医生应当具备扎实的脊柱外科手术操作技能，严格掌握手术指征，严格遵循手术操作规范。③颈椎病的诊断明确后，在符合手术指征的前提下，应根据不同的病情选择适当的手术方式。④颈椎病手术治疗以充分减压、重建颈椎生理曲度和椎间高度为核心，同时强调兼顾重建颈椎稳定性及生理平衡。

有关老年颈椎病手术的详细内容请参考《中华外科杂志》发表的"颈椎病的手术治疗及围手术期管理专家共识（2018）"[118]。

6. 注射治疗　注射治疗主要包括痛点封闭法、穴位封闭法和神经阻滞疗法。封闭疗法的近期疗效较为显著，而远期疗效有待进一步的大规模随机对照研究。口服类固醇药物无效者行椎间孔阻滞仍有效。其他保守治疗无效的老年神经根型颈椎病可采用椎间孔反复单次阻滞或置管连续注药。交感神经型颈椎病可采用星状神经节阻滞术，治疗效果较好，但疗效不持久，需多次阻滞[90]（图 2-5-5）。

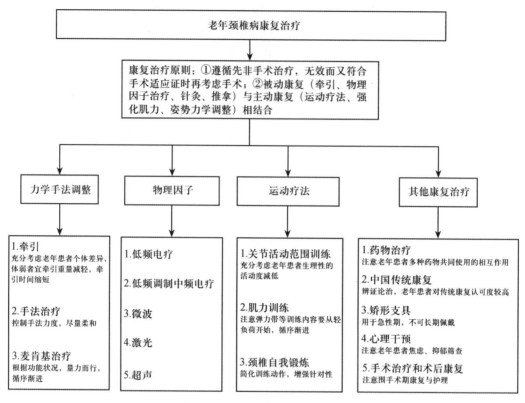

图 2-5-5　老年颈椎病的康复治疗

# 第六节　老年颈椎病的预防与宣教

老年人随着年龄增长，颈椎椎间盘发生退行性改变几乎是不可避免的。但在生活中注意避免促进椎间盘退行性改变的一些因素可能有助于预防老年颈椎病的发生[53]。

## 一、健康宣教

康复工作者应向老年人或老年颈椎病患者讲解颈椎的解剖、生理、生物力学知识，以及颈椎病的诱因、发病机制、心理因素等，以便老年患者对颈椎病有正确的认识，能更好地配合治疗，合理保养及锻炼，预防老年颈椎病的发生和复发[54]。

## 二、体位与姿势

生活环境中的不良姿势、久坐、重复动作等都是颈痛的危险因素。老年人日常打麻将、看电视等要经常改变体位，主动进行颈椎屈伸旋转活动，防止颈部肌肉、韧带长时间受到牵拉而受损。改变不良生活习惯，如躺在床上阅读、看电视等。枕头需符合人体工程学要求，避免使用过高的枕头[119]。

### 三、适度运动和锻炼

低负荷强度的头颈活动训练有助于缓解颈痛，可以每日早、晚各数次并坚持进行缓慢屈、伸，左右侧屈及旋转颈部的运动，有助于减少颈痛的发生[55]。日常生活中可选择颈椎体操、广场舞等锻炼方式[120]。随着数字通信和医疗技术的进步，数字疗法（DTx）对颈椎病的居家康复有重要的辅助作用。数字疗法是通过高质量软件程序驱动为患者提供基于证据的治疗干预。其核心在于基于传感器的智能评定，并可以针对患者的个体生活、工作习惯，定时定向推送循证干预内容，构建患者从家庭到医院的空中桥梁，提高患者居家康复的依从性。

### 四、避免外伤

外伤会诱发老年颈椎病，例如乘车时应系好安全带并避免在车上睡觉，防止急刹车时因颈部肌肉松弛而出现损伤[91]。

## 第七节　老年颈椎病的康复护理衔接

进展性的脊髓型老年颈椎病一般需要进行手术干预，在围手术期需要进行全面的康复护理管理。

### 一、术前康复护理管理

康复护理团队在术前需要完善基础疾病的筛查，包括呼吸、循环、内分泌、神经等系统及精神状况等，尤其是对高龄或合并内科疾病（如睡眠呼吸障碍、血管栓塞病变）的患者。有吸烟史的患者，术前需要戒烟。手术方案为多节段颈椎前入路或颈部粗短的患者，术前应接受气管推移训练：患者仰卧使颈部肌肉放松，用右手拇指在颈外侧皮下插入胸锁乳突肌内侧缘的内脏鞘和血管神经鞘之间，先左右摇摆气管，然后将气管、食道向非手术切口侧推移，使气管和食管推移过正中线。训练要循序渐进，第 1 天 3 次，每次 15 ~ 20 分钟，间隔 2 ~ 3 小时；而后逐天递增至每天 4 次，每次 60 分钟左右[121, 122]。

### 二、术后康复护理管理

1. 术后院内康复护理原则　术后 2 周内，康复护理团队应及早指导患者进行颈项肌功能锻炼和神经系统的康复训练，此阶段目标是保护手术部位，减少疼痛和炎症，保持上肢灵活性和教育患者颈椎中立位。可短期（24 h）佩戴颈托进行固定，合并骨质疏松症的患者可适当延长佩戴时间，同时积极进行抗骨质疏松治疗。鼓励患者早期进行床上活动，根据耐受程度早期下地步行[22]（表 2-7-1）。

2. 颈椎术后颈椎稳定性训练　颈椎手术后早期即可以开始进行颈椎稳定性训练，强化颈椎周围的肌群。颈椎稳定性训练是为了增加颈椎的运动控制能力。颈椎稳定性训练分为 3 个阶段。

表 2-7-1　老年颈椎病术后院内康复护理管理（2 周内）

| 项目 | 内容 |
| --- | --- |
| 预期存在的功能障碍 | 疼痛；水肿；颈椎关节活动度受限；神经滑动受限；直立活动耐受受限；心血管耐受减少 |
| 康复护理目标 | 减轻疼痛和肿胀；保护手术修复（软组织和骨）；恢复上肢关节活动度；了解组织愈合的时间窗；了解正确的人体力学，保持颈椎中立位；逐步增加步行的速度和时间 |
| 康复护理干预内容 | 适当使用颈托；保护手术区域；保持正确的人体力学和颈椎中立位；转移训练；日常生活活动训练；坐位耐力训练；每日步行训练 |
| 康复护理干预原理 | 鼓励水肿及疼痛的自我管理；防止神经粘连；通过教育患者人体力学和维持活动中颈椎中立位来预防再次损伤；逐步提高心血管耐力 |

第一阶段：重点进行低强度训练，以刺激颈深肌和肩胛肌，训练颈部和肩胛部肌肉的基本运动模式（basic movement patterns）。

第二阶段：在任务导向训练中，继续颈部和肩胛带肌肉的协调和运动模式训练，继续针对深部姿势肌群协同训练的肌肉再教育。在此阶段，应开始负荷训练。

第三阶段：重点是增强肌肉力量和耐力，训练目标是帮助患者重返工作，并可以参加娱乐活动或体育运动。

3. 康复护理宣教　老年颈椎病术后的健康宣教是康复护理团队的重要职责，宣教的核心内容是鼓励患者进行适当的运动，但需要根据恢复时间限定运动的范围和强度，以防软组织和骨的损伤。患者的出院居家康复计划可以参考下表，在无痛的前提下可以根据自身耐受度合理调整（表 2-7-2）。

表 2-7-2　老年颈椎病术后院内康复护理管理

| 时间 | 阶段性目标 | 内容 |
| --- | --- | --- |
| 1～3 周 | 手术部位的保护；控制疼痛、水肿；了解生物力学和姿势控制要求；提高步行速度和耐力 | 手术切口的保护<br>正确使用颈托<br>了解正确的生物力学及活动中颈椎的形态<br>增加端坐位的耐受性<br>患者能耐受的每日步行计划 |
| 4～8 周 | 增加上肢关节活动度；改善胸椎活动度；开始轻微的负重训练 | 开始轻度的负重训练<br>保持颈椎中立位，维持正确的生物力学<br>持续步行训练<br>上肢各方向关节活动训练（注意肩上抬＜90°）<br>肩胛骨后缩训练<br>轻量肱二头肌屈肘收缩训练<br>颈部本体感觉训练，可耐受的平衡功能训练<br>颈围摘除后在可耐受范围内进行主动关节活动训练（康复指导下完成） |

续表

| 时间 | 阶段性目标 | 内容 |
| --- | --- | --- |
| 9～12周 | 增强颈部力量；增强上肢力量；独立完成各项日常生活活动 | 继续之前的训练，根据耐受增加范围和强度<br>使用训练器材进行轻量缩肩、肱三头肌下推、背阔肌训练<br>墙壁俯卧撑训练<br>坐位缩下颌训练<br>神经松动训练 |
| 13～24周 | 恢复到术前功能水平 | 继续之前的训练，根据耐受增加范围和强度<br>渐近性力量训练（坐位或站立位划船练习，背阔肌引体向上，肱三头肌下推，肱二头肌屈肘）<br>患者可以坐在瑜伽球上进行渐近抗阻训练<br>颈椎固有肌等长收缩训练（前屈、后伸、侧倾、旋转） |

# 参考文献

［1］THEODORE N. Degenerative Cervical Spondylosis［J］. N Engl J Med, 2020, 383（2）: 159-168.

［2］SON KM, CHO NH, LIM SH, et al. Prevalence and risk factor of neck pain in elderly Korean community residents［J］. J Korean Med Sci, 2013, 28（5）: 680-686.

［3］SAFIRI S, KOLAHI AA, HOY D, et al. Global, regional, and national burden of neck pain in the general population, 1990-2017: systematic analysis of the Global Burden of Disease Study 2017［J］. BMJ, 2020, 368: m791.

［4］WANG C, TIAN F, ZHOU Y, et al. The incidence of cervical spondylosis decreases with aging in the elderly, and increases with aging in the young and adult population: a hospital-based clinical analysis［J］. Clin Interv Aging, 2016, 11: 47-53.

［5］WANG C, TIAN F, ZHOU Y, et al. The incidence of cervical spondylosis decreases with aging in the elderly, and increases with aging in the young and adult population: a hospital-based clinical analysis［J］. Clin Interv Aging, 2016, 11: 47-53.

［6］WOO J, LEUNG J, LAU E. Prevalence and correlates of musculoskeletal pain in Chinese elderly and the impact on 4-year physical function and quality of life［J］. Public Health, 2009, 123（8）: 549-556.

［7］WANG XR, KWOK T, GRIFFITH JF, et al. Prevalence of cervical spine degenerative changes in elderly population and its weak association with aging, neck pain, and osteoporosis［J］. Ann Transl Med, 2019, 7（18）: 486.

［8］杨子明, 李放, 陈华江. 颈椎病的分型、诊断及非手术治疗专家共识（2018）［J］. 中华外科杂志, 2018, 56（6）: 401-402.

［9］孙先泽. 退行性下颈椎不稳研究进展［J］. 河北医药, 2009, 31（18）: 2475-2477.

［10］孙先泽, 申勇, 李锋, 等. 颈椎旁肌和韧带异常对颈椎退行性变影响的实验研究［J］. 河北医药, 2010, 32（15）: 1992-1994.

［11］WANG XR, KWOK T, GRIFFITH JF, et al. Prevalence of cervical spine degenerative changes in elderly population and its weak association with aging, neck pain, and osteoporosis［J］. Ann Transl Med, 2019, 7（18）: 486.

［12］王颖，辛随成，张恩铭. 颈部肌力与慢性颈痛的关系［J］. 中国中医骨伤科杂志，2016，24（1）：68-70.

［13］WOOD TA, SOSNOFF JJ. Age-related differences to neck range of motion and muscle strength: potential risk factors to fall-related traumatic brain injuries［J］. Aging Clin Exp Res, 2020, 32（11）：2287-2295.

［14］王佳. 抗骨质疏松治疗对老年性颈椎病患者经皮激光椎间盘减压术后生存质量影响的研究［J］. 颈腰痛杂志，2017，38（6）：583-586.

［15］顾一飞，曹鹏，陈华江，等. 老年多节段脊髓型颈椎病矢状面平衡特点及手术入路比较［J］. 脊柱外科杂志，2020，18（4）：253-257.

［16］ISOGAI N, NAGOSHI N, IWANAMI A, et al. Surgical Treatment of Cervical Spondylotic Myelopathy in the Elderly: Outcomes in Patients Aged 80 Years or Older［J］. Spine, 2018, 43（24）：1430-1436.

［17］MAENO T, OKUDA S, YAMASHITA T, et al. Age-related surgical outcomes of laminoplasty for cervical spondylotic myelopathy［J］. Global Spine J, 2015, 5（2）：118-123.

［18］林定坤，赵兵德，宁飞鹏，等. 老年颈椎病的特点和治疗策略［J］. 中国中医骨伤科杂志，2012，20（06）：75-76.

［19］MOSKOVICH R. Neck pain in the elderly: common causes and management［J］. Geriatrics, 1988, 43（4）：65-70, 77, 81-82.

［20］MADHAVAN K, CHIENG LO, FOONG H, et al. Surgical outcomes of elderly patients with cervical spondylotic myelopathy: a meta-analysis of studies reporting on 2868 patients［J］. Neurosurg Focus, 2016, 40（6）：E13.

［21］柯尊华，王静怡. 颈椎病流行病学及发病机理研究进展［J］. 颈腰痛杂志，2014，35（1）：62-64.

［22］中华医学会物理医学与康复学分会，岳寿伟，何成奇. 物理医学与康复学指南与共识：颈椎病康复专家共识［M］. 北京：人民卫生出版社，2019：126-153.

［23］吴立杰，尹若峰，赵建武，等. 食管型颈椎病的诊疗进展［J］. 中国骨与关节外科，2013，6（6）：551-553.

［24］章薇，李金香，娄必丹，等. 中医康复临床实践指南·项痹（颈椎病）［J］. 康复学报，2020，30（5）：337-342.

［25］BLANPIED PR, GROSS AR, ELLIOTT JM, et al. Neck Pain: Revision 2017［J］. J Orthop Sports Phys Ther, 2017, 47（7）：A1-A83.

［26］BIER JD, SCHOLTEN-PEETERS W, STAAL JB, et al. Clinical Practice Guideline for Physical Therapy Assessment and Treatment in Patients With Nonspecific Neck Pain［J］. Phys Ther, 2018, 98（3）：162-171.

［27］王鹤玮，贾杰. 全周期康复视角下的颈椎病康复相关指南及专家共识解读［J］. 中国医刊，2021，56（8）：825-829.

［28］UTHAIKHUP S, PRASERT R, PAUNGMALI A, et al. Altered pain sensitivity in elderly women with chronic neck pain［J］. PLoS One, 2015, 10（6）：e128946.

［29］Baron EM, YOUNG WF. Cervical spondylotic myelopathy: a brief review of its pathophysiology, clinical course, and diagnosis［J］. Neurosurgery, 2007, 60（1 Suppl 1）：S35-S41.

［30］UTHAIKHUP S, JULL G, SUNGKARAT S, et al. The influence of neck pain on sensorimotor function in the elderly［J］. Arch Gerontol Geriatr, 2012, 55（3）：667-672.

［31］COREY DL, COMEAU D. Cervical radiculopathy［J］. Med Clin North Am, 2014, 98（4）：791-799.

［32］TENG CC, CHAI H, LAI DM, et al. Cervicocephalic kinesthetic sensibility in young and middle-aged adults with or without a history of mild neck pain［J］. Man Ther, 2007, 12（1）：22-28.

［33］PARK HS, LEE JH. Elderly Man With Headache and Neck Pain［J］. Ann Emerg Med, 2017, 69

（1）：e7-e8.

［34］MOHAMAD I, JAAFAR R. An elderly man with acute anterior neck pain and odynophagia after a meal［J］. Malays Fam Physician, 2013, 8（3）：37-39.

［35］TETREAULT L, NAGOSHI N, NAKASHIMA H, et al. Impact of Depression and Bipolar Disorders on Functional and Quality of Life Outcomes in Patients Undergoing Surgery for Degenerative Cervical Myelopathy：Analysis of a Combined Prospective Dataset［J］. Spine（Phila Pa 1976）, 2017, 42（6）：372-378.

［36］王青波, 刘振陶, 曹盛楠, 等. 颈椎病对脑部供血及脑功能影响的研究进展［J］. 老年医学研究, 2020, 1（2）：48-50.

［37］WANG L, YU B, LI Q, et al. Sensorimotor cortex atrophy in patients with cervical spondylotic myelopathy［J］. Neuroreport, 2018, 29（10）：826-832.

［38］朱家明, 韩永升. 颈部肌张力障碍肌肉疼痛的研究进展［J］. 中国临床神经科学, 2021, 29（1）：103-109.

［39］贾杰. 从"拐点康复"看颈椎病康复的全周期工作模式［J］. 中国医刊, 2021, 56（08）：813-814.

［40］杜瑶, 贾慧萍, 陈在余. 我国分级诊疗制度的现状与对策分析［J］. 中国药物经济学, 2018, 13（6）：22-25.

［41］王茂斌. 关于康复医疗服务体系建设的若干问题［J］. 中国康复医学杂志, 2012, 27（7）：587-589.

［42］脑血管病三级康复治疗方案研究课题组（A组）, 胡永善, 吴毅, 等. 三级康复治疗改善脑卒中偏瘫患者综合功能的临床研究［J］. 中国康复医学杂志, 2007, 22（1）：3-8.

［43］丁荣晶, 高立敏, 褚亮, 等. 三级医院指导下社区主导的家庭自助心脏康复模式的有效性和安全性［J］. 中华心血管病杂志, 2017, 45（3）：209-216.

［44］李涛, 邢剑, 周谋望. "骨科常见疾病术后康复模式和临床路径"的推广应用研究［J］. 中国康复医学杂志, 2020, 35（7）：808-812.

［45］WALKER MF, SUNNERHAGEN KS, FISHER RJ. Evidence-based community stroke rehabilitation［J］. Stroke, 2013, 44（1）：293-297.

［46］丁海霞, 宋敏, 王玉泉. 探讨脊髓型颈椎病的三级预防策略［J］. 中国保健营养（中旬刊）, 2014, 24：1882-1883.

［47］卢珠倩, 姚少瑜, 梁玉梅. 三级康复训练对椎动脉型颈椎病的疗效观察［J］. 齐齐哈尔医学院学报, 2007, 28（18）：2242-2243.

［48］潘细桂, 修忠标. 以三级康复服务模式为依托的神经根型颈椎病社区防治探讨［J］. 岭南急诊医学杂志, 2016, 21（5）：489-491.

［49］戚翠媛. 颈椎病的三级预防［J］. 现代康复杂志, 1998, 18（10）：1058.

［50］卓大宏. 现代康复功能训练的新概念与新技术［J］. 中国康复医学杂志, 2003, 18（7）：388-391.

［51］李贝贝, 白跃宏, 杨坚, 等. 社区居民康复知识、康复服务满意度及需求的调查［J］. 康复学报, 2019, 29（4）：13-18.

［52］王俊波, 王文军. 颈椎病的影像学研究进展［J］. 中南医学科学杂志, 2012, 40（1）：103-106.

［53］LV Y, TIAN W, CHEN D, et al. The prevalence and associated factors of symptomatic cervical Spondylosis in Chinese adults：a community-based cross-sectional study［J］. BMC Musculoskelet Disord, 2018, 19（1）：325.

［54］PARREIRA PC, MAHER CG, FERREIRA ML. Effect of education on non-specific neck and low back pain：A meta-analysis of randomized controlled trials［J］. Man Ther, 2016, 23：e3-e4.

［55］SIHAWONG R, JANWANTANAKUL P, JIAMJARASRANGSI W. Effects of an exercise programme on preventing neck pain among office workers：a 12-month cluster-randomised controlled trial［J］. Occup

Environ Med，2014，71（1）：63-70.

［56］范宏斌，郑永宏，王全平．老年颈椎病颈椎椎体结构改变及其意义［J］．中国矫形外科杂志，2001（10）：12-14.

［57］OE S，TOGAWA D，NAKAI K，et al. The Influence of Age and Sex on Cervical Spinal Alignment Among Volunteers Aged Over 50［J］. Spine（Phila Pa 1976），2015，40（19）：1487-1494.

［58］陶越强，张斌．老年颈椎病患者的 X 线表现与诊断［J］．海军医学杂志，2010，31（01）：35-37.

［59］赵国库，王继萍，张晓霞，等．老年性颈椎病的 MRI 诊断及表现［J］．中国老年学杂志，1999，19（4）：23-24.

［60］曾曼杰．颈椎病中医证素与 MRI 影像学表现的相关性研究［D］．贵阳中医学院中医骨伤科学，2017.

［61］GUZMAN J，HURWITZ EL，CARROLL LJ，et al. A new conceptual model of neck pain：linking onset，course，and care：the Bone and Joint Decade 2000-2010 Task Force on Neck Pain and Its Associated Disorders［J］. Spine（Phila Pa 1976），2008，33（4 Suppl）：S14-S23.

［62］LI J，PRODINGER B，REINHARDT JD，et al. Towards the system-wide implementation of the International Classification of Functioning，Disability and Health in routine practice：Lessons from a pilot study in China［J］. J Rehabil Med，2016，48（6）：502-507.

［63］KRAUSE DA，HANSEN KA，HASTREITER MJ，et al. A Comparison of Various Cervical Muscle Strength Testing Methods Using a Handheld Dynamometer［J］. Sports Health，2019，11（1）：59-63.

［64］KUBAS C，CHEN YW，ECHEVERRI S，et al. Reliability and Validity of Cervical Range of Motion and Muscle Strength Testing［J］. J Strength Cond Res，2017，31（4）：1087-1096.

［65］KROUT RM，ANDERSON TP. Role of anterior cervical muscles in production of neck pain［J］. Arch Phys Med Rehabil，1966，47（9）：603-611.

［66］CUTHBERT SC，ROSNER AL，MCDOWALL D. Association of manual muscle tests and mechanical neck pain：results from a prospective pilot study［J］. J Bodyw Mov Ther，2011，15（2）：192-200.

［67］CUTHBERT SC，GOODHEART GJ. On the reliability and validity of manual muscle testing：a literature review［J］. Chiropr Osteopat，2007，15：4.

［68］李忠林，陈桂凤．非特异性颈痛患者肌力评定方法的研究进展［J］．按摩与康复医学，2022，13（1）：15-19.

［69］燕铁斌．骨科康复评定与治疗技术［M］．北京：科学出版社，2011.

［70］梅荣军，赵虎，宋兢民，等．神经根型颈椎病疼痛症状治疗研究进展［J］．中医药信息，2012，29（3）：138-139.

［71］王莹，沈卫东，王文礼，等．用简化 McGill 量表评定"项八针"对神经根型颈椎病疼痛的影响［J］．针灸临床杂志，2014，30（1）：7-10.

［72］KNAPSTAD MK，GOPLEN FK，ASK T，et al. Associations between pressure pain threshold in the neck and postural control in patients with dizziness or neck pain - a cross-sectional study［J］. BMC Musculoskelet Disord，2019，20（1）：528.

［73］FRANÇA CORREIA LM，GUIMARAES A，TEIXEIRA M，et al. Evaluation of body painful areas in patients with muscular temporomandibular disorder：a retrospective study［J］. Revista Dor，2015，16（4）：249-253.

［74］刘文英，于广莹，金鸿宾．颈性眩晕的诊治国内进展［J］．中国矫形外科杂志，2014，22（1）：55-58.

［75］王楚怀，卓大宏．颈性眩晕患者症状与功能评估的初步研究［J］．中国康复医学杂志，1998，13（6）：245-247.

［76］孙振晓，孙宇新，于相芬．SF-36 量表在颈椎病患者中的信度及效度研究［J］．山东医学高等专科

学校学报，2017，39（5）：335-339.

［77］VERNON H. The Neck Disability Index：state-of-the-art，1991-2008［J］. J Manipulative Physiol Ther，2008，31（7）：491-502.

［78］JUUL T，SØGAARD K，DAVIS AM，et al. Psychometric properties of the Neck OutcOme Score，Neck Disability Index，and Short Form-36 were evaluated in patients with neck pain［J］. J Clin Epidemiol，2016，79：31-40.

［79］李佩芳，宁宁，刘浩，等. 中文版颈部结局评分评估颈痛患者反应度的研究［J］. 中国修复重建外科杂志，2018，32（5）：554-557.

［80］SKOLASKY RL，RILEY LH，ALBERT TJ. Psychometric properties of the Cervical Spine Outcomes Questionnaire and its relationship to standard assessment tools used in spine research［J］. The Spine Journal，2006，7（2）：174-179.

［81］NAKAMARU K，AIZAWA J，KOYAMA T，et al. Reliability，validity，and responsiveness of the Japanese version of the Patient-Specific Functional Scale in patients with neck pain［J］. European Spine Journal，2015，24（12）：2816-2820.

［82］CHIEN A，LAI D，CHENG C，et al. Responsiveness of the Chinese Versions of the Japanese Orthopaedic Association Cervical Myelopathy Evaluation Questionnaire and Neck Disability Index in Postoperative Patients With Cervical Spondylotic Myelopathy［J］. Spine，2015，40（17）：1315-1321.

［83］杜丽洁，王娇，丁辉. 电视透视吞咽功能检查诊断吞咽障碍型颈椎病的价值研究［J］. 中国药物与临床，2015，15（11）：1584-1586.

［84］齐伟，李一鸣，张艳美，等. 寰枢关节紊乱对椎动脉供血的影响［J］. 长春中医药大学学报，2015，31（5）：1065-1067.

［85］OSHIMA Y，TAKESHITA K，KATO S，et al. Comparison Between the Japanese Orthopaedic Association（JOA）Score and Patient-Reported JOA（PRO-JOA）Score to Evaluate Surgical Outcomes of Degenerative Cervical Myelopathy［J］. Global Spine J，2022，12（5）：795-800.

［86］HADDAS R，LIEBERMAN I，BOAH A，et al. Functional Balance Testing in Cervical Spondylotic Myelopathy Patients［J］. Spine（Phila Pa 1976），2019，44（2）：103-109.

［87］CHIU A，PANG M. Assessment of Psychometric Properties of Various Balance Assessment Tools in Persons With Cervical Spondylotic Myelopathy［J］. J Orthop Sports Phys Ther，2017，47（9）：673-682.

［88］De HERTOGH W，VAES P，VERSIJPT J. Diagnostic work-up of an elderly patient with unilateral head and neck pain. A case report［J］. Man Ther，2013，18（6）：598-601.

［89］Di CARLO S，STISSI V，ASNAGHI R，et al. Pneumatocysts in Elderly Adults：A Black Hole in Neck Pain［J］. J Am Geriatr Soc，2016，64（1）：233-234.

［90］岳寿伟，魏慧，邵山. 颈椎病评估与康复治疗进展［J］. 中国康复医学杂志，2019，34（11）：1273-1277.

［91］CÔTÉ P，WONG JJ，SUTTON D，et al. Management of neck pain and associated disorders：A clinical practice guideline from the Ontario Protocol for Traffic Injury Management（OPTIMa）Collaboration［J］. European Spine Journal，2016，25（7）：2000-2022.

［92］贺石生，方凡夫. 颈椎病牵引治疗专家共识［J］. 中国脊柱脊髓杂志，2020，30（12）：1136-1143.

［93］BRONFORT G，EVANS R，ANDERSON AV，et al. Spinal manipulation，medication，or home exercise with advice for acute and subacute neck pain：a randomized trial［J］. Ann Intern Med，2012，156（1 Pt 1）：1-10.

［94］邓真，牛文鑫，王辉昊，等. 生物力学在中医骨伤手法治疗颈椎病中的应用［J］. 医用生物力学，2015，30（6）：569-573.

［95］HARALDSSON BG, GROSS AR, MYERS CD, et al. Massage for mechanical neck disorders［J］. Cochrane Database Syst Rev, 2006（3）: D4871.

［96］WHEDON JM, SONG Y, MACKENZIE TA, et al. Risk of stroke after chiropractic spinal manipulation in medicare B beneficiaries aged 66 to 99 years with neck pain［J］. J Manipulative Physiol Ther, 2015, 38（2）: 93-101.

［97］都秀兰, 郭芬. 温热式低周波配合温泉及矿泥疗法综合治疗神经根型颈椎病疗效观察［J］. 中华物理医学与康复杂志, 2003, 25（12）: 735.

［98］KROELING P, GROSS A, GRAHAM N, et al. Electrotherapy for neck pain［J］. Cochrane Database Syst Rev, 2013（8）: D4251.

［99］CHOW RT, JOHNSON MI, LOPES-MARTINS RA, et al. Efficacy of low-level laser therapy in the management of neck pain: a systematic review and meta-analysis of randomised placebo or active-treatment controlled trials［J］. Lancet, 2009, 374（9705）: 1897-1908.

［100］李雄, 明莉, 李学军, 等. 用超声波疗法治疗椎动脉型颈椎病的疗效分析［J］. 当代医药论丛, 2014, 12（16）: 274-275.

［101］NOORI SA, RASHEED A, AIYER R, et al. Therapeutic Ultrasound for Pain Management in Chronic Low Back Pain and Chronic Neck Pain: A Systematic Review［J］. Pain Med, 2020, 21（7）: 1482-1493.

［102］张明, 周敬杰, 陈杰, 等. 颈部康复体操联合Mulligan手法治疗神经根型颈椎病的疗效观察［J］. 中华物理医学与康复杂志, 2018, 40（9）: 686-688.

［103］黎万友, 杨立群, 何本祥, 等. 颈椎病的运动疗法［J］. 中国中医骨伤科杂志, 2014, 22（2）: 71-75.

［104］YLINEN J, TAKALA EP, NYKÄNEN M, et al. Active neck muscle training in the treatment of chronic neck pain in women: a randomized controlled trial［J］. JAMA, 2003, 289（19）: 2509-2516.

［105］COHEN SP, HOOTEN WM. Advances in the diagnosis and management of neck pain［J］. BMJ, 2017, 358: j3221.

［106］AMIRI AS, MOHSENI BM, JAVANSHIR K, et al. The Effect of Different Exercise Programs on Size and Function of Deep Cervical Flexor Muscles in Patients With Chronic Nonspecific Neck Pain: A Systematic Review of Randomized Controlled Trials［J］. Am J Phys Med Rehabil, 2017, 96（8）: 582-588.

［107］BLOMGREN J, STRANDELL E, JULL G, et al. Effects of deep cervical flexor training on impaired physiological functions associated with chronic neck pain: a systematic review［J］. BMC Musculoskelet Disord, 2018, 19（1）: 415.

［108］YOO IG, YOO WG. The Effect of a New Neck Support Tying Method Using Thera-Band on Cervical ROM and Shoulder Muscle Pain after Overhead Work［J］. J Phys Ther Sci, 2013, 25（7）: 843-844.

［109］LIN IH, CHANG KH, LIOU TH, et al. Progressive shoulder-neck exercise on cervical muscle functions in middle-aged and senior patients with chronic neck pain［J］. Eur J Phys Rehabil Med, 2018, 54（1）: 13-21.

［110］雷鸣, 王敏, 张催, 等. 盐酸乙哌立松联合关节镜下关节清理术治疗老年性膝关节炎的临床疗效及对VAS评分的影响［J］. 中国老年学杂志, 2021, 41（8）: 1652-1654.

［111］张明途, 杜光生, 徐金泉. 复方镇痛液联合塞来昔布治疗老年人神经根型颈椎病的临床观察［J］. 中华老年医学杂志, 2007, 26（1）: 40-41.

［112］左冠超, 李皙子, 孙增春, 等. 老年颈椎病康复的规范化评估与治疗进展［J］. 中国医刊, 2021, 56（8）: 819-822.

［113］ORTEGO G, VILLAFAÑE JH, DOMÉNECH-GARCÍA V, et al. Is there a relationship between psychological stress or anxiety and chronic nonspecific neck-arm pain in adults？ A systematic review and meta-analysis［J］. J Psychosom Res，2016，90：70-81.

［114］MONTICONE M，AMBROSINI E，CEDRASCHI C，et al. Cognitive-behavioral Treatment for Subacute and Chronic Neck Pain：A Cochrane Review［J］. Spine（Phila Pa 1976），2015，40（19）：1495-1504.

［115］LETZEL J，ANGST F，WEIGL MB. Multidisciplinary biopsychosocial rehabilitation in chronic neck pain：a naturalistic prospective cohort study with intraindividual control of effects and 12-month follow-up［J］. Eur J Phys Rehabil Med，2019，55（5）：665-675.

［116］张一龙，陈仲强，孙宇，等. 脊髓型颈椎病患者术后神经功能与生活质量的变化及其之间的相关性分析［J］. 中国脊柱脊髓杂志，2016，26（9）：782-790.

［117］TEDERKO P，KRASUSKI M，TARNACKA B. Effectiveness of rehabilitation after cervical disk surgery：a systematic review of controlled studies［J］. Clin Rehabil，2019，33（3）：370-380.

［118］中华外科杂志编辑部. 颈椎病的手术治疗及围手术期管理专家共识（2018）［J］. 中华外科杂志，2018，56（12）：881-884.

［119］DRIESSEN MT，PROPER KI，VAN TULDER MW，et al. The effectiveness of physical and organisational ergonomic interventions on low back pain and neck pain：a systematic review［J］. Occup Environ Med，2010，67（4）：277-285.

［120］中国老年保健医学研究会老龄健康服务与标准化分会，《中国老年保健医学》杂志编辑委员会. 居家老年人运动功能评估与干预专家共识［J］. 中国老年保健医学，2018，16（3）：52-56.

［121］HIDA K，YANO S，KOYANAGI I，et al. Surgical treatment of cervical spondylosis in the elderly：surgical outcomes，risk factors，and complications［J］. Neurol Med Chir（Tokyo），2008，48（9）：377-382，382.

［122］CAI T，CHEN D，WANG S，et al. Perioperative Hidden Blood Loss in Elderly Cervical Spondylosis Patients With Anterior Cervical Discectomy Fusion and Influencing Factors［J］. Geriatr Orthop Surg Rehabil，2021，12：1781256908.

# 第三章
# 老年腰椎间盘突出症全周期康复专家共识

近年来的全球疾病负担统计显示：腰痛位居致残因素首位[1]，而世界范围因腰痛限制活动约占 7.3%[2]，腰痛是全球生产力损失的首要原因，给低收入和中等收入国家造成重大社会负担。而导致腰痛最常见的原因是椎间盘退变性疾病和腰椎间盘突出[3]。

随着老龄化的发展，腰椎退变性疾病发生率越来越高[4]。其中，引起下腰痛的主要原因是腰椎间盘突出症（lumbar disc herniation，LDH）[5]，而发作患者多有无症状的腰椎间盘突出或者慢性腰痛病史，脊柱负荷、社会心理因素、外伤史、不当生活方式是腰椎间盘突出症发作和复发的危险因素，大约 80% 的人在一生中有过一次腰痛发作经历[6]，这些都严重影响其日常生活、睡眠，甚至导致残疾[7, 8]，造成巨大的经济负担[9]。

人类从 20 岁开始椎间盘逐步退化变性[10]，腰椎间盘变性成因较为复杂，受遗传易感性、老化、机械负荷和营养供应障碍等多种因素综合影响[11]。椎间盘变性初期，蛋白多糖含量、髓核内水分、传导压力的能力等均不同程度的下降或减少，继而椎间盘内代谢动态失衡，胶原合成下降，蛋白多糖分解加剧，导致椎间盘进一步退化变性[12, 13]。腰椎间盘变性不仅是个体的性质改变，其退变还影响到相邻的椎体，造成更复杂的椎体结构的破坏，导致椎间盘的纤维环撕裂、突出、形态塌陷，还有椎体的终板改变、骨赘形成等[14]。60 岁及以上老年腰椎间盘突出症患者由于退行性进展，其发病后风险更高。老年腰椎间盘突出症伴随疼痛、运动、感觉、二便、心理等多种功能障碍，由于老年人骨质疏松，腰椎对椎间盘终板的固着作用下降，因此常合并黄韧带肥厚、椎管狭窄、关节突增生内聚、神经根管狭窄等，导致椎管有效容积不足，因此可表现类似于腰椎椎管狭窄症常有的间歇性跛行[15]，腰椎间盘变性会带来腰椎的弯曲，影响行走、工作和睡眠等各种问题，进而影响人体的各种生理功能[16, 17]。

根据国内外相关指南、临床研究等文献，建立规范疾病全周期康复治疗，对老年 LDH 从预防到疾病的发生发展，到患者处于病程的不同阶段，提供基于医院、社区、家庭的康复干预指导以及护理衔接技术。从而对老年骨质疏松性椎体压缩性骨折（osteoporotic vertebral compression fractures，OVCF）疾病进行全周期覆盖，更好地解决老年 OVCF 的康复及护理需求。规范老年腰椎间盘突出症的全周期康复，才能达到缓解症状、延缓或阻止疾病进展、预防疾病复发的目的。希望本章内容能为临床医生、康复治疗师以及护理工作者提供参考。

# 第一节 老年腰椎间盘突出症概述

## 一、椎间盘的构成及功能

位于人体中央的脊柱连接着头部和肢体，在骨骼系统中发挥着重要的力学作用。椎间盘帮助脊柱履行生理功能，在脊柱中发挥着非常重要的作用，不仅能保护脊髓，而且还使脊柱能够保持一定的机动性进行生理运动，椎间盘与脊柱和韧带一起工作，为脊柱提供灵活性的同时保障脊柱不会过度运动。

椎间盘的高度通常为脊柱全长的 15% ~ 30%，并可能随着年龄、退化、身体负荷和一天时间的变化而变化。每个椎间盘之间都很相似，软骨连接脊柱的上下部，将压力均匀地分配到相邻的上下终板。脊椎间盘由髓核、纤维环、软骨终板组成，它们形态差异明显：髓核位于脊椎间盘中心，它代表着细胞外基质中丰富的蛋白质组织；髓核周围有纤维环绕，核外基质与胶原蛋白排列一致。髓核和纤维环之间的过渡区逐渐改变，使得组织能够融合（图 3-1-1、图 3-1-2）。

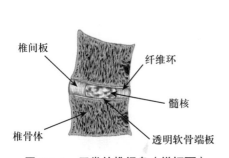

图 3-1-1　正常的椎间盘（纵切面）

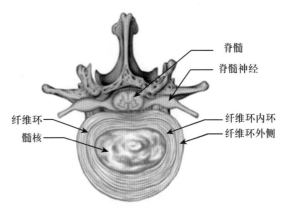

图 3-1-2　正常的椎间盘（横切面）

1. 髓核　拥有 70% ~ 90% 的含水量，主要由约占干重 20% 的 Ⅱ 型胶原蛋白质和约占 50% 的蛋白质聚糖组成，主要作用是平衡椎体间的压强。在软骨细胞核中有一些血管，包括软骨细胞和纤维环，供应营养物质和物质交换。随着年龄的增加，血管逐渐缩小，成年后髓核内没有血管。

2. 纤维环　在椎间盘发育过程中，脊索分化成髓核，周围纤维环受到推挤，形成外层纤维环和内层纤维环。外层纤维环是同心圆结构，内层纤维环是较大的圆形结构，弹性蛋白纤维与内外层纤维环相连。椎间盘纤维环中检测到干细胞及祖细胞有特征性的表达，提示纤维环存在修复的潜力，但修复效率会受环境制约，且与年龄增长相关。

3. 软骨终板　由一层薄的透明软骨构成，可以转化为骨。其具有承重作用，将椎间盘从相邻椎体分离并承载着髓核组织。软骨终板的组成成分主要是水，由于成年后，髓核组织没有血管，因此，终板钙化部分的毛细血管的扩散作用成为了髓核营养物质获取的主要途径，且对小分子物质（如葡萄糖和氧）的通透性比大分子物质（如蛋白质）更强。

4. 椎间盘微环境　不含血管和高渗透性是椎间盘的特征，细胞间质的残余碎片常会在细胞基质内聚集，不会进入血液循环系统，残余碎片随着年龄的增长而增多，髓核的渗透压也会持续升高。

5. 椎间盘力学特征　包括髓核的渗透梯度、纤维环的胶原纤维网、软骨终板的营养供应和废物清除。它们的连接使椎间盘与椎体间的应力分布高度均匀，降低了高负荷下椎间盘破裂的风险；髓核、纤维环和终板组合成整体化结构，椎间盘细胞核拥有较为明显的纤维性结构，纤维构成是以垂直方向，并延展到内环连接胶原纤维。三维纤维网存在于核椎间盘和终板的交界处。纤维环分为多个亚束，在软骨终板层上连接，加大了环状纤维与终板的连接强度，轴向压力和剪切力的承受度较高。

高负荷下脊柱容易受到机械损伤，然而椎间盘的结构降低了这种风险。由于人体骨骼结构与脊柱有很大差别，所以在进行训练或活动时要考虑到这些因素的影响。椎间盘的功能构造限制了大多数运动的屈伸和轴向运动，却完成了大多数常态姿势中的脊柱负荷。当人体承受纵向压力时，椎间盘发生变化，含水量、高度、体积逐渐减少和降低，椎体终板和纤维环外层体液流失。反之，椎间盘上压力一旦消失，在渗透压梯度的作用下，水分重新吸收，椎间盘逐渐恢复常态的高度、体积。其中，终板硬化是椎间盘营养不足的主要原因，是由于液体流动受限和渗透率下降造成的[18]。

## 二、老年腰椎间盘突出症概述

腰椎间盘突出症是一个影像学术语，用来描述 CT 和 MRI 显示的椎管内异常突出物，但临床症状不完全取决于腰椎间盘突出症的形状[19]。椎间盘组织的局部或局灶性位移超出椎间盘空间的正常边缘[20]。年龄 ≥ 65 岁的老年椎间盘突出症患者，基于其病理基础，包括腰椎间盘变性、纤维环破裂、髓核组织突出压迫或刺激腰骶神经根、马尾神经等一系列因素所引起的一种综合征，而导致腰痛和下肢的放射痛、麻木、无力等表现，还会引起运动、感觉、精神心理、认知及二便等功能障碍[21, 22]。此外，对 LDH 的认识，还包括自身免疫、机械压迫、化学性神经根炎症、电生理、脊柱和椎间盘退变等方面。

## 三、老年腰椎间盘突出症特征

### （一）生理病理特征

腰椎间盘伴随年龄增长发生退变并呈现逐渐加重趋势，椎间盘膨出、纤维环裂隙、椎间盘突出的发生率也会随年龄增长而逐渐增加；老年腰椎间盘突出症患者较于年轻患者更易发生非包容性椎间盘突出[23]；与年轻腰椎间盘突出症患者的突出类型不同，老年患者以髓核和纤维环为主，其特殊表现为椎间盘内层纤维环逆行排列，软骨终板表现以纤维环成分为主的突出，很容易合并钙化，炎性反应较轻[24]；突出椎间盘重吸收发生率低[25]；年龄对腰椎间盘突出症的节段分布的影响特点是由尾端向头端逐渐进展的趋势，在非包容性椎间盘突出中体现更为明显，其中年轻患者常在 L5/S1 节段，老年患者常在 L4/5 节段[26]。

1. 椎间盘的生理功能　相邻的两椎体之间存在着椎间盘，也叫椎间关节，其主要作用是：使脊椎的长度保持稳定性，且保持一定的高度；衔接椎体与椎体之间，满足相邻椎体间一定的活动度；拥有弹性垫作用，使脊柱在运动中减震，保护机体的重要脏腑组织、器官和脊髓；使椎体侧方关节突维持正常范围内的距离与高度；保障椎间孔基本形态和脊柱的生理曲度等。

2. 软骨终板及椎间盘的形态　椎间盘内的水分、代谢产物和椎间盘之外营养物质通过软骨终板上分布着的微细小孔作为通道进行交换。随着年龄的逐渐增长，从婴幼儿阶段开始直至 20 岁左右，软骨终板微细血管数量逐渐减少，直至完全消失。人体生长发育的不同时期，软骨终板也有着不同的作用：软骨源性生长带在青少年阶段，而纤维环的纤维附着固定环在成人时期。软骨终板无神经组织，因此任何损伤都无法产生疼痛或别的临床症状，该特性也使它无法进行自我修复。软骨终板可承受定量压力以保护椎体，进而避免发生吸收现象。纤维环由胶原纤维和纤维软骨组成，一般分为外、中、内3 层，共约 12 层，呈环形层状排列，各层之间有黏合物质牢固结合，位于髓核四周。纵向压力的抵抗由椎体边缘的厚胶原纤维起作用，固定角度为 45° 处，并在厚胶原纤维之间织成 90°，若反复扭转应力，容易撕裂。纤维环的作用主要包括：保持髓核拥有相对固定不变的位置和形状；髓核内的液体成分的留存；通过上下相邻软骨终板以及脊柱前后纵韧带的作用维持脊柱稳定。

3. 椎间盘的血管和神经供给　目前多数研究及临床证实，几乎所有成年后的椎间盘内无血管，仅有位于椎间盘的前后缘的动脉分支的小血管穿入纤维环外层和软骨板周围。纤维环外层周围拥有丰富的神经末梢，椎间盘的神经分布与血管分布极为相像，椎间盘的前部和两侧的神经纤维主要来自脊神经和交感神经，后部则来自窦椎神经。窦椎神经分布于椎管内各个结构，组织学观察指出其感觉神经末梢密度最高处存在于椎管内前静脉丛的静脉壁、硬脊膜囊前部、神经根袖、后纵韧带等处，其次是椎骨骨膜和硬脊膜侧部，存在最少的是硬脊膜囊后部及黄韧带内。由于软骨终板只依靠中央区域的交换作用取得营养，故椎间盘损伤后难以自行修复。

4. 椎间盘的退变　椎间盘的营养供给改变和基质重塑是椎间盘退变的主要原因：椎间盘是人体最大的无血管组织，其营养供给来自软骨终板和纤维环外层的被动扩散，刘勇[27]等报道直接决定椎间盘功能的不是细胞，而是间质内的蛋白质成分，包含蛋白聚糖和弹性蛋白、胶原。间质成分包含蛋白聚糖和弹性蛋白、胶原，但蛋白聚糖的损失具有明显的不可逆性质，是导致椎间盘承重功能和渗透压降低的直接原因[28, 29]。而椎间盘的柔韧性与弹性依靠弹性蛋白与微纤维联合组成的弹性蛋白纤维。有报道[30, 31]显示，年龄与椎间盘内弹性蛋白含量呈现负相关趋势，影响着椎间盘的弹性功效。椎间盘的主要胶原成分是 Ⅰ、Ⅱ 型胶原，年龄增长带来的是各型胶原表达出现明显差异，原因是胶原成分发生改变，纤维化、钙化导致椎间盘抵抗异常应力能力减弱。

**（二）病因病机**

1. 病因　腰椎间盘突出症的基本原因是腰椎退行性改变，其改变与年龄、性别、遗传、生活饮食习惯等有关。有调查显示，椎间盘退行性改变的主要危险因素包括：长期坐位、提举重物和从事重体力作业。多数观点认为，腰椎间盘突出症成因复杂，是多种因素共同作用的结果，主要致病因素包括下面5个方面。

（1）劳损：腰肌劳损及肌力减弱将破坏椎体动力平衡，进而影响其静力平衡并最终导致腰椎间盘突出症。如：长期反复弯腰、扭转等动作。杨滨等[32]证实腰椎间盘突出症与体力劳动活动较多、工作负荷大而使损伤机会增加有关。彭宝涂等[33]研究认为反复屈伸会出现椎间盘破裂，50～200次后出现破裂征兆，屈伸1000次后则完全破坏。

（2）畸形：畸形会导致机体平衡失调、运动点移位，主要体现为腰椎体融合、腰椎隐裂、发育性腰椎椎管狭窄、腰椎横突肥大等，都会使腰椎间盘突出症的患病概率大大增加。

（3）外伤：外伤不仅可以导致腰椎疾病的发生，并加速腰椎间盘退行性改变，还可以加速继发性病变的进程，导致病情的恶化。

（4）妊娠：有研究表明[34, 35]妇女妊娠次数与腰椎间盘突出症发病率呈正相关。盆腔及下腰部组织在妊娠时充血明显，椎体中纤维环，前、后纵韧带等组织相对松弛，加之腰部所承受力增大，椎间盘患病风险大大增加。

（5）遗传因素：有研究表明[36]有阳性家族史的人发生腰椎间盘突出症的概率远高于无家族史者。

2. 病机　目前对腰椎间盘突出症的主流观点有神经机械性压迫、炎症化学性刺激、自身免疫反应等机制，但尚不完全清楚。

（1）神经机械性压迫：研究发现缺血引起水肿是由于髓核直接刺激神经根所导致，机械性损伤产生的机械性压迫效应和血供障碍间接影响神经根神经。同时，突出的髓核与神经根之间在腰部活动时的摩擦使压迫程度进一步增高，加剧神经根水肿，形成恶性循环。

神经根的外膜薄弱且容易出现机械性损伤，表现为脱髓鞘改变和郎飞结移位，这些使机械性损伤后的神经根对各种内外源刺激变得更敏感。血供障碍对神经根的影响非常明显，而神经根的血供有限。神经根局部缺血、水肿、代谢产物积聚都由血供障碍引起，结局是神经根的传导作用减弱并出现相应临床症状。长期缺血、水肿将促成神经组织纤维化改变，轴突及髓鞘修复再生受阻，结局是不可逆性的神经结构、功能损害。除了椎间盘的突出压迫，还有可能出现神经根性放射痛。总而言之，腰椎间盘突出症的发病机制复杂，神经根压迫是其中之一。

（2）炎症化学性刺激：有研究证实[37]，突出的髓核使神经根及其周围组织受累，其周围组织引发炎症反应，从而产生相应无菌性临床炎症症状。髓核内的组织胺、氢离子、P蛋白等物质通过在退变的髓核和神经根之间的某种通道进入硬膜外腔，作用于神经根周围，从而引起疼痛等症状。关于腰椎间盘突出症中炎症介质和细胞因子，近年来的研究在肿瘤坏死因子α、白细胞介素-1、白细胞介素-6、前列腺素、环加氧酶-2、核转录因子κB、5-羟色胺、一氧化氮等方面有很大进展，这些物质都将造成或加剧局部无菌性炎症的发生，这也将引起疼痛的产生和加剧。

（3）自身免疫反应：该机制引发的腰椎间盘突出症又称为盘源性腰椎间盘突出症，自身免疫反应产生的炎症反应是由于椎间盘组织的持续暴露而被机体识别为外源性抗原而诱发。

**（三）病理分期与分型**

1. 分期　腰椎间盘突出症分为 3 个阶段的病理变化，分别是突出前期、突出期、突出晚期。

（1）突出前期：会有腰部不适或疼痛等症状。此期髓核因退变和损伤，以及纤维环变薄变软引起。

（2）突出期：可压迫马尾神经产生二便功能障碍。老年人纤维环软弱，可形成椎间盘向周围弥漫性膨出。在急性期表现为剧痛，是由于受压神经根发生急性创伤性炎症。根据病理形态不同，常分为隆起型、破裂型、游离型。其中破裂型和游离型突出物不能自行还纳，纤维环已破裂者需手术治疗。

1）隆起型：纤维环表面完整但部分破裂，退变的髓核突出物表面光整，会从薄弱处突出。

2）破裂型：纤维环已完全破裂，髓核突出物不规则，若病程较长还会产生周围组织粘连。

3）游离型：纤维环已完全破裂，破碎的髓核经裂口处突出后游离于后纵韧带之下，又穿破或绕过后纵韧带进入硬膜外隙。当破碎的髓核块较大，游离致相邻的一个椎间隙，常可造成广泛的神经根和马尾损伤。

（3）突出晚期：若腰椎间盘突出症病程持续较久，继发性病理改变也可发生于椎间盘和相邻结构中，包括：神经根和马尾神经损伤，椎间关节退变与增生，继发性椎管狭窄，突出物纤维化或钙化，黄韧带钙化等。

2. 分型　根据腰椎间盘突出的位置、形态等进行临床分型。

（1）位置分型：根据向后突出的部位不同可分为单侧型、双侧型、中央型；根据突出物与神经根的关系分型，可分为肩上型、腋下型。突出物位于神经根外上方属于肩上型，突出物位于神经根内下方属于腋下型，突出物位于神经根的正前方属于肩前型。

（2）形态分型：按照椎间盘破裂的病理分为膨出、突出、脱出、游离等分型。纤维环均匀超出椎体终板边缘为膨出型；髓核经纤维环裂隙向椎管内突出，后纵韧带未破裂，影像学表现为椎间盘局限性向椎管内突出，而纤维环破裂，后纵韧带完整为突出型；纤维环、后纵韧带完全破裂，髓核突入椎管内多有明显症状体征，而纤维环、后纵韧带均破裂为脱出型，该型一般难自愈，保守治疗效果相对较差，大多需要微创介入或手术治疗；脱出髓核与相应椎间盘不连接，可游离到椎管内病变的上或下节段、椎间孔等，脱出的髓核在椎管内游走为游离型，临床表现为持续性神经根症状或椎管狭窄症状，部分可出现马尾神经综合征，该型常需手术治疗。

**（四）临床特征**

40 岁左右为腰椎间盘突出症发病人群的年龄高峰，之后呈逐渐下降趋势；腰椎间盘突出症发病率的年龄特点是年轻患者高于老年患者[26]，其中 L4/5 节段的腰椎间盘突出症中老年患者发生率高于年轻患者；L5/S1 节段的腰椎间盘突出症发生率中，老年患者低于年轻患者。L1/2、L2/3、L3/4 等高位节段在老年患者中更易累及，与年龄增长相关的突出节段分布特点是由尾向头逐渐进展。老年腰椎间盘突出症患者吸烟比例低[38]。老年患者常合并症多、手术危险性分类更高[39]，包括多节段椎间盘突出、腰椎管狭窄，且极外侧椎间盘突出更容易发生，而该情况在高位节段更明显[40]（图3-1-3）。

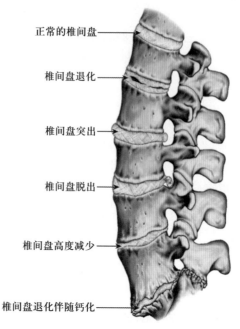

正常的椎间盘

椎间盘退化

椎间盘突出

椎间盘脱出

椎间盘高度减少

椎间盘退化伴随钙化

图 3-1-3　腰椎间盘突出的病理形态

### （五）功能障碍特点

老年腰椎间盘突出症可以导致不同类型和不同程度的功能障碍，常见功能障碍主要包括疼痛，还有运动、感觉、精神心理、认知及二便功能障碍。

1. 老年腰椎间盘突出症疼痛特点　腰椎间盘突出症的疼痛特点主要有腰痛与下肢疼痛。腰椎间盘突出症的首发症状就是腰痛，疼痛性质大多为酸胀痛，常发生在腰骶部，放射痛可达臀部，久坐、久站、劳累之后疼痛加重，在休息后得到缓解，但会反复发作。下肢疼痛的表现为下肢放射性疼痛，站立、行走、打喷嚏、咳嗽时症状明显，保持卧床休息可缓解疼痛，伴相应神经分布区域感觉异常或麻木情况属严重疼痛。L4-5 和 L5-S1 是大部分 LDH 的发生部位，可表现为坐骨神经痛，出现下肢后外侧放射性疼痛。L2-4 神经根受累在少数高位 LDH 中出现，表现为股神经痛，出现腹股沟区或下肢前内侧疼痛。其他特点包括多见一侧肢体放射痛，双下肢症状极少出现。

在老年患者中，神经根常受到与年龄相关的脊柱退行性改变因素的影响，包括：韧带肥厚、小关节病变、骨赘形成、椎管狭窄和椎间盘突出神经根受压导致结构变化，局灶性缺血，轴突发生水肿。暴露的髓核内容物可能会引起局部炎症。这些因素参与疼痛的发生。年龄是腰痛发生的最常见因素之一，大多数研究发现，随着年龄的增长，腰痛的患病率继续增加，而且更为严重。急性腰痛为疼痛时间持续 4 周以下，亚急性腰痛为疼痛持续 4~12 周，慢性腰痛为疼痛持续 12 周以上[41]。

2. 老年腰椎间盘突出症运动功能障碍的特点　腰椎间盘突出症患者可能合并的运动功能障碍包括：①腰椎活动度受限，病变在上腰椎使前屈活动受限，存在神经根受刺激使侧屈受限，关节突关节病损使伸展受限；②神经根压迫导致支配区域的肌力减退；③疼痛导致活动受限，出现跛行；④错误的运动控制模式；⑤平衡功能障碍。老年腰椎间盘突出的运动功能障碍可表现为腰椎活动受限，姿势异常，下肢麻木无力，步态异常，甚至出现体能下降，日常生活活动能力下降。经临床检查可发现腰椎畸形，生理前凸变小、消失，甚至变为后凸，不同程度侧凸。躯干肌及下肢肌肌力下降，反射异常。

3. 老年腰椎间盘突出症感觉功能障碍特点　北美脊柱协会制定的非特异性下腰病的循证医学指南中定义：腰椎间盘突出症合并神经根病变指的是椎间盘及其内容物在正常椎间盘间隙边缘以外局部移位，导致肌肉或皮节分布区域的疼痛、无力和麻木。

老年腰椎间盘突出症感觉功能障碍不同于年轻人，老年患者多数起病缓慢，症状逐渐加重，老年人椎间盘组织生理性质提示椎间盘组织所释放的化学物质对神经根刺激所引起的自身免疫反应明显减少，该特质导致患者躯干本体感觉能力明显降低，所以老年患者的下肢放射痛程度不明显，而中年人及青少年患者放射疼痛程度较为明显，但不利的是脊柱的稳定性受躯干肌的募集和躯干姿势控制能力影响，这将导致腰背痛的复发和加剧。

4. 老年腰椎间盘突出症精神心理障碍特点　老年 LDH 患者精神心理障碍以焦虑和抑郁为主，焦虑往往与神经功能缺损有关，产生原因主要是疾病本身及疾病产生的功能障碍，5- 羟色胺系统紊乱、皮质醇分泌亢进等是疼痛和抑郁的共同物质基础，手术与全身麻醉也是出现精神心理障碍的原因之一。其他的心理障碍包括围手术期心理应激以及术后运动恐惧症等。

5. 老年腰椎间盘突出症二便功能障碍特点　老年腰椎间盘突出症与二便功能障碍也存在关联，由于腰椎间盘突出导致马尾神经综合征（cauda equina syndrome，CES）以及腰椎手术围手术期时会有二便功能障碍的发生。CES 会导致神经源性下尿路功能障碍，腰痛患者中 CES 发病率约为 0.04%，腰椎间盘突出症患者中 CES 发病率为 1% ~ 2%，研究指出 CES 手术前患者尿失禁发生率为 46.2%，无痛性尿潴留占 38.4%，痛性尿潴留占 15.4%，大小便失禁发生率为 58%，腰椎手术后会有便秘发生，但未找到权威流行病学数据。

6. 老年腰椎间盘突出症认知功能障碍特点　老年腰椎间盘突出症认知功能障碍主要是由于长期慢性腰痛和手术应激两种因素导致。

（1）慢性疼痛：Schiltenwolf M[42] 发现慢性下腰痛患者工作记忆和信息处理速度减慢，但注意力和再认记忆正常。认知功能和疼痛、抑郁、焦虑与药物治疗之间存在相互作用，Ng SK[43] 发现慢性腰痛患者大脑变化主要在情感和认知的区域，而不是与伤害感受的相关区域，代表情绪和认知可能是下腰痛患者体验的主导因素。Luoto S[44] 发现慢性腰痛影响了短期记忆功能，降低患者的信息的处理速度（利手和非利手反应时间）。Schiltenwolf M[45] 发现下背痛患者处理信息时间延长，长期服用阿片类药物的下背痛患者与未服药下背痛患者和健康者相比，空间记忆、概念改变的灵活性及工作记忆表现都有严重受损。认知受损程度与疼痛强度、抑郁评分和药物使用显著相关。

（2）术后认知功能障碍（postoperative cognitive dysfunction，POCD）：PDCD 是指 LDH 患者在经历手术之后出现的一种常见的神经系统认知功能失调，亦称术后谵妄，以记忆力、注意力、定向力、自制力、思维等改变为主要特征，可表现为焦虑、精神错乱、记忆减退甚至人格改变，易感因素通常和患者自身的基础状态相关。老龄化、营养不良、衰弱、术前合并认知功能障碍、脑器质病变（如脑梗死、脑白质微改变）、美国麻醉医师协会（American society of anesthesiologists，ASA）分级高、术前合并多种内科疾病、视觉或听觉障碍等被认为是术后谵妄的易感因素，而高龄是公认的术后谵妄危险因素。随着年龄增加，患者无论是身体机能还是社会功能都会相应下降，且易伴有其他谵妄易感因素（如术前痴呆、贫血、低蛋白血症、高血压等）。促发因素通常和外界环境及医疗干预相关。术中管理相关的谵妄促发因素包括麻醉深度、缺氧、阿片类药物、低血压和麻醉时间等。镇痛不足、睡眠紊乱、机械通气、感染、低体温等是与术后管理相关的促发因素。多采取手术治疗，但创伤大、刺激强度高、死亡率高。严重创伤能够使机体的促肾上腺皮质激素、皮质醇类激素、生长激素等的分泌异常，白介素、肿瘤坏死因子等细胞因子增多，术中阿片类镇痛药物的需求增大，进而影响患者术后认知功能的恢复以及预后。

# 第二节　老年腰椎间盘突出症全周期康复

## 一、老年腰椎间盘突出症全周期康复的概念

"老年全周期康复"相对于传统康复，有效拓展了康复的渠道，使康复服务从线到面，实现了基层首诊、双向转诊、急慢分诊、上下联动的诊疗效果，保证了老年患者接受最大程度的康复治疗。全周期理念建议整合急诊科、脊柱外科、重症科、康复科、护理、医技等学科力量，通过多学科的密切合作，建立包含急性期诊治、早期康复、二级预防、随访宣教等功能的学科联合体系，患者病情稳定后，给予康复技术指导，联合制定家庭康复方案。

老年患者有多功能障碍长期并存的疾病特点，应制订联合临床医生、康复医生、康复治疗师、护士，涵盖急性期、恢复期、后遗症期及高危人群干预的全周期康复计划。在早期应以预防、健康宣教为主；在脊柱外科及康复科加强以躯体功能障碍康复、日常生活活动能力康复、社会参与能力康复为目标的康复行为；在后遗症康复阶段，则采用社区康复、家庭康复及远程康复等有效的康复形式；针对高危人群，联合下级医疗机构进行健康教育、生活习惯改变及药物指导等健康干预。整个过程中，临床医生为患者的临床安全保驾护航，康复医生结合患者的临床情况制订康复治疗计划，康复治疗师根据患者的功能特点实施个性化的康复治疗（图3-2-1）。

## 二、不同维度的老年腰椎间盘突出症全周期康复

1. 疾病发展全周期　腰椎间盘突出症是一种退行性疾病，在发作前患者多有无症状的腰椎间盘突出或者慢性腰痛病史，脊柱负荷、社会心理因素、外伤史、不当生活方式是腰椎间盘突出症发作和复发的危险因素。对于腰椎间盘突出症的康复干预需要覆盖三级预防，对高危人群进行宣教、对无症状腰椎间盘突出和下腰痛患者提供康复干预，以及在急性发作和慢性缓解期进行功能障碍的康复治疗，以缓解症状、减少并发症和预防复发。

2. 参与人员全周期　腰椎间盘突出症的治疗包括药物、手术及康复治疗，同时老年人多合并基础疾病，因此需要临床医师提供基于疾病临床思路的诊断、治疗方案，康复医师提供基于功能障碍的评估和方案制定，康复治疗师对患者进行物理治疗、作业治疗等具体康复干预，以及护理团队对于患者日常生活的指导与关怀。

3. 分级诊疗全周期

（1）三级医院

1）急性期及重度腰椎间盘突出症患者。

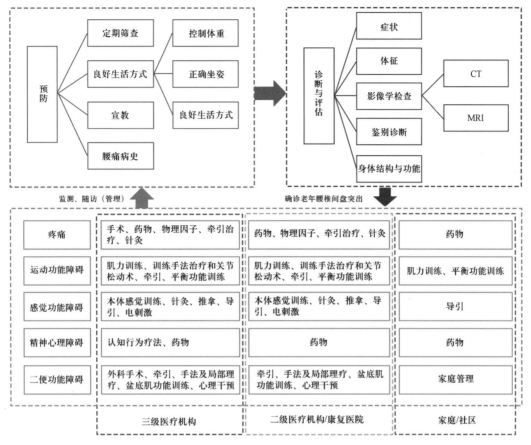

图 3-2-1　老年腰椎间盘突出症全周期康复流程

2）合并严重基础疾病的患者。

3）在下级医院保守治疗效果不佳或者加重的患者。

4）复杂疑难或诊断不明确的病例。

（2）二级医院

1）轻至中度保守治疗患者。

2）完成急性期治疗且病情稳定的患者。

（3）返回社区及家庭

1）高危人群宣教。

2）需要康复干预的无症状腰椎间盘突出与慢性腰痛患者。

3）病情稳定的腰椎间盘突出症患者。

4. 不同地区全周期　由于各地域经济水平、医疗技术发展不平衡，流行病学特征亦不相同，存在腰椎间盘突出症同病异治的情况，可根据各地区自身特点对现有方案进行调整。

# 第三节　老年腰椎间盘突出症诊断

## 一、老年腰椎间盘突出症的诊断原则

老年腰椎间盘突出症的诊断须具备：年龄 ≥ 65 岁；具有腰椎间盘突出症临床表现；影像学检查显示腰椎椎间盘或椎间关节有退行性改变；影像学所见可以与临床表现相符；排除其他疾病。

## 二、老年腰椎间盘突出症的诊断标准

1. 症状　老年腰椎间盘突出症症状表现为 4 个方面，包括：腰痛同时会出现单侧或双侧下肢放射性疼痛；出现下肢麻木无力现象；巨大突出或中央型突出患者伴有大小便功能障碍；最明显的是姿势异常，腰椎的活动受限。

2. 体征

（1）立位检查：腰椎畸形改变，生理前凸的变化特点为变小或消失，甚至变为后凸，且伴有不同程度侧凸；通过腰部压痛点检查触发下肢放射痛或麻木感；腰椎活动受限度的改变。

（2）仰卧位检查：直腿抬高加强试验呈阳性表现；下肢受累神经根支配区的皮肤感觉、肌力及反射异常表现。

（3）俯卧位检查：腰部压痛点阳性表现；股神经牵拉试验阳性表现。

（4）肌力和感觉检查：仰卧位直腿抬高试验出现 Lasegue 征阳性，要注意的是对侧 Lasegue 征等体格检查结果可以协助诊断。仰卧位直腿抬高试验呈阳性表现，同时和坐位直腿抬高试验对照，可帮助诊断；在诊断老年 L4/5 椎间盘突出症中，足背伸肌力减弱表达的准确性更高。

## 三、体格检查

从临床物理检查的体征分析，老年 LDH 的体征较为复杂。有临床研究报道[46]腰椎管狭窄和突出髓核刺激神经根的双重体征常见于老年 LDH 患者，可同时存在对应的间歇性跛行和直腿抬高试验双重阳性体征，该两组体征被列为老年 LDH 的特异性体征，利于临床诊断。但由于老年患者疼痛敏感度低，根性刺激反应不明显。所以，从临床症状学角度看，老年 LDH 临床体征的特异性不强。

1. 老年腰椎间盘突出症患者合并症多、美国麻醉医师协会（American Society of Anesthesiologists，ASA）分级（表 3-3-1）更高。

2. 老年腰椎间盘突出症症状不明显，且有间歇性跛行，马尾综合征更易发生；行走功能受限的发生率与年龄呈正比，老年腰椎间盘突出症的症状将逐步过渡致腰椎管狭窄症。

3. 老年腰椎间盘突出症患者症状较年轻者更重，术前卧床甚至致残的比例较年轻患者更高；通过腰痛和腿痛的视觉模拟评分（visual analogue scale，VAS）（表 3-3-2）、健康

表 3-3-1　美国麻醉医师协会（ASA）分级

| 分级 | 表现 |
| --- | --- |
| Ⅰ级 | 患者的重要器官、系统功能正常，对麻醉和手术的耐受良好，正常情况下没有什么危险 |
| Ⅱ级 | 患者有轻微的系统性疾病，重要器官有轻度病变，但代偿功能健全，对一般麻醉和手术可以耐受，风险较小 |
| Ⅲ级 | 患者有严重的系统性疾病，重要器官功能受损，但仍在代偿范围内。行动受限，但未丧失工作能力，施行手术和麻醉有一定的顾虑和风险 |
| Ⅳ级 | 患者有严重的系统性疾病，重要器官病变严重，功能代偿不全，已经丧失工作能力，经常面临对其生命安全的威胁，施行麻醉和手术风险很大 |
| Ⅴ级 | 患者病情危重，濒临死亡，手术是孤注一掷，麻醉和手术异常危险 |

表 3-3-2　视觉模拟评分 VAS

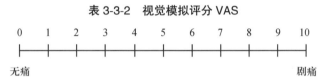

| 评分 | 表现 |
| --- | --- |
| 0 | 无疼痛 |
| 1～3 | 轻度疼痛：有疼痛但可忍受，生活正常，睡眠无干扰 |
| 4～6 | 中度疼痛：疼痛明显，不能忍受，要求服用镇痛药物，睡眠受干扰 |
| 7～10 | 重度疼痛：疼痛剧烈，不能忍受，需用镇痛药物，睡眠受严重干扰，可伴自主神经紊乱或被动体位 |

调查简表 36（36-item short form health survey，SF-36）、Oswestry 功能障碍指数（Oswestry disability index，ODI）（表 3-3-3）等进行评估，老年患者的生活质量和功能受腰椎间盘突出症的影响更明显；老年患者有更高的功能依赖发生率，尤其是老年女性，出院后更需要院外护理。

4. 老年腰椎间盘突出症患者腰痛和坐骨神经痛的严重程度与生活方式、全身合并疾病、患者文化水平、自身健康评估状况密切相关。

5. 年龄鉴别方面，老年患者神经根牵拉试验阳性率低；严重受限的神经根牵拉试验阳性发生率与年龄呈负相关。在老年患者中跟腱反射减弱的诊断价值不高；足背伸肌力在老年 L4/5 诊断中的准确性更高；老年患者中没有神经损伤，体征的发生率低于年轻患者，但在 L4/5 节段高于年轻患者。

## 四、影像学检查

老年 LDH 的临床诊断及评价主要依赖 X 线、CT、MRI 等现代影像学检查。X 线、CT 引导下椎间盘造影及磁共振成像等是临床上常用的评价腰椎间盘退变的影像学方法[47, 48]，X 线检查用于观察椎体骨质的形态和密度、腰椎的弯曲度及对位情况，以排除腰椎非退

### 表 3-3-3　Oswestry 功能障碍指数（ODI）

| 1. 疼痛的程度（腰背痛或腿痛） | 6. 站立 |
| --- | --- |
| □ 无任何疼痛 | □ 想站多久，就站多久，疼痛不会加重 |
| □ 有轻微的疼痛 | □ 想站多久，就站多久，但疼痛有些加重 |
| □ 较明显的痛（中度） | □ 由于疼痛加重，最多只能站 1 个小时 |
| □ 明显的痛（相当严重） | □ 由于疼痛加重，最多只能站 30 分钟 |
| □ 严重的痛（非常严重） | □ 由于疼痛加重，最多只能站 10 分钟 |
| □ 痛得不能做任何事 | □ 由于疼痛加重，一点也不敢站 |
| 2. 日常生活自理能力（洗漱、穿脱衣服等活动） | 7. 睡眠 |
| □ 完全能自理，一点也没有腰腿痛 | □ 半夜不会被痛醒 |
| □ 完全能自理，但引起腰腿痛加重 | □ 有时晚上会被痛醒 |
| □ 虽能自理，由于活动时腰腿痛加重，以致动作小心、缓慢 | □ 由于疼痛，最多只能睡 6 个小时 |
| □ 多数日常活动可自理，有的需要他人帮助 | □ 由于疼痛，最多只能睡 4 个小时 |
| □ 绝大多数日常活动需要他人帮助 | □ 由于疼痛，最多只能睡 2 个小时 |
| □ 穿脱衣服、洗漱困难，只能躺在床上 | □ 由于疼痛，根本无法入睡 |
| 3. 提物 | 8. 性生活 |
| □ 提重物时并不引起腰腿痛加重 | □ 完全正常，绝不会导致疼痛加重 |
| □ 能提重物，但腰腿痛加重 | □ 完全正常，但会导致疼痛加重 |
| □ 由于腰腿痛，不能将地面上较轻的物体拿起，但能拿起放在合适位置上较轻的物品 | □ 基本正常，但会很痛 |
| | □ 由于疼痛，性生活严重受限 |
| □ 只能拿丁点轻的东西 | □ 由于疼痛，基本没有性生活 |
| □ 任何东西都提不起来或拿不动 | □ 由于疼痛，根本没有性生活 |
| 4. 行走 | 9. 社会活动 |
| □ 腰痛或腿痛，但一点也不妨碍走多远 | □ 完全正常，不会因此加重疼痛 |
| □ 由于腰背或腿痛，最多只能走 800 米 | □ 完全正常，但会加重疼痛 |
| □ 由于腰背或腿痛，最多只能走 800 米 | □ 疼痛限制剧烈活动，如运动，但其他社会活动无明显影响 |
| □ 由于腰背或腿痛，最多只能走 100 米 | □ 疼痛限制了正常社会活动，只能在家从事一些社会活动 |
| □ 只能借助拐杖或手杖行走 | □ 疼痛限制了正常社会活动，不能参加一些社会活动 |
| □ 不得不躺在床上，排便也只能用便盆 | □ 由于疼痛，根本不能从事任何社会活动 |
| 5. 坐 | 10. 旅行 |
| □ 随便多高的椅子，想坐多久，就坐多久 | □ 由于疼痛，除了到医院，根本无法外出 |
| □ 只要椅子高矮合适，想坐多久，就坐多久 | □ 能到任何地方旅行，疼痛会加重 |
| □ 由于疼痛加重，最多只能坐 1 个小时 | □ 由于疼痛，外出郊游不超过 2 个小时 |
| □ 由于疼痛加重，最多只能坐 30 分钟 | □ 由于疼痛，外出郊游不超过 1 个小时 |
| □ 由于疼痛加重，最多只能坐 10 分钟 | □ 由于疼痛，外出郊游不超过 30 分钟 |
| □ 由于疼痛加重，一点也不敢坐 | |

变性的疾病，如炎症、骨折或占位病变等，是不可或缺的步骤和基础的检查手段。通过临床报告发现，无症状腰椎间盘突出现象无论在成年或老年人群出现的比例都很高，其中老年人最高。因此，通过观察椎体上下缘的骨质密度变化、椎间隙的宽窄的诊断方法有一定的参考价值。但这些都属于间接征象，直接诊断的证据不足[49]。另外，X 线检查对于手术的意义在于提供术前术后的脊柱长度等有效数据的测量[50]。椎间盘造影有创且可能存在副作用，在应用中受到限制，多用于诊断椎间盘源性下腰痛[51]。目前临床医生比较常用的检查手段是 CT 和 MRI[52, 53]。CT 检查的优势在于扫描范围较大、扫描时间短、价格低而且密度分辨率较 X 线检查高[54]。MRI 可以更好地观察脊髓，观察椎间盘病变是否对脊髓造成压迫从而导致脊髓水肿变性[55]。而 MRI 较 CT 更具优势，主要体现在软组织分辨率高，成像序列多样且无辐射，适合反复检查。目前，评估椎间盘变性在临床上广泛认可的方法是 Pfirrmann 分级[56]。因此，在临床实际中，MRI 检查方式应用更为普遍。

**（一）CT/MRI 病证适应差异**

1. 椎间盘变性　通常由于年龄特质影响椎间盘变性。老年患者矢状面、冠状面的椎间盘高度经 CT 检查发现有明显减低趋势。而 MRI 检查中，观察软组织多方位成像的信号改变可提示椎间盘的含水量，可间接展示椎间盘变性状况。有研究发现，MRI 较 CT 在判断椎间盘变性上的检出率更高，CT 则无显著效果，可能是由于工作原理不同导致。临床上因为患者病情存在较大差异，联合使用固然能够达到互相弥补的效果，但还需权衡利弊，考虑患者家庭的经济负担。

2. 椎间盘钙化与积气　患者椎间盘突出物水分明显降低，新生血管长入，钙盐堆积，形成椎间盘钙化。CT 检查钙化情况可显示为椎间盘轮廓毛躁不平整但均匀分布，钙化不规则但呈现高密度。椎间盘高度增加是由于椎板骨存在不同程度的硬化，或可能被吸收而造成。不同气体密度在椎间盘结构层面表示为椎间盘积气，主要包含氮气、氧气、二氧化碳，以及其他气体，其中大部分是氮气。

研究发现，积气通常处于患者椎间盘组织的中央或者边缘，病理性积气出现是由于椎间盘组织周边缺少可对积气重吸收的毛细血管网。CT 检查椎间盘积气，表现包含条状、小泡状、不规则条索状等复杂多样的显示，更先进的多层螺旋 CT 可利用多角度以及全方位途径，对椎间盘积气的具体范围、形态特征、并存状况进行观察，进而提升诊断椎间盘积气的准确性，对于椎间盘积气的诊断价值较高。CT 因具备较高的密度分辨率，在椎间盘钙化与积气的诊断上有明显高于 MRI 的检出率，并且操作简便、无创安全、价格低廉，比 MRI 在椎间盘钙化、积气的诊断上更有价值。

3. 硬膜囊受压与脊髓变性　CT 检查显示硬膜囊以及同侧神经根受压；经 MRI 检查显示椎间盘后方硬膜囊出现受压变形移位。腰部疼痛或者肢体麻木等现象是由于突出的椎间盘对脊髓的硬膜囊进行压迫，直至脊髓阶段，可牵连患者马尾神经出现神经根相关症状而引发。突出的椎间盘对脊髓进行压迫造成脊髓变性，同时存在脊髓水肿充血，MRI 检查显示病变高信号影。研究表明，感觉性共济失调、深感觉障碍、痉挛性瘫痪等症状可由脊髓变性后引发。MRI 较 CT 能够清楚展现患者椎间盘、椎管以及周边软组织结构，且 MRI 能同时在 T1W1 上观察到椎体、椎板、椎弓根等附件结构，在 T2W1 上探查到病灶的具体位置、形态特征以及信号变化等。因此 MRI 在硬膜囊受压与脊髓变性的诊断上可增强脊髓、硬膜囊、软组织成像的效果，并对各类症状进行准确鉴别，比 CT 的优势更大。可清楚展现出侧隐窝狭窄状况，直接观察到游离髓核。尤其是检查不同症状以及类型的患者中存在明显差异，为临床快速诊断提供有力参考依据。

4. 神经根受压　硬膜囊受压、侧隐窝狭窄、压迫神经根可经 CT 检查显示。经 MRI 检查显示：长 T2 弛豫时间，硬膜囊以及神经根鞘袖中脑脊液出现长 T2 信号与慢血流，周边背景组织 T2 值较短。可优先考虑 CT，因其相比 MRI 的操作更为简便。CT 与 MRI 相比在神经根受压上的检出率无明显差别，且 CT 的检查操作简便，费用较低廉，临床中可考虑患者各方面情况结合 CT、MRI 进行综合判断。

（二）MRI/ CT 的优势

1. MRI　MRI 是明确腰椎间盘突出诊断的重要方法。其对椎间盘突出的部位、大小、形态和神经根、硬膜囊受压移位情况可清晰显示[57]。MRI 检查是最为合适的无创影像学检测手段。MRI 在诊断膨出、突出、脱垂、Schmorl 结节等方面的椎间盘突出更具优势。

2. CT　患者存在 MRI 检查禁忌时，或者检测后结果不全面无法判断时，则可将 CT 作为次选推荐手段。CT 在中央、后外侧、椎间孔、极外侧、脱出等方面的检测表现得更为适应。CT 具备扫描速度极快、探查范围广等检查优势，还可观察病理性积气、骨质增生、椎间盘钙化、多类异常骨性结构的形态改变等，缺点是脊髓变性信号的变化难以显示、软组织密度上的分辨率较低、可能出现骨骼伪影和具有放射性。

（三）其他

1. 腰椎正侧位 X 线片　X 线检查可对腰椎间盘突出症进行初步诊断和大致定位，可提供一些间接征象，但不能直接显示，观察腰椎骨结构及序列变化是其主要目的[58]。

2. 脊髓造影和椎间盘造影　对于与症状体征不符的责任节段，选择性神经根阻滞在影像学已确定腰椎手术失败后的治疗计划制订等方面具有一定优势。

3. 电神经检查　可以在影像学证据的基础上进一步证实神经根损害的存在[59]，但该检查不能辨别神经压迫的原因，只能作为确定其他可能合并症的一类辅助手段。

## 五、鉴别诊断

老年 LDH 具备典型的腰腿痛等根性刺激症状，还可伴随如运动无力、肌肉萎缩以及感觉异常等多种非特异性症状。与老年人常见的单纯性腰椎管狭窄症进行鉴别诊断尤其重要。腰腿痛程度及下肢无力程度相对比，腰椎间盘突出症的表现比单纯椎管狭窄更为明显，前者大腿前区出现疼痛有更高的概率发生。另外，腰椎管狭窄患者的腰椎前屈动作一般不受限，但缺失神经根张力试验或跟腱反射异常。

## 六、身体结构与功能

老年腰椎间盘突出症结构评定包括腰椎活动度、椎体力学失衡等情况，可通过影像学检查进行判断。功能评定主要内容包括腰椎活动度评定、等速肌力评定、感觉反射评定以及特定的腰痛功能评分。

1. 腰椎活动度评定　老年腰椎间盘突出症患者由于年龄增长的生理特性，表现为髓核的水分部分丢失、弹性下降明显、椎间隙变窄、椎体不稳等，腰椎各个方向的活动度显著减小，伴随年龄增长，患者的背伸、旋转、侧屈活动度均向减少趋势发展。此外，腰椎活动度测量受年龄、性别、体重、姿势等原因影响。

2. 等速肌力评定　腰椎的稳定性和生理前凸的维持依靠脊柱本身结构和与之相关联的肌肉，腰椎运动稳定取决于腰屈伸肌肌力大小及其比值的稳定，腰背部腰背屈 / 伸比值（flexion to extension，F/E）是肌力平衡及腰椎生物力学稳定性的重要指标。因此可采用等速肌力进行评定。

3. 感觉和反射评定　英国医学研究会（British Medical Research Council，BMRC）提出肢体神经感觉功能综合评价方法，下肢神经支配区内的浅痛觉、深痛觉、触觉、两点辨别觉等是该感觉评定法观察的主要内容。受累神经表现为反射改变，其定位意义较大。膝跳反射障碍可对应腰4脊神经受累，活跃为早期表现，临床上以后者多见的是发展后的反射减退，腰5脊神经受损对反射时多数没有影响，第1骶神经受累时表现为跟腱反射障碍。

4. 疼痛的评定　老年腰椎间盘突出症疼痛的康复评估包括：数字评价量表（numerical rating scale，NRS），修订版面部表情疼痛量表（faces pain scale revised，FPS-R），欧洲神经科学协会联盟在"2009年神经病理性疼痛评估指南"中推荐的麦吉尔疼痛问卷（MPQ），利兹神经病理性症状和体征评分（leeds assessment of neuropathic symptoms and sign，LANSS），神经病理性疼痛问卷（neuropathic pain questionnaire，NPQ），ND4问卷（Douleur Neuropathique 4 questions），疼痛检测（pain detect）问卷，ID疼痛（ID pain）量表，标准化疼痛评估问卷。神经病理性疼痛的疗效评估可以使用：神经病理学疼痛量表（neuropathic pain scale，NPS）和神经病理学疼痛症状量表（neuropathic pain symptoms inventory，NPSI），定量感觉测试通常用于痛觉过敏和异常性痛觉的评估，并且用于表明不同疼痛成分的疗效评估。

5. 特定的腰痛功能量表　该类量表已考虑到腰椎间盘突出症患者的临床症状与功能障碍对其活动与参与的影响，因此单独列出，包括：JOA腰痛评分系统，Oswestry功能障碍指数，Roland-Morris功能障碍调查表，魁北克腰痛障碍评分量表。

# 第四节　老年腰椎间盘突出症常见功能障碍评估

主要针对老年腰椎间盘突出症导致的疼痛、运动、感觉、精神心理、认知及二便功能障碍评估。

## 一、老年腰椎间盘突出症疼痛评估

1. 单维疼痛评估工具

（1）数字评价量表（numerical rating scale，NRS）（表3-4-1）：将疼痛程度用0 ~ 10个数字依次表示，0表示无疼痛，10表示可以想象到的最剧烈疼痛。由患者自己选择一个最能代表自身疼痛程度的数字。

表 3-4-1　数字评价量表

| 程度 | 评分 |
| --- | --- |
| 无痛 | 0 |
| 轻度疼痛（疼痛不影响睡眠） | 1 ~ 3 |
| 中度疼痛 | 4 ~ 6 |
| 重度疼痛（不能入睡或者睡眠中痛醒） | 7 ~ 9 |
| 剧痛 | 10 |

（2）修订版面部表情疼痛量表（faces pain scale revised，FPS-R）：将数字或程度形容词转变为不同的面部表情，使受试者更容易理解与配合，这些面部表情代表伤害所造成疼痛的严重程度。最左边的表情代表无痛，从左至右的表情表示疼痛越来越严重，最右边的表情代表最剧烈的疼痛（图 3-4-1）。

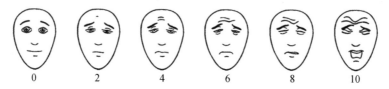

图 3-4-1　修订版面部表情疼痛量表（FPS-R）

（3）腰椎神经根疼痛的评估：欧洲神经科学协会联盟[60]在"2009 年神经病理性疼痛评估指南"推荐使用筛查问卷，漏诊率为 10% ~ 20%，但可用于流行病学调查。

2. 多维疼痛评估工具

（1）麦吉尔疼痛问卷（MPQ）：原版的 McGill 疼痛问卷调查表发布于 1975 年，没有包含评估神经病理性疼痛的评估条目，所以具有局限性。Dworkin 等在简版 MPQ（SF-MPQ）的基础上制定了第二版，包含 22 个条目，新增了神经病理性痛相关问题 6 个，即 SF-MPQ-2（表 3-4-2）。

表 3-4-2　麦吉尔疼痛问卷（MPQ）

| 此问卷向您提供了一系列描述不同疼痛及相关症状性质的词汇。请在能最确切描述您在过去一周所能感觉到的每一种疼痛及相关症状强度的数字上划√。如果此词汇不能描述您的疼痛或相关症状，请选择 0。 | |
| --- | --- |
| 1. 跳痛 | 无 [0 1 2 3 4 5 6 7 8 9 10] 最剧烈 |
| 2. 射击样疼痛（猛烈的冲击痛，类似弹弓射击痛） | 无 [0 1 2 3 4 5 6 7 8 9 10] 最剧烈 |
| 3. 刀割痛 | 无 [0 1 2 3 4 5 6 7 8 9 10] 最剧烈 |
| 4. 尖锐痛 | 无 [0 1 2 3 4 5 6 7 8 9 10] 最剧烈 |
| 5. 痉挛牵扯痛 | 无 [0 1 2 3 4 5 6 7 8 9 10] 最剧烈 |
| 6. 持续性咬痛 | 无 [0 1 2 3 4 5 6 7 8 9 10] 最剧烈 |
| 7. 烧灼痛 | 无 [0 1 2 3 4 5 6 7 8 9 10] 最剧烈 |

续表

| 8. 酸痛 | 无 | 0 1 2 3 4 5 6 7 8 9 10 | 最剧烈 |
| 9. 坠痛 | 无 | 0 1 2 3 4 5 6 7 8 9 10 | 最剧烈 |
| 10. 轻压痛 | 无 | 0 1 2 3 4 5 6 7 8 9 10 | 最剧烈 |
| 11. 撕裂痛 | 无 | 0 1 2 3 4 5 6 7 8 9 10 | 最剧烈 |
| 12. 疲惫 - 无力 | 无 | 0 1 2 3 4 5 6 7 8 9 10 | 最剧烈 |
| 13. 令人厌恶的 | 无 | 0 1 2 3 4 5 6 7 8 9 10 | 最剧烈 |
| 14. 害怕 | 无 | 0 1 2 3 4 5 6 7 8 9 10 | 最剧烈 |
| 15. 折磨 - 惩罚感 | 无 | 0 1 2 3 4 5 6 7 8 9 10 | 最剧烈 |
| 16. 电击痛 | 无 | 0 1 2 3 4 5 6 7 8 9 10 | 最剧烈 |
| 17. 冷痛 | 无 | 0 1 2 3 4 5 6 7 8 9 10 | 最剧烈 |
| 18. 穿刺痛 | 无 | 0 1 2 3 4 5 6 7 8 9 10 | 最剧烈 |
| 19. 轻轻抚摸导致的疼痛 | 无 | 0 1 2 3 4 5 6 7 8 9 10 | 最剧烈 |
| 20. 瘙痒 | 无 | 0 1 2 3 4 5 6 7 8 9 10 | 最剧烈 |
| 21. 麻刺痛或针刺痛或蜇痛 | 无 | 0 1 2 3 4 5 6 7 8 9 10 | 最剧烈 |
| 22. 麻木 | 无 | 0 1 2 3 4 5 6 7 8 9 10 | 最剧烈 |
| 23. 其他（如果以上没有符合您疼痛的情况，请在下面描述您的疼痛，并为疼痛评分） | | | |

（2）利兹神经病理性症状和体征评分（LANSS）（表 3-4-3）：LANSS 量表用于对神经病理性疼痛进行筛查，原版包括症状项（5 项）和体检项（2 项）。研究显示 LANSS 的灵敏度为 70% ~ 90%，特异度为 94% ~ 97%。但体检项目需要医生用有刻度的 23 号针头，使针头垂直接触患者的皮肤，并在皮肤上施加不同的压力，用以判断患者是否存在触诱发痛。但这种测试饱受争议。因此，Bennett 对原版 LANSS 进行了改版，将体检项删除换成自查项目（用手指按压和触摸来代替原来针头检查），所有的症状项目保留，从而形成了自评 LANSS（S-LANSS）。S-LANSS 目前在临床领域使用率很高，可以对由于经济原因或其他客观条件（有幽闭恐惧症或体内有金属支架等）不能做 MRI 检查的患者进行神经病理性疼痛的排查。

表 3-4-3　利兹神经病理性症状和体征评分（LANSS）

此疼痛评分有助于判断传导您疼痛信号的神经是否工作正常。如果需要采用不同治疗方法以控制您的疼痛，查明这一点尤为重要。

**A. 疼痛问卷**
回想您在过去一周所感觉到的疼痛是怎样的。
请说出以下任一描述是否与您的疼痛相符。
1. 您的皮肤是否有令人不愉快的奇怪的疼痛感觉？例如范围较大的刺痛、麻刺痛、针刺感等。

| | |
|---|---|
| A 否 ———————————————————— | （0） |
| B 是 ———————————————————— | （5） |

2. 疼痛部位的皮肤看起来和其他部位的皮肤有没有不同？例如有没有色斑或者看起来更红？

| | |
|---|---|
| A 否 ———————————————————— | （0） |
| B 是 ———————————————————— | （5） |

3. 疼痛使受累的皮肤对抚摸异常敏感吗？例如轻擦皮肤时有不适感或者穿紧身衣时出现疼痛。

| | |
|---|---|
| A 否 ———————————————————— | （0） |
| B 是 ———————————————————— | （5） |

4. 当您静止不动时，疼痛会没有任何明显原因就突然暴发性发作吗？例如电击样、跳痛或暴发痛。

| | |
|---|---|
| A 否 ———————————————————— | （0） |
| B 是 ———————————————————— | （5） |

5. 您感觉疼痛部位的皮肤温度是否有异常变化？例如热或烧灼感。

| | |
|---|---|
| A 否 ———————————————————— | （0） |
| B 是 ———————————————————— | （5） |

**B. 感觉检查**

皮肤敏感性检查即通过与对侧或邻近非疼痛部位相比，检查疼痛部位是否存在痛觉超敏以及针刺阈值（PPT）的变化。

1. 痛觉超敏

用脱脂棉先后轻擦非疼痛部位和疼痛部位，检查痛觉反应。轻擦时，如果非疼痛部位感觉正常，而疼痛部位有痛觉或不适感（麻刺痛、恶心）则存在痛觉超敏。

| | |
|---|---|
| A 否，无痛觉超敏 ———————————————— | （0） |
| B 是，仅疼痛部位存在痛觉超敏 ———————————— | （5） |

2. 针刺阈值（PPT）变化

将 2 ml 注射器所配的 23 号针头（蓝针）先后轻置于非疼痛部位和疼痛部位，通过比较两者的反应来判断针刺阈值。

如果非疼痛部位有尖锐的针刺感，但疼痛部位的感觉有所不同，例如没有感觉 / 仅有钝痛（PPT 升高）或非常痛（PPT 降低），则存在 PPT 变化。

如果两个部位都没有针刺感，将针头套在注射器上以增加重量并重复试验。

| | |
|---|---|
| A 否，两个部位的感觉相同 ———————————————— | （0） |
| B 是，疼痛部位的 PPT 有变化 ———————————— | （3） |

**评分：**

将括号内有关感觉描述和检查所见得到的分值相加得到总分。

总分（最高 24）———————

如果评分 < 12 神经病理性机制不太可能造成患者的疼痛。

如果评分 ≥ 12 神经病理性机制有可能造成患者的疼痛。

（3）神经病理性疼痛 4 问（douleur neuropathique 4 questions，ND4）：每回答 1 次"是"则计 1 分，回答"否"则计 0 分，最后将分值相加，总分应为 0 ~ 9 分，> 4 分则高度考虑神经病理性疼痛的诊断（表 3-4-4）。

表 3-4-4　神经病理性疼痛（ND4）诊断问卷

| 序号 | 问题 | 是 | 否 |
|---|---|---|---|
| 1 | 疼痛是否呈烧灼样？ | 1 □ | 0 □ |
| 2 | 疼痛是否为冷痛？ | 1 □ | 0 □ |
| 3 | 疼痛是否为电击样？ | 1 □ | 0 □ |
| 4 | 疼痛部位是否伴有麻刺感？ | 1 □ | 0 □ |
| 5 | 疼痛部位是否伴有针刺样感觉？ | 1 □ | 0 □ |
| 6 | 疼痛部位是否伴有麻木感？ | 1 □ | 0 □ |
| 7 | 疼痛部位体检是否有触觉减退？ | 1 □ | 0 □ |
| 8 | 疼痛部位体检是否有针刺觉减退？ | 1 □ | 0 □ |
| 9 | 疼痛是否会因轻触加重？ | 1 □ | 0 □ |

（4）疼痛检测（pain detect）问卷：pain detect 问卷也是一个常用的神经病理性疼痛筛查问卷。其包括 7 道症状项（0～5分），1 道疼痛性质（-1～2分）和 1 道放射性疼痛判断（判断是或否）。相对来讲，Pain detect 问卷对神经病理性疼痛类型的筛查比较全面。优点是 pain detect 问卷要求患者对神经病理性疼痛进行 0～5 分评估，比大多数神经病理性疼痛问卷（ID Pain、DN4、LANSS）更能反映患者神经病理性疼痛的微小差异。缺点是将放射痛单独列出，且放射痛的评分标准和其他 7 个神经病理性疼痛症状项目不同，这点需要临床和研究人员注意（表 3-4-5）。

表 3-4-5　pain detect 问卷

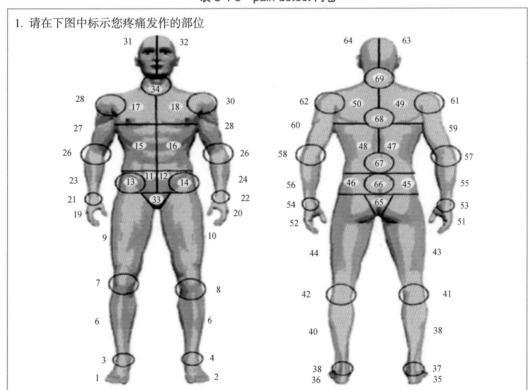

1. 请在下图中标示您疼痛发作的部位

2. 疼痛发作时是否有向身体其他部位放射？ 　　　　有　　　　无

如有请在上图中用箭号表示放射的方向

3. 此刻您感觉到疼痛的程度为？（0 为没有疼痛，10 为最严重）

　　　　　　　　　0　1　2　3　4　5　6　7　8　9　10

　　　　无痛　　　　　　　　　　　　　　　　最痛

4. 在过去 4 周中，最痛的一次发作其程度为？

　　　　　　　　　0　1　2　3　4　5　6　7　8　9　10

　　　　无痛　　　　　　　　　　　　　　　　最痛

5. 在过去 4 周中，疼痛发作的平均程度为？

　　　　　　　　　0　1　2　3　4　5　6　7　8　9　10

　　　　无痛　　　　　　　　　　　　　　　　最痛

6. 以下何种疼痛发作模式与您的情况最相符？

a. 持续疼痛伴轻微波动 　　　　　　　　　□

b. 持续疼痛伴疼痛发作 　　　　　　　　　□

c. 疼痛发作后完全缓解 　　　　　　　　　□

d. 疼痛发作后部分缓解 　　　　　　　　　□

7. 在该标示区是否有烧灼感（针刺感）发生？

从未　　几乎没　　轻微　　中等　　中度　　严重

8. 在该标示区是否有麻刺痛（如蚁行感）或针刺痛（如电击样刺痛）发生？

从未　　几乎没　　轻微　　中等　　中度　　严重

9. 轻触该标示区皮肤（如穿衣时）即引起疼痛？

从未　　几乎没　　轻微　　中等　　中度　　严重

10. 过去在该标示区是否有突发雷击样疼痛发生？

从未　　几乎没　　轻微　　中等　　中度　　严重

11. 偶尔标示区皮肤接触冷水 / 热水可引起疼痛？

从未　　几乎没　　轻微　　中等　　中度　　严重

12. 过去在该标示区是否有麻木感？

从未　　几乎没　　轻微　　中等　　中度　　严重

13. 用手指轻压该标示区皮肤即可触发疼痛？

从未　　几乎没　　轻微　　中等　　中度　　严重

（5）ID 疼痛量表：ID 疼痛（ID Pain）量表是常用的神经病理性疼痛筛选评估工具。ID Pain 包含对 6 个选项进行是否评判，其中有 5 项感觉描述项（针刺、烧灼、麻木、电击、痛觉过敏，每个项目正向计 1 分），和 1 项关节疼痛（即，疼痛是否只出现于关节部位，用于排除伤害感受性疼痛，反向计 1 分）。ID Pain 总分值为 –1 ~ 5 分。临床上，当患者的 ID Pain ≥ 3 分时，会考虑采取神经病理性疼痛相关的治疗方案。但有研究表明，当疼痛患者 ID Pain ≥ 3 分时，有 69% 的可能性是患有神经病理性疼痛（即 31% 的可能性不是）。需要强调的是 ID Pain 更适合作为判断神经病理性疼痛的参考工具，而非最终的评判标准。其优点是简明、易操作，特别适合于进行快速筛选（表 3-4-6）。

表 3-4-6　ID pain 量表

| 测试题 | 评分 | |
|---|---|---|
| | 是 | 否 |
| 您是否出现针刺般疼痛？ | 1 | 0 |
| 您是否出现烧灼样疼痛？ | 1 | 0 |
| 您是否出现麻木感？ | 1 | 0 |
| 您是否出现触电般疼痛？ | 1 | 0 |
| 您的疼痛是否会因为衣服或床单的触碰而加剧？ | 1 | 0 |
| 您的疼痛是否只出现在关节部位？ | –1 | 0 |
| 总分：　　　　　　最高分 =5　最低分 =1 | | |

| 结果分析 | | | | | | |
|---|---|---|---|---|---|---|
| 总分 | –1 | 0 | 1 | 2 | 3 | 4 | 5 |
| 分析 | 基本排除<br>神经病理性疼痛 | | 不完全排除<br>神经病理性疼痛 | 考虑患<br>神经病理性疼痛 | | 高度考虑患<br>神经病理性疼痛 | |

（6）评估问卷：神经病理学疼痛量表（NPS）和神经病理学疼痛症状量表（NPSI）可用于神经病理性疼痛的疗效评估。

（7）定量感觉测试：通常用于痛觉过敏和异常性痛觉的评估，并且用于表明不同疼痛成分的疗效评估。

## 二、老年腰椎间盘突出症运动功能障碍评估

1. 肌力

（1）徒手肌力检查（MMT）：MMT 是一种不借助任何器材，靠检查者使用双手，凭借自身的技能和判断力，通过观察肢体主动运动的范围及感觉肌肉收缩的力量，根据现行标准或普遍认可的标准实施的检查。MMT 检查是确定肌肉或肌群的肌力是否正常及其等级的方法，具有简便、易行的特点，在临床中得到广泛的应用。徒手肌力检查分级标准：目前，国际上较为普遍使用的是 1916 年美国哈佛大学矫形外科学教授 Lovett 提出的肌力分级方法。肌力检查分为 6 级（0 ~ 5 级）。根据患者肌肉或肌群功能，使患者采取不同的受检体位，在减重、抗重力或抗阻力的状态下实施徒手肌力检查，要求受检肌肉做标准检测动作，观察该肌肉完成受试动作的能力，判断该肌肉的收缩力量。注意事项如下。

1）检查前应先对患者给予必要的解释说明，取得患者的配合，必要时给以示范。

2）检查时先查健侧，后查患侧，两侧对比，肌力 > 3 级时，患侧应与健侧对比来确定 4、5 级。

3）必须按照标准姿势、正确的方向进行，以提高结果可比性。

4）抗阻力应使用同一强度，先抗重力后抗阻力。抗阻不能应用于 2 个关节以上，

阻力应加在被测关节的远端，而非肢体远端。

5）选择适当的测试时机，疲劳、运动后或饱餐后不宜进行。

6）骨折未愈合、严重骨质疏松、关节及周围软组织损伤、关节活动度极度受限、严重的关节积液和滑膜炎等症状为徒手肌力检查的禁忌。

（2）等速肌力测试：等速肌力指运动中，运动速度恒定（等速）而阻力可变，运动中的速度预先在等速仪器上设定，一旦速度设定，不管受试者用多大力量，肢体运动的速度都不会超过预先设定的速度，受试者的主观用力只能使肌张力增高，力矩输出增加，而不能产生加速度的一种运动。等速肌力测试是将等速运动中肌肉收缩过程通过等速仪器记录下来，经计算机处理，得到力矩曲线及多项反映肌肉功能的参数，作为评定肌肉运动功能的指标。

2. 关节活动度　腰椎活动度常用量角器来评估，正常情况下腰椎可以进行前后方向的前屈、后伸，左右方向的侧前屈，水平面上的旋转等，三个活动综合形成的环转运动也是可以完成的。腰椎活动度的正常范围一般是比胸椎的活动范围大很多，比颈椎的活动范围略小。其中，腰椎前屈在正常状态下，可以达到90°左右，后伸或者是侧屈可以达到30°左右。一般情况下，躯体从基本的直立位到屈曲状态活动度大约在45°，腰部进行向后弯曲伸展，伸展活动度大约在35°，躯体在侧屈的情况下，脊柱两侧的活动度每次约为30°，躯干旋转度每次约为45°，都是正常范围。腰椎间盘突出症患者脊柱侧屈和前屈受限。脊椎结核或强直性脊柱炎的患者，脊柱的各个方向活动均受限制，失去正常的运动曲线。腰椎管狭窄症的患者，脊柱后伸多受限，腰椎的中立位为身体直立、目视前方。

3. 平衡功能　腰痛患者表现出更显著的姿势不稳定，可使用站立平衡测试。通过对压力中心（center of pressure，COP）的测量，腰痛患者有更大的偏移和更快的平均速度，但与疼痛的位置和强度无关。测力台压力中心测量法：受试者在测力台上做单腿站立、下蹲或起跳落地等动作，通过计算机分析测力台压力中心相关参数的变化，以此来评价动静态平衡的能力。静态平衡评估中COP相关参数通常选取COP面积、COP平均速度、COP均方根和COP振幅等，动态平衡评估中COP的参数选择更注重左右脚的对称性和可变性。COP测量法操作简单、设备价格低廉、实时性好，COP是身体摇摆的惯性力和姿态控制系统恢复平衡力的综合变量，因此更加适合评估人体的平衡能力，被誉为"平衡能力评估的黄金标准"。

平衡能力的影响因素除了有生理、心理等内在因素外，还受外界环境的噪声、光照强度、气味等诸多因素的影响。因此在利用COP测量法评估平衡能力时，要满足以下几个标准条件：①环境：必须确保环境条件的一致性，如良好的照明、静音和无噪声以及舒适的温度，特殊环境将影响受试者的平衡控制。②测力台的数量：由于COP是两只脚肌肉动作的结果，因此有必要在左脚和右脚下方放置两个独立的测力板，以测量每只脚下的地面反作用力和COP，这将比使用单个测力板分析平衡机制更客观，尤其是对于体重分布不对称的人群，如偏瘫和截肢患者。③测试安排的标准化：测试时间过长、多次执行同一动作将导致疲劳因素的增加、测试时间不足可能会丢失数据信息。④足部姿势的标准化：足部姿势直接影响支撑面积，从而影响平衡控制，建议使用最自然的足部姿势进行平衡评估。⑤确保受试者的安全：通过使用扶手、吊带等安全辅具可以有效预防受试者的跌倒，特别是对平衡能力障碍人群。

凭借着高精度、低成本、客观性、实时性等优势，测力台压力中心测量法已经成为了目前实验室和临床中用于定量姿势平衡评估的一种广泛使用的方法和技术。与压电式测力台相比，应变式测力台由于具有更好的测量精度，更加适合平衡能力的测试与评估。而 Bertec 三维测力台作为应变式测力台的代表品牌，通过 100% 的数字编码实现了 0% 的串扰，进一步保证了测量数据的精确性，可实时采集作用在平台上的力学信号，并通过自带的数据采集软件 Bertec Digital Acquire 直接通过 USB 接口得到以下动力学参数：Fx、Fy、Fz、Mx、My、Mz、COP 等，无论是在静态还是动态分析中均可以展现出色的性能，是评估平衡能力的不二之选。

4. 肌电图　表面肌电图（surface electromyography，sEMG）信号源于大脑运动皮层控制下的脊髓运动神经元的生物电活动，形成于众多外周运动单位电位在时间和空间上的总和，生物电变化经表面电极引导、放大、显示和记录所获得，其振幅为 $0 \sim 5000\,\mu V$，频率为 $30 \sim 350\,Hz$。临床常用单块肌肉（群）分析指标包括：时域指标、频域指标、协调指标等线性指标，以及复杂性和变异性等非线性指标。步态常用肌肉分析指标包括：振幅、触发时间、触发序列、协同收缩比等。利用最大自主收缩（maximum voluntary contraction，MVC）测试，令受试者在 20% MVC 和 100% MVC 用力程度下做腰部前屈、外展、后伸等动作。腰痛者腰部肌群肌电值与正常人存在差别，腰痛患者静息状态下竖脊肌的肌电波幅较正常人高，提前激活的肌肉可应对突然的震动来避免腰椎损伤。腰痛者屈曲 - 放松比值较正常人低，且 Roland-Morris 残疾问卷得分、直腿抬高试验阳性率高，提示腰痛患者肌肉功能下降和临床症状存在一定相关。老年腰痛患者正常步行时，腹部肌群激活减少，腰背部肌群激活增加，提示腰腹部肌肉激活协调模式改变。

5. 躯体感觉诱发电位（somatosensory evoked potential，SEP）　SEP 是指躯体感觉系统的外周神经部分在接受适当刺激后，在其特定的感觉神经传导通路上记录出的电反应，其传导原理是给皮肤或末梢神经以刺激，神经冲动沿传入神经经脊髓、丘脑传入大脑皮层中央后回感觉区，在刺激的对侧头皮相应部位记录到的电活动。周围神经、脊髓后索、脑干、丘脑、丘脑放射及感觉皮质的功能状态可通过躯体感觉诱发电位反映。短、中、长潜伏期诱发电位根据在受到刺激后诱发电位出现的潜伏时期长短不同以区分，其中短潜伏期诱发电位在临床上应用最多，是由于其受到的影响因素较少，波形较稳定，便于反复记录。刺激电极置于腕部、肘部或腘窝部。给予 $1 \sim 5\,Hz$，$50\,\mu V$，持续 $0.1 \sim 0.5\,ms$ 的矩形脉冲直流电刺激尺神经、桡神经、正中神经或腓总神经。接收电极在刺激正中神经或尺神经时一般置于 C3、C4，参考电极多置于 FP2 或 F2，手腕接地，刺激下肢时，置 P2 后外方 2 cm 处。叠加次数为 $50 \sim 200$ 次。

6. Roland-Morris 功能障碍问卷表（表 3-4-7）。

表 3-4-7　Roland-Morris 功能障碍问卷表

| | |
|---|---|
| □ 由于腰背痛，整日待在家里 | □ 全天都在腰痛 |
| □ 为了使腰背舒服些，要频繁改换体位 | □ 由于腰痛，感到翻身困难 |
| □ 由于腰痛，步行较正常时慢了许多 | □ 由于腰痛，食欲不佳 |
| □ 由于腰痛，不能像往常一样离家去工作 | □ 由于腰痛，感到穿袜子困难 |
| □ 由于腰痛，要扶扶手上楼 | □ 由于腰痛，只能走很短的距离 |
| □ 由于腰痛，卧床较正常多 | □ 由于腰痛，睡眠不佳 |
| □ 由于腰痛，坐起时需要扶扶手 | □ 由于腰痛，穿衣时需要他人帮助 |
| □ 由于腰痛，需要他人帮助自己做事 | □ 由于腰痛，不得已要整日坐着 |
| □ 由于腰痛，穿衣较平常慢了许多 | □ 由于腰痛，离家去工作需避免重活 |
| □ 由于腰痛，只能短时间站立 | □ 由于腰痛，感觉自己脾气越来越坏 |
| □ 由于腰痛，而不能弯腰摸踝 | □ 由于腰痛，上楼时较平常慢很多 |
| □ 由于腰痛，感到坐起困难 | □ 由于腰痛，整日需要卧床 |

　　7. 魁北克腰痛障碍评分量表（Quebec back pain disability scale，QBPDS）　QBPDS 是包含 20 个项目的自我评价量表（表 3-4-8）。该量表易于理解，可在不到 5 分钟的时间内自行完成。量表主要评估腰痛患者的日常生活活动中每项活动的困难程度。QBPDS 的 20 个问题，分为以下 6 个方面：床上 / 休息（问题 1 ~ 3）、坐 / 站（问题 4 ~ 6）、行走（问题 7 ~ 9）、运动（问题 10 ~ 12）、弯腰（问题 13 ~ 16）和处理重物（问题 17 ~ 20）。QBPDS 每一个问题有 6 个选项，记 0 ~ 5 分，0 分表示没有困难，5 分表示无法完成，分值越高表示功能障碍越严重，总分为 100 分。

表 3-4-8　魁北克腰痛障碍评分量表

| 序号 | 项目 | 评分标准 | | | 得分 |
|---|---|---|---|---|---|
| 1 | 起床 | 0 无困难　1 基本无困难　2 有些困难<br>3 很困难　4 相当困难　5 无法完成 | | | |
| 2 | 整晚的安睡 | 0 无困难　1 基本无困难　2 有些困难<br>3 很困难　4 相当困难　5 无法完成 | | | |
| 3 | 床上翻身 | 0 无困难　1 基本无困难　2 有些困难<br>3 很困难　4 相当困难　5 无法完成 | | | |
| 4 | 乘车 | 0 无困难　1 基本无困难　2 有些困难<br>3 很困难　4 相当困难　5 无法完成 | | | |
| 5 | 站立 20 ~ 30 分钟 | 0 无困难　1 基本无困难　2 有些困难<br>3 很困难　4 相当困难　5 无法完成 | | | |
| 6 | 坐椅几小时 | 0 无困难　1 基本无困难　2 有些困难<br>3 很困难　4 相当困难　5 无法完成 | | | |
| 7 | 爬一层楼梯 | 0 无困难　1 基本无困难　2 有些困难<br>3 很困难　4 相当困难　5 无法完成 | | | |

续表

| 序号 | 项目 | 评分标准 | 得分 |
|---|---|---|---|
| 8 | 行走 300~400 米 | 0 无困难　　1 基本无困难　　2 有些困难<br>3 很困难　　4 相当困难　　5 无法完成 | |
| 9 | 行走几千米 | 0 无困难　　1 基本无困难　　2 有些困难<br>3 很困难　　4 相当困难　　5 无法完成 | |
| 10 | 触及高点的物品 | 0 无困难　　1 基本无困难　　2 有些困难<br>3 很困难　　4 相当困难　　5 无法完成 | |
| 11 | 扔球 | 0 无困难　　1 基本无困难　　2 有些困难<br>3 很困难　　4 相当困难　　5 无法完成 | |
| 12 | 跑 100 米 | 0 无困难　　1 基本无困难　　2 有些困难<br>3 很困难　　4 相当困难　　5 无法完成 | |
| 13 | 从冰箱中取食物 | 0 无困难　　1 基本无困难　　2 有些困难<br>3 很困难　　4 相当困难　　5 无法完成 | |
| 14 | 整理床铺 | 0 无困难　　1 基本无困难　　2 有些困难<br>3 很困难　　4 相当困难　　5 无法完成 | |
| 15 | 穿袜子 | 0 无困难　　1 基本无困难　　2 有些困难<br>3 很困难　　4 相当困难　　5 无法完成 | |
| 16 | 弯腰清洁浴盆 | 0 无困难　　1 基本无困难　　2 有些困难<br>3 很困难　　4 相当困难　　5 无法完成 | |
| 17 | 挪动椅子 | 0 无困难　　1 基本无困难　　2 有些困难<br>3 很困难　　4 相当困难　　5 无法完成 | |
| 18 | 关开较重的门 | 0 无困难　　1 基本无困难　　2 有些困难<br>3 很困难　　4 相当困难　　5 无法完成 | |
| 19 | 挪动两袋杂物<br>（20 kg） | 0 无困难　　1 基本无困难　　2 有些困难<br>3 很困难　　4 相当困难　　5 无法完成 | |
| 20 | 举起及搬动重箱 | 0 无困难　　1 基本无困难　　2 有些困难<br>3 很困难　　4 相当困难　　5 无法完成 | |

8. Oswestry 功能障碍指数（ODI）　该表是由 Fairbank 等于 1976 年开始设计的，后于 1980 年形成了 ODI 的 1.0 版本，并在此后召开的巴黎国际腰椎研究会议上得到广泛推广。受试者通常在 5 分钟内完成，1 分钟就能计算出分数，简单易懂，十分高效。量表针对疼痛的强度、生活自理、提物、步行、坐位、站立、干扰睡眠、性生活、社会生活、旅游 10 个方面的问题组成，每个问题 6 个选项，每个问题最高得分为 5 分。患者可自己填写，如果 10 个问题都做了回答，计分方法是：实际得分 /45（最高可能得分）× 100%。以此类推，功能障碍越严重则得分越高：0 ～ 4 分无功能丧失；5 ～ 14 分轻度功能丧失；15 ～ 24 分中度功能丧失；25 ～ 34 分严重功能丧失；＞ 34 分功能完全丧失。轻度和中度功能丧失可保守治疗。功能丧失严重和非常严重则可以手术治疗，或保守治疗 13 个月无效，则考虑手术治疗。功能丧失极其严重应先考虑手术治疗，尤其是出现大小便失

禁或小便困难，还有肌力严重下降等情况，应立即手术治疗。

9. 握力评估　握力评估除了在常见的累及上肢功能的疾病和损伤中运用，其也是整体活动能力、肌肉量、营养状态的临床评估指标。在老年疾病中，握力往往和移动能力、心肺功能等作为观察老年人健康状况的指标。在测量患者的最大握力时，要左右手交替测试，每侧各测试3次，算均数。通常，我们测的是5个手指的集团抓握，但是也可以做一些其他动作的抓握力量评估。比如单放开大拇指，可以测试尺侧握力，对手中物品的稳定起到作用，比如握着一个杯子，不让它掉落；单放开小指测试的是桡侧握力，对手中物品进行挤压时起到作用，比如捏爆一个气球。对于临床有特殊需求的患者，可以进行不同手指的组合测试。

## 三、老年腰椎间盘突出症感觉功能障碍评估

### （一）肢体神经感觉功能综合评价方法

临床中采用英国医学研究会（BMRC）提出的肢体神经感觉功能综合评价方法进行评价，观察内容主要包括下肢神经支配区内的浅痛觉、深痛觉、触觉、两点辨别觉。对以上各项检查部位及结果进行记录，保证治疗前后在同一部位进行检查。根据检查结果分为7个级别。分别为：S0表示神经支配区内感觉缺失；S1表示神经支配区内深痛觉恢复；S2表示神经支配区内浅表痛觉和触觉部分恢复，即保护性感觉；S2+表示神经支配区内痛觉和触觉恢复，但有感觉过敏；S3表示痛觉和触觉完全恢复；S3+表示痛觉和触觉恢复外，两点辨别觉也有一定程度恢复；S4表示感觉完全恢复。评估标准：功能达到S4级，肢体神经感觉完全恢复，表示痊愈；肢体神经感觉升高1个或多个等级表示有效；肢体神经感觉治疗前后无变化，表示无效。

### （二）北美脊柱协会循证医学指南推荐评估方法

1. 感觉测试　包括手指触觉、痛觉、温度觉和实体觉测定；两点辨别试验；Moberg拾物试验。

（1）浅感觉检查方法：①触觉：在患者闭眼情况下检查，使用棉签或软纸片轻触患者的皮肤或黏膜，询问有无感觉。两侧对比，从面部到颈部、上肢、躯干，最后下肢的顺序检查。②痛觉：患者闭眼，用大头针的针尖轻刺患者皮肤，询问有无疼痛感，两侧对比并记录感觉障碍类型（过敏、减退或消失）和范围。对痛觉减退的患者要从有障碍的部位向正常的部位检查，对痛觉过敏的患者则要从正常的部位向有障碍的部位检查，这样便于确定病变的范围。③温度觉：患者闭眼，用两支玻璃试管或金属管分别装有5～10℃的冷水和40～50℃的热水，交替接触患者皮肤，让其辨出冷、热感觉。检查部位要对称，试管与皮肤接触时间为2～3s。选用的试管管径要小，管底面积与皮肤接触面不宜过大。

（2）深感觉检查方法：①运动觉：让患者闭眼，检查者被动活动患者的肢体或关节，请患者说出肢体运动的方向。用拇指和示指轻握患者手指或脚趾两侧做轻微的被动屈伸，如感觉不明显可加大活动幅度或在较大关节再试一次。②位置觉：让患者闭眼，检查者将其肢体摆成某一姿势，请患者描述该姿势或用对侧肢体进行模仿。③震动觉：让患者闭眼，检查者将每秒震动128 Hz或256 Hz的音叉，放置患者身体的骨骼突出部位，如胸骨、肩峰、鹰嘴、腓骨小头、桡骨小头、棘突、髂前上棘、内踝、外踝等，询

问患者有无震动感并说明持续的时间。也可利用音叉的开和关，来测试患者是否感觉到震动。检查时应注意身体上、下、左、右对比。

（3）复合感觉检查方法：复合感觉指皮肤定位觉、两点辨别觉和实体觉等。这些感觉是大脑综合分析的结果，也称皮质感觉。①皮肤定位觉：让患者闭眼，检查者以手指或棉签轻触患者皮肤某处，让患者用手指指出被触部位。正常误差为手部 < 3.5 mm，躯干部 < 10 mm。②两点分辨觉：让患者闭眼，检查者用触觉测量器或钝角双脚规以两点的形式刺激要进行检查的皮肤，两点的压力应均等，之后逐渐减小两点的距离，直到患者感觉为一点为止，测其实际间距，并与健侧对比。人的两点分辨正常值如表 3-4-9 所示。

表 3-4-9　人的两点分辨正常值

| 部位 | 分辨距离 |
| --- | --- |
| 舌尖 | 1 mm |
| 指尖 | 3 ～ 6 mm |
| 手掌、足底 | 15 ～ 20 mm |
| 手背、足背 | 约 30 mm |

（4）实体觉检查方法：①嘱患者闭目，检查者将一些常用的不同大小和形状的物品（如钥匙、硬币、笔、手表）放置于患者手中让其触摸，请其说出物体的名字。先测功能差的一侧，再测另一手。②嘱患者睁眼，用一小布袋装入上述熟悉的物体，令其将单手伸入袋中触摸并说出 1 ～ 2 样物体的属性和名称。

（5）图形觉检查方法：嘱患者闭眼，检查者用笔或手指在患者皮肤上画图形、数字或简单汉字等，请患者说出所画内容。

（6）重量觉检查方法：嘱患者闭眼，检查者将大小、形状相同但重量不同的物品置于患者手上，请患者前后对比说出物品的轻重。

注意事项：嘱患者先了解检查目的及方法，以取得其充分的配合。先检查正常一侧，使患者了解"正常"情况。检查时采取左右、近远端对比的原则，从感觉缺失区开始，向正常部位逐步移行检查。检查时需患者闭目，以避免产生视觉帮助。评定者需耐心细致，必要时可行多次重复检查。复检查应有较明确的适用，比如患者前次检查时未完全理解、注意力不集中、表达不清、双方交流障碍等，否则容易造成多次检查结果不一致。

2. 灵巧性、协调性的测试

（1）躯体感觉诱发电位：是影像学诊断的辅助手段，不具有特异性。躯体感觉诱发电位（somatosensory evoked potential，SEP）是指躯体感觉系统的外周神经部分在接受适当刺激后，在其特定的感觉神经传导通路上记录出的电反应。主要反映的功能状态包括周围神经、脊髓后索、脑干、丘脑、丘脑放射及感觉皮质。对于刺激后出现的诱发电位，根据潜伏时间的长短不同进行记录。刺激电极置于腕部、肘部或腘窝部。给予 1 ～ 5 Hz，50 μV，持续 0.1 ～ 0.5 ms 的矩形脉冲直流电刺激尺神经、桡神经、正中神经或腓总神经。接收电极在刺激正中神经或尺神经时一般置于 C3、C4，参考电极多置于 FP2 或 F2，手腕接地，刺激下肢时，置 P2 后外方 2 cm 处。叠加次数为 50 ～ 200 次。

（2）定量感觉测试：多个随机对照试验表明，定量感觉测试可作为腰椎间盘突出症感觉障碍的评估手段，其机械阈值可评估患者神经功能缺失情况，且测试结果分级与MRI Pfirmann 分级有着平行相关性。

（3）感觉关键点：C2- 枕骨粗隆，C3- 锁骨上窝，C4- 肩锁关节顶部，C5- 肘前窝的外侧面，C6- 拇指近节背侧皮肤，C7- 中指近节背侧皮肤，C8- 小指近节背侧皮肤。T1-肘前窝的内侧面，T2- 腋窝的顶部，T3- 第 3 肋间，T4- 第 4 肋间（乳线），T5- 第 5 肋间（在 T4-T6 的中点），T6 第 6 肋间（剑突水平），T7- 第 7 肋间（在 T6-T8 的中点），T8- 第 8 肋间（在 T6-T10 的中点），T9- 第 9 肋间（在 T8-T10 的中点），T10- 第 10 肋间（脐），T11- 第 11 肋间（在 T10-T12 的中点），T12- 腹股沟韧带中点。L1-T12 到 L2 之间1/2 处，L2- 大腿前中部，L3- 股骨内髁，L4- 内踝，L5- 足背第 3 跖趾关节。S1- 足跟外侧，S2- 腘窝中点，S3- 坐骨结节，S4-5- 肛门周围（作为 1 个平面）。

（4）感觉检查的必查项目：身体两侧各自的 28 个皮节的关键点，每个关键点要 2种感觉，即针刺觉和轻触觉（用棉花）。按 3 个等级评分，0= 缺失，1= 障碍（部分障碍或感觉改变，包括感觉过敏），2= 正常，NT= 无法检查。

（5）感觉检查选择项目：位置觉、深压觉、深痛觉。用缺失、障碍、正常来分级。

## 四、老年腰椎间盘突出症精神心理障碍评估

1. 患者健康调查表（patient health questionnaire，PHQ） PHQ 由 Spitzer 等于 1999年设计，有 9 个问题和 1 个单独问题，是针对常见精神心理障碍诊断简易版本，可用其对患有慢性腰痛患者的老年人进行筛查。计分方法：计算被选中分别 0~3 选项（0= 没有，1= 若干，2=15 天以上，3= 几乎天天）的次数。回答 5 次及以上至少"15 天以上"为显著抑郁征兆；回答 2~4 次至少"15 天以上"为非显著抑郁征兆。PHQ-2 评分 ≥ 3 对于重度抑郁症的敏感性为 83%，特异性为 92%。PHQ-9 是抑郁模块，PHQ-9 评分 ≥ 10 分对于重度抑郁症的敏感性为 88%，特异性为 88%。PHQ-9 的 5、10、15 和 20 得分分别代表轻度、中度、中度重度和重度抑郁（表 3-4-10）。

表 3-4-10　患者健康调查表（PHQ）

| 评分标准 | 没有：0　　若干：1　　15 天以上：3　　几乎天天：3 | | | | |
|---|---|---|---|---|---|
| 1 | 没兴趣，或不高兴做事情 | 0 | 1 | 2 | 3 |
| 2 | 情绪低落，抑郁，或觉得没有希望 | 0 | 1 | 2 | 3 |
| 3 | 难以入睡或总是醒来，或睡得过多；感觉很累，或精力不旺盛 | 0 | 1 | 2 | 3 |
| 4 | 食欲不佳，或吃得过多 | 0 | 1 | 2 | 3 |
| 5 | 自我感觉很糟糕，或者感觉是个失败者，对自己和家人都很失望 | 0 | 1 | 2 | 3 |
| 6 | 难以集中精力在某件事情上，如读报纸，或看电视 | 0 | 1 | 2 | 3 |
| 7 | 有没有令他人觉察得到的行动（或言语）迟缓？或者正相反，您变得特别烦躁不安，好动，到处走动的程度明显多过平时 | 0 | 1 | 2 | 3 |
| 8 | 动过"最好死掉，或进行某种方式的自我伤害"的念头 | 0 | 1 | 2 | 3 |
| 9 | 情绪低落，抑郁，或觉得没有希望 | 0 | 1 | 2 | 3 |

2. 抑郁有关　老年人抑郁很少单独发生，因此还需筛查其他精神相关疾病，包括焦虑症、酗酒、药物滥用以及失眠。如果患者有阻塞性睡眠呼吸暂停综合征的危险因素，需使用 STOP-BANG 量表（表 3-4-11）评估是否需要进行睡眠监测。

表 3-4-11　STOP-BANG 量表

| 身高：　　　　　　体重：　　　　　　年龄：<br>性别：　　　　　BMI：　　　　　　脖围：　　　cm |
| --- |
| 1. 打鼾：你是否大声打鼾（大过说话声音，或者隔着关闭的门也能听到）?<br>2. 疲劳：你是否白天感觉累，疲惫或者想睡觉?<br>3. 观察：是否有人观察到你睡觉时有呼吸停止现象?<br>4. 血压：你是否曾经或者目前是高血压患者?<br>5. BMI：体重指数是否大于 35 kg/m$^2$?<br>6. 年龄：年龄是否超过 50 岁?<br>7. 脖围：脖围是否大于 40 cm?<br>8. 性别：是否男性? |
| 评分标准：有 3 项及以上回答为"是"的人为 OSAS 高危人群，小于 3 项回答为"是"的为低风险。 |

一项系统评价整合了评估慢性腰痛心理困扰的量表，其中贝克抑郁量表（Beck depression inventory，BDI）、Zung 抑郁自评量表（Zung self-rating depression scale，ZSRDS）、流行病学研究中心 - 抑郁症（centers for epidemiological studies-depression，CES-D）量表、健康相关生活质量 SF-12 及 SF-36（standard-form 12 & standard-form 36）较为常用。

3. 恐惧相关评估　对于老年 LDH 患者恐惧回避和术后运动恐惧症的评估可选择恐动症 Tampa 评分量表（Tampa scale for kinesiophobia，TSK）、恐惧回避信念问卷（fear avoidance belief questionnaire，FABQ）、应对策略问卷（coping strategies questionnaire，CSQ）（表 3-4-12）、恐动症成因分析量表（kinesiophobia causes scale，KCS）。

表 3-4-12　应对策略问卷（CSQ）

| | 倾向性答案 | | 有效性选择答案 | | |
| --- | --- | --- | --- | --- | --- |
| 1. 能理智地应付困境 | □是　□否 | | □比较有效 | □有效 | □无效 |
| 2. 善于从失败中吸取经验 | □是　□否 | | □比较有效 | □有效 | □无效 |
| 3. 制订一些克服困难的计划并按计划去做 | □是　□否 | | □比较有效 | □有效 | □无效 |
| 4. 常希望自己已经解决了面临的困难 | □是　□否 | | □比较有效 | □有效 | □无效 |
| 5. 对自己取得成功的能力充满信心 | □是　□否 | | □比较有效 | □有效 | □无效 |
| 6. 认为"人生经历就是磨难" | □是　□否 | | □比较有效 | □有效 | □无效 |
| 7. 常感叹生活的艰难 | □是　□否 | | □比较有效 | □有效 | □无效 |
| 8. 专心于工作或学习以忘却不快 | □是　□否 | | □比较有效 | □有效 | □无效 |
| 9. 常认为"生死有命，富贵在天" | □是　□否 | | □比较有效 | □有效 | □无效 |
| 10. 常常喜欢找人聊天以减轻烦恼 | □是　□否 | | □比较有效 | □有效 | □无效 |

| | 倾向性答案 | | 有效性选择答案 | | |
|---|---|---|---|---|---|
| 11. 请求别人帮助自己克服困难 | □是 □否 | | □比较有效 | □有效 | □无效 |
| 12. 常只按自己想的做，且不考虑后果 | □是 □否 | | □比较有效 | □有效 | □无效 |
| 13. 不愿过多思考影响自己的情绪的问题 | □是 □否 | | □比较有效 | □有效 | □无效 |
| 14. 投身其他社会活动，寻找新寄托 | □是 □否 | | □比较有效 | □有效 | □无效 |
| 15. 常自暴自弃 | □是 □否 | | □比较有效 | □有效 | □无效 |
| 16. 常以无所谓的态度来掩饰内心的感受 | □是 □否 | | □比较有效 | □有效 | □无效 |
| 17. 常想"这不是真的就好了" | □是 □否 | | □比较有效 | □有效 | □无效 |
| 18. 认为自己的失败多系外因所致 | □是 □否 | | □比较有效 | □有效 | □无效 |
| 19. 对困难采取等待观望任其发展的态度 | □是 □否 | | □比较有效 | □有效 | □无效 |
| 20. 与人冲突，常是对方性格怪异引起 | □是 □否 | | □比较有效 | □有效 | □无效 |
| 21. 常向引起问题的人和事发脾气 | □是 □否 | | □比较有效 | □有效 | □无效 |
| 22. 常幻想自己有克服困难的超人本领 | □是 □否 | | □比较有效 | □有效 | □无效 |
| 23. 常自我责备 | □是 □否 | | □比较有效 | □有效 | □无效 |
| 24. 常用睡觉的方式逃避痛苦 | □是 □否 | | □比较有效 | □有效 | □无效 |
| 25. 常借娱乐活动来消除烦恼 | □是 □否 | | □比较有效 | □有效 | □无效 |
| 26. 常爱想些高兴的事自我安慰 | □是 □否 | | □比较有效 | □有效 | □无效 |
| 27. 避开困难以求心中宁静 | □是 □否 | | □比较有效 | □有效 | □无效 |
| 28. 为不能回避困难而懊恼 | □是 □否 | | □比较有效 | □有效 | □无效 |
| 29. 常用两种以上的办法解决困难 | □是 □否 | | □比较有效 | □有效 | □无效 |
| 30. 常认为没有必要那么费力去争成败 | □是 □否 | | □比较有效 | □有效 | □无效 |
| 31. 努力去改变现状，使情况向好的一面转化 | □是 □否 | | □比较有效 | □有效 | □无效 |
| 32. 借烟或酒消愁 | □是 □否 | | □比较有效 | □有效 | □无效 |
| 33. 常责怪他人 | □是 □否 | | □比较有效 | □有效 | □无效 |

## 五、老年腰椎间盘突出症二便功能障碍评估

### （一）马尾综合征的评估

当马尾神经遭到受压或者受损的时候，会并发一系列功能障碍出现，比如大小便失禁、性功能障碍、下肢无力、麻木、疼痛等，这些症状都属于马尾综合征的表现。通常轻微的神经受压或者神经根损伤的程度不够明显的，而明显神经损伤或者受压导致的情况下才会被检验报告明确体征。因此，马尾神经损伤误诊概率高，与检查准确的程度和检查设备，以及环境优劣有着直接关系。

1. 腰椎 X 线片检查　该检查是诊断腰椎疾患的基础，可宏观观察腰椎退变或外力损伤情况，尤其是确定马尾神经的病因。X 线片对退变性椎间隙变窄、移行椎的诊断有重要意义，可结合临床有效诊断马尾神经损伤。

2. 躯体感觉诱发电位　其对判定脊髓损伤程度有一定帮助，测定以脊髓后索为主的

躯体感觉系统传导功能的检测法。

3. 脊髓造影术　脊髓造影术使神经根、硬膜囊显影，通过其充盈程度从另一角度反映其本身病变或损伤的情况。

4. CT 及 MRI　两者都有极高的分辨能力，通过针对不同组织结构进行分辨，在诊断引起马尾神经损伤的腰椎疾患和观察马尾大体变化上，两者都是重要的检查手段。①下肢力量和感觉的评估（L2-S3）；②肛周区域感觉评估（S2-S4）；③膝反射（L4）；④跟腱反射（S1）；⑤肛门反射和球海绵体反射（S2-S4）；⑥直肠指诊；⑦尿流动力学检查；⑧超声评估膀胱体积及残余尿量（表 3-4-13）。

表 3-4-13　超声评估膀胱体积及残余尿量

| 评估 | 结果（对预后的影响程度递减） | 评估 | 结果（对预后的影响程度递减） |
|---|---|---|---|
| 病史 | 膀胱功能障碍（尿潴留及尿失禁） | 检查 | 会阴或排尿感觉下降 |
| | 排便功能障碍 | | 肛门音降低 |
| | 性功能障碍 | | 下肢运动无力 |
| | 会阴麻木或感觉低下 | | 下肢感觉缺失 |
| | 剧烈腰痛突然加重 | | 膝反射或跟腱反射减弱 |
| | 下肢运动或感觉改变 | | |
| | 双侧坐骨神经痛 | | |
| | 单侧坐骨神经痛 | | |

### （二）尿潴留评估

尿潴留是指患者无法主动排出足够的尿液，可由急性和慢性病因引起。急性尿潴留是一种泌尿外科急症，其特点是突然不能排尿，并伴有耻骨上疼痛腹胀、急迫性、痛苦或偶尔轻度失禁。慢性尿潴留与非神经源性原因相关，通常无症状，在定义标准上缺乏共识。男性尿潴留的总体发生率远高于女性，且随着年龄的增长而显著增加。预计男性为每年 1000 人中有 4.5 ~ 6.8 人，80 岁及以上男性预计为每年 1000 人中有 300 人，而女性预计为每年 7 人。尿潴留主要影响男性，最常见的病因是梗阻性疾病，良性前列腺增生约占 53%，感染性、炎性、医源性和神经学原因也会影响尿潴留。初步评估应包括详细的病史，还包括当前处方药的信息以及非处方药和草药补充剂的使用情况。应进行有神经学评估的集中体检，诊断性检测应包括测量排尿后膀胱残余尿量（post voiding residual bladder volume，PVR）。关于急性尿潴留是基于 PVR 的定义没有达成共识。美国泌尿协会建议将慢性尿潴留定义为两种不同场合测量的 PVR 容量大于 300 ml，且至少持续 6 个月。

评估方法包括：患者病史采集；有频率 - 容积图的排尿日记；超声波残余尿测定；尿流动力学检查；膀胱测压法；膀胱镜检查；肾超声或 CT 扫描的上尿路成像等。

### （三）便秘评估

便秘包括排便次数少、大便坚硬、排便时用力过猛、排便时肛门直肠堵塞感、使用手法帮助排便、排便后有排便不尽感等。但仅凭症状并不能区分排便障碍和其他原因引起的便秘，因此诊断需要结合便秘症状和肛门直肠检查提示直肠排出障碍进行判断。排便障碍的诊断检查包括：症状、直肠指检（digital rectal examination，DRE）、肛门直肠测压（anorectal manometry，ARM）伴或不伴盆底肌电图（electromyogram，EMG）［用于盆底痉挛和耻骨直肠肌肥厚而引起的功能排便障碍（defecatory disorder，DD），并能判断肌纤维的损伤程度］、球囊排出试验（balloon expulsion test，BET）（检测盆底肌的排便功能，评价肛门的排出功能是否正常）、钡剂排粪造影（了解排粪过程中排便出口处有无功能及器质性病变）和盆底MRI。所有的诊断检查都有其优点和局限性，没有单一的金标准。2021年美国胃肠病学院（American College of Gastroenterology，ACG）临床指南强烈推荐将DRE作为诊断评估的一部分，以识别结构异常（即肛裂、痔疮、粪便嵌塞、会阴下降综合征或锁肛痔），并评估肛门括约肌功能。此外，肛门直肠高分辨测压（high resolution manometry，HRM）、BET和MRI排粪造影的结果一致性>70%，表明了这些检查的有效性。便秘评估还包括排便日记、排便次数、排便习惯及排便困难程度，是否伴随腹胀、腹痛、腹部不适以及胸闷、胸痛、气急、头晕等症状；罗马Ⅳ评估量表是主观症状和量化指标的结合；Bristol粪便形态分型可评估粪便性状；肠道动力和肛门直肠功能检测，包括结肠传输试验、肛门直肠测压、球囊逼出试验等可通过肠道动力和肛门直肠功能检测；肛门直肠（或盆底肌）可通过表面肌电测量。

### 六、老年腰椎间盘突出症认知功能障碍评估

1. 慢性疼痛导致认知障碍的评估　　主要是对于患者信息处理速度、选择反应速度、模式识别记忆、执行功能的评估。

（1）剑桥神经心理自动化成套测试（Cambridge neuropsychological test automated battery，CANTAB），包括反应时间、模式识别记忆、空间跨度。

（2）韦氏成人智力量表。

（3）利手和非利手反应时间。

2. 术后认知功能障碍

（1）术前危险因素：认知功能评估、抑郁评估，以及功能体力状态、视力、听力、营养状态、慢性疼痛、睡眠剥夺、用药情况。

（2）术后筛查：全球使用最广泛且公认的谵妄筛查工具为意识模糊评估（confusion assessment method，CAM）量表（表3-4-14），该量表的敏感性和特异性较高，分别达到94%～100%和90%～95%。以CAM量表为基础，衍生的量表还有重症监护病房（intensive care unit，ICU）-意识模糊评估（CAM-ICU）量表（表3-4-15），用以评估气管内插管等无法言语配合的患者。诊断谵妄主要由精神科医生完成，其"金标准"是依据美国精神病学协会"精神疾病诊断与统计手册"第5版（diagnostic and statistical manual of mental disorders-5，DSM-5）以及世界卫生组织国际疾病分类标准第10版（ICD-10）（表3-4-16），研究人员为临床工作者提供了更简便、准确地完成床旁谵妄评估的方法，开发了多种量表化的谵妄诊断工具。意识模糊评估量表在临床和研究中应用最广，该量表在中国人群的敏感性和特异性分别为76%和100%。ICU意识模糊评估（CAM-ICU）量表更适用于机械通气的患者，对于某些年龄>65岁、怀疑患有痴呆和急性生理和慢性健康状况Ⅱ评分≥23分的特殊亚组患者的诊断也有很大的价值。重症监护谵妄筛选量表（intensive care delirium screening checklist，ICDSC）是以美国《精神疾病诊断与统

计手册》第 4 版为标准而设计的评估工具，可以用于对监护室内患者的谵妄诊断。术后简易精神状态检查（mini mental state examination，MMSE）量表（表 3-4-17）评分分为正常，以及轻度、中度、重度认知功能障碍。蒙特利尔认知功能量表（MoCA）是一个用来对认知功能异常进行快速筛查的评定工具，由加拿大 Nasreddine 等根据临床经验并参考 MMSE 的认知项目和评分而制定，于 2004 年 11 月确定最终版本。

表 3-4-14 意识模糊评估量表

| 特征 | 表现 | 阳性指标 |
|---|---|---|
| 1. 急性发病和病情波动变化 | （1）与患者基础水平相比，是否有证据表明存在精神状态的急性变化<br>（2）在 1 天中，患者的（异常）行为是否存在波动性（症状时有时无或时轻时重） | （1）或（2）任何问题答案为"是" |
| 2. 注意力不集中 | 患者的注意力是否难以集中，如注意力容易被分散或不能跟上正在谈论的话题 | 是 |
| 3. 思维混乱 | 患者的思维是否混乱或者不连贯，如谈话主题分散或与谈话内容无关，思维不清晰或不合逻辑，或毫无征兆地从一个话题突然转到另一个话题 | 是 |
| 4. 意识水平的改变 | 患者当前的意识水平是否存在异常，如过度警觉（对环境刺激过度敏感，易惊吓）、嗜睡（瞌睡，易叫醒）或昏睡（不易叫醒） | 存在任一异常 |

评分标准：谵妄诊断为特征 1 加 2 和特征 3 或 4 阳性 =CAM 阳性

表 3-4-15 ICU 意识模糊评估量表

| 特征 | 阳性标准 | 如阳性在这里打√ |
|---|---|---|
| **特征 1：意识状态急性改变或波动**<br>意识状态是否与其基线状况不同？<br>或在过去的 24 小时内，患者的意识状态是否有任何波动？<br>表现为镇静量表［Richmond 躁动 - 镇静量表（Richmond agitation-sedation scale，RASS）］，格拉斯哥昏迷量表（Glasgow coma scale，GCS）或既往谵妄评估得分的波动 | 任何问题答案为"是"<br>→ | □ |
| **特征 2：注意力障碍**<br>数字法检查注意力（用图片法替代请参照培训手册）<br>指导语：跟患者说，"我要给您读 10 个数字，任何时候当您听到数字'8'就捏一下我的手表示。"然后用正常的语调朗读数字 6859838847，每个间隔 3 秒，当读到数字"8"患者没有捏手或读到其他数字时患者做出捏手动作均计为错误 | 错误数＞2<br>→ | □ |
| **特征 3：意识水平改变**<br>如果 RASS 的实际得分不是清醒且平静（0 分）为阳性 | RASS 不为"0"<br>→ | □ |

续表

| 特征 | 阳性标准 | 如阳性<br>在这里打√ |
|---|---|---|
| **特征 4：思维混乱**<br>是非题（需更换另一套问题请参照培训手册）<br><br>1. 石头是否能浮在水面上？<br>2. 海里是否有鱼？<br>3. 1 斤是否比 2 斤重？<br>4. 您是否能用榔头钉钉子？<br>当患者回答错误时记录错误的个数<br><br>执行指令<br>跟患者说："伸出这几根手指"（检查者在患者面前伸出 2 根手指），然后说："现在用另一只手伸出同样多的手指"（这次检查者不做示范）<br>如果患者只有一只手能动，第二个指令改为要求患者"再增加一根手指"<br>如果患者不能成功执行全部指令，记录 1 个错误。 | 错误总数＞ 1<br>→ | ☐ |
| CAM-ICU 总体评估：特征 1 加 2 和特征 3 或 4 阳性 =CAM-ICU 阳性 | 符合标准<br>→ | CAM-ICU 阳性<br>（谵妄存在） |
| | 不符合标准<br>→ | CAM-ICU 阴性<br>（谵妄存在） |

| CAM-ICU 总分 | | | |
|---|---|---|---|
| **是** | **阳性** | **存在** | **谵妄** |
| 否 | 阴性 | 缺失 | 非谵妄 |
| 无法评估 | 无法评估 | 无法评估 | 无法评估 |

表 3-4-16　术前谵妄评估项目及干预

| 项目 | 评估量表 | 干预措施 |
|---|---|---|
| 认知功能 | Mini-Cog 认知评分或 SPMSQ | 认知功能和定向干预 |
| 抑郁 | GDS-15 | 抗抑郁药物或请精神心理科会诊 |
| 功能 / 体力状态 | ADL 或 IADL | 鼓励下床活动或请康复科会诊 |
| 视力 | 视力筛查工具卡 | 配眼镜，请眼科会诊 |
| 听力 | 耳语检测 | 配助听器，请耳鼻喉科会诊 |
| 营养状态 | MNA-SF 或 NRS2002 | 加强营养干预，请营养科会诊疼痛干预方案 |
| 慢性疼痛 | VAS 量表 | 疼痛干预方案 |
| 睡眠 | 睡眠状况自评量表 | 非药物睡眠干预方案 |

续表

| 项目 | 评估量表 | 干预措施 |
|------|---------|---------|
| 用药情况 | （1）使用药物种类<br>（2）是否使用围手术期特别关注的药物（如抗胆碱能药物、H2 阻滞剂、抗组胺药等） | 精简药物种类，停用或更换抗胆碱能药物、H2 阻滞剂、抗组胺药 |

注：Mini-Cog（mini-cognitive assessment，简易智力状态评估量表）；SPMSQ（short portable mental status questionnaire，简明便携式智力状态问卷）；GDS-15（geriatric depression scale，简版老年抑郁量表）；ADL（activity of daily living，日常生活活动能力）；IADLS（instru-mental activities of daily living scale，工具性日常生活活动量表）；MNA-SF（mini-nutritional assessment short-form，简版微型营养评定表）；NRS2002（nutritional risk screening，营养风险筛查）；VAS（visual analog scale，视觉模拟评分法）。

### 表 3-4-17　简易精神状况检查（MMSE）量表

| 项目 | 评分 | | 项目 | 评分 | |
|------|------|------|------|------|------|
|  | 正确 | 错误 |  | 正确 | 错误 |
| **时间定向** | | | **记忆力** | | |
| 1. 现在是： | | | 5. 回忆刚才复述的 3 个物体名称 | | |
| 哪一年？ | 1 | 0 | 手表 | 1 | 0 |
| 哪一季节？ | 1 | 0 | 钢笔 | 1 | 0 |
| 几月份？ | 1 | 0 | 眼镜 | 1 | 0 |
| 几号？ | 1 | 0 | **语言** | | |
| 星期几？ | 1 | 0 | 6. 说出所示物体的名称 | | |
| **地点定向** | | | 帽子 | 1 | 0 |
| 2. 我们在： | | | 毛巾 | 1 | 0 |
| 哪个国家？ | 1 | 0 | 7. 复述"如果、并且、但是" | 1 | 0 |
| 哪个城市？ | 1 | 0 | 8. 通读卡片上的句子"闭上眼睛" | 1 | 0 |
| 什么地址？ | 1 | 0 | 9. 按卡片所写的做： | | |
| 哪个医院？ | 1 | 0 | 用右手拿一张纸 | 1 | 0 |
| 第几层楼？ | 1 | 0 | 两手将它对折 | 1 | 0 |
| **表达** | | | 然后放在左腿上 | 1 | 0 |
| 3. 复述一下 3 个物体名称（由检查者先连续说出） | | | 10. 写一个完整的句子（要有主谓语，且有一定意义） | 1 | 0 |
| 手表 | 1 | 0 | 模仿画出下图（两个五边形交叉） | 1 | 0 |
| 钢笔 | 1 | 0 | | | |
| 眼镜 | 1 | 0 | | | |
| **注意力和计算能力** | | | | | |
| 4. 计算： | | | | | |
| 93−7=？ | 1 | 0 | | | |
| 86−7=？ | 1 | 0 | | | |
| 79−7=？ | 1 | 0 | | | |
| 72−7=？ | 1 | 0 | | | |

总分：

注：正常值应根据不同文化程度确定，文盲＞ 17 分；小学＞ 20 分；中学以上＞ 24 分。

# 第五节 老年腰椎间盘突出症常见功能障碍治疗

## 一、老年腰椎间盘突出症疼痛的康复治疗

### （一）急性期

1. 物理因子疗法 腰椎间盘突出症急性期适合物理因子治疗，其作用在于镇痛、消炎、松解粘连、软化瘢痕、兴奋神经和肌肉。具体方法如下。

（1）直流电和药物离子导入法：即采用低电压的平稳直流电的疗法。直流电有电解作用，分为正负极，当通过人体组织时，对组织代谢、末梢循环和神经系统产生一系列的物理和化学变化。也可结合药物离子导入，使其成分进入组织间隙，起到舒筋活络、活血镇痛的功效。

（2）低中频电刺激：较常使用的是经皮神经电刺激及干扰电治疗。两种低中频电刺激均可在一定程度上有效缓解患者的腰痛症状。

（3）低频电疗法：低频电疗法包括感应电疗法、间动电疗法、电兴奋疗法等。低频电可以增加运动神经和肌肉兴奋性，促进正常功能恢复，还可刺激感觉神经末梢，利于感觉的恢复。不仅可应用于腰椎间盘突出症腰部疼痛，更适用于神经根受压引起的下肢麻木、肌肉萎缩等症状。

（4）中频电疗法：中频电更容易通过皮肤到达组织的深部，比低频电更深入，具有镇痛、兴奋骨骼肌和平滑肌、促进局部血液循环等作用。其中音频电流可刺激粘连组织，产生的震动起到松解和软化作用，对根性粘连有一定疗效。

（5）高频电疗法：高频电疗法包括短波、超短波和微波电疗法，有一定的镇痛、消炎作用。高频电不分正负极，主要靠热效应进行治疗，对神经肌肉没有兴奋作用。相对于传导热或辐射热，其热作用更深透、均匀，可使深部组织充血，改善循环，减低中枢和周围神经系统兴奋性，增强白细胞吞噬作用。

（6）弱激光治疗：弱激光是 632 ~ 904 nm 的单波长光，可直接作用于身体表面不适处。Unlu 等[61]的随机对照研究中，腰椎间盘突出症患者的疼痛和残疾状况在使用弱激光 3 个月后显著改善，与 35% ~ 50% 的体重机械牵引和超声治疗结果相近。

（7）超声治疗：多种肌肉骨骼疼痛综合征适用于超声治疗，且常与其他物理治疗方法结合使用，其作用可能是对深层组织加热所引起。

（8）热疗：热疗可以促进局部血液循环，减少局部物质，提高痛阈，增强肌肉纤维募集能力。温度约为 40℃，贴敷超过 8 小时。多种热疗法可通过改善局部血液循环、缓解肌肉痉挛以改善腰痛。

2. 急性期其他疗法

（1）维持活动和卧床：对于需要卧床休息以缓解严重症状的患者，鼓励其在症状好转后尽早开展适度的活动。床垫需选择中等硬度的，采用较舒适的仰卧位，枕头各放置在膝关节和头下，并将肩部抬高（图 3-5-1）。侧卧位时，位于上方的膝关节屈曲，枕头放置在两侧膝关节之间（图 3-5-2）。

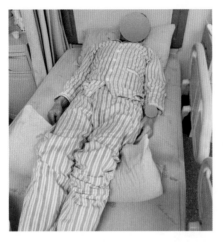
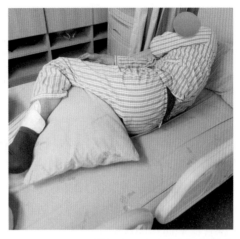

图 3-5-1　腰椎间盘突出患者保持仰卧位　　图 3-5-2　腰椎间盘突出患者保持侧卧位

（2）活动方式调整：久坐、脊柱应力的高冲击性运动、反复旋转和弯腰的运动需要注意避免。还应避免特定的可引起腰痛或使疼痛明显加重的活动，可尝试其他活动替代。

（3）脊柱手法：脊柱手法治疗是包含了很多类型的手法治疗方法的术语。缺乏直接证据表明不同的手法有不同的效果。有报道称脊柱手法治疗能改善患者 6 周内的疼痛和功能。然而，研究结果的异质性很大。

**（二）亚急性期和慢性期**

1. 运动疗法　应鼓励患者尽早开始运动，如有氧运动、牵伸训练、核心肌力训练。运动形式可以有太极、瑜伽、普拉提等。

2. 牵引治疗　腰椎牵引属于常用的保守治疗手段，临床上常用的牵引方式包括持续牵引和间歇牵引。其具有减轻椎间盘内压、牵伸粘连组织、松弛韧带、解除肌肉痉挛、改善局部血液循环并纠正小关节紊乱的功效。

3. 针灸治疗　针刺疗法对于期望值较高的患者表现出更好的效果。针灸对慢性腰痛有效，而对急性腰痛的效果不明确。

4. 认知行为疗法　一个人的认知或一个人对自己、他人和未来的看法会对他或她的情绪、行为和生理产生重大影响。认知行为疗法已被用于治疗慢性疼痛 30 余年。认知重塑有助于改变患者对疼痛的看法及其应对能力。

5. 正念疗法（冥想）　这是一种意识，通过参与者对当前时刻不加评判地注意而产生的。该疗法强调正视当下和察觉，对慢性疼痛有相当程度的改善作用，让患者思想回到过去的经历重新感受，增加了对疼痛的接受度。

## 二、老年腰椎间盘突出症运动功能障碍的康复治疗

**（一）运动疗法**

对于慢性腰痛（＞12 周）患者，指南强烈推荐首先进行运动治疗，如运动控制训练、普拉提、太极，对于根性疼痛患者，低质量证据表明运动具有效果，其他疗法无证

据支持是否有效，对于急性疼痛不建议使用。运动包括有氧、拉伸、放松、稳定、平衡、肌力训练，或者针对特殊肌群如多裂肌、腹横肌，或者躯干稳定肌群，各项随机对照试验（randomized controlled trial，RCT）运动处方的剂量、频率和周期都不同，对于老年多节段腰椎间盘突出症合并椎管狭窄的患者，运动疗法需谨慎，如保守治疗无法缓解症状则建议手术治疗。考虑老年患者多合并基础疾病，在行运动处方时应注意不会加重任何并存的骨科疾病，如髋关节或膝关节骨关节炎。有心血管或肺部疾病病史的老年患者可能需要在运动治疗计划开始前进行，在运动治疗计划期间应密切监测患者。老年肥胖患者在接受运动疗法前应该被告知减肥的重要性。腹围的增加导致腹肌长度的增加，这将使这些肌肉处于一种机械上的不利地位，也使强化变得困难。这也可能导致腰椎前凸增加，抵消了治疗性运动计划的预期效果。此外，肥胖会增加脊柱的轴向负荷，这可能导致椎管横截面积的进一步减少。

1. 核心肌力训练　通过协调的方式训练核心肌群以促进腰椎的稳定性，可改善其功能，减少患者疼痛。

2. 方向特异性训练　指根据患者的个体情况，在特定方向的关节活动范围末端进行反复的屈伸牵拉，其中以麦肯基疗法最为常见。对于腰痛患者，麦肯基疗法最大的优势是在短期内对疼痛的缓解和失能的改善比其他标准治疗效果更为显著。对疼痛、功能等的改善与力量训练及稳定性训练相比效果相当。该方法通过对患者进行方向特异性训练而减少镇痛药物使用十分有意义。

3. 身心训练　包含大量的放松技术，可促进患者肌力、柔韧性及平衡能力的改善，符合多个腰痛康复目标，其身心训练有瑜伽、普拉提、太极等方法。

4. 腰痛学校　腰痛学校是基于原始瑞典腰痛学校方案在职业机构内进行的高强度训练方案，可获得更好的效果，方案中患者可以学习到解剖学、生物力学、最佳姿势、人体工学等相关知识，对于急性腰痛患者，腰痛学校与热疗相比，能够使患者在更短的时间恢复和重返工作，但在缓解疼痛和预防复发方面差异不明显。但腰痛学校对于慢性腰痛患者起到了积极的作用。

### （二）手法治疗和关节松动术

中等质量证据表明手法治疗和关节松动术可以减轻慢性腰痛患者的疼痛并改善其功能，对于急性腰痛尚无定论。动态关节松动术法是根据世界物理治疗大师 Brian R Mulligan 的动态关节松动术结合中医传统的伤科推拿技术而形成的一种手法治疗。因其实用性强，起效快，治疗的效果当场看得到，由此极大提高了患者和医生的信心。患者可自我配合动态关节松动术，较为安全，时间短，可避免长时间的软组织按摩推拿，一次治疗时间为 5 ~ 10 分钟。关节松动术的治疗作用表现在生理学的效应，主要是力学和神经方面的效应，力学效应主要是促进关节腔分泌滑液，增加关节软骨、关节盘的营养。

### （三）牵引

牵引对腰椎间盘突出症急性疼痛有较好的缓解效果，对伴或者不伴有坐骨神经痛的腰痛患者现有证据表明疗效一般，建议牵引与其他治疗方法联合使用。腰椎牵引具有调整腰椎间隙、松解粘连的作用，负重关节韧带纤维位于相邻两个椎体间，并由椎间盘所连接，牵引可以使韧带纤维拉长，从而增加脊柱活动度，进而减轻椎间盘的压力，促进损伤的纤维周缘的血液循环，达到消炎，改善神经纤维、髓核及纤维环营养修复的作用，最低限度的降低纤维环破裂损伤。腰椎牵引患者取仰卧位，躺在牵引床上，固定好腰带及牵引带，牵引重量设为其体重的 1/2 ～ 1/4（老年体弱患者应酌情减量），由弱到强，逐渐增量，让患者慢慢适应，要注意总牵引力不能超过体重的 2/3，每次牵引后应卧床休息 30 分钟。牵引时间为每次 20 ～ 30 分钟，频率为每天 1 次，15 次为一疗程。

### （四）平衡功能训练

平衡功能训练包括腰部本体感觉功能训练、核心肌群训练和躯干肌群协调性训练，通过加强腰背肌肉力量，有助于维持及增强腰椎的稳定性，增加韧带弹性，防止肌肉萎缩。急性期应绝对卧床休息，避免进行功能训练。待病情稳定后，再开始腰背肌功能的训练。腰背肌训练一般在 3 个月以上会有比较明显的效果。患者应当循序渐进训练，根据自身情况或病情每天可适当逐渐增加或减少锻炼量。

1. 五点支撑法　对于腰肌力量较弱、肥胖和老年人，可以先采用"五点支撑"法。在床上训练时需取仰卧位，去枕屈膝，用双足掌、双肘部和后肩五点作为支撑，腹部和臀部向上抬起，保持 3 ～ 5 秒，然后腰部肌肉放松，放下臀部休息 3 ～ 5 秒，此为 1 个周期（图 3-5-3）。

2. 三点支撑法　腰椎间盘突出患者应先做五点支撑法练习，然后过渡到三点支撑法练习。可以仰卧屈膝，双臂置于胸前，吸气，以头及双足撑起全身，使全身离床，呈弓形，呼气，还原。持续 3 ～ 5 秒，然后腰部肌肉放松，放下臀部休息 3 ～ 5 秒，此为 1 个周期（图 3-5-4）。

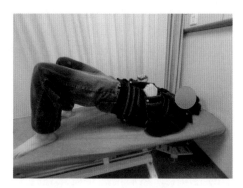 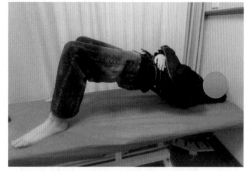

图 3-5-3　五点支撑法示例　　　　　图 3-5-4　三点支撑法示例

3. 小燕飞法　嘱患者俯卧床上，去枕，双手背后，用力挺胸抬头，使头胸离开床面，同时膝关节伸直，两大腿用力向后伸直并离开床面，持续 3 ～ 5 秒，然后肌肉放松休息 3 ～ 5 秒，此为 1 个周期。每天 2 次，每次 30 ～ 50 个周期，初期可以从 10 ～ 20 个周期先开始（图 3-5-5）。

## 三、老年腰椎间盘突出症感觉功能障碍的康复治疗

### （一）本体感觉训练

多个随机对照试验表明，通过平衡仪对腰痛患者进行本体感觉训练可以改善患者的

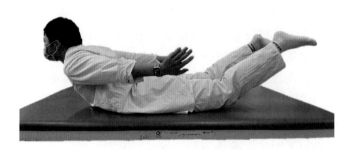

图 3-5-5　小燕飞法示意图

疼痛程度和腰椎功能。恢复神经肌肉控制意味着需要恢复先前建立的感觉模式。其中有几个重建神经肌肉控制的因素：本体感觉和动觉（检测运动的能力）、动力稳定性、准备和反应性肌肉特征、有意识和无意识的功能性运动模式。重新学习正常的运动模式，可能需要花费几个月的时间。本体感觉训练由从简单到复杂的动作组成，同时还需要大量重复的训练。

1. 上半身

（1）手臂负重写字：仰卧躺平，膝盖弯曲，手臂伸向前方，手里拿着重物。用手臂慢慢地移动，在空中用手臂模拟写字。保持身体、肩胛骨和头部稳定。

（2）手臂顶球写字：站立，手臂伸直，与肩同高，将球靠在墙上。将肩胛尖向后拉，用手臂慢慢画出想要写的字。保持肩胛骨稳定，下巴收拢。放松并重复。

（3）俯卧抛球：趴在床或桌子的边上。把肩胛骨拉向背部中间，把手臂向上提离身体。弯曲手肘，使手掌面向地板。在这个姿势下，用手拿一个小重量的球（可以从一个不加权的球开始，比如网球），抛出球，然后反复抛接，保持球不会掉落。在整个抛球过程中要保持手臂和肩胛骨的位置。

2. 下半身

（1）脚踝写字：无论躺着还是坐着都可以。以尽可能大的动作，用脚趾在空中模拟写字。可以边阅读文字边做。

（2）串联平衡训练（tandem balance）：站立，把一只脚放在另一只脚正前方，保持直立姿势，换脚并重复该动作。可以先站在折叠的毛巾上，然后增加难度站在枕头上。

（3）单腿站立（single leg stance，SLS）：如果不太好保持平衡，可以扶靠在柜台边或墙边。将一条腿抬离地面，这样就可以在不失去平衡的情况下使重心移动到受影响的腿上。目标：保持30秒，1分钟重复3～5次。

（4）单腿写字：单腿站立（受伤的腿），膝盖伸直。让另一条腿向前移动，在空中模拟写字，并试着用站立的腿保持平衡。可以稍微弯曲腿部增加难度。

（5）足趾行走：站立，踮着脚尖走路，脚跟尽量抬高。如有需要可以扶着坚固的平面维持平衡防止摔倒。

（6）脚跟行走：站立，用脚跟着地行走，前脚趾尽量抬高。如有需要可以扶着坚固的平面维持平衡防止摔倒。

（7）单腿站立（坐垫上）：站在垫子或枕头上（或其他任何使站立不太稳定的东西），

两脚分开。抬起一只脚，另一只脚保持平衡。保持规定目标时间。恢复站立位，然后换对侧腿重复。可以在垫子下面加一个球增加难度。目标：1分钟每次，重复3~5次。

（8）单腿站立（时钟）：单腿站立，轻轻用脚拍打身体周围的一个假想时钟上的地板。可以稍微弯曲支撑腿膝盖。从向前轻敲（12点钟）开始，继续前进到1、2、3、4、5和6点钟。训练时保持平衡。

（9）单脚脚趾接触（提举）：单腿直立，身体前倾，臀部弯曲，背部挺直。试着用手触摸地板，然后用腿劲使身体回到起始位置。确保膝盖与脚和臀部齐平，并保持臀部和下背部齐平。

（10）波速球深蹲：站在波速球的球面上，两脚向前，与臀部同宽，手臂伸出身体前方。慢慢下蹲降低身体，直到膝盖弯曲到90°。试着保持平衡，确保背部挺直（稍微拱起）。回到初始站姿，重复上述动作。

（11）波速球弓步：站在波速球前。迈出一步，把脚放在球的球型面。身体向下弯曲，膝盖呈90°，保持背部挺直（略呈弓形），膝盖骨与第2个脚趾对齐。返回初始姿势并重复。

注意：患者进行上述训练时身边需要有专业人员或家属看护，避免其失去平衡跌倒造成二次伤害。

（二）针灸

针对腰椎间盘突出症出现的腰痛、下肢放射痛、下肢感觉异常及运动功能减弱等症状，在针灸治疗中多采取舒筋通络、通经止痛、补益肝肾等治疗原则。在早期介入针灸治疗，可疏经、通经、止痛、活血、化瘀，以达"通则不痛"的功效。

1. 体针治疗　指单纯针刺治疗，其中体针包括如下。

（1）以环跳穴或秩边穴为主穴治疗。

（2）选大肠俞、环跳、委中及患侧阳陵泉等穴，以青龙摆尾针法（行气）治疗。

（3）深刺环跳穴可治疗腰腿痛，以环跳双针在其外下方一寸补进一针，两针形成一夹角，针尖微斜向环跳穴。

（4）以环跳、夹脊穴为主穴，以白虎摇头法（行血）施针。

2. 电针治疗　采用深刺夹脊穴加电针治疗，夹脊穴位常规消毒后用0.30 mm×75 mm的毫针垂直进针深刺至椎板后，针尖向上下关节突内侧间隙方向缓缓进针，患者产生向下放射感时停止，略提针后接电针仪，连续波，强度以可耐受为度，留针20 min；用90 mm、20号针刺入环跳穴40 ~ 60 mm，有针感后进行低频通电1 Hz，留针15 min。

3. 穴位注射疗法　具有穴位刺激和药物的双重功效，通常药量较少，可减少副作用。腰椎牵引配合同侧环跳穴穴位注射治疗腰椎间盘突出症，待针刺之后，在夹脊穴以1 mm/穴，注射复方当归注射液。

（三）推拿

推拿有放松肌肉、解除粘连的功用，患者关节囊、韧带有不同程度损伤，损伤的软组织产生疼痛信号，通过神经的反射作用使肌肉紧张、收缩甚至痉挛。推拿时使局部组织温度升高，可加强局部血液循环。在推拿的适当刺激下可提高局部组织的痛阈，还可充分拉长紧张或痉挛的肌肉以缓解痉挛，促进血肿、水肿的吸收，解除粘连，减轻疼痛。

### （四）导引

导引一词始见于《庄子·刻意》："吹呴呼吸，吐故纳新，熊经鸟申，为寿而已矣。此道引之士，养形之人，彭祖寿考者之所好也"，是一种坐、卧、站等姿势或特定动作的同时呼吸运动和躯体运动相结合的动态疗法。导引疗法种类众多，如太极拳、易筋经、八段锦、五禽戏、六字诀等都属于导引疗法，具有练筋骨、通气血、盈精神、养脏腑的功用。长期练习不仅可以纠正不良体位姿势和运动模式，还可以缓解肌肉痉挛，达到恢复筋骨平衡的效果。例如练习八段锦，腰椎间盘突出症患者可对腰背部核心肌群的力量进行锻炼，以增强脊椎稳定性，改善腰部的协调性、灵活性和柔韧性，从生物力学上达到脊椎的动态平衡对治疗和防止复发的作用。

### （五）电刺激

表面肌电图诱发的多通道电刺激对腰椎间盘突出症患者感觉运动恢复的影响，通过改善机械与热敏感性来评估电刺激对腰椎间盘突出症患者运动和疼痛恢复的影响。腰椎间盘突出的治疗办法还包括直流电及直流电离子导入疗法、间动电疗法、经皮神经电刺激疗法等。

## 四、老年腰椎间盘突出症精神心理障碍的康复治疗

### （一）非药物治疗

1. 认知行为疗法　该疗法属心理治疗方法，主要用于心理问题，包括抑郁症、焦虑症等心理疾病和不合理认知等。它的主要着眼点是通过改变患者本身对人或对事的看法与态度以改善其心理问题。该方法还可用于缓解老年腰痛，改善生存质量。

2. 低到中等质量推荐如恐惧回避训练、压力管理、渐进式放松训练、患者教育、腰痛学校等疗法，对改善患者的心理状态与功能状态有效。

3. 被动式音乐疗法结合肌肉放松训练。通过音乐、良好的环境让患者进入安静平和状态后，在治疗师引导下让患者放松全身肌肉。

4. 多感官刺激　多感官刺激的概念与儿童的感觉统合训练相似，可用于有认知障碍及谵妄风险的老年人，训练形式多样，可结合医疗机构现有的条件改动与开展，引导照顾者对患者进行感觉刺激，旨在增加老年人对外界的感知，减少因感觉剥夺或输入减少引起的心理问题、谵妄风险。包括：视觉刺激、触觉刺激、嗅觉刺激、味觉刺激、听觉刺激、本体感觉。

5. 家人模拟在场治疗　老年慢性病住院患者，尤其是家人、朋友不常来探望的老年人容易产生孤独感与被抛弃感。家人模拟在场治疗即联系老年人在意、亲近的家属、朋友录制视频，时间、内容因人而异，录制主题为鼓励老年人积极应对疾病与生活、想对老年患者说的话或是其他正能量的内容，录制视频个数通常为 3 ~ 5 个，也可以更多。

### （二）药物治疗

老年腰椎间盘突出症（lumbar disc herniation，LDH）保守治疗药物主要有对乙酰氨基酚、非甾体类抗炎药物（nonsteroidal anti-inflammatory drug，NSAID）、阿片类药物、抗抑郁药物、肌肉松弛剂等。

1. 对乙酰氨基酚　这属于广泛应用的解热镇痛药物，抗炎作用不强，可用于轻、中

度疼痛。由于对乙酰氨基酚对剂量"封顶"效应，建议总量不宜超过 2 g/d。

2. 非甾体类抗炎药物 其可缓解慢性腰背痛，镇痛效果要优于对乙酰氨基酚，对坐骨神经痛的改善并不明确，具有解热、镇痛、抗炎和抗风湿作用。禁止同时用两种非甾体类抗炎药物，注意与其他药物间的相互作用。

3. 阿片类药物 主要有强阿片类药物，如吗啡、芬太尼、舒芬太尼、哌替啶、羟考酮、氢吗啡酮等；弱阿片类药物，如可待因、氢可酮、双氢可待因、曲马多等。剂型有口服、针剂和贴剂，如：丁丙诺啡透皮贴、芬太尼透皮贴等，主要适用于中、重度慢性疼痛者，在慢性持续性肌肉骨骼疼痛的控制中拥有较好的短期疗效。美国老年学会、美国疼痛医师学会等相关指南推荐中、重度慢性疼痛患者和其他治疗无效的老年患者使用阿片类药物。对于弱阿片类药物的使用，老年患者应使用最低的有效剂量，尽量选用缓释剂型或透皮贴剂，如：吗啡缓释片、羟考酮缓释片和芬太尼透皮贴剂等，但其有明显的不良反应，尤其是便秘，临床实际应用受到限制。

4. 抗抑郁药物 在慢性疼痛治疗中常用的抗抑郁药物主要包括 5-羟色胺及去甲肾上腺素再摄取抑制剂、三环类抗抑郁药物，主要应用于慢性腰背痛合并焦虑、抑郁状态的患者，且对坐骨神经痛有一定作用。但其会呈现口干、便秘、视物模糊及心血管反应等不良反应，且有剂量依赖性，因此推荐低剂量起始，逐增到有效剂量维持。

5. 肌肉松弛剂 如乙哌立松、替扎尼定、氯唑沙宗等，可用于急性期和亚急性期腰痛者的治疗，能缓解腰背痛的症状及骨骼肌痉挛、改善血液微循环。不良反应有四肢无力、困倦、恶心呕吐等，存在肝肾功能损害可能。

**（三）药物及剂量使用推荐（表3-5-1）**

表 3-5-1 药物及剂量使用推荐

| 级别（均为6周以上） | 药物 | 目标/维持剂量 | 备注 |
|---|---|---|---|
| 1级 | SSRI：西酞普兰/舍曲林 | 20 mg/100 ~ 200 mg | 如果担心延长 QT 间期，可使用舍曲林 |
| 2级（对1级无反应） | 减量并停止 SSRI，度洛西汀或文拉法辛 | 60 mg/150 ~ 300 mg | 不建议将杜洛西汀用于患有晚期肾脏疾病或严重肾功能不全（估计的肌酐清除率 < 30 ml/min）的患者 |
| 2级（对1级有部分反应） | SSRI+盐酸安非他酮 | 200 mg bid | 确认患者没有癫痫病史或不是高风险癫痫发作人群（比如服用曲马多） |
| 2A级（对1级有部分反应） | 继续 SSRI，考虑使用低剂量的去甲替林以缓解疼痛和睡眠 | 10 ~ 25 mg 睡前口服 | 虽然低剂量的去甲替林可减轻疼痛并有助于睡眠（从而改善情绪），但这些低剂量不太可能具有特定的抗抑郁作用 |
| 3级（对2级无反应） | 逐渐减少并停止所有2级药物的使用，开始使用去甲替林 | 血浆浓度为80 ~ 120 ng/ml，约5 ~ 6天达到稳态 | 去甲替林可能有镇痛作用。使用前请评估心电图。如果患者自杀风险高，请限制药物供应 同时监测抗胆碱能药物的副作用 |

| 级别（均为6周以上） | 药物 | 目标/维持剂量 | 备注 |
|---|---|---|---|
| 3级（对2级有部分反应） | 停止SSRI，减量并停止盐酸安非他酮，加用诺昔替林或锂盐 | 血浆浓度80～120 ng/ml/血浆浓度0.6～0.8 mEq/L | 在患有肾功能不全的老年人中谨慎使用锂，或同时使用非甾体抗炎药（NSAID）、血管紧张素转换酶（ACE）抑制剂、噻嗪类或loop利尿剂。使用锂之前，请获取促甲状腺激素（TSH）水平<br>请注意血浆水平低于年轻人和（或）患有双相情感障碍的用药患者，如果需要，请咨询精神科共同管理 |

注：无反应可定义为治疗6周后抑郁评分量表改善小于30%，且评分仍在症状范围内；部分反应可定义为症状改善>50%，且评分仍在症状范围内。建议所有级别都应辅助认知行为疗法，因为拒绝和中断抗抑郁药物治疗的老年人很多。美国食品药品监督管理局（Food and Drug Administration，FDA）建议使用西酞普兰的剂量不要大于40 mg/d，因为它可能引起心脏电活动的潜在危险异常，特别是QT间期延长。60岁以上患者的最大推荐剂量为20 mg/d。

SSRI（serotonin-selective reuptake inhibitor，5-羟色胺选择性重摄取抑制剂）；ACE（angiotensin converting enzyme，血管紧张素转换酶）；TSH（促甲状腺激素，thyroid-stimulating hormone）。

## 五、老年腰椎间盘突出症二便功能障碍的康复治疗

### （一）马尾综合征的治疗

急性期应在症状发作48小时内进行手术治疗，若症状在24小时内发作迅速或进展性膀胱功能障碍，需在24小时内进行手术治疗，老年患者手术效果较差。关于马尾综合征保守治疗的文献报道较少，仅有两例对轻症患者病例报告的描述。对于仅存在肛门周围异常感觉（烧灼、憋胀、夹物、下坠、蚁行感），会阴部及鞍区麻木，大便秘结，小便费力，生殖器官疼痛等的患者适用。而无尿潴留或尿失禁的患者，使用牵引、手法及局部理疗干预后可有改善。

### （二）尿潴留治疗

1. 尿潴留的初步处理　包括对尿道通畅性的评估，以及及时、彻底的膀胱减压术。耻骨上导尿管可以改善患者的舒适度，减少细菌尿，短期内需要再次穿刺；银合金涂层和抗生素浸渍导管在临床上没有什么疗效。进一步的治疗是通过确定尿潴留的原因和程度来决定的，其中包括通过排尿试验启动阿尔法阻滞剂。

2. 间歇导尿、留置导尿以及清洁间歇导尿　所有患者的急性尿潴留必须立即经尿道或耻骨上导尿减压治疗。由于留置导尿与复发性复杂尿路感染、膀胱结石和膀胱刺激的风险增加相关，应避免长期导尿，以免有尿道糜烂或膀胱颈破坏的危险。

3. 盆底肌功能训练　取平卧姿势于床上，双脚屈曲分开，用力收紧肛门周围、阴道口及尿道口骨盆底肌肉，每次5～10 s，然后放松休息10 s/次。每天分5节，每节10次。大腿内侧及腹部肌肉应保持放松，臀部紧贴床面。

4. 排尿干预　对卧床患者进行训练，使其以习惯的排尿姿势或习得床上排尿姿势可

以改善尿潴留。

（1）反射排尿：通过让患者听流水声、刺激会阴部位、轻叩会阴及膀胱区、牵拉阴毛等方法刺激患者的排尿反射，达到排尿目的。

（2）热敷：研究显示，使用热毛巾等热敷耻骨上膀胱区或会阴区可以缓解尿潴留症状。

（3）心理干预：尿潴留患者多伴有焦虑、紧张等不良情绪，应当对其心理进行疏导，使其心情平稳，以免不良情绪进一步加重尿潴留。

（4）药物治疗：α受体阻滞剂的使用可以减少术后残余尿量，增加最大流速，潜在地改善生活质量，降低尿路感染的发生率。胆碱能药物被认为能改善逼尿肌收缩力，促进逼尿肌活动不足患者的膀胱排空。

（5）外科手术干预：手术主要用于治疗慢性、复发性尿潴留患者，经尿道膀胱颈切开术、骶神经调节以及尿道扩充术等手术治疗方法多见。

**（三）便秘的治疗**

推荐生活方式改变，如摄取膳食纤维食物、增加饮水量、合理运动、建立正确的排便习惯。

1. 一般治疗　停用可引起或加重便秘的药物。患者可考虑使用脚凳来帮助排便，这种方法几乎没有风险，但还需要进一步的研究对其进行评估。建议患者摄入 500 kcal 或以上的膳食以诱导胃肠反应，注意自身的排便需求，并避免排便时用力过度和排便时间过长。此外，应同时治疗患者的肛门直肠疾病（如肛裂或症状性痔疮）。

2. 传统疗法　包括中成药制剂和汤剂、针灸和推拿等中医药治疗方法。

3. 心理治疗　加强对患者的心理疏导，提高其对便秘的认知水平，使患者知道便秘是可防可治的，良好的心理状态、睡眠及饮食习惯都有助于缓解便秘，对有明显心理障碍的患者给予抗抑郁焦虑药物治疗，存在严重精神心理异常的患者应转至精神心理科接受专科治疗。

4. 生物反馈治疗　生物反馈是一种基于行为修正的学习策略。肠道定向生物反馈再训练已成为治疗慢性特发性便秘的一种治疗方法，包括如下。

（1）教导患者腹式呼吸和排便时产生足够推进力的方法。

（2）教导患者放松肛门括约肌，并使之与反映腹内压的直肠压力同步增加。

（3）直肠感觉再训练，以在需要时增强低敏感性患者的直肠知觉。

（4）球囊排出再训练，以缩短球囊排出的时间。建议患者进行 4 ~ 6 次生物反馈治疗，每次间隔数周。治疗应由训练有素的治疗师进行指导，旨在使直肠肛门协调正常化，确保对上述训练维持良好的直肠压力。

5. 药物治疗　主要有以下几种类型药物供选择。以服用泻药为主，包括溶剂型泻药（欧车前亲水胶散剂）、润滑性泻剂（液体石蜡）、渗透性泻剂（乳果糖）、盐类泻剂（硫酸镁）、刺激性泻药（番泻叶）和促动力剂（莫沙必利）。如患者连续 2 天未排便，注意按需给药。

6. 手术干预　可能需要进行 MR 或钡剂排粪造影等检查以寻找结构性疾病。应基于整体临床评估（包括症状、辅助检测和心理评估）来决定是否采用手术治疗结构异常。大多数结构异常的患者不需要手术治疗，因为患者大多无症状，且手术风险中等，疗效的证据水平较低。在进行手术治疗前，应仔细告知功能排便障碍患者治疗的获益与风险，因为潜在风险通常超过潜在获益。慢传输型便秘患者的手术治疗术式包括结肠部分或全部切除术；排便障碍型便秘患者的手术主要针对直肠脱垂和直肠前突进行治疗；存在耻骨直肠肌综合征的患者可选择经肛门或经骶尾入路的耻骨直肠肌部分肌束切断术和闭孔内肌筋膜、耻骨直肠肌融合术等，但手术治疗应充分考虑老年人群的特点，结合患者情况进行。

### （四）术后二便障碍的治疗

主要围绕术后便秘及尿潴留进行治疗，其中对于便秘可使用中药灌肠和穴位按摩治疗，术后尿潴留除常规导尿外主要通过加强围手术期护理，包括宣教、患者教育、膀胱功能训练、排尿训练等护理衔接措施，从而起到预防或减少其发生的效果。

## 六、老年腰椎间盘突出症认知功能障碍的康复治疗

老年腰椎间盘突出症认知功能障碍是一种急性器质性脑综合征，常常发生在术后，拥有昼轻夜重的典型特征。其特征是意识内容清晰度下降，伴觉醒—睡眠周期紊乱及精神运动行为障碍等，患者对周围事物的接触受阻，对自身的认识能力下降，同时思维、记忆、理解及判断力都有所下降，语言不一致且错乱，爱说胡话，激动易怒。还存在幻觉，错觉及妄想症状。

### （一）非药物治疗

非药物治疗包括感觉刺激、动作刺激、认知导向和治疗性活动、疼痛管理、认知刺激、简单交流、营养支持、睡眠管理、药物管理、多学科介入。如患者出现激越行为，威胁到自身或他人安全，并且非药物治疗无效时，可使用抗精神病药物改善患者的精神行为异常。同时，应对医疗工作者进行教育，提高其对术后谵妄的认识。

1. 综合性干预措施　对谵妄的危险因素进行全面干预可降低谵妄的发生，例如：住院老年人生活项目（hospital elder life program，HELP）管理模式。措施具体包括维持定向力，提高认知功能，减少精神类药物的应用，倡导术后早活动，促进规律睡眠，避免缺水，重视营养支持等。听力下降或视力下降患者，应尽早佩戴辅助设备。目前已有 200 余家医院先后推广并反复证实其对防治老年人手术后谵妄具有良好的效果。针对在 ICU 的患者，"ABCDE" 集束化管理的干预措施可以有效减少谵妄。通过自主觉醒（awakening，A）、呼吸实验（breathing coordination，BC）、谵妄评估和管理（delirium monitoring/management，D）、早期活动（exercise，E）等综合措施，促使患者在手术后早日恢复自主呼吸、减少机械通气的时间、减轻生理功能损害、减少谵妄的发生。术后谵妄通常发生于术后 24~72 h，术后认知功能障碍（POCD）通常发生于术后数周至数月。

初步证实该管理模式行之有效后，再进一步增加家庭管理（family management，F），形成 "ABCDEF" 标准化管理模式。这种管理模式能延长患者的非谵妄时间和生存率。

2. 音乐　音乐能使患者的应激状态减轻，心率、收缩压下降，谵妄发生率降低。对髋、膝关节手术后患者采用音乐疗法可解除手术后焦虑，减轻手术后痛苦，减少谵妄。

3. 耳塞和眼罩　噪声及明亮光线均为睡眠剥夺之诱因，增加患者谵妄的发生率。手术后患者应用耳塞、眼罩可提高睡眠质量、减少谵妄发生。

## （二）麻醉管理

1. 麻醉方式　麻醉对于老年患者术后谵妄的关系需要引起重视，包括麻醉方式、药物的选择、麻醉后深度检测，以及大脑氧饱和度检测。而术中和术后体温异常与术后谵妄之间的关系也较复杂。在术中避免体温降低可以减少患者抑制型谵妄的发生，手术时体温越低，手术后谵妄的危险越大。手术后体温的上升和手术后谵妄的发生率上升有一定的关系，其原因可能为发烧会使脑氧耗上升，进而使脑氧供需失衡风险上升，或炎症反应包括脑部炎症反应更严重。

2. 术后镇痛　术后疼痛的伤害性感受通过两条主要的上传通路：新脊髓丘脑束和旧脊髓网状丘脑束。针刺样感觉（A-δ 传入）经由新脊髓丘脑束到达中央后回，而由组织损伤导致的疼痛（C 传入）是通过旧脊髓网状丘脑束穿过网状结构到达皮层。完善的手术后疼痛管理能降低患者手术后谵妄的发生。阿片类药物在当前静脉镇痛中仍然占主导地位，但是高剂量的阿片类药物可能增加患者术后谵妄的发生概率。阿片类药物结合区域阻滞技术在减少老年患者谵妄的发生方面具有明确的意义。临床研究报告联合应用阿片类药物及非阿片类镇痛药物，如加巴喷丁、塞来昔布、对乙酰氨基酚等，亦可降低老年患者手术后谵妄的发生率。

3. 术后镇静　大量的研究发现苯二氮䓬类药物能提高谵妄的发生率、延长监护室停留时间、延长机械通气时间等，但以右美托咪定更具优越性。故不建议常规应用苯二氮䓬类药物，但对有酒精戒断症状的患者等可首选苯二氮䓬类药物。对 ICU 机械通气患者采取浅镇静或者目标导向的镇静策略以避免过深的镇静，减少谵妄的发生。

## （三）药物治疗

对于术后的药物治疗，主要包括了抗精神病类药物，如氟哌啶醇、齐拉西酮、奥氮平、喹硫平、右美托咪定、氯胺酮等，但都没有大规模的临床试验进一步验证。

## （四）个体化认知训练

对于部分术后认知功能障碍患者，主要是通过数字按序排列和物品分类来培养其执行能力，通过写字板或者日历来培养其定向力，通过常规的刺激 - 反应方法培养其注意力，通过加减运算培养其数字计算能力，通过语音记忆法培养其记忆力，通过划消字母或者数字来培养其视空间能力，通过和患者对话来培养其语言功能。训练计划包括：①训练内容：数字按序排列、物品分类、语音记忆法、划消字母或数字训练患者，以及与患者谈话。②训练强度与时间：强度为 20 ~ 30 min/d，每个星期训练 5 次；训练时间为 1 个月。

# 第六节　老年腰椎间盘突出症全周期<br>康复与临床 - 康复 - 护理衔接

## 一、临床 - 康复 - 护理衔接

护士通常提供 24 小时无间断的康复护理，弥补临床、康复的不足。参与患者在院内管理与治疗的成员包括护士、医生、治疗师和患者家属，出院前通过对患者的评定，护士协同医生和治疗师共同制定出院后的康复护理方案。出院后患者和家属按制定的方案执行，家属另行监督职责，主管护士则定期电话随访，开展心理护理、健康教育及督促康复训练等。"临床 - 康复 - 护理"无缝衔接通过将康复理念、技术贯彻给不同康复阶段的医护人员，增强康复意识，促进康复行为的发生，以帮助患者取得更显著的康复效果，最大限度地恢复功能。

**（一）预防**

腰椎间盘突出症是一种退行性疾病，在发作前患者多有无症状的腰椎间盘突出或者慢性腰痛病史，脊柱负荷、社会心理因素、外伤史、不当生活方式等是腰椎间盘突出症发作和复发的危险因素。对于腰椎间盘突出症患者的康复干预需要覆盖三级预防，对高危人群进行宣教、对无症状腰椎间盘突出和下腰痛患者提供康复干预，以及在急性发作和慢性缓解期进行功能障碍的康复治疗以缓解症状、减少并发症和预防复发。因此，老年腰椎间盘突出症全周期管理应从预防开始，日常做适当的功能锻炼，保持良好的心情。护理需关注老年人的心理健康，给予陪伴，并教育其及时告知疼痛的重要性，可从以下几点做到早发现、早诊断、早治疗。

1. **控制体重**　体重增高会导致腰椎的负担严重。大多中年男性较为肥胖，不仅增加了血脂、血压、血糖升高的风险，对腰椎也加重负担。在日常生活活动中，过高的体重会使腰椎甚至椎间盘反复的损伤。因此，控制体重尤为重要，控制体重不单是心血管内科医生的建议，同时也是脊柱外科医生在衔接中相互交流的建议。

2. **保持正确坐姿**　伏案坐位的身体姿势使头和上身的重心都会向前移，同时脊柱呈现弯曲状态，该姿势对颈椎、腰背部，尤其是腰椎产生了比平时更大的挤压力量，椎间盘在此过程中承载的压力增加，因此，长时间不良姿势伏案可能会导致椎间盘的损伤。在坐位时需要腰部挺直，若时间较久可在腰部后方放置腰垫帮助支撑，注意保证腰椎的直立状态，避免弓腰使腰椎受累。日常工作、生活中的基本动作也需要注意。长时间的弯腰姿势也可能会造成腰部损伤，所以应尽量避免。此外，从地上拿重物时，应先蹲下，保持腰部直立，然后抱着重物再站起来，避免直接弯腰提取重物，因为错误姿势造成腰部应力集中，可导致局部的损伤（图 3-6-1、图 3-6-2）。

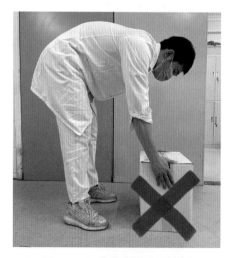 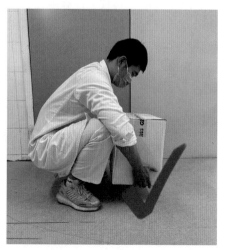

图 3-6-1　举重物的错误姿势　　　　图 3-6-2　举重物的正确姿势

3. 加强体育锻炼　腰椎是人体承上启下的力量的枢纽，针对腰部肌肉群的锻炼，可以增强维持腰椎稳定的能力，减少在不同的体位下椎间盘损伤的可能性。因此，平时加强腰背核心肌力的锻炼非常重要。腰背肌功能训练有：五点支撑法、鱼跃式、下肢直腿抬高训练、腰肌训练等。训练的原则是由少到多、循序渐进，尤其是老年患者，需量力而行，锻炼强度要以不引起疼痛加重和过度疲劳为准。

### （二）护理指导

护理指导包括老年腰椎间盘突出症患者的日常生活注意事项和家庭自我照料意识。

1. 合理锻炼　在锻炼强度适宜的情况下，遵循在耐受范围内进行日常锻炼。适当的运动锻炼可以增强肌力，有利于缓解肌肉痉挛。2005 年更新的 Cochrane 系统评价认为，卧床休息并不能改善坐骨神经痛患者的疼痛情况和功能状态。仰卧位是较舒适的卧床姿势，将患者肩部抬高，用两个枕头分别放置在膝关节和头下。患者侧卧位时，位于上方的膝关节屈曲，枕头放置在两侧膝关节之间。

2. 活动方式调整　理想的运动方案应包含两个要素，一是可以改善心血管功能的规律锻炼，二是针对躯干和臀部的肌力训练，肌力训练中以腹肌训练尤为重要。步行、游泳、低冲击性的有氧运动都是较好的体育锻炼方式。

3. 正确的姿势　首先要避免久坐。在生活中应掌握正确的弯腰和搬动重物的技巧，如搬动重物时，应先下蹲，不要弯腰，使膝关节屈曲，然后将物体尽量靠近身体，腹肌发力，搬起重物，这样可以保护腰部较弱的肌肉，防止腰椎损伤。

4. 睡眠指导　首先是床垫的选择，以中等硬度为宜。研究显示，在卧床时疼痛的改善及疼痛相关功能障碍的改善方面，使用中等硬度床垫优于硬质床垫，既可以维持腰椎生理弧度，又可以给腰部足够的支撑。当今智能化、功能化、个体化的家用卧具不断创新发展，也成为选择的方向。其次是睡姿的选择，以仰卧位和侧卧位为宜。

5. 心理护理　病程长且易反复是老年腰椎间盘突出症患者的特点，漫长的病程期间，患者常出现焦虑、悲观等情绪。主管护士通过电话可以掌握患者病情及心理状况，给予及时的心理疏导，消除和减轻不良心理因素。要让患者相信居家时仍有医务人员可以帮助他们，增加患者对疾病康复的信心，坚持具备最佳的心理状态，获得更好的康复收益。

6. 饮食指导　患者由于腰腿痛导致活动量减少，胃肠蠕动减慢，容易有便秘等情况出现，特别是老年患者。排便时腹压增高，便秘将加重腰椎间盘突出的症状。因此，指导患者避免用力排便，宜选用富含纤维素的食物，多吃水果、蔬菜，适当多饮水也可保持大便通畅。

7. 健康教育　帮助患者学习老年腰椎间盘突出症的相关知识及家庭康复护理的重要性和注意事项。在生活中应注意站、坐、行和劳动的姿势，宜卧硬板床，加强腰部保健，避免弯腰久坐、突然转体扭腰及增加腰部负重，必要时佩戴腰围带等，上述方法将更好地保护患者减少再次发生腰椎损伤的概率。

### （三）保守治疗

腰椎间盘突出症通过正规保守治疗，多数患者的症状可以缓解甚至治愈。卧床休息、硬膜外注射、运动疗法、心理干预、疼痛自我管理、腰椎牵引、手法治疗、中医中药等都属于药物治疗之外的保守治疗措施。建议合并骨质疏松症的老年患者同时进行抗骨质疏松治疗。

**（四）手术适应证**

若患者腰椎间盘突出症病史超过 6 ~ 12 周，且经系统保守治疗无效、症状加重，或反复发作等情况出现，则考虑手术治疗。当腰椎间盘突出症疼痛剧烈，严重影响工作或生活，考虑手术治疗。若出现单根神经麻痹或马尾神经麻痹，表现为肌肉瘫痪或出现直肠、膀胱症状等，考虑手术治疗。若突出物压到神经，引起神经损害，下肢肌力减退，出现脚趾和足背无法抬起，需要手术治疗。若患者合并腰椎管狭窄症，严重影响正常生活，也需要手术。

**（五）围手术期**

1. 康复　把握老年患者自身的病理生理特点，通过优化康复外科理念管理老年患者腰椎手术的围手术期，将有利于缓解术后疼痛、改善认知功能、降低术后谵妄的发生率、缩短住院时间、降低住院费用，利于老年患者的康复进程。术前康复训练宜在术前 5 ~ 7 天进行，训练方法如下。

（1）患者保持正确的弯腰姿势，坚持正确的家庭锻炼，在没有神经紧张体征的情况下，进行腰背部的力量训练。

（2）中立—偏斜位腰椎稳定性训练。

（3）步行训练方面，指导患者从助行器行走逐步过渡到扶拐杖行走。

（4）肌力及耐力训练：功率自行车训练，推墙俯卧撑等。

（5）心肺康复训练：根据心肺功能评估结果选择，如：腹式深呼吸锻炼、呼吸锻炼器、吹气球等。

2. 术前　患者进行手术治疗前，护理人员使用腰椎模型、图片、动画视频及宣传手册等方式，向患者讲解腰椎间盘的生理解剖结构和病理类型，加强对疾病的认识，同时调整不恰当的坐姿、站姿和卧姿的方式。术前康复治疗师做好患者心理评估，指导患者进行正确的肌肉锻炼，指导患者佩戴腰围，准备好术后早期功能锻炼的实施。主管医师需向患者告知危险因素，讲解手术治疗方式和疾病的发生、发展与转归，帮助患者降低对疾病的恐惧感，树立手术和恢复的信心，以便提高其依从性。

**（六）手术效果**

老年腰椎间盘突出症的手术治疗可获得良好的效果。老年腰椎间盘突出症预后不良与术前的下肢疼痛的症状、术前下肢痛病程长、术前抑郁状态、合并糖尿病等呈正相关。手术方式与年龄高低、对复发率的影响也不尽相同。年轻患者行后路腰椎突出椎间盘组织摘除术或显微腰椎间盘切除术，其术后复发率和二次手术率较高；老年患者行显微内镜或经皮内镜椎间盘切除术，其术后复发率和二次手术率高于年轻患者。

1. 手术疗效评估　老年腰椎间盘突出症常用的手术疗效评价指标包括 VAS 评分、ODI 指数、SF-36 评分、EuroQol 健康指数量表（EQ-5D）、日本骨科学会（Japanese Orthopaedic Association，JOA）腰背痛手术治疗评分标准等。

2. 手术并发症　老年患者的手术并发症高于年轻患者，硬膜损伤和泌尿系统感染是其最为常见的，其中硬膜损伤的危险因素在于年龄增长和合并腰椎管狭窄。邻近节段退变和邻近节段退变性疾病更容易发生于老年患者腰椎融合手术术后。老年患者术后住院时间长，尤其是老年女性患者。在 80 岁以上高龄患者中，术后 30 天死亡率增加与 ASA3 级和 ASA4 级有关。术后谵妄的发生率老年患者高于年轻患者，术后谵妄危险因素包括：①痴呆、抑郁等认知损害；②社交和活动能力减退等系统功能减退；③虚弱、低蛋白血症为表现的营养不良；④视力或者听力方面的感觉障碍。

**（七）术后康复**

通常在术后 7 ~ 12 天开始，包括：①控制疼痛：可选择药物与理疗等方式，理疗如经皮神经电刺激疗法（transcutaneous electrical nerve stimulation，TENS）、超短波等；②避免所有的腰部活动，严禁前屈、后伸、侧弯或旋转；③双下肢力量训练：髋关节屈曲、外展、内收等，股四头肌力量训练，踝泵训练。术后康复开始的时间视手术方式而定，微创手术术后的康复可相对早期开展。呼吸训练、上下肢训练则可以早期进行，引起腰椎屈伸或旋转的运动应相对后置开始的时间。

部分患者会在术后缓解期过后再次发生椎间盘突出，表现为同侧或对侧腰腿部疼痛。因此，采取恰当的诊疗和护理措施，增强对术后复发风险因素的辨别具有重要作用。患者在术后不宜过早负重，这样可能会导致椎间盘稳定性下降，增加再次突出的风险。其中腰椎间盘重度退行性改变和腰椎节段活动度 > 10° 是术后复发的危险因素，需在护理宣教中强调术后复发的风险。术后功能锻炼的宣教，也要强调术后早期锻炼不宜过于频繁，遵循循序渐进原则。同时戒烟戒酒，规律饮食，避免剧烈咳嗽、打喷嚏等增加腹内压的动作等生活习惯方面的宣教也应注意。

## 二、家庭护理延伸

老年与青壮年患者相同之处是都伴有腰痛和下肢放射性疼痛，都有神经功能受损所致的运动感觉障碍，而病程长、反复发作、轻微创伤或在自身体重下就可使椎间盘发生突出等特点常发生于老年患者，因而老年患者为取得较好的疗效，需长期治疗及康复指导，才能避免复发风险。

治疗腰椎间盘突出最主要的方法就是做好日常生活中患者家庭护理，要点如下。

1. 卧床休息 发病后应绝对卧床休息 1 周左右，一般以硬板床为宜，呈仰卧位，可在腰下垫一个软垫以维持腰椎自然的生理曲度，这样可促进血液循环，减轻疼痛。1 周后可逐渐下床做一些轻微的活动，2 周后可根据病情做一些不需要大幅度弯腰的体力活动，3 ~ 4 周后可恢复正常活动，但不能干重活或剧烈运动。

2. 牵引 使膨出的髓核复位可以通过科学的牵引拉开椎间盘间隙来实现。患者在绝对休息 1 周后可下床，以双手扶住门框即可练习，身体自然下垂、放松，双脚似着地而非着地，每日早晚各 1 次，每次 5 ~ 10 分钟左右。也可以仰卧床上，手扶床头，使脚尖朝床尾处尽量移动，每天 1 ~ 2 次，每次 10 ~ 20 分钟。坚持锻炼 ≥ 2 周可使疼痛缓解。

3. 锻炼腰肌 床上五点支撑法宜在急性期开展锻炼。以头、两肘、两足为支撑点，取仰卧位，向上抬高身体，每次 2 ~ 5 分钟，每日 2 次。三点支撑锻炼可在 1 个月后进行，取仰卧位，以头和双足为支撑点向上抬高身体，每次 4 ~ 6 分钟，每日 2 次。

4. 3D 打印技术　3D 打印腰椎枕可以缓解腰部肌肉紧张，矫正腰椎曲度，其制作需要根据医师收集患者的相关病理参数，再经过三维扫描、计算机设计和个性化定制制作而成，为确保腰椎曲度的正确适应，一般 3 个月左右根据情况进行不同曲度个性化调整更换。

随着材料学、信息技术、大数据等领域的快速发展，康复医学开启了多学科的交叉融合的大门，许多技术成果为研发智能化辅具提供了可能。

# 参考文献

［1］VOS T, ALLEN C, ARORA M, et al. Global, regional, and national incidence, prevalence, and years lived with disability for 310 diseases and injuries, 1990-2015: a systematic analysis for the Global Burden of Disease Study 2015［J］. Lancet, 2016, 388 (10053): 1545-1602.

［2］MARTIN BI, DEYO RA, MIRZA SK, et al. Expenditures and health status among adults with back and neck problems［J］. JAMA, 2008, 299 (6): 656-64.

［3］Hartvigsen J, Hancock MJ, Kongsted A, et al. What low back pain is and why we need to pay attention［J］. Lancet, 2018, 391 (10137): 2356-2367.

［4］Ravindra VM, Senglaub SS, Rattani A, et al. Degenerative Lumbar Spine Disease: Estimating Global Incidence and Worldwide Volume［J］. Global Spine J, 2018, 8 (8): 784-794.

［5］KHAN AN, JACOBSEN HE, KHAN J, et al. Inflammatory biomarkers of low back pain and disc degeneration: a review［J］. Ann N Y Acad Sci, 2017, 1410 (1): 68-84.

［6］ANDERSSON GB. Epidemiological features of chronic low-back pain［J］. Lancet, 1999, 354 (9178): 581-585.

［7］MIDDENDORP M, VOGL TJ, KOLLIAS K, et al. Association between intervertebral disc degeneration and the Oswestry Disability Index［J］. J Back Musculoskelet Rehabil, 2017, 30 (4): 819-823.

［8］CORNIOLA MV, STIENEN MN, JOSWIG H, et al. Correlation of pain, functional impairment, and health-related quality of life with radiological grading scales of lumbar degenerative disc disease［J］. Acta Neurochir (Wien), 2016, 158 (3): 499-505.

［9］KURTZ SM, LAU E, IANUZZI A, et al. National revision burden for lumbar total disc replacement in the United States: epidemiologic and economic perspectives［J］. Spine (Phila Pa 1976), 2010, 35 (6): 690-696.

［10］BERNICK S, WALKER JM, PAULE WJ. Age changes to the anulus fibrosus in human intervertebral discs［J］. Spine (Phila Pa 1976), 1991, 16 (5): 520-524.

［11］FENG Y, EGAN B, WANG J. Genetic Factors in Intervertebral Disc Degeneration［J］. Genes Dis, 2016, 3 (3): 178-185.

［12］LYONS G, EISENSTEIN SM, SWEET MB. Biochemical changes in intervertebral disc degeneration［J］. Biochim Biophys Acta, 1981, 673 (4): 443-453.

［13］XU TT, LIAO F, JIN HT, et al. Research advance on intervertebral disc degeneration and cell death［J］. Zhongguo Gu Shang, 2015, 28 (7): 673-678.

［14］RUSSO VM, DHAWAN RT, DHARMARAJAH N, et al. Hybrid Bone Single Photon Emission Computed Tomography Imaging in Evaluation of Chronic Low Back Pain: Correlation with Modic Changes and Degenerative Disc Disease［J］. World Neurosurg, 2017, 104: 816-823.

［15］戴力扬. 年龄对腰椎间盘突出症患者症状与体征的影响［J］. 临床骨科杂志，1999，2（3）：170-172.

［16］MACDOWALL A，ROBINSON Y，SKEPPHOLM M，et al. Anxiety and depression affect pain drawings in cervical degenerative disc disease［J］. Ups J Med Sci，2017，122（2）：99-107.

［17］HERLIN C，KJAER P，ESPELAND A，et al. Modic changes-Their associations with low back pain and activity limitation：A systematic literature review and meta-analysis［J］. PLOS ONE，2018，13（8）：e0200677.

［18］MIDDENDORP M，VOGL TJ，KOLLIAS K，et al. Association between intervertebral disc degeneration and the Oswestry Disability Index［J］. J Back Musculoskelet Rehabil，2017，30（4）：819-823.

［19］马信龙. 腰椎间盘突出症的病理学分型及其临床意义［J］. 中华骨科杂志，2014，34（9）：974-981.

［20］FARDON DF，WILLIAMS AL，DOHRING EJ，et al. Lumbar disc nomenclature：version 2.0：Recommendations of the combined task forces of the North American Spine Society，the American Society of Spine Radiology and the American Society of Neuroradiology［J］. Spine J，2014，14（11）：2525-2545.

［21］中华医学会骨科学分会脊柱外科学组，中华医学会骨科学分会骨科康复学组. 腰椎间盘突出症诊疗指南［J］. 中华骨科杂志，2020，40（8）：477-487.

［22］KREINER DS，HWANG SW，EASA JE，et al. An evidence-based clinical guideline for the diagnosis and treatment of lumbar disc herniation with radiculopathy［J］. Spine J，2014，14（1）：180-191.

［23］王国基，蒋清，张轶群，等. 老年人腰椎间盘突出症的特点及手术方法选择（附125例分析）［J］. 中国脊柱脊髓杂志，1999，（1）：28-30.

［24］MATVEEVA N，ZIVADINOVIK J，ZDRAVKOVSKA M，et al. Histological composition of lumbar disc herniations related to the type of herniation and to the age［J］. Bratisl Lek Listy，2012，113（12）：712-717.

［25］AUTIO RA，KARPPINEN J，NIINIMÄKI J，et al. Determinants of spontaneous resorption of intervertebral disc herniations［J］. Spine（Phila Pa 1976），2006，31（11）：1247-1252.

［26］WANG YX，GRIFFITH JF. GRIFFITH，Effect of menopause on lumbar disk degeneration：potential etiology［J］. Radiology，2010，257（2）：318-320.

［27］刘勇，胡有谷，吕振华，腰椎间盘细胞的培养及形态学观察［J］. 中华医学杂志，1999，（2）：28-30.

［28］LYONS G，EISENSTEIN SM，SWEET MB. Biochemical changes in intervertebral disc degeneration［J］. Biochim Biophys Acta，1981，673（4）：443-453.

［29］URBAN JP，MCMULLIN JF. Swelling pressure of the lumbar intervertebral discs：influence of age，spinal level，composition，and degeneration［J］. Spine（Phila Pa 1976），1988，13（2）：179-187.

［30］邱玉金，胡有谷，吕振华，等. 腰椎间盘的细胞、胶原与弹性蛋白［J］. 中华骨科杂志，1997，（1）：9-11+82.

［31］邱玉金，胡有谷，夏精武，等. 腰椎间盘弹性蛋白超微结构观察［J］. 中华骨科杂志，1998，（3）：27-30.

［32］杨滨，马华松，邹德威. 腰椎间盘突出症概述［J］. 中国临床医生，2011，39（1）：18-21.

［33］彭宝淦，贾连顺. 椎间盘突出发生机理的新认识［J］. 颈腰痛杂志，1999，20（4）：313.

［34］BROWN MD，LEVI AD. Surgery for lumbar disc herniation during pregnancy［J］. Spine（Phila Pa 1976），2001，26（4）：440-443.

［35］LABAN MM，PERRIN JC，LATIMER FR. Pregnancy and the herniated lumbar disc［J］. Arch Phys Med Rehabil，1983，64（7）：319-321.

［36］VARLOTTA GP, BROWN MD, KELSEY JL, et al. Familial predisposition for herniation of a lumbar disc in patients who are less than twenty-one years old［J］. J Bone Joint Surg Am, 1991, 73（1）: 124-128.

［37］MARSHALL LL, TRETHEWIE ER, CURTAIN CC. Chemical radiculitis. A clinical, physiological and immunological study［J］. Clin Orthop Relat Res, 1977, 129（129）: 61-67.

［38］WANG YXJ. Postmenopausal Chinese women show accelerated lumbar disc degeneration compared with Chinese men［J］. J Orthop Translat, 2015, 3（4）: 205-211.

［39］BODEN SD, DAVIS DO, DINA TS, et al. Abnormal magnetic-resonance scans of the lumbar spine in asymptomatic subjects. A prospective investigation［J］. J Bone Joint Surg Am, 1990, 72（3）: 403-408.

［40］WANG YX, GRIFFITH JF, ZENG XJ, et al. Prevalence and sex difference of lumbar disc space narrowing in elderly chinese men and women: osteoporotic fractures in men（Hong Kong）and osteoporotic fractures in women（Hong Kong）studies［J］. Arthritis Rheum, 2013, 65（4）: 1004-1010.

［41］PATRICK N, EMANSKI E, KNAUB MA. Acute and Chronic Low Back Pain［J］. Medical Clinics of North America, 2014, 98（4）: 777-789.

［42］SCHILTENWOLF M, AKBAR M, NEUBAUER E, et al. The cognitive impact of chronic low back pain: Positive effect of multidisciplinary pain therapy［J］. Scand J Pain, 2017, 17: 273-278.

［43］NG SK, URQUHART DM, FITZGERALD PB, et al. The Relationship Between Structural and Functional Brain Changes and Altered Emotion and Cognition in Chronic Low Back Pain Brain Changes: A Systematic Review of MRI and fMRI Studies［J］. Clin J Pain, 2018, 34（3）: 237-261.

［44］LUOTO S, TAIMELA S, HURRI H, et al. Mechanisms explaining the association between low back trouble and deficits in information processing. A controlled study with follow-up［J］. Spine（Phila Pa 1976）, 1999, 24（3）: 255-261.

［45］SCHILTENWOLF M, AKBAR M, HUG A, et al. Evidence of specific cognitive deficits in patients with chronic low back pain under long-term substitution treatment of opioids［J］. Pain Physician, 2014, 17（1）: 9-20.

［46］郑联合, 马保安, 范清宇, 等. 对老年性腰椎间盘突出症理学诊断的探讨［J］. 中国矫形外科杂志, 2003, 11（19）: 1409-1411.

［47］BRINJIKJI W, LUETMER PH, COMSTOCK B, ET al. Systematic literature review of imaging features of spinal degeneration in asymptomatic populations［J］. AJNR Am J Neuroradiol, 2015, 36（4）: 811-816.

［48］BRAYDA-BRUNO M, TIBILETTI M, ITO K, et al. Advances in the diagnosis of degenerated lumbar discs and their possible clinical application［J］. Eur Spine J, 2014, 23 Suppl 3: S315-323.

［49］刘小庆, 吴强. 不同年龄段腰椎间隙狭窄与椎间盘突出的关系［J］. 临床医学研究与实践, 2019, 4（32）: 121-123.

［50］ZHANG F, ZHANG K, TIAN HJ, et al. Correlation between lumbar intervertebral disc height and lumbar spine sagittal alignment among asymptomatic Asian young adults［J］. J Orthop Surg Res, 2018, 13（1）: 34.

［51］CUELLAR JM, STAUFF MP, HERZOG RJ, et al. Does provocative discography cause clinically important injury to the lumbar intervertebral disc? A 10-year matched cohort study［J］. Spine J, 2016, 16（3）: 273-280.

［52］WALDENBERG C, HEBELKA H, BRISBY H, et al. MRI histogram analysis enables objective and continuous classification of intervertebral disc degeneration［J］. Eur Spine J, 2018, 27（5）: 1042-1048.

［53］SHINOHARA Y，SASAKI F，OHMURA T，et al.Evaluation of lumbar intervertebral disc degeneration using dual energy CT virtual non-calcium imaging［J］. Eur J Radiol，2020，124：p108817.

［54］MURATA K，AKEDA K，TAKEGAMI N，et al. Morphology of intervertebral disc ruptures evaluated by vacuum phenomenon using multi-detector computed tomography：association with lumbar disc degeneration and canal stenosis［J］. BMC Musculoskelet Disord，2018，19（1）：164.

［55］BRINJIKJI W，DIEHN FE，JARVIK JG，et al. MRI Findings of Disc Degeneration are More Prevalent in Adults with Low Back Pain than in Asymptomatic Controls：A Systematic Review and Meta-Analysis［J］. AJNR Am J Neuroradiol，2015，36（12）：2394-2399.

［56］PFIRRMANN CW，METZDORF A，ZANETTI M，et al. Magnetic resonance classification of lumbar intervertebral disc degeneration［J］. Spine（Phila Pa 1976），2001，26（17）：1873-1878.

［57］ANAKA M，NAKAHARA S，INOUE H. A pathologic study of discs in the elderly. Separation between the cartilaginous endplate and the vertebral body［J］. Spine（Phila Pa 1976），1993，18（11）：1456-1462.

［58］BOUMA GJ，ARDESHIRI A，MILLER LE，et al. Clinical performance of a bone-anchored annular closure device in older adults［J］. Clin Interv Aging，2019，14：085-1094.

［59］梁智林，臧传义，杨波，等 . 老年腰椎间盘突出症患者手术疗效的影响因素及对策［J］. 中华老年骨科与康复电子杂志，2019，5（3）：130-134.

［60］CRUCCU G，SOMMER C，ANAND P，et al. EFNS guidelines on neuropathic pain assessment：revised 2009［J］. Eur J Neurol，2010，17（8）：1010-1018.

［61］UNLU Z，TASCI S，TARHAN S，et al. Comparison of 3 physical therapy modalities for acute pain in lumbar disc herniation measured by clinical evaluation and magnetic resonance imaging［J］. J Manipulative Physiol Ther，2008，31（3）：191-198.

# 第四章
# 老年髋膝骨关节炎全周期
# 康复专家共识

    骨关节炎是最常见的慢性关节疾病，以局部炎症和关节结构改变为特征，与疼痛症状和功能丧失有关，导致生活质量严重下降。在全球范围内，髋膝骨关节炎是造成残疾的主要因素，就残疾生活的年数而言。随着人口老龄化和全球肥胖症的日趋流行，人们普遍认为，骨关节炎的负担将继续增加，从而导致卫生保健系统的压力增加。骨关节炎的治疗通常分为非药理学干预、药理学干预和外科干预，并根据疾病严重程度和关节部位进行分类。

    骨关节炎是一种严重影响生活质量的退行性疾病，预计将成为第四大致残性疾病。老年人群是退行性骨关节疾病的主要受害群体，以膝关节炎最常见，其次为髋关节炎。在我国，65岁以上的老年人中50%以上为骨关节炎患者，其中膝关节症状性骨关节炎的患病率为8.1%；女性高于男性；呈现明显的地域差异，即西南地区（13.7%）和西北地区（10.8%）最高，华北地区（5.4%）和东部沿海地区（5.5%）相对较低。从区域特征来看，农村地区膝关节症状性骨关节炎患病率高于城市地区[1]；在城市地区髋关节炎的患病率为1.1%（男性）和0.9%（女性），农村地区髋关节炎患病率为0.59%。

    骨关节炎是老年群体中最常见的关节疾病，在65岁以上的人群中，约有1/3的人罹患此病，且女性发病率明显高于男性[2]。据流行病学调查表明，随着社会的进步、现代医学的发展、人民生活水平的逐渐提升、平均寿命的不断增加，受年龄、性别、肥胖、遗传、机械应力等致病因素的影响，骨关节炎的发病率越来越高，且随年龄增长，病情逐渐加重，最终导致关节畸形，严重影响患者的生活质量。我们目前对骨关节炎的发病机制尚未完全了解，给患者提供的治疗选择还具有一定的局限性，往往无法有效遏制骨关节炎的发展[3]。手术治疗成为患者最后的选择，给患者带来了精神压力和不小的经济负担。在骨关节炎的发生发展过程中，其病理特征在于关节软骨局灶性缺如、骨赘形成、软骨下骨改变及关节滑膜增生，其中软骨的异常改变又是当今研究的主要方向[4]。关节软骨由细胞聚集密度相对较低的软骨细胞（仅占总组织体积约1%）和丰富的高度特异性细胞外基质（extracellular matrix，ECM）组成。ECM由软骨细胞产生，主要由Ⅱ型胶原蛋白和蛋白聚糖组成[5]，且其产生及成熟周转速度异常缓慢。本文从细胞因子、信号通路、蛋白酶、雌激素，以及软骨细胞衰老、凋亡与自噬等方面对骨关节炎的发病机制进行系统阐释。

# 第一节　老年髋膝骨关节炎

## 一、老年髋膝骨关节炎概述

### （一）老年髋膝骨关节炎的定义

老年髋膝骨关节炎是发生于老年患者（年龄 ≥ 65 岁），由多因素引起髋、膝关节疼痛为主要症状的退行性疾病。致病因素包括关节软骨纤维化、皲裂、溃疡、脱失等。其发生与年龄、肥胖、炎症、创伤及遗传因素等有关，具体病因不明。病理特点包括关节软骨变性破坏、软骨下骨硬化或囊性变、关节边缘骨质增生、滑膜病变、关节囊挛缩、韧带松弛或挛缩、肌肉萎缩无力等[6]。

### （二）老年髋膝骨关节炎的临床特点

1. 关节疼痛　关节疼痛是髋膝骨关节炎最为常见的临床表现，初期为轻度或中度间断性隐痛，休息后好转，活动后加重。疼痛常与天气变化有关，寒冷、潮湿环境均可加重疼痛。骨关节炎晚期可以出现持续性疼痛或夜间痛。关节局部可有压痛，再伴有关节肿胀时尤其明显[6-9]。

2. 关节活动受限　老年髋膝骨关节炎表现为渐进性活动受限。早期表现为活动后可缓解的关节僵硬及发紧感，持续时间一般较短，常为几分钟至十几分钟，极少超过30 分钟。疾病中期可出现关节交锁，晚期关节活动受限加重，甚至导致残疾[8-9]。

3. 关节畸形　老年膝骨关节炎晚期可出现关节畸形，老年患者常伴有骨质疏松，关节内骨容易出现赘生变化，同时随着关节软骨、半月板的退行性改变，以及滑膜炎症积液，易导致膝内翻、膝外翻畸形以及旋转畸形，且关节畸形呈渐进性发展[6]。

4. 骨擦音　其多发生于老年膝骨关节炎患者，由于关节软骨破坏，关节面不再光滑平整，部分患者在膝关节活动时会出现骨擦音或摩擦感[8]。

5. 肌肉萎缩　老年髋膝骨关节炎患者常有关节疼痛，其体力活动就会减少，患肢功能水平也会下降，从而导致患肢肌肉萎缩和力量下降。而肌肉萎缩和肌肉力量下降使得活动量更少，从而陷入恶性循环，严重影响老年人的生活质量[8]。

### （三）老年髋膝骨关节炎的诊断

1. 老年髋关节炎诊断标准

（1）年龄 ≥ 65 岁。

（2）近 1 个月内反复的髋关节疼痛。

（3）红细胞沉降率 ≤ 20 mm/h。

（4）X 线检查示骨赘形成，髋臼边缘增生。

（5）X 线检查示髋关节间隙变窄。

满足以上 1+2+3+4 或 1+2+3+5 即可诊断老年髋关节炎。

2. 老年膝骨关节炎诊断标准

（1）年龄 ≥ 65 岁。

（2）近 1 个月内反复的膝关节疼痛。

（3）X 线检查（站立位或负重位）示关节间隙变窄、软骨，下骨硬化和（或）囊性变、关节边缘骨赘形成。

（4）晨僵时间≤ 30 min。

（5）活动时有骨摩擦音（感）。

满足以上 1+2+（3、4、5 中的任意 2 条）即可诊断为老年膝骨关节炎。

膝关节及髋关节 X 线检查的表现见图 4-1-1。

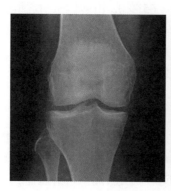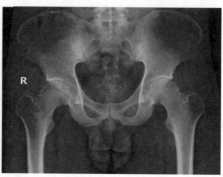

图 4-1-1　膝关节、髋关节的 X 线片

### （四）老年髋膝骨关节炎的 ICF 理论

《国际功能、残疾和健康分类》（international classification of functioning, disability and health, ICF）是 WHO 于 2001 年 5 月在第 54 届世界卫生大会颁布的，其总目标是要提供一种统一和标准化的通用语言和框架来描述健康状况和与健康有关的状况，以促进全世界不同学科和领域的医务人员、科研工作者之间的相互交流。

为解决国际上仍缺乏对骨关节炎患者的功能和健康状态统一的整体评估的问题，ICF 研究部门和世界卫生组织发起了一个项目，旨在开发国际公认的基于证据的 ICF 骨关节炎核心组合。国际 ICF 共识会议于 2002 年 4 月通过正式的决策和共识，为骨关节炎患者建立了综合和简明的 ICF 核心集。其中，55 个 ICF 类别被选入骨关节炎综合 ICF 核心组合（comprehensive ICF core set for osteoarthritis），在进行骨关节炎全面的多学科评估时，可以考虑这些类别。在这 55 个综合 ICF 核心集类别中，有 13 个 ICF 类别被选为骨关节炎简明 ICF 核心组合（brief ICF core set for osteoarthritis），可用于评估参与骨关节炎临床研究的患者（图 4-1-2）。

根据 ICF 架构，在对患有髋膝骨关节炎的老年患者进行康复评估和分析时，可以考虑和参考以下几个方面，以对患者实施全面精准的康复评估和治疗。老年髋膝骨关节炎患者在身体功能和结构方面通常是受影响最大的，评估可着重于疼痛、关节活动度、肌力、上下肢的结构，以及与运动有关的附属肌肉骨骼的结构，如骨、关节、肌肉、关节外韧带、筋膜。此外，活动和参与受限是该类患者身体功能和结构影响最直接的表现，进而影响个体的生活质量和个人生活能力。因此，评估患者活动和参与表现也是至关重要的，髋膝骨关节炎的活动和参与方面可以着重评估手和手臂的运用、步行表现、穿着表现，以及通过一些日常生活活动量表和生活质量量表分析个体投入到生活情景中的潜

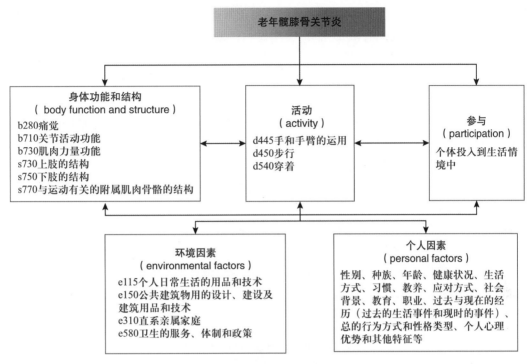

图 4-1-2　老年髋膝骨关节炎 ICF

在困难和优势。ICF 认为，环境和个人因素也会影响个体的上述几个方面，反之亦然。因此，评估和分析环境因素，关注个体因素对于患者改善和恢复功能、提高生活质量、尽快回归家庭和社会是很重要的。对于老年髋膝骨关节炎的患者来说，治疗师应该在访谈和评估时关注个体日常生活使用的用品和技术方法、家居环境、亲属照护态度，以及公共卫生及医疗服务政策等方面对患者是有利的或是不利的影响，从而趋于有利因素，规避或改变不利因素。同时，关注个体的期望和生活方式、职业等，从而有针对性地为患者制定个性化、精准的康复服务和治疗方案。

有研究指出，在临床上广泛应用的肌肉骨骼疾病的评估量表绝大多数可与骨关节炎 ICF 组套匹配，建立联系。另外，ICF 还从个人、环境的角度对疾病的功能和健康状态构建了全面的评估和分类体系，充分表明了运用基于 ICF 理论的骨关节炎综合 ICF 核心组合对临床实验结局评估量表的选择具有很好的参考意义，也能对患者的全面评估和目标制定、促进多学科合作等方面，起到了很好的指导作用。通过 ICF，人们可以使用全球公认的语言以更系统的方式在考虑生物 - 心理 - 社会等因素的情况下定义骨关节炎患者功能方面的典型问题。

**（五）老年髋膝骨关节炎的分期**

目前，对髋膝骨关节炎的临床分期有多种方法，包括根据 X 线改变的 Kellgren & Lawrence 分级（表 4-1-1）和根据关节镜下关节软骨损伤的 Outbridge 分级（表 4-1-2）。但是上述各类分级方法对于患者的临床治疗并无明确的指导意义，绝大部分被用于临床研究。在此根据临床症状、体征、主观疼痛情况综合分期，分为初期、早期、中期、晚期[8]。

1. 初期　疼痛：偶发关节疼痛；活动：可正常进行日常活动；肿胀：无关节肿胀；畸形：无明显畸形（或原有畸形）；X线片显示：关节间隙可疑变窄，可能出现骨赘。K-L分级：Ⅰ级。

2. 早期　疼痛：经常出现关节疼痛；活动：日常活动基本不影响，少数患者平路行走偶有影响，常于起立、下蹲或者上下楼梯时疼痛，活动轻微受限；肿胀：偶发肿胀；畸形：无明显畸形（或原有畸形）；X线片显示：关节间隙轻度狭窄，有明显的小骨赘。K-L分级：Ⅱ级。

3. 中期　疼痛：经常出现关节严重疼痛；活动：日常活动因为疼痛而受限；肿胀：复发性关节肿胀；畸形：可能出现明显膝关节轻度内翻或者外翻畸形；X线片显示：明确的关节间隙狭窄，有中等量骨赘，软骨下骨骨质轻度硬化，可能出现膝关节骨性畸形（内翻畸形、外翻畸形、屈曲畸形）。K-L分级：Ⅲ级。

4. 晚期　疼痛：关节疼痛非常严重；活动：日常活动严重受限；肿胀：可能经常出现关节肿胀；畸形：可能出现严重的内翻、外翻畸形或屈曲挛缩畸形；X线片显示：严重的关节间隙狭窄，大量骨赘形成，明显的软骨下骨硬化，明显的膝关节骨性畸形。K-L分级：Ⅳ级。

表 4-1-1　Kellgren & Lawrence 分级

| 分级 | 描述 | 分级 | 描述 |
| --- | --- | --- | --- |
| 0级 | 无改变（正常） | Ⅲ级 | 关节间隙中度狭窄 |
| Ⅰ级 | 轻微骨赘 | Ⅳ级 | 关节间隙明显变窄，软骨下骨硬化 |
| Ⅱ级 | 明显骨赘，但未累及关节间隙 | | |

表 4-1-2　Outbridge 分级

| 分级 | 描述 | 分级 | 描述 |
| --- | --- | --- | --- |
| 0级 | 正常 | Ⅲ级 | 直径 < 1.3 cm 的破碎和裂开 |
| Ⅰ级 | 软骨软化 | Ⅳ级 | 直径 > 1.3 cm 的破碎和裂开 |
| Ⅱ级 | 软骨变软、肿胀 | Ⅴ级 | 软骨下骨裸露 |

### （六）老年髋膝骨关节炎的检查

关节X线检查仍然是骨关节炎的首选。MRI可以探测骨关节炎很多关节组织变化的情况。3D CT 和锥形线束 CT（cone beam computed tomograph，CBCT）可以更好地用于了解关节的活动变化。超声和正电子发射体层成像（positron emission tomography，PET）的运用与X线检查和MRI检查相比还不是很成熟。

1. 关节X线检查　这是目前最常用于诊断和评估骨关节炎的影像学方法，主要用于膝关节、手关节、髋关节、脊柱等。评估骨关节炎最重要的影像学改变是关节间隙变小、软骨下骨化、软骨下囊性改变以及骨赘形成。X线检查有快捷、价廉等优势，但X线检查不能反映关节软骨等附属结构的改变。X线检查的改变和临床症状一致性较差，基于X线检查评估关节间隙会出现较大误差。

2. MRI 检查　其可以评估关节附属结构和关节周围软组织结构。运用 MRI 评估骨关节炎基于不同的分析方法主要分为三类：半定量、定量和综合评估。

（1）半定量 MRI 评估：半定量整体磁共振成像评分系统对关节不同结构累计评分，不同个体一致性较高。膝关节评分系统和 Boston-Leeds 骨关节病膝关节评分系统（BLOKS）比半定量整体磁共振成像评分系统有更高的可信度和更精细的评分规则。磁共振膝关节评分系统有更精确的断层评分和纵向半定量评分规则，它优化了骨髓和软骨评分，细化了半月板形态和半月板挤压评分，取消了一些 Boston-Leeds 骨关节病膝关节评分系统中冗余的部分。

（2）定量 MRI 评估：定量评估是用 3D MRI 评估软骨的组织形态（如厚度和体积）或连续变化的信号。除了评估关节软骨，还用于评估关节其他组织，如滑膜和半月板，这对于了解骨关节炎的发病机制等有很大的帮助。根据定量 MRI 评估数据也可以准确地预测预后。

（3）综合 MRI 评估：综合 MRI 评估方法可以在软骨形态学变化前发现软骨外基质的变化。有文献表明胶原蛋白和氨糖对软骨的功能和结构完整性有重要的作用，更先进的探测软骨形态的 MRI 技术已经集中到了胶原蛋白和氨糖。MRI 检查图见图 4-1-3。

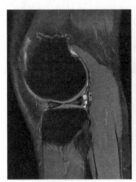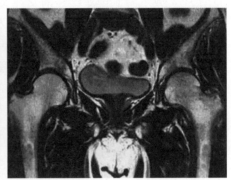

图 4-1-3　膝关节及髋关节的 MRI 检查图

3. 超声检查　超声价廉，可以对软组织进行实时的、多维的、动态的检测，在评估关节结构异常和炎症中有很大的优势。超声不需要对照或暴露在射线下，依赖于操作员的技术，但超声无法探测深部的关节组织和软骨下骨骼。超声还可以辅助探测定量膝关节的炎症，特别是髌上囊的渗出和中间间隔的滑膜炎。

4. CT 检查　CT 可探测骨髓和骨皮质的微小结构改变，与 MRI 等相比，在评估小关节中有很大的优势，例如椎间关节和寰枢关节等。CT 可以评估骨关节炎进展中软骨下骨质的微小变化，包括骨小梁的重塑，软骨下囊肿和软骨下骨硬化。通过 CT 评估骨密度以及软骨下骨化情况来研究骨关节炎的病理生理。CT 评估关节软骨中钙质沉积，有助于理解钙盐沉积在骨关节炎病程中的作用。但 CT 不能精确评估软组织例如半月板、韧带和肌腱的改变。

CBCT 对骨骼和软组织的显示较好。高分辨率的 3D CBCT 可以用于评估负重时半月板挤压的情况和 3D 关节空间结构，而辐射量比 CT 少。

5. PET-CT 检查　核医学用于骨关节炎患者主要是利用示踪剂获得骨代谢的影像。FDG PET-CT 发现骨关节炎患者关节摄取增加，一般关节周围的区域摄取也增加。

另外，骨密度检查在老年髋膝骨关节炎的辅助诊断、鉴别诊断方面也是一项重要的检查。骨转换是成年后骨骼的自我修复、更新的重要方式。骨转换包括以破骨细胞占主导的骨吸收过程和成骨细胞占主导的骨形成过程。在上述过程中产生的一些物质可以在血液和尿液中检测到，这些物质的多少与破骨细胞或成骨细胞的功能相关，分别称为骨吸收标志物和骨形成标志物。

血 I 型胶原交联羧基端肽（carboxy-terminal cross-linked telopeptide of type I collagen，CTX）是破骨细胞将成熟的 I 型胶原降解的产物，是临床应用较广的骨吸收标志物。I 型原胶原氨基端前肽（procollagen type I N-terminal propeptide，P1NP），是成骨细胞将 I 型原胶原加工为成熟 I 型胶原时释放入血的短肽，其血中浓度与成骨细胞活性密切相关，是反映骨形成的重要标志物。

骨转换标志物在疾病治疗前有一定鉴别诊断价值，在骨质疏松症的治疗过程中对于预测骨折风险和抗骨质疏松药物疗效的评价等有重要价值。在用抑制骨吸收药物（如双膦酸盐或地舒单抗）后，骨吸收标志物较用药前下降幅度大于最小有意义变化值（least significant change，LSC）或下降到健康绝经前女性参考值的一半以下作为药物作用有效的早期指标[10]。在双膦酸盐类药物长期应用后进入药物假期，随着停药时间的延长，骨转换标志物再次升高可以作为结束药物假期，转换抗骨质疏松治疗方案的指征。在应用促骨形成药物（如特立帕肽）骨形成标志物升高幅度大于 LSC 可作为该类药物有效的早期标志[11-14]。

## 二、老年髋膝骨关节炎的功能障碍

### （一）老年髋膝骨关节炎可能的功能障碍概述

老年髋膝骨关节炎主要存在疼痛、运动功能障碍、感觉功能障碍、精神心理障碍，目前尚未发现存在心功能、肺功能、二便功能、语言功能、吞咽功能、认知功能的障碍。关节疼痛是老年骨关节炎最为常见、最主要的临床表现。运动功能障碍在早期是由于疼痛及关节活动范围受限引起，晚期还会因为二者导致的关节周围肌肉萎缩进一步加重运动功能障碍。某些情况下还会存在平衡功能障碍。感觉功能障碍方面主要是本体感觉障碍。精神心理障碍是因长期疼痛而出现的焦虑、抑郁及睡眠障碍。

### （二）老年髋膝骨关节炎功能障碍的康复评估概述

疼痛的评定为主观评估，主要为视觉模拟评分法（VAS）、McGill 疼痛问卷（MPQ）及其简单形式（SF-MPQ）、西部安大略和麦克马斯特大学骨关节炎指数（Western Ontario and McMaster Universities Arthritis Index，WOMAC）、疼痛检测（pain detect）问卷、压痛觉阈值（PPT）、简明疼痛评估量表（brief pain inventory，BPI）等；运动功能障碍的评估主要涉及肌力、关节活动范围、步态、关节炎评定、生活质量及平衡功能的评定；感觉功能障碍中的本体感受反应的神经生理过程是复杂多样的，没有单一的测量方法。主要包括被动关节位置检测（passive joint position detection，PJPD）或关节位置感知（joint position sense，JPS），主动关节位置检测（active joint position detection，AJPD）或关节位置再现（joint position reconstruction，JPR），被动运动检测阈值（passive motion detection threshold，PMDT），被动运动方向辨别（passive motion direction discrimination，PMDD），主动动作幅度辨别评估（active motion extent discrimination assessment，AMEDA）等。国内相关临床试验采用平衡能力测试方法来评定本体感觉，如：单腿站立测试（one leg standing test，OLS）、5 次坐立试验（5 times sit to stand tests，FTSST）等。精神心理障碍的评估焦虑、抑郁、恐惧回避行为、术前心理困扰、自我效能感、疼痛灾难化等，针对焦虑、抑郁的评估，关节炎自我效能感量表、恐动症 Tampa 评分量表、老年抑郁量表、医院焦虑抑郁量表在目前查阅到的文献中应用较多。

**（三）老年髋膝骨关节炎功能障碍的康复治疗概述**

对于老年髋膝骨关节炎的患者，功能障碍几乎都是围绕着疼痛展开的。在疾病的早期，缓解疼痛的治疗在一定程度上会改善功能障碍，在疾病的晚期，缓解疼痛对功能改善较差。

疼痛与运动功能障碍的治疗主要包括以下 7 个方面：①教育和自我管理；②活动与锻炼：全身运动、有氧运动、肌力和耐力训练、太极、瑜伽、气功、全身震动等；③矫正器械：拐杖、手杖等；④社会心理干预：行为认知疗法、意念干预疗法、压力管理训练；⑤体重管理；⑥睡眠管理：研究表明，对骨关节炎患者应该进行系统的睡眠障碍评估与管理；⑦药物治疗。

感觉功能障碍治疗主要为运动疗法，从运动项目中获得的肌肉力量和本体感觉的改善可能会减少膝骨关节炎和髋关节炎的进展。可以提高本体感受的准确性（包括体位和运动感觉），以及本体感觉促进技术（等张组合、节律稳定、动态逆转）的运用。运动疗法在改善膝骨关节炎患者本体感受准确性方面是有效的，包括：本体感觉强化练习、本体感觉训练、平衡训练、老年骨关节炎本体感觉训练等[15]。

对于精神心理障碍治疗，目前较多的研究为认知行为疗法，还包括意念干预疗法、精神压力管理训练、运动疗法、音乐疗法等。

# 第二节　老年髋膝骨关节炎全周期康复的概念

## 一、老年髋膝骨关节炎全周期康复

### （一）疾病发展全周期

1. 预防期　对于老年人髋膝骨关节炎的预防，有以下几点建议：①注意保暖，每天可定时进行关节的热敷和按摩。②避免关节过度劳累，尽量少爬楼梯、爬山，尽量不要做下蹲运动。③过于肥胖者应减轻体重。④体育锻炼应避免过量，同时对于病变的关节用护膝来保护。⑤平时多食用含钙丰富的食物，多晒太阳，以防止骨质疏松的发生。目前有研究表示并不建议通过药物补充维生素 D 及钙剂。⑥对于半月板损伤的患者建议进行关节镜手术以修补半月板，尽管会增加再次损伤的风险，但是可以减少骨关节炎的发生。⑦食物中补充橄榄油、鱼油等可预防骨关节炎。

2. 急性期治疗　老年髋膝骨关节炎的急性期治疗包括药物、康复、微创、手术等方法，具体参照疾病治疗部分。

3. 缓解康复期　对于老年髋膝骨关节炎患者，缓解期的康复会延缓疾病进展，使患者长期处于无症状的状态，保证老年患者的生活质量。

**（二）参与人员全周期**

由于老年髋膝骨关节炎患者多伴随其他基础疾病，在参与人员全周期方面，需要临床医生对临床疾病的诊断、治疗方案的选择、药物的相互作用整体把控；需要康复医生根据患者目前的功能障碍及基础心肺功能评估结果制订出切实可行的康复治疗计划；需要康复治疗师根据康复治疗计划结合患者的配合程度进行个体化康复治疗；需要护士24小时不间断护理，实现老年患者连续性看护；更需要患者家属对康复治疗的知晓与配合，保证患者居家后的康复计划的实施[16]。

**（三）分级诊疗全周期**

1. 三级医院　老年髋膝骨关节炎的中期及晚期，需要修复性及重建性治疗时，应将患者转入三级医院，进行相应治疗，并提供相应的康复治疗方案。

2. 二级医院　老年髋膝骨关节炎的早期或修复性及重建性治疗结束后，仍需要联合药物治疗，可将患者收治二级医院，保证充足的药物，作为患者三级、一级医院的过渡。

3. 一级医院及居家　在老年髋膝骨关节炎的初期，或在二级医院已平稳可以转向一级医院或居家，根据患者的功能情况及家庭环境，制订切实可行的康复治疗计划。

**（四）地域差异全周期**

由于全国各地生活水平、地域特点不同，医疗水平存在高低之分，诊疗模式也存在差异，不同地区可以根据当地的情况形成自己的全周期模式。对于严重的老年髋膝骨关节炎、技术要求高的、患者情况复杂的可以进行远程会诊，形成整个国内医疗体系的全周期（图4-2-1）。

## 二、老年髋膝骨关节炎全周期康复中的"临床－康复－护理"无缝衔接模式

**（一）初期"临床－康复－护理"衔接**

在老年髋膝骨关节炎的初期，只需要提供基础治疗，包括预防保健和治疗康复两个方面，贯穿于健康人－患者－恢复健康人的整个过程。它由对患者进行科学的相关医疗科普教育、中医康健调理、辅助支具保护、现代科学的肌肉锻炼和适宜活动指导组成。鉴于基础治疗在关节炎患者管理中的核心作用，物理治疗师是这类患者的主要护理提供者。对于老年髋膝骨关节炎患者，初始的干预应该采用生物心理方法。有指南中明确了定期电话联系管理的重要性[17]。

1. 患者教育

（1）充分认识到患者与医生的密切相互配合是维护健康的关键。

（2）使患者了解髋膝骨关节炎的发生发展过程，充分阐释绝大多数髋膝骨关节炎经过现代医学治疗的预后良好，消除其思想负担。

（3）家庭和社会的支持与帮助对患者的治疗起积极作用。

（4）了解所用药品的用法和不良反应，在医生指导下规范用药，切勿自行任意改

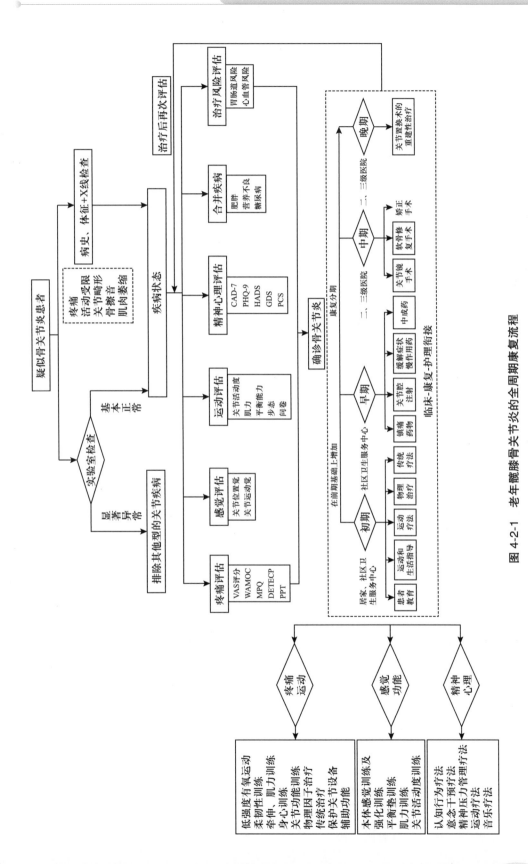

图 4-2-1　老年髋膝骨关节炎的全周期康复流程

变。这需要临床医生、康复治疗师、护士共同完成。

2. 运动和生活指导

（1）告诫患者避免对本病治疗不利的各种因素，建立合理的日常活动方式，如保护受累的髋膝关节，避免长途疲劳奔走、爬山、上下高层楼梯，以及各种不良体位姿势（长久站立、跪位和蹲位等）。

（2）肥胖者应减轻体质量，因超重会增加关节负担，应保持标准体质量。一项剂量依赖的试验表明，减轻体重可以改善关节炎患者的功能和疼痛，减重对骨关节炎症状管理的效果通过伴随的运动项目得到了提高[18-19]。

（3）保护关节，可戴保护关节的弹性套，如护膝等。生物力学干预治疗被证明是有效的，避免穿高跟鞋，建议穿软、有弹性的"运动鞋"，选择适合的鞋垫。

（4）发作期应减轻受累关节的负荷，可使用手杖、助步器等协助活动[8]。强烈建议膝骨关节炎和（或）髋关节炎患者使用拐杖。若患者其中一个或多个关节的疾病对行走、关节稳定性或疼痛造成了足够大的影响，必要时可使用辅助设备。

（5）自我效能和自我管理是强烈推荐的，包括目标设定、解决问题，以及积极乐观的态度等[20, 21]。

3. 运动疗法　建议患有骨关节炎的患者以运动作为核心治疗，不论年龄、合并症、疼痛严重程度或残疾。运动形式分为局部肌肉运动和全身有氧运动，拉伸运动应该被认为是核心治疗的辅助手段，特别是对于髋关节骨关节炎。强化运动项目在减轻疼痛、生理功能、生活质量方面有显著效果，加强与其他类型的锻炼（协调、平衡、功能）相结合，在缓解疼痛方面，以及生理功能和生活质量方面也有显著改善[22]。

（1）低强度有氧运动：如步行、游泳、骑自行车等有助于保持关节功能，缓解疼痛[23]。但是目前特定的处方仍缺乏循证证据，没有证据证明一种运动形式优于另一种运动形式，这就需要个性化治疗，推荐根据老年患者的自身情况和喜好，选择适当的广泛的运动。短期的有氧运动，有或没有肌肉强化运动都可减少疼痛，改善身体功能和生活质量[24]。

（2）太极：这是一项被推荐的身心锻炼的运动形式，它将冥想与缓慢、轻柔、优雅的动作，以及深呼吸和放松结合在一起。身心锻炼是一种很有发展前景的方法，对于骨性关节炎患者可以减少疼痛，以及改善身体功能和生活质量。因此，像瑜伽[25]、太极[17]等身心锻炼方法同样适于髋关节炎患者。

（3）关节周围肌肉力量训练：选择加强关节周围肌肉力量，改善关节稳定性，注重关节活动度及平衡（本体感觉）的训练，可采用股四头肌等长收缩训练、直腿抬高加强股四头肌训练、臀部肌肉训练、静蹲训练、抗阻力训练。

（4）关节功能训练：如非负重位的关节屈伸训练，保持最大关节活动范围，常用关节被动活动、关节牵拉、关节助力运动和主动运功等。

4. 物理因子治疗　物理治疗在急性期可以镇痛、消肿和改善关节功能，在慢性期可以增强局部血液循环和改善关节功能。有的指南将物理治疗方法描述为任何传统的、手工的、陆地或水中的治疗，可以作为药物和外科干预的单一或辅助手段。物理治疗主要有光疗、冷疗、热疗、电刺激、按摩、针灸等。2019 年美国关于髋膝骨关节炎治疗的指南中强烈不推荐经皮神经电刺激在髋膝骨关节炎中的应用[7]。

**（二）早期"临床 - 康复 - 护理"衔接**

以药物治疗为主，辅以基础治疗。以基层医疗机构和下级医师为治疗主体。上级医师和医疗机构帮助明确诊断后，宜转诊给下级医师和医疗机构继续治疗，并加以指导。非药物治疗是骨关节炎重要的治疗手段，其安全性和有效性得到不同程度证据的支持。这些模式应首先尝试或在药物治疗的同时开始。接下来介绍药物治疗[26-28]。

根据药物使用途径分为外用药物、口服药物、肛门栓剂、静脉输入药物、关节腔内注射药物。根据药物作用范围分为局部用药和全身用药。根据药理作用分为糖皮质激素、非甾体类抗炎药（nonsteroids anti-inflammation drug，NSAID）、慢作用抗炎药物、镇痛药、抗焦虑药、中成药，以及透明质酸钠、几丁糖、富血小板血浆等关节内注射药物。

1. 局部外用药物治疗　建议早期骨关节炎患者，尤其是高龄患者或基础疾病较多的患者，先选择局部外用药物治疗（如氟比洛芬凝胶贴膏、中药膏剂等）。临床证据表明局部使用非甾体类抗炎药对缓解骨关节炎疼痛有中度效果，可与口服非甾体类抗炎药相媲美，但风险与效益比口服药更好。当皮肤有伤口、皮疹等不良状况时应慎用，出现过敏反应时应及时停止使用。

由于局部外用药物吸收较少和较慢，因此全身性药理作用也相对较弱，药物起效较慢。

2. 口服药物　口服药物由胃肠道吸收，可以达到较高的血药浓度，作用强于外用药物，同时毒副作用也相对较大。口服药物包括：① NSAID 类药物：是治疗骨关节炎最常用的 I 类药物，建议首选选择性环氧化酶 -2（cyclooxygenase-2，COX-2）抑制剂，相对而言其胃肠道的副作用小，如塞来昔布、艾瑞昔布、依托考昔等。国际临床实践指南推荐局部非甾体类抗炎药与口服非甾体类抗炎药同等用于膝骨关节炎患者的疼痛管理，并作为 ≥ 75 岁老年人的首选药。②缓解关节疼痛、炎症性肿胀的慢作用药物：如地奥司明、氨基葡萄糖、双醋瑞因等。2019 年美国髋膝骨关节炎治疗指南强烈反对氨基葡萄糖作为骨关节炎慢作用药物，2014 年英国国家卫生与临床优化研究所（National Institute for Health and Care Excellence，NICE）指南反对软骨素用于髋膝骨关节炎患者[29]。③阿片类镇痛药物：包括弱阿片类镇痛药及强阿片类镇痛药。对 NSAID 类药治疗无效或存在禁忌证的患者，可单独使用或联合使用阿片类镇痛药，但应注意其不良反应及成瘾性[30]。④抗焦虑药：可改善患者的抑郁和焦虑等精神改变，不仅可缓解因慢性疼痛导致的忧郁状态，还可增加中枢神经的下行性疼痛抑制系统功能，尤其对于关节置换术后慢性疼痛可考虑使用抗焦虑药物，如合用多塞平与阿米替林，或者单独使用普瑞巴林胶囊等。但应用时需注意药物不良反应。⑤中成药：部分中药可通过各种途径改善关节功能、减轻疼痛，但其具体机制仍需高等级证据研究。

3. 肛门栓剂　其具有吸收快、起效快的特点。常用的是 NSAID 类药物，用于不便口服药物的患者。

4. 静脉输入　其限于医疗机构内使用，具有起效快、调整剂量方便的优点，用于不便口服药物的患者，多用于围手术期。常用的有 NSAID 类药物（如帕瑞昔布钠）、氟比洛芬酯、阿片类药物等。

5. 关节腔内注射药物　常用的注射药物包括糖皮质激素、几丁糖、玻璃酸钠等，可有效缓解疼痛，改善关节功能。但该方法是侵入性治疗，可能会增加感染的风险，必须严格无菌操作及规范操作。关节内皮质类固醇注射提供短期、中度疼痛缓解和功能的恢复，并提供了一个有效的治疗方案。与安慰剂相比，关节内注射高分子量透明质酸可缓解疼痛和功能恢复，可用于轻度至中度膝骨关节炎患者。在轻度至中度膝骨关节炎患者注射富血小板血浆后1年，有可能改善疼痛和功能结果，但对于晚期骨关节炎缺乏有效的证据[31]。

**（三）中期"临床 - 康复 - 护理"衔接**

在中期以修复性治疗为主，辅以基础治疗和药物治疗。以符合条件的中高级医疗机构和医师为治疗主体。患者手术治疗后，宜择期转诊给下级医师和医疗机构继续康复治疗，并加以指导。对于严重老年髋膝骨关节炎患者，无明显禁忌证且渴望恢复关节功能，可以采用修复性治疗，包括：关节清理术，软骨修复术及生物治疗，关节周围截骨术等，具体措施详见外科疾病指南。

**（四）晚期"临床 - 康复 - 护理"衔接**

以重建治疗为主，辅以基础治疗和药物治疗。以符合条件的高级医疗机构和医师为治疗主体。患者手术治疗后，宜择期转诊给下级医师和医疗机构继续康复治疗，并加以指导。对于严重老年髋膝骨关节炎、无明显禁忌证而渴望恢复关节功能的患者，可以采用关节重建治疗，包括：部分置换、全部置换、关节融合术等，具体措施详见外科相关疾病指南。

对于高龄髋膝骨关节炎患者，非药物治疗和药物治疗的短期和长期益处是什么？很少有相关的证据，这不仅是因为年龄的增长，更是由于这一人群中合并症的发生率很高，骨关节炎可能是影响功能的许多健康问题之一，这可能会影响治疗选择的适当性。由于药物治疗常会引起患者重要脏器的损害或因已存在的功能障碍而受限制，因此任何的非药物干预可以证明减少药物治疗的需要就是可取的（图 4-2-2）。

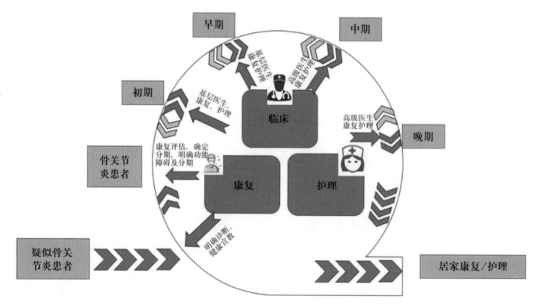

**图 4-2-2　"临床 - 康复 - 护理"无缝衔接模式**

## 第三节　老年髋膝骨关节炎功能障碍的康复评估与治疗

### 一、老年髋膝骨关节炎疼痛

疼痛是髋膝骨关节炎的主要症状，在国内外指南中均有提及。本文参阅了我国中华医学会 2018 年版"骨关节炎诊疗指南"、2019 年欧洲骨质疏松和骨关节炎临床经济学会的指南与专家共识、美国矫形外科医师协会（American Academy of Orthopaedic Surgeons，AAOS）2019 版指南[32]、美国风湿病学会/骨关节炎基金会（American College of Rheumatology/Arthritis Foundation，ACR/AF）2019 版指南[33]，急性期可使用热疗、经皮神经电刺激疗法（transcutaneous electrical nerve stimulation，TENS）、超声治疗，慢性期治疗方法有运动疗法、手法治疗、矫形器、拐杖，同时还有患者教育及体重管理等。

#### （一）疼痛特点

疼痛是一种复杂的、多方面的体验。除了炎症和组织损伤等病理过程外，还有多个个体因素影响疼痛，例如，疾病信念、情绪、回避行为、肥胖、睡眠障碍，以及全天的休息和活动方式。

老年髋膝骨关节炎通常伴随慢性疼痛。疼痛类型有两种：一种是间歇性的，但通常是严重或强烈的；另一种是持续性的基础痛或隐痛（background pain or aching）。与持续性疼痛相比，发作频率虽少但疼痛强度更剧烈的间歇性疼痛对患者生活质量的影响更大，特别是当患者无法预测间歇性疼痛的发生时。

#### （二）疼痛评估

1. 视觉模拟评分法（VAS）　取一条长度 10 cm 的直线从 0 ～ 10 每隔 1 cm 标记 1 个数。0 cm：0 分，表示无痛，无任何疼痛感觉；1 ～ 3 cm：1 ～ 3 分，轻度疼痛，不影响工作、生活；4 ～ 6 cm：4 ～ 6 分，中度疼痛，影响工作，不影响生活；7 ～ 10 cm：7 ～ 10 分，重度疼痛，疼痛剧烈，影响工作及生活（图 4-3-1）。

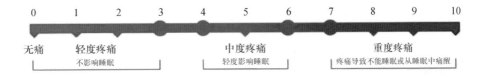

图 4-3-1　VAS 评分

2. McGill 疼痛问卷（MPQ）及其简单形式（SF-MPQ）（见第二章第四节）。

3. 西部安大略和麦克马斯特大学骨关节炎指数（Western Ontario and McMaster Universities Arthritis Index，WOMAC）　WOMAC 被广泛用于评估髋关节和膝骨关节炎。WOMAC 量表是一份自我管理的问卷，由 24 个项目组成，分为 3 个子量表。①疼痛（5 项）：走路时，使用楼梯时，躺在床上时，坐着或躺着时，站立时。②僵硬（2 个项目）：第一次醒来后和当天晚些时候。③身体功能（17 个项目）：上楼梯、下楼梯、坐起、站立、弯腰、行走、上车或下车、购物、穿袜子、脱袜子、从床上起来、躺在床上、洗澡、坐着、使用厕所、做繁重的家务、做轻松的家务。其中，物理功能分量表具有较强的一致性和重测信度。

4. 疼痛检测问卷　pain detect 问卷是一个常用的神经病理性疼痛筛查问卷（表4-3-1）。

表 4-3-1　疼痛 DETECT 问卷

| 项目 | 评分 |
| --- | --- |
| **疼痛分级** * | |
| • 您的标记区域是否有灼烧感（例如刺痛的荨麻）? | 0-5 |
| • 您的疼痛区域是否有刺痛或刺痛感（如蚁行感或电刺痛）? | 0-5 |
| • 该部位轻触（衣物、毯子）是否疼痛? | 0-5 |
| • 您的疼痛区域是否有突然的疼痛发作，如电击? | 0-5 |
| • 该部位冷或热（浴水）是否偶尔疼痛? | 0-5 |
| • 您标记的区域是否有麻木感? | 0-5 |
| • 该部位轻微受压（例如用手指）是否会引起疼痛? | 0-5 |
| **疼痛过程模式** | |
| 请选择最能描述您疼痛过程的图片： | |
| ▂▂ 持续性疼痛伴轻微波动 | 0 |
| ▂▲ 持续疼痛伴疼痛发作 | 1 |
| ▲▲ 疼痛发作，两者之间无疼痛 | +1 |
| ▲▲▲ 疼痛发作，其间有疼痛 | +1 |
| **放射性疼痛** | |
| 您的疼痛是否会放射到身体其他区域？是 / 否 | +2/0 |

　* 对每个问题：从不，0；几乎不，1；轻微，2；中度，3；强烈，4；非常强烈，5。用于记录疼痛但未用于评分的 5 个问题未显示。

5. 简明疼痛评估量表（BPI）　BPI 是最常用的多维疼痛评估工具之一，目前 BPI 有长表（17 项）和简表（9 项），临床上普遍使用简版（表 4-3-2）。

6. 压痛觉阈值（PPT）　PPT 用于测量髋关节和髋关节以外区域的压痛觉阈值。测量方法：将测力计的橡胶盘放在指定位置并施加压力，直到患者表示压力感已变为疼痛，记录应变计上显示的值，压力始终从 0 kg/cm² 开始增加。稍微改变皮肤上的位置，再重

表 4-3-2　简明疼痛评估量表（BPI）

患者姓名：_____　病案号：_____　诊断：_____

评估时间：_____　评估医师：_____

1. 大多数人一生中都有过疼痛经历（如轻微头痛、扭伤后痛、牙痛）。除这些常见的疼痛外，现在您是否还感到有别的类型的疼痛？
（1）是　（2）否

2. 请您在下图中标出您的疼痛部位，并在疼痛最剧烈的部位以"X"标出。

前面　　　　后面

右　　左　　左　　右

3. 请选择下面的一个数字，以表示过去 24 小时内您疼痛最剧烈的程度。
（不痛）0　　1　　2　　3　　4　　5　　6　　7　　8　　9　　10（最剧烈）

4. 请选择下面的一个数字，以表示过去 24 小时内您疼痛最轻微的程度。
（不痛）0　　1　　2　　3　　4　　5　　6　　7　　8　　9　　10（最剧烈）

5. 请选择下面的一个数字，以表示过去 24 小时内您疼痛的平均程度。
（不痛）0　　1　　2　　3　　4　　5　　6　　7　　8　　9　　10（最剧烈）

6. 请选择下面的一个数字，以表示您目前的疼痛程度。
（不痛）0　　1　　2　　3　　4　　5　　6　　7　　8　　9　　10（最剧烈）

7. 您希望接受何种药物或治疗控制您的疼痛？

_____

8. 在过去的 24 小时内，由于药物或治疗的作用，您的疼痛缓解了多少？请选择下面的一个百分数，以表示疼痛缓解的程度。
（无缓解）0　10%　20%　30%　40%　50%　60%　70%　80%　90%　100%（完全缓解）

9. 请选择下面的一个数字，以表示过去 24 小时内疼痛对您的影响

（1）对日常生活的影响

（无影响）0　　1　　2　　3　　4　　5　　6　　7　　8　　9　　10（完全影响）

（2）对情绪的影响

（无影响）0　　1　　2　　3　　4　　5　　6　　7　　8　　9　　10（完全影响）

续表

| （3）对行走能力的影响 | | | | | | | | | | |
|---|---|---|---|---|---|---|---|---|---|---|
| （无影响）0 | 1 | 2 | 3 | 4 | 5 | 6 | 7 | 8 | 9 | 10（完全影响） |
| （4）对日常工作的影响（包括外出工作和家务劳动） | | | | | | | | | | |
| （无影响）0 | 1 | 2 | 3 | 4 | 5 | 6 | 7 | 8 | 9 | 10（完全影响） |
| （5）对与他人关系的影响 | | | | | | | | | | |
| （无影响）0 | 1 | 2 | 3 | 4 | 5 | 6 | 7 | 8 | 9 | 10（完全影响） |
| （6）对睡眠的影响 | | | | | | | | | | |
| （无影响）0 | 1 | 2 | 3 | 4 | 5 | 6 | 7 | 8 | 9 | 10（完全影响） |
| （7）对生活兴趣的影响 | | | | | | | | | | |
| （无影响）0 | 1 | 2 | 3 | 4 | 5 | 6 | 7 | 8 | 9 | 10（完全影响） |

复2次，2次试验之间隔30秒，记录3次试验的平均值。测试部位包括上斜方肌、臀中肌、第二掌骨、股二头肌和胫骨前肌。身体双侧相同位置都需测试。

**（三）疼痛康复治疗**

1. 低强度有氧运动　步行、游泳、骑自行车等有助于保持关节功能，缓解疼痛[23]。但是目前特定的处方仍缺乏循证证据，没有证据证明一种运动形式优于另一种运动形式，这有可能需要个性化治疗，推荐根据老年患者的自身情况和喜好，选择适当的广泛的运动。短期有氧运动计划，有或没有肌肉强化运动都可缓解疼痛，改善身体功能和生活质量。根据每个患者的健康水平，以每周3次或3次以上的频率逐步进行，每次最少持续20～30分钟[24]。

2. 柔韧性、牵伸和肌力训练　可以缓解膝骨关节炎患者行走和爬楼梯时的疼痛，提高股四头肌的力量。轻度至中度髋关节炎患者可做髋关节、筋膜和肌肉的牵伸，包括后伸、屈曲、内旋、外旋、外展和水平内收，尤其是髋屈肌和外旋肌，可采用髋外展肌、外旋肌、后伸肌肌力训练。每周1～5次，6～12周。关节周围肌肉力量训练可加强关节周围肌肉力量，改善关节稳定性，注重关节活动度及平衡（本体感觉）的训练，可采用股四头肌等长收缩训练、直腿抬高加强股四头肌训练、臀部肌肉训练、静蹲训练、抗阻力训练。

3. 身心锻炼　身心锻炼是一种很有前景的方法，可用来缓解疼痛，以及改善骨性关节炎患者的身体功能和生活质量。尽管其他治疗方法在髋关节炎缺乏足够的证据，但像瑜伽[25]、太极[17]等身心运动对于髋关节炎患者是推荐的。

4. 关节功能训练　采用非负重位的关节屈伸训练，保持最大关节活动范围，常用：关节被动活动、关节牵拉、关节助力运动和主动运功等。

5. 物理因子治疗　物理因子治疗在急性期可以镇痛、消肿和改善关节功能，在慢性期可以增强局部血液循环和改善关节功能。有的指南将物理因子治疗方法描述为任何传统的、手工的、陆地或水中的治疗，可以作为药物和外科干预的单一或辅助手段。物理因子治疗主要有光疗、冷疗、热疗、电刺激、按摩、针灸等。2019年美国髋膝骨关节炎治疗指南中强烈反对经皮神经电刺激在髋膝骨关节炎中的应用[7]。水疗可用于轻度膝痛、无肿胀或僵硬的膝骨关节炎患者，对老年患者尤其有益。对于近期发生的疼痛，可以使用超声波治疗。如髋部疼痛，可分别对髋部的前、外侧和后部进行 1 MHz，1 W/cm²，每次 5 分钟，共 10 次，2 周[34]。

6. 保护关节设备 可戴保护关节的弹性套，如护膝等，对缓解疼痛有微小但持续的积极作用。生物力学干预治疗被证明是有效的，如避免穿高跟鞋，穿软、有弹性的"运动鞋"，用适合的鞋垫。髋、膝关节是全身最重要的承重关节，其结构复杂，长期负重且运动量很大。利用矫形器对膝关节畸形进行矫正，同时能够部分或全部地转移关节负重，包括限位矫形器、可调式矫形器、个性化智能动态矫形器等。在佩戴矫治康复过程中，患者应当定期复查，评估病情并调整矫治方案。同时，需要结合其他的康复治疗手段如站立行走训练、肌肉伸缩训练、间歇性佩戴矫形器等一系列办法尽可能避免矫形器带来的副作用。

7. 辅助工具 在发作期减轻受累关节的负荷，可使用手杖、助步器等协助活动。强烈建议髋膝骨关节炎患者使用拐杖。

目前老年髋膝骨关节炎的疼痛管理较成熟，具体流程如图 4-3-2。

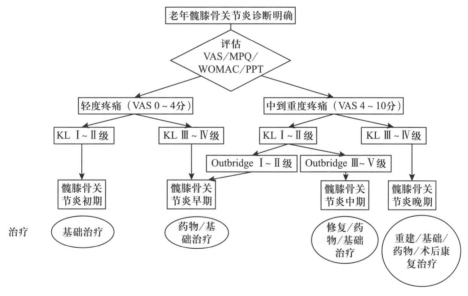

图 4-3-2 老年髋膝骨关节炎的疼痛管理流程

## 二、老年髋膝骨关节炎运动功能障碍

运动功能障碍是老年髋膝骨关节炎的主要表现，参照髋膝骨关节炎的指南，几乎所有的髋膝骨关节炎患者都会伴有运动功能障碍，早期是单纯由于疼痛引起的，晚期除了疼痛因素，还会因为髋膝关节的结构破坏性改变而限制了运动功能。运动功能障碍可选择简单的运动功能评估法，治疗与疼痛治疗方面有交叉。

### （一）运动功能障碍特点

骨关节炎的运动功能障碍主要指由于骨关节炎的发生，伴随疼痛导致的活动减少，或直接的畸形、活动度减少等导致的运动功能下降，甚至影响生活导致生活活动能力下降。主要表现如下。

1. 关节活动受限　常见于髋、膝关节。在疾病早期患者晨起时关节僵硬及发紧感，俗称晨僵，活动后可缓解。此时关节僵硬持续时间一般较短，常为几至十几分钟，极少超过30分钟。患者在疾病中期可出现关节绞锁，晚期关节活动受限加重，最终导致残疾。对于膝骨关节炎患者，早期不明显影响膝关节活动，多表现为膝关节长时间固定姿势后改变体位时短时间不灵活感，晚期关节活动可能明显受限，甚至导致残疾。

2. 关节畸形　膝关节早期畸形不明显，随着疾病进展、软骨层变薄、半月板损伤脱落或骨赘增生等变化，都可导致膝关节出现明显内翻、外翻或（和）旋转畸形。膝关节因骨赘形成或滑膜炎症积液可造成关节肿大。

3. 肌肉萎缩　老年髋膝骨关节炎患者常有关节疼痛，其体力活动就会减少，患肢功能水平也会下降，从而导致患肢肌肉萎缩和力量下降。而肌肉萎缩和肌肉力量下降使得活动量更少，从而陷入恶性循环，严重影响老年人的生活质量。

4. 疼痛导致的活动下降　随着疾病的进展，疼痛可能首先影响上下楼梯或蹲下起立等动作，且与活动呈明显相关性。疾病进展到中期时疼痛症状会进一步影响到平地行走。晚期可以出现持续性疼痛，明显影响活动甚至影响睡眠及非负重活动。

（二）运动功能评估

1. 关节活动度测量　关节活动度（range of motion，ROM）的临床测量是一项基础的评估程序，在物理治疗中有着广泛的应用。ROM 的客观测量和测量结果可以对骨关节炎在治疗干预后的疗效进行评估。

2. 徒手肌力检查　徒手肌力检查（manual muscle testing，MMT）是一种不借助任何器材，靠检查者使用双手，凭借自身的技能和判断力，通过观察肢体主动运动的范围及感觉肌肉收缩的力量，根据现行标准或普遍认可的标准，确定所检查肌肉或肌群的肌力是否正常及其等级的一种检查方法。这种方法简便、易行，可用于骨关节炎的肌力评估。

3. 平衡能力与步态评估　徒手平衡功能测定，步态分析（步幅、步速等）。

4. 日常活动自我评价问卷（ADL 与 IADL）　对骨关节炎患者日常生活活动能力进行整体评估，以评判疾病对其运动功能及整体活动能力的影响。

5. 关节炎的影响调查问卷（arthritis impact questionnaires）。

6. Lequesne 指数　Lequesne 等开发的膝骨关节炎严重程度指数（index of severity for osteoarthritis for the knee，ISK），可以用来评估治疗干预的有效性。

7. 西部安大略和麦克马斯特大学骨关节炎指数量表（WOMAC scale）。

（三）运动功能障碍康复治疗

对于老年髋膝骨关节炎患者，运动治疗是强烈推荐的[35]，但是目前特定的处方仍缺乏循证证据，没有证据证明一种运动形式优于另一种运动形式，这可能需要个性化治疗，推荐根据老年患者的自身情况和喜好，选择适当的广泛的运动，步行等有氧运动是被广泛推荐的。某些情况下可推荐平衡功能训练，平衡练习包括提高控制和稳定身体位置的能力，但是并没有证据证明可以降低老年患者的衰老风险。

1. 低强度有氧运动　步行、游泳、骑自行车等有助于保持关节功能，缓解疼痛[23]。短期有氧运动计划，有或没有肌肉强化运动都可减少疼痛、改善身体功能和生活质量。根据每个患者的健康水平，以每周 3 次或 3 次以上的频率逐步进行，每次最少持续 20 ～ 30 分钟[24]。

2. 柔韧性、牵伸和肌力训练　可以缓解膝关节炎患者行走和爬楼梯时的疼痛，提高股四头肌的力量。轻度至中度髋关节炎患者可做髋关节、筋膜和肌肉的牵伸，包括后伸、屈曲、内旋、外旋、外展和水平内收，尤其是髋屈肌和外旋肌，每周 1 ～ 5 次，6 ～ 12 周。关节周围肌肉力量训练，可加强关节周围肌肉力量，改善关节稳定性。注重关节活动度及平衡（本体感觉）的训练，可采用股四头肌等长收缩训练、直腿抬高加强股四头肌训练、臀部肌肉训练、静蹲训练、抗阻力训练。

3. 身心锻炼　身心锻炼是一种很有前景的方法，可帮助骨性关节炎患者缓解疼痛，以及改善身体功能和生活质量。尽管其他治疗方法在髋关节炎缺乏足够的证据，但像瑜伽[25]、太极[17]等身心运动对于髋关节炎患者是推荐的。

4. 关节功能训练　采用非负重位的关节屈伸训练，保持最大关节活动范围，常用：关节被动活动、关节牵拉、关节助力运动和主动运功等。

5. 物理因子治疗　物理因子治疗在急性期可以镇痛、消肿和改善关节功能，在慢性期可以增强局部血液循环和改善关节功能。有的指南将物理因子治疗方法描述为任何传统的、手工的、陆地或水中的治疗，可以作为药物和外科干预的单一或辅助手段。物理因子治疗主要有光疗、冷疗、热疗、电刺激、按摩、针灸等。2019 年美国髋膝骨关节炎治疗指南中强烈不推荐经皮神经电刺激在髋膝骨关节炎中的应用[7]。水疗可用于轻度膝痛、无肿胀或僵硬的膝骨关节炎患者，对老年患者尤其有益。对于近期发生的疼痛，可以使用超声波治疗，如髋部疼痛，可分别对髋部的前，外侧和后部进行 1 MHz，1 W/cm$^2$，每次 5 分钟，共 10 次，2 周[34]。

6. 保护关节设备　同前文介绍。

7. 辅助工具　发作期为减轻受累关节的负荷，可使用手杖、助步器等协助活动。强烈建议髋膝骨关节炎患者使用拐杖，以助力行走、维持关节稳定性及缓解疼痛。

### 三、老年髋膝骨关节炎感觉功能障碍

老年髋膝骨关节炎感觉障碍未见有质量较高的报道，对其评估和治疗的手法较少，有相关的 RCT 研究集中在本体感觉的评估和治疗上。其与疼痛的相关性比较大。

（一）感觉功能特点

感觉功能障碍指的是由于各种疾病引起的浅感觉、本体感觉、复合感觉异常。临床上，老年或非老年患者多表现为本体感觉异常。

老年髋膝骨关节炎感觉功能障碍通常表现为：本体感觉受损，下肢关节不稳定，疼痛，容易摔倒。本体感受器为空间中的位置提供神经反馈，对三维空间的相互作用起着至关重要的作用。膝骨关节炎会降低本体感觉，从而增加跌倒的风险。

（二）感觉功能评估

1. 客观评定本体感觉缺陷的能力，是临床决定处理关节损伤的关键问题。目前有 4 种测定方法：①关节位置觉；②关节运动觉；③评价脊髓反射通道；④力学感受器、前庭、视觉控制联合对神经肌肉控制的功能评价通过下肢平衡和位置的摇摆来测定。

2. 国内相关临床试验采用平衡能力测试方法来评定本体感觉，如：单腿站立测试（OLS）、5 次坐立试验（FTSST）等。

**（三）感觉功能康复治疗**

1. 本体感觉强化练习  平衡功能反馈训练，膝屈曲位（0°～30°），睁眼双腿和闭眼双腿平衡板练习，每次 10 min；位置本体感觉训练，盲视下膝关节多角度重复训练，每次 10 min。

2. 本体感觉训练  平衡板训练，膝屈曲位（0°～30°），先双腿站立再单腿站立，先睁眼练习再闭眼练习；双下肢 MOTOmed 训练，取坐位，选择合适的阻力，正反两个方向运动，刺激股四头肌、腘绳肌快速收缩的训练（包括步态灵活性训练和慢跑）。

3. 平衡垫训练  平衡垫训练对女性膝骨关节炎患者具有积极的影响。

4. 老年骨关节炎本体感觉训练  其包含肌力、本体感觉、关节活动度训练的运动处方，是适合老年膝骨关节炎患者的治疗方法。

## 四、老年髋膝骨关节炎心理障碍

髋膝骨关节炎的指南中提到了对患者进行抗焦虑治疗，精神心理障碍方面较少展开。临床研究中多次关注髋膝骨关节炎患者的精神心理问题。一项研究对 573 名有膝关节疼痛症状的老年患者随访 2 年发现，11.9% 的参与者出现抑郁症状，且疼痛、活动受限、功能障碍、ADL 能力下降与抑郁症状的出现有关。一项对 1000 例髋关节炎患者的回顾性分析指出，在接受髋关节置换术的患者中近 20% 的晚期髋关节炎患者可能有情绪障碍病史和（或）主要的情绪困扰症状，这些症状可能会加重术前髋关节炎的残疾程度，延缓术后的康复过程。

**（一）精神心理障碍特点**

老年髋膝骨关节炎引起的慢性外周关节疼痛极为普遍，疼痛、不适、活动受限及不同治疗方式带来心境障碍，如保守治疗的心理困扰、术前与术后的心理困扰是引起生理功能障碍和社会心理困扰的主要原因，疼痛改善后，患者的精神心理亦能得到缓解。主要表现在以下几点。

1. 焦虑、抑郁  老年患者的膝骨关节炎引起的疼痛和残疾可能通过生物和心理机制导致抑郁和焦虑。

2. 恐惧回避行为  患者可能因疼痛或对关节炎不了解，担心运动会损害关节而减少运动或不运动，一项横断面研究提示有症状的膝骨关节炎患者，恐惧回避行为的发生率达 77%。

3. 术前心理困扰  抑郁、焦虑、神经质、疼痛灾难化，可能会影响术后的疗效及预后。

4. 自我效能感降低  自我效能感指人们对自身能否利用所拥有的技能去完成某项工作行为的自信程度。一个人在不同的领域中，其自我效能感是不同的。对于髋膝骨关节炎患者而言，其活动能力下降，当要完成的任务超过了自我认为能实现的限度时，自我效能感会明显下降。

5. 疼痛灾难化  疼痛灾难化是参与调节对疼痛行为反应的显著的心理因素。它被定义为一个信念体系、一种应对策略及在体验和感受疼痛时的一种评估过程。

（二）精神心理障碍评估

关节炎自我效能感量表、恐动症 Tampa 评分量表、老年抑郁量表、医院焦虑抑郁量表在目前查阅到的文献中应用较多。其余量表均在不同的研究中出现，在骨关节炎的精神心理评估孰优孰劣难以划分。主要有以下几种。

1. 广泛性焦虑障碍 7 项量表（generalized anxiety disorder 7-item scale，CAD-7）。

2. 患者健康问卷 9 项（patient health questionnaire-9，PHQ-9）抑郁症筛查量表。

3. 退伍军人 RAND 12 项健康调查（veterans RAND 12-item health survey）。

4. 关节炎自我效能感量表（arthritis self-efficacy scale，ASES）。

5. 五因素正念问卷（5-factor mindfulness questionnaire）。

6. 医院焦虑抑郁量表（hospital anxiety and depression scale，HADS）　HADS 为应用于综合医院患者中焦虑和抑郁的筛查，由 7 个条目评定抑郁，7 个条目评定焦虑。0 ~ 7 分为无症状，8 ~ 10 分为症状可疑，11 ~ 21 分为肯定存在症状。

7. 恐动症 Tampa 评分量表（Tampa scale for kinesiophobia，TSK）。

8. 老年抑郁量表（geriatric depression scale，GDS）　GDS 由 Brink 等在 1982 年创制，专用于老年人抑郁的筛查。包括 30 个条目，每个条目仅有"是""否"两项。有反向计分。评价指标为总分，0 ~ 10 分视为正常；11 ~ 20 分视为轻度抑郁；21 ~ 30 分视为中重度抑郁。

9. 贝克抑郁量表第 2 版（Beck depression inventory-Ⅱ，BDI-Ⅱ）：BDI 由美国著名心理学家 Beck AT 于 20 世纪 60 年代编制，后被广泛应用于临床流行病学调查。贝克抑郁量表第 2 版（BDI-Ⅱ）包括 13 个条目，每个有 4 句陈述，每句之前标有的阿拉伯数字为等级：0 分 = 无症状、1 分 = 轻度、2 分 = 中度、3 分 = 重度。评价指标为总分，总分范围为 0 ~ 39 分。总分 0 ~ 4 分为无抑郁，5 ~ 7 分为轻度抑郁，8 ~ 15 分为中度抑郁，16 ~ 39 分为重度抑郁。

10. 疼痛灾难化量表（pain catastrophizing scale，PCS）。

（三）精神心理障碍康复治疗

1. 认知行为疗法（cognitive behavioral therapy，CBT）　CBT 本质是重视内在认知过程在导致障碍及行为改变中的作用。第一代 CBT：以 Beck 认知行为治疗体系为主导；第二代 CBT：融入了各心理学派的因素，争议较大；第三代 CBT：接纳与承诺疗法（acceptance and commitment therapy，ACT）、正念疗法、辩证行为治疗；第四代 CBT：以神经科学为基础的 CBT 正在发展。

CBT 疼痛干预模块包括 6 点：①对抗意志消沉；②传授应对技巧和解决问题的技巧；③将自我认知转变为一个积极、足智多谋、有能力的人，并鼓励行为激活；④学习改变不能促进镇痛的思想、感觉和行为之间的联系，并确定如何改变无意识的、不适应的思想；⑤学习放松技巧；⑥促进技能的维持与泛化。

认知行为疗法是在某些条件下强烈推荐的，已有大量文献支持在慢性疼痛条件下使用认知行为疗法，认知行为疗法可能与髋膝骨关节炎的管理相关。Ronaldo Valdir Briani 等的系统综述认为使用认知行为疗法可以改善膝骨关节炎患者的心理社会因素，如自我效能感、抑郁和心理困扰。

2. 意念干预疗法、精神压力管理疗法　与第三代 CBT 的正念疗法，辨证行为治疗相同。Michelle Dowsey 等对准备全关节置换术的 127 名患者随机进行术前的正念疗法与体育活动，使用退伍军人 RAND 12 项健康调查、关节炎自我效能感量表、五因素正念问卷作为心理评估，结果表明接受正念疗法的患者术后疼痛及心理困扰均有明显改善，但有待进一步的研究。Augustine C. Lee 的研究提示正念与膝骨关节炎患者的抑郁、压力、自我效能和生活质量有关，能够缓和疼痛对压力的影响，说明正念可能会改变一个人应对疼痛的方式。

3. 运动疗法[36-39]　一项 Cochran 综述表明，参与运动项目可能会略微改善骨关节炎患者的身体功能、抑郁和疼痛，略微提高自我效能感和社会功能。Ronaldo Valdir Briani 等的系统综述认为运动似乎能够改善患者的心理困扰，但证据不是很充分。Erkan Mesci 等的研究表明，维持在较高运动水平的老年膝骨关节炎患者，其抑郁的可能性减少。Hulya Guvenir Sahin 等对膝骨关节炎患者进行以下肢运动为主的水上运动训练，使用医院焦虑抑郁量表评估，患者运动能力与情绪状态均有提升。但这一疗法应用于老年人可能需考虑安全性的问题。Jolanta Marszalek 等对 262 名正在进行太极拳训练或物理治疗的骨关节炎患者进行自我效能感、抑郁、焦虑、压力和社会支持的横断面调查，结果表明运动与自我效能感有显著的关联。Monika Rätsepsoo 和 Fitzgerald 等的研究表明，通过运动或其他方式改善患者膝关节的稳定性，可以减少对运动的恐惧。

4. 音乐疗法　音乐疗法有内化式与外化式两种形式，内化式音乐疗法包含了被动性音乐治疗法以及接受性音乐治疗法，主要通过聆听音乐的方式，激活听音乐所引起的各种生理心理体验。外化式音乐疗法包含了主动性音乐治疗或活动性音乐治疗，是一种患者由内而外的表达或演绎，患者亲自参与各种音乐活动，在演唱、演奏和技能学习过程中，表达出内在的情感状态，获得某种心身领悟。

老年髋膝骨关节炎的康复治疗流程包括临床症状、诊断、评估、康复分期（图4-3-3）。

## 五、老年髋膝骨关节炎其他功能障碍

根据目前指南及文献检索情况，老年髋膝骨关节炎与言语功能、吞咽功能、心功能、肺功能、二便功能无明显相关性，参考的指南中均无相关内容介绍，通过中国知网、万方、Pubmed、Web of Science 中均未查到相关文献。伴发的心功能、肺功能、二便功能障碍，多与患者长期卧床或术后制动相关。认知功能障碍多为术后认知功能障碍（postoperative cognitive dysfunction，POCD），由于老龄髋部骨折患者大多为高龄，内科合并症较多，且在骨折前部分患者已经存在认知功能受损，并受谵妄、疼痛、睡眠不足、抑郁、焦虑、药物治疗，以及围手术期和术后血流动力学变化对大脑的多因素影响。目前有篇文献也报道了围手术期神经认知紊乱（perioperative neurocognitive disorders，PND），这是对 POCD 的一种取代的说法，主要认为患者在术前就存在认知功能障碍，不过较术后轻一些，但是大部分报道髋部骨折术后认知功能障碍仍是用 POCD 表达。认知功能障碍与患者年龄增加相关，而与髋膝骨关节炎本身并无直接相关性。

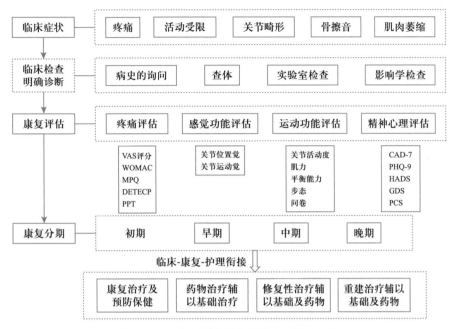

**图 4-3-3　老年髋膝骨关节炎康复治疗流程**

# 第四节　老年髋膝骨关节炎的全周期康复治疗

## 一、早期治疗

髋膝骨关节炎早期治疗的重点是缓解疼痛，改善关节功能，从而提高生活质量。临床医生应依据患者年龄、性别、体重指数（body mass index，BMI）、病变部位及程度等采用阶梯化与个体化治疗方案，以达到缓解疼痛、改善或恢复关节功能、提高患者生活质量、延缓疾病进展和矫正畸形的目的[1]。

2019 年国际骨关节炎研究学会（Osteoarthritis Research Society International，OARSI）[40]发布的非手术治疗骨关节炎（osteoarthritis，OA）指南强推荐无论有无合并症，基础治疗是所有 OA 患者的首选治疗方式。基础治疗主要包括健康教育、运动治疗、物理治疗和行动辅助支持治疗。其次，药物治疗也是髋膝骨关节炎早期治疗中非常重要的一方面。以下，我们将从基础治疗与药物治疗两方面展开详细的论述。

### （一）基础治疗

对病变程度不重、症状较轻的 OA 患者，基础治疗是首选的治疗方式。其强调改变生活及工作方式的重要性，使患者树立正确的治疗目标，缓解疼痛、改善和维持关节功能，延缓疾病进展。

1. 健康教育　医务人员通过口头或书面形式进行 OA 的知识宣教，并帮助患者建立长期监测及评估机制，根据每日活动情况，建议患者改变不良的生活及工作习惯，如避免长时间跑、跳、蹲，同时减少或避免爬楼梯、爬山等。

2. 减轻体重　2016 年发表的一项关于中国膝关节 OA 与超重或肥胖关系的研究显示，膝关节 OA 人群中肥胖的比例是非膝关节 OA 人群的 2.06 倍，这表明超重或肥胖是影响膝关节 OA 发生的一个因素。因此，预防肥胖可能是减少膝关节 OA 的一种方法。2015 年发表的一项关于体重指数与膝骨关节炎关系的研究表明，超重和肥胖是膝骨关节炎的危险因素[41]，体重指数每增加 5 kg/m²，膝骨关节炎的风险增加 35%，24.6% 的新诊断膝骨关节炎是由超重或肥胖引起的[42]。

一旦患者超重，就应该推荐其减肥。2014 年发表的关于 OA 治疗的建议和指南的系统回顾显示，大约一半的指南强烈建议髋关节或膝关节 OA 患者减肥。减轻体重不但可以减轻关节疼痛，而且可改善关节功能，特别是 BMI > 28 kg/m² 的膝关节 OA 患者，其体重减轻与症状改善之间存在剂量 - 反应关系。体重管理计划应该包括行为改变策略，如增加人们的体力活动水平，改善饮食行为和饮食质量，并减少能量摄入，还包括营养教育和复发管理。

3. 运动治疗　在医生的指导下选择个体化、正确的运动方案，缓解疼痛，改善和维持关节功能，保持关节活动度，延缓疾病进程[35]。

（1）低强度有氧运动：在医生的指导下选择正确合理的有氧运动方式，髋膝骨关节炎患者应减少长期站立、跪蹲姿势、上楼活动以及不良体位等，建议患者进行合理的关节肌肉训练和适度的有氧运动。髋膝骨关节炎患者应根据发病部位选择不同的活动方式，如手关节握持活动、非负重状态下膝关节屈伸活动、颈腰关节不同方向的平缓活动等[24]。

2017 年渥太华小组膝关节 OA 管理指南显示：为期 4 周的功能性有氧运动和腿部强化运动（如骑自行车、髋膝肌力练习、肌肉拉伸和手动理疗等，每周 2 次，每次 30 分钟）可以改善患者的身体功能[43]。为期 12 周的有氧运动和大强度运动（如快走、伸展肌肉，每周 3 次，每次 1 小时）可以改善患者的身体功能。为期 12 周的自行车锻炼计划（每周 2 ~ 6 次，每次 20 ~ 60 分钟）可以缓解关节疼痛，改善身体功能，提高生活质量。为期 8 周的瑜伽疗程（每周 1 次，每次 60 分钟；外加每周 4 个家庭疗程，每次 30 分钟）和 8 周的太极疗程（每周 2 次，每次 60 分钟）都可以改善患者的生活质量。为期 12 周的太极拳锻炼计划（每周 1 次，每次 60 分钟）和为期 20 周的太极拳锻炼计划（每周 1 次，每次 20 ~ 40 分钟）都可以缓解膝部疼痛，改善髋膝骨关节炎患者的身体功能。

一项随机对照试验结果显示，中国传统运动八段锦对于治疗老年膝骨关节炎患者的关节疼痛和改善身体功能优于口服美洛昔康胶囊。一项纳入 70 例患者的随机对照试验结果表明，12 周的太极、八段锦和自行车训练对髋膝骨关节炎患者身体功能的改善效果优于健康教育，太极和自行车训练可以缓解膝关节疼痛。此外，太极训练还可以缓解患者关节僵硬，改善身体功能和心理健康，而八段锦训练可以改善患者的身体功能[44]。2018 年发表的一项系统综述显示，中国传统运动太极可以缓解膝骨关节炎患者的疼痛，改善身体功能，且不良反应较少[45]。

（2）关节周围肌肉力量训练：加强关节周围肌肉力量，既可改善关节稳定性，又可促进局部血液循环，但应注重关节活动度及平衡（本体感觉）的锻炼[45]。由医生依据患者自身情况及病变程度指导并制定个体化的训练方案[46]。常用方法：①股四头肌等长收缩训练；②直腿抬高加强股四头肌训练；③臀部肌肉训练；④静蹲训练；⑤抗阻力训练。手部运动疗法旨在提高肌肉力量、关节灵活性和（或）关节稳定性。有限的证据表明，手部运动疗法可有效缓解手部 OA 患者的疼痛和关节僵硬，改善关节功能[47]。但目前相关研究主要为低质量研究，仍需更多前瞻性、高质量、长期随访的研究来进一步明确手部运动疗法对于手部 OA 的治疗效果。

（3）关节功能训练：主要指膝关节在非负重位的屈伸活动，以保持关节最大活动度。常用方法包括：关节被动活动；牵拉；关节助力运动和主动运动。

4. 物理治疗　对于髋膝骨关节炎患者推荐理疗（常见的有冲击波红外偏振光、磁疗、超短波、超声波等）、按摩、推拿、针灸等治疗方法，以缓解疼痛，改善生理功能。

2013 年的系统综述显示，在短期内，手部治疗（操作、按摩）可以减轻髋关节 OA 患者的疼痛和残疾程度[48]。2013 年系统综述的结果显示，手法治疗可以改善膝关节 OA 患者的关节疼痛和功能，且有良好的短期和长期效果[49]。2011 年系统综述的结果表明，与运动疗法相比，手疗法在改善髋关节 OA 患者的短期与长期疼痛和生理功能方面是有效的[50]。综上所述，OA 患者可以通过手法治疗、推拿等方法缓解疼痛，改善身体功能。2010 年 Cochrane 系统综述表明针灸可以减轻 OA 患者的疼痛，改善患者的生理功能[51]。2016 年系统综述显示，针灸可以改善短期和长期的身体功能，但疼痛缓解的持续时间较短。2014 年的系统综述表明，针灸可以改善 OA 患者的疼痛和身体功能。

5. 行动辅助　除了运动疗法，许多不同类型的辅助治疗，如支架、矫形器和鞋垫，也可以改善 OA 患者的疼痛和身体功能。但对改变负重力线的辅助工具，如外侧楔形鞋垫尚存在争议，应谨慎选用。

**（二）药物治疗**

应根据 OA 患者病变的部位及病变程度，内外结合，进行个体化、阶梯化的药物治疗。

1. 非甾体抗炎药物（NSAID）　NSAID 是 OA 患者缓解疼痛、改善关节功能最常用的药物。包括局部外用药物和全身应用药物。

（1）局部外用药物：在使用口服药物前，可使用各种 NSAID 类药物的凝胶贴膏、乳胶剂、膏剂、贴剂等，如氟比洛芬凝胶贴膏。局部外用药物可迅速、有效地缓解关节的轻、中度疼痛，其胃肠道不良反应轻微，但需注意局部皮肤不良反应的发生。对中、重度疼痛可联合使用局部外用药物与口服 NSAID 类药物。欧洲抗风湿病联盟（European League Against Rheumatism，EULAR）、美国风湿病学会（American College of Rheumatology，ACR）、国际骨关节炎研究学会（Osteoarthritis Research Society International，OARSI）和国家卫生与临床优化研究所（National Institute for Health and Care Excellence，NICE）指南推荐外用非甾体抗炎药用于镇痛，与口服治疗相比，外用 NSAID 起效更快，全身不良反应发生率更低[52]。局部治疗骨关节炎的非甾体抗炎药主要有：洛索洛芬、氟芬酸、双氯芬酸、酮洛芬、氟比洛芬，以及联苯乙酸、吲哚美辛、布洛芬、尼美舒利、吡罗昔康等。2016 年有研究对外用双氯芬酸和酮洛芬缓解 OA 患慢性疼痛的疗效和不良反应进行了系统回顾，结果显示，与安慰剂相比，双氯芬酸和酮洛芬可以有效缓解疼痛，它们没有增加严重疼痛和全身不良反应的发生率，但双氯芬酸的局部轻微不良反应增加[53]。随机对照试验结果表明，洛索洛芬贴片能改善膝关节 OA 的主要症状，且不逊于洛索洛芬片剂。

（2）全身应用药物：根据给药途径可分为口服药物、针剂以及栓剂，最为常用的是口服药物。用药原则：①用药前进行危险因素评估，关注潜在内科疾病风险；②根据患者个体情况，剂量个体化；③尽量使用最低有效剂量，避免过量用药及同类药物重复或叠加使用；④用药 3 个月后，根据病情选择相应的实验室检查。

（3）膝骨关节炎：口服非甾体抗炎药被有条件地推荐给没有合并疾病的膝骨关节炎患者[54]。专家小组建议使用非选择性非甾体抗炎药，最好添加质子泵抑制剂（proton pump inhibitor，PPI）或选择性 COX-2 抑制剂。对于患有胃肠道疾病的患者，选择性 COX-2 抑制剂和非选择性 NSAID 与 PPI 联合使用是有条件的推荐，因为它们对改善疼痛和功能结果有好处，但更重要的是，它们比非选择性 NSAID 具有更有利的上消化道安全性。任何类别的非甾体抗炎药都不推荐用于心血管合并症的患者，因为有证据表明使用非甾体抗炎药会增加心血管疾病的风险[55]。非甾体抗炎药不推荐用于身体虚弱的患者。然而，一份良好的临床实践声明明确指出，当选择非甾体抗炎药治疗高危患者（包括身体虚弱的患者）时，可以尽可能低的剂量、尽可能短的疗程使用安全性较好的非甾体抗炎药[56]。

关节内皮质类固醇（intra articular corticosteroids，IACS）和关节内透明质酸（intra articular hyaluronic acid，IAHA）在所有组的膝骨关节炎患者中都被有条件地推荐使用。一份适用于所有共病亚组的关节内治疗的良好临床实践声明指出，IACS 可能提供短期疼痛缓解，而 IAHA 在治疗 12 周及以上可能对疼痛有好处，并且比重复使用 IACS 具有更有利的长期安全性。

对于广泛性疼痛和（或）抑郁的患者，有条件地推荐治疗包括口服任何种类的非甾体抗炎药、度洛西汀、IACS、IAHA 和外用非甾体抗炎药。度洛西汀的使用在大量患者中得到了中等质量证据的支持，并因其对抑郁症状的特殊效果而被特别推荐用于这一共病类别。

（4）髋关节炎　口服非甾体抗炎药被有条件地推荐给无合并症的髋关节炎患者和有广泛疼痛和（或）抑郁的患者。在这两种治疗方案中，有条件地推荐非选择性非甾体抗炎药（NSAID）和选择性 COX-2 抑制剂。对于患有胃肠道合并症的患者，口服非甾体抗炎药仅限于选择性 COX-2 抑制剂或非选择性非甾体抗炎药与 PPI 联合使用。尽管没有有条件地推荐髋关节炎合并心血管疾病或虚弱的患者使用药物治疗方案，但一份良好的临床实践声明明确指出，具有更有利安全性的非甾体抗炎药可用于高危患者（包括虚弱患者），剂量尽可能低，治疗时间尽可能短，以缓解症状[53-57]。

2. 镇痛药物　对 NSAID 类药物治疗无效或不耐受的患者，可使用非选择性 NSAID、阿片类镇痛剂、对乙酰氨基酚与阿片类药物的复方制剂。但需强调的是，阿片类药物的不良反应和成瘾性发生率相对较高，建议谨慎采用[58]。阿片类药物对 OA 患者的疼痛有一定的缓解作用。2014 年系统评价结果显示，与安慰剂相比，阿片类药物在 4 周时可以改善慢性疼痛、一般评估和身体功能，但也会增加不良反应的戒断率。2016 年的系统评价结果显示，阿片类药物和非甾体抗炎药在镇痛方面没有明显差异。在非甾体抗炎药禁忌证或治疗失败的情况下，口服阿片类药物治疗应慎重考虑[59]。2014 年网络荟萃分析的结果显示，度洛西汀与塞来昔布、萘普生、布洛芬、依托考昔片、曲马多、羟考酮和氢吗啡酮相比，WOMAC 评分没有显著改善。2015 年系统评价显示，度洛西汀能显著缓解膝骨关节炎患者的疼痛，改善身体功能和患者总体评价，但会增加不良反应的发生率（图 4-4-1）。

3. 关节腔注射药物 可有效缓解疼痛，改善关节功能。但该方法是侵入性治疗，可能会增加感染的风险，必须严格无菌操作及规范操作（图 4-4-2）。药物多包括：①糖皮质激素；②玻璃酸钠；③医用几丁糖；④生长因子和富血小板血浆。

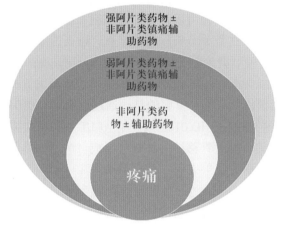

图 4-4-1 疼痛药物三阶梯原则

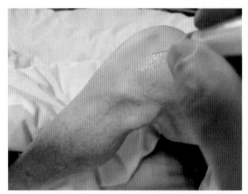

图 4-4-2 膝关节腔注射

4. 缓解 OA 症状的慢作用药物 目前疗效并不确定，包含双醋瑞因、氨基葡萄糖等。

5. 抗焦虑药物 可应用于长期持续疼痛的 OA 患者，尤其是对 NSAID 类药物不敏感的患者，可在短期内达到缓解疼痛、改善关节功能的目的。在针对中枢神经系统的药物中，5-羟色胺和去甲肾上腺素再摄取抑制剂，特别是度洛西汀，作为治疗 OA 疼痛的潜在药物而受到特别关注。最近对随机对照试验的两项荟萃分析得出结论，度洛西汀对改善膝部 OA 患者的疼痛和功能有中度和统计学上显著的影响。在国际骨关节炎研究协会和美国风湿病学会发布的指南中，度洛西汀被推荐作为 OA 疼痛的二线治疗药物[60]。然而，它的使用经常与不良事件有关，特别是神经系统影响（嗜睡、头晕）或胃肠道疾病（恶心、口干、便秘）。需要使用活性比较剂（如非甾体抗炎药或阿片类药物）来阐明度洛西汀的相对疗效。

6. 中成药 包括含有人工虎骨粉、金铁锁等有效成分的口服中成药及外用膏药。目前疗效并不确定。

7. 新兴药物疗法 新出现的疗法包括针对基质降解蛋白酶或衰老的软骨细胞，促进软骨修复或限制骨骼重塑，局部低度炎症或 Wnt 信号。除了这些可能改变疾病的骨关节炎药物（disease modifying osteoarthritis drug，DMOAD）外，一些治疗 OA 相关疼痛的靶点正在探索中，例如神经生长因子抑制剂[61-63]。

（1）针对软骨破裂的治疗

1）蛋白酶抑制剂：抑制基质降解酶的活性，如胶原酶或聚集聚糖酶，是一种用于限制软骨损伤的策略。一些人对基质金属蛋白酶抑制剂，如 PG-116800，以暴露依赖和剂量依赖的方式在膝骨关节炎患者中引起可逆性肌肉骨骼不良事件提出了一些担忧。这些不良反应的确切原因尚不清楚，但有一种假设是，广谱基质金属蛋白酶抑制剂干扰了软骨以外组织中其他基质蛋白的周转。抑制胶原酶可能是比靶向胶原酶更安全的选择，因为胶原酶可以通过非蛋白水解机制清除，从而防止新形成的胶原酶在软骨中堆积[64]。

2）抗衰老疗法：由于年龄是骨关节炎的最大危险因素之一，衰老的细胞被认为对骨关节炎相关的关节损害有相当大的贡献。衰老的主要特征是对细胞应激反应的改变和细胞增殖的丧失，以及衰老相关的分泌表型，这是一种可以改变邻近细胞和组织功能的前炎性分泌体。衰老的软骨细胞随着年龄的增长在骨关节炎软骨中堆积，这可能有助于老化软骨对骨关节炎相关变化的敏感性。在骨关节炎的前交叉韧带横断（anterior cruciate ligament transection，ACLT）模型中，选择性去除转基因小鼠的衰老细胞可以减轻关节损伤和疼痛，为衰老直接参与骨关节炎的发病提供了证据。重要的是，通过使用 UBX0101 等抗衰老药物，可以通过药理学方法去除衰老细胞。UBX0101 减少了 ACLT 骨关节炎模型中的软骨损伤和关节疼痛，并刺激了人骨关节炎软骨移植中的软骨生成。该药物目前正在进行临床试验研究，2019 年末披露的 I 期研究结果表明，单次关节内注射不同剂量的 UBX0101 在 34 名膝骨关节炎患者中具有良好的安全性；II 期安慰剂对照研究正在进行中（NCT 04129944）。Fisetin 是一种具有潜在的感觉神经和抗炎活性的黄酮类化合物，已经被证明在内侧半月板失稳型中可以减少关节损伤，目前还在进行一项 I-II 期临床试验（NCT 04210986），用于膝骨关节炎的研究[65, 66]。

（2）促进软骨修复的治疗方法

1）成纤维细胞生长因子 18（fibroblast growth factor 18，FGF18）：移动性软骨修复是对抗骨关节炎软骨丢失的另一种可能的方法。Sprifermin（重组人 FGF18）是合成代谢治疗领域最重要的进展之一。临床前研究证实，FGF18 是一种重要的合成代谢因子，通过激活成纤维细胞生长因子受体 3（FGFR3）57-59 参与健康和受损软骨的软骨形成、软骨细胞增殖和软骨修复[67, 68]。

2）转化生长因子 -β：在衰老和骨关节炎软骨中发生的一个主要变化是软骨细胞中转化生长因子 β 信号的失调，促分解激活素受体样激酶 1-smad1-smad5-smad8 信号通路的激活增加，促合成代谢的 alk5-smad2-smad3 信号通路的激活减少。在骨关节炎期间关节中高水平的转化生长因子 β 可能也有助于骨赘的形成和滑膜纤维化。将转化生长因子 β 通过逆转录病毒载体转导的同种异体软骨细胞关节腔内注射到关节内作为治疗骨关节炎的方法已被研究[69]。在手术诱导软骨缺损的动物模型中，组织基因 -C（表达转化生长因子 β-1 的同种异体软骨细胞）是安全的，能够诱导软骨修复[70]。在一项针对严重膝骨关节炎患者的 I 期研究中，TisseGene-C 引起了轻微的注射部位反应，一些患者在注射后 6 个月的症状有所改善，其中一名患者的膝关节 MRI 上有软骨修复的迹象。

3）干细胞疗法：间充质干细胞（mesenchymal stem cell，MSC）具有自我更新能力、多向分化潜能（尤其是向软骨细胞分化）和免疫调节特性，已被广泛研究用于治疗骨关节炎。自体骨髓间充质干细胞通常取自骨髓或脂肪组织，于关节内注射。骨髓和脂肪组织以外的 MSC 来源可以在关节内找到，尤其是滑膜。在动物研究中，这些滑膜祖细胞已被证明有助于关节软骨损伤后的修复。KA34 是一种被认为可以促进内源性祖细胞分化的药物，其目前正在膝骨关节炎的 I 期研究中进行评估（NCT03133676）。这一策略的好处是，注射药物的半衰期似乎比注射的 MSC 要长，后者很可能会很快从关节中清除出去。

（3）以骨重建为目标的治疗：关节软骨、钙化软骨和软骨下骨在所谓的骨软骨单元中紧密相连。临床研究结果表明，在骨关节炎的早期阶段，软骨下骨吸收增加。软骨下破骨细胞也与骨关节炎疼痛有关，因为它们可以通过产生 Netrin-1（一种轴突引导控制蛋白）来调节感觉神经。在人类中，软骨下骨中破骨细胞的密度与膝骨关节炎关节置换术患者的疼痛有关，血清中与破骨细胞活性相关的生物标记物的浓度也与骨关节炎疼痛有关。

1）双膦酸盐：在针对骨吸收的治疗中，双膦酸盐在骨关节炎方面的研究最广泛。双膦酸盐可以减轻骨关节炎动物模型中软骨损伤的严重程度。经过较长时间（3 ~ 4 年）随访的流行病学研究表明，使用双膦酸盐可能会降低膝骨关节炎患者关节间隙变窄的概率，降低关节置换的风险。有趣的是，2018 年的一项研究还表明，双膦酸盐治疗 48 个月可能会对骨骼形状产生积极影响[11-14]。

2）组织蛋白酶 K 抑制剂：半胱氨酸蛋白酶组织蛋白酶 K 主要在破骨细胞中表达，通过降解 I 型胶原等骨基质蛋白参与骨吸收。重要的是，组织蛋白酶 K 在骨关节炎滑膜和软骨细胞中表达，也能裂解软骨中的 II 型胶原。

## 二、中期治疗

在骨关节炎的中期，骨软骨进一步损害，造成关节畸形，功能部分丧失，X 线检查可见关节间隙变窄，关节周围骨的囊性变，有时有游离体出现。因而尚无统一规范的治疗方法，主要以对症治疗为主。目前中期骨关节炎以保守治疗和药物治疗为主[71]。

### （一）非药物治疗

教育和自我管理、锻炼、超重或肥胖时的减肥以及助行器被广泛推荐。因此，非药物治疗应该作为管理的第一步给予所有骨关节炎患者，但研究表明，医护人员通常不将锻炼和体重管理的建议作为骨关节炎管理的一部分。此外，对于许多医护人员来说，这些干预措施的确切内容与提供方式，以及如何优化依从性，仍然是一个问题。因此，使非药物和非手术治疗得到广泛实施，并提高运动和减肥方案的长期依从性是一个挑战[18, 19]。

1. 教育、建议、信息和自我管理 大多数指南建议和鼓励临床医生向有骨关节炎患者教育关于骨关节炎的病因与进展，并且应作为护理（而不是单一事件）的一个持续的组成部分。还鼓励临床医生促进患者的希望、乐观，以及从治疗中获益的积极预期[72]。

一些指南明确建议医生向患者解释疼痛的典型波动性质、风险因素和预期预后，包括大多数没有进展到需要关节置换的人。在用语方面，应避免使用"磨损"和"骨子里"这样的术语。ACR 指南提到，对患者进行授课教育有益于开展并维持练习，而且往往是必不可少的。此外，ACR 指南指出，治疗师在实践中经常涉及对患者自我效能和自我管理培训，以及其他疗法的指导[33]。

（1）髋关节炎：OARSI 指南[40]有条件地建议患者参加自我管理计划，而 ACR 指南强烈建议患者参加自我效能和自我管理计划。泛美抗风湿联盟（Pan-American League of Associations for Rheumatology，PANLAR）的指南[73]提到，髋关节 OA 患者应该接受有关治疗目标和改变生活方式的信息和教育，这些生活方式包括运动方案、减肥、使用助行器（拐杖和拐杖）和调整鞋子，以及其他防止关节损伤进展的措施[74]。

（2）膝骨关节炎：OARSI 指南[40]对膝骨关节炎患者的教育有一般性建议，与 ACR 指南一样，建议患者参加自我管理项目。CPMP 指南强调医生和患者共同参与的重要性，以支持患者制定有效的自我管理方案；通过加强自我管理，可以显著提高生活质量。NHG 指南建议对膝骨关节炎进行体力活动、减肥和镇痛剂方面的教育和建议[75]。

（3）髋膝骨关节炎：澳大利亚全科医师学院（Royal Australian College of General Practitioners，RACGP）、荷兰皇家物理治疗学会（Royal Dutch Society for Physical Therapy，KNGF）、EULAR 和 NOV 指南给出了髋膝骨关节炎患者的建议，除了上面提到的通识教育，均推荐自我管理（课程）。KNGF 指南[76]强调通过调整信息和建议以适应单个患者的情况，并至少讨论以下主题：病情和可能的后果、锻炼和健康生活方式（自我管理）的重要性，以及治疗选择。除了一般信息（管理的每个方面、原因、预后和后果），建议还强调支持书面或其他类型的信息，并在适当的情况下包括个人的伴侣或照顾者。NOV 的指导方针是唯一一份明确提到不要定期向特定的自我管理项目提供建议的指南。

大多数指南推荐向患者及其照护者给予相同的教育、建议或信息，不同之处在于自我管理项目的推荐力度。上述指南建议不要常规地建议特定的自我管理计划，而其他指南有条件地推荐自我管理计划，最新的 ACR 指南强烈建议患者参与自我效能和自我管理计划[33]。

2. 生活方式干预

（1）减肥：ACR 指南、RACGP 指南、NICE 指南和 PANLAR 指南[73]强烈建议髋关节炎患者减肥。OARSI 指南[40]和 EULAR 指南[77]分别基于专家意见和Ⅲ级证据（仅限描述性研究）推荐该疗法。

1）膝骨关节炎：所有讨论不同种类的非手术和非药物治疗方案的指南都建议或强烈建议膝骨关节炎超重患者减肥，如 AAOS 建议至少减去 5% 的体重，RACGP 指南[27]建议至少减去 5% ~ 7.5% 的体重。ACR 指南强调剂量 - 反应关系。体重下降 ≥ 5% 已经与临床和机制结果的改变有关，但临床上重要的益处随着超重患者体重下降 5% ~ 10%、10% ~ 20% 和 > 20% 而继续增加。减肥最好与锻炼相结合，以获得更大的益处。

2）如何减肥：除了关于饮食和运动相结合的建议外，大多数指南并没有给出具体实现减肥的工具，除了 EULAR 2012 年指南[78]（即定期支持，增加体力活动，从早餐开始的有组织的膳食计划，减少食物中的脂肪、糖、盐，增加水果和蔬菜，限制分量，解决饮食行为，提供营养教育和复发管理）。有两个指南明确提到了他们如何组织制定减肥的临床指南。

NICE 关于肥胖的指南与 NHG 肥胖指南一样，表明多成分干预是治疗的选择。体重管理计划应该包括行为改变策略，以增加人们的体力活动水平或减少不活动，改善饮食行为和饮食质量，并减少能量摄入。NICE 指南更是建议记录商定的目标和行动，确保患者参照执行。该指南还明确规定，任何提供体重管理干预的医疗专业人员都必须具有相关的能力和接受特定的培训。在其他方面，该指南还强调了现实的减肥目标，减肥和保持减肥之间的区别，以及培养两者技能的重要性（从减肥到保持减肥的转变通常发生在治疗 6 ~ 9 个月后）。饮食减肥的要点是总能量摄入应该少于能量消耗。

（2）体力活动：一些指南对体力活动量（physical activity，PA）给出了具体的建议。KNGF 指南强调，对于髋关节炎或膝骨关节炎患者，久坐行为会增加其他生活方式相关疾病的风险，如糖尿病和心血管疾病，这些疾病应该尽可能地预防[76]。此外，NOV 指南建议髋关节炎或膝骨关节炎患者进行人工关节置换以保持健康。NHG 指南建议经常进行强度足够的体力活动（每天至少半小时）[75]。

EULAR 在 2018 年[72, 77]针对炎症性关节炎和骨关节炎患者的 PA 建议指出，PA 是优化健康相关生活质量的一般概念的一部分，对髋关节炎或膝骨关节炎患者有健康益处，PA 包括四个领域（心肺功能、体能、肌肉力量、灵活性和神经运动功能），其对骨关节炎患者是可行和安全的[75]。EULAR 还指出，PA 的规划需要一个共同的决定，这将考虑到人们的偏好、能力和资源。"在骨关节炎患者的整个疾病过程中，推广一般性 PA 建议应该是标准护理中不可或缺的一部分"，以及"医护人员应该计划和提供包括行为改变技术自我监测、目标设定、行动计划、反馈和解决问题在内的 PA 干预措施"是 A 级强度的建议（最强烈的建议）。

（3）其他生活方式干预：

1）髋关节炎和膝骨关节炎的一些指南通常是推荐如太极等运动治疗的，也有指南提到可通过正念的方法治疗。ACR 指南强烈推荐太极拳治疗髋关节炎和膝骨关节炎，而瑜伽是有条件推荐的。一些指南建议膝骨关节炎采用正念和（或）瑜伽，但对于髋骨关节炎，这只是有条件的建议。渥太华专家小组建议患有膝骨关节炎的老年女性使用瑜伽来缓解疼痛[79]，而 RACGP 指南则有条件地建议使用瑜伽[27]。

2）特定的生活方式饮食，即富含纤维的饮食或富含抗氧化剂的饮食，在选定的指南中都没有提到。

3）认知行为疗法由 RACGP 指南和 OARSI 指南有条件地推荐用于髋关节炎和膝骨关节炎，特别是结合运动疗法，而 ACR 指南有条件地推荐用于手部、髋部和膝骨关节炎的行为疗法以缓解疼痛。2018 年 EULAR[72, 77]对卫生专业人员建议，当心理社会因素（如害怕运动或灾难性认知）是残疾久坐生活方式的基础时，建议进行行为治疗[77]。

3. 运动疗法　运动疗法是指有计划、有结构、有重复、有目的地改善或维持特定健康状况或疾病的体力活动，是髋关节、膝关节和手部骨关节炎非药物和非手术治疗的重要组成部分[80]。尽管选择的指南使用了不同的术语来描述这种疗法，但所有指南都同意推荐某种形式的运动疗法用于骨关节炎的治疗。

一些指南推荐"物理治疗"，建议进行有监督的多成分康复计划，但没有具体说明这种治疗的内容。其他指南建议"锻炼方案"中应包含肌肉强化、关节活动练习 / 伸展和有氧运动（不适用于手部骨关节炎）的组合，可以是有监督和无监督的，也可以是两者兼而有之。其中有指南还建议单独使用增强性运动或有氧运动。最后，一些指南区分了陆地锻炼计划和水上锻炼计划[81]，但没有具体说明实际内容，或者推荐两种形式，或者更喜欢陆地锻炼计划。

重要的是，正如几个指南中所强调的，运动疗法造成伤害的可能性非常低。然而，由于患者可能在运动治疗过程中或直接在运动治疗后感到不适，临床医生应积极向患者说明这一问题。所有选定的指南都表明，有强有力的证据支持使用运动疗法治疗髋关节炎患者。由于关于运动疗法的最佳处方（例如运动的类型、剂量、强度和设置）的证据很少，指南中关于运动疗法的实际内容并不是非常具体，这给临床医生的个人喜好留下了很大的空间。只有 EULAR 指南明确指出要加强股四头肌和臀部近端的腰部肌肉的锻炼[72]，ACR 指南建议考虑步行、神经肌肉强化训练或水上运动。

（1）膝骨关节炎：所有选定的指南都表明，有强有力的证据支持通过运动疗法治疗膝骨关节炎患者。至于髋关节炎，指南中几乎没有关于运动疗法的处方或内容的指导。关于运动疗法治疗膝骨关节炎，一些指南提出了更具体的建议，例如（快速）步行、跑步、太极、固定自行车和瑜伽，同时明确了加强锻炼的具体目标，即股四头肌、腘绳肌和臀部内收肌，以提高运动疗法从非负重到负重的效果，并建议每周有氧运动 3 次或更多次[24]，每次有氧运动的最短持续时间为 20 ~ 30 分钟。

两份指南还推荐对膝骨关节炎患者进行水上运动疗法。尽管 ACR 指南没有表示倾向于陆地或水上运动疗法，但 OARSI 指南[40]针对可及性问题和经济问题，对水上运动疗法提出了有条件的建议。由于存在意外伤害的潜在风险，不推荐对身体虚弱的患者进行水上运动疗法。

（2）髋膝骨关节炎：我们为髋膝骨关节炎患者确定了 5 个指南和治疗建议。至于专门针对髋膝骨关节炎的指南，所有指南都建议对髋膝骨关节炎患者使用运动疗法来缓解疼痛和改善身体功能。此外，NICE 指南强调锻炼是骨关节炎患者的核心治疗方法，不分年龄、合并症、疼痛严重程度或残疾[82]。

（3）特定分组：RACGP 指南建议所有髋膝骨关节炎的患者使用运动疗法[27]，不论他们的年龄、结构性疾病的严重程度、功能状态或疼痛程度，并强调运动疗法已被证明对其他合并症和整体健康有益。OARSI 指南建议运动疗法"不考虑共病"。对于髋膝骨关节炎患者，KNGF 指南提供了一个"决策模型"，当患者存在合并症时[76]，如果共病是运动治疗的禁忌证，请听从全科医生的建议[83]。如果共病不是运动疗法的禁忌证，但确实影响了患者的身体功能或运动疗法的应用，则调整治疗内容。对于既不是运动疗法的禁忌证，也不影响患者的身体功能或运动疗法应用的合并症，指南建议对没有合并症的骨关节炎患者应用推荐的运动疗法。

虽然许多指南推荐所谓的"个体化"运动疗法处方，但普遍缺乏关于不同治疗策略的有效性、其内容以及骨关节炎患者特定亚组内的知识。就像目前正在进行的那样，迫切需要有足够能力的个体参与者数据荟萃分析来确定治疗效果。这将为选择哪种形式的运动疗法对哪类骨关节炎患者最有效提供了更具体的指导。

（4）坚持运动疗法：由于运动疗法的长期效果明显小于治疗后的直接临床效果，因

此在描述 / 提供运动疗法时，坚持治疗是一个必须考虑的因素。只有很少的临床指南涉及治疗依从性的问题，因此建议在开展运动疗法时应考虑患者的喜好、实用性或资源。最近的荟萃分析显示，中等质量的证据表明，在骨关节炎患者中加入物理治疗师的强化课程可能会提高对运动疗法的依从性。少数符合条件的研究（n=6）表明对骨关节炎患者的运动治疗依从性缺乏了解。

4. 物理治疗

（1）热疗：没有足够的研究证据表明热疗对髋膝骨关节炎患者有效。可以在个别情况下考虑热疗，作为锻炼的准备，例如，患者的关节非常僵硬或难以放松时。如果骨关节炎有炎症成分，将热量传递到关节或关节周围是禁忌的，因为热量会提高关节内的温度。若关节不适有时可以用冰袋来治疗。

（2）TENS：根据目前的证据，既不建议也不鼓励使用 TENS 来缓解膝骨关节炎患者的短期疼痛。鉴于这项治疗的短期效果，可考虑用于个别疼痛程度非常严重的膝骨关节炎患者。TENS 还可充当锻炼的促进者。TENS 和运动疗法的结合可以考虑在缓解疼痛和改善体能的同时进行，但这不是首选的治疗方法。鉴于相互矛盾的研究结果，以及电刺激股四头肌并不是治疗膝骨关节炎患者的常见干预措施，故临床不推荐这种干预措施。

（3）超声波：超声治疗髋膝骨关节炎的研究一直是相互矛盾的，超声干预的强度差异很大，使得不同的研究很难进行比较。国际指南没有对超声在髋膝骨关节炎中的使用提出建议。一些建议不推荐使用超声波治疗网球肘以外的其他疾病。有鉴于此，不推荐使用超声波治疗髋膝骨关节炎患者。

（4）电磁场疗法：鉴于现有的研究成果，不建议使用电磁场疗法来治疗膝骨关节炎。国际指南也得出了同样的结论。

（5）低强度激光治疗：虽然一些研究报道了激光疗法的良好效果，但国际指南并不建议将其用于治疗膝骨关节炎患者。激光治疗是一种被动治疗，对疼痛有短期效果，但对患者的身体机能没有影响。因此，不建议将低强度激光疗法作为膝骨关节炎的治疗方法。

（6）沐浴疗法（被动水疗）：关于使用沐浴疗法治疗髋膝骨关节炎的研究一直是相互矛盾的。沐浴疗法通常用于健康度假村，与运动疗法等其他干预措施相结合。看似合理的是，这些疗养机构的环境有助于髋膝骨关节炎患者的总体福祉。国际指南不建议将沐浴疗法作为髋膝骨关节炎的治疗方法。

（7）骨关节炎的辅助治疗：辅助装置和矫形器。

1）髋关节炎：在选定的指南中，只有 6 个指南给出了髋关节炎辅助治疗的建议，这 6 个指南都有条件地推荐或推荐考虑使用行走辅助设备治疗髋关节炎。

支具仅在 NICE 指南和 KNGF 指南中提及，其中有条件地建议或建议考虑使用支具的评估。NICE 指南还建议考虑内侧和侧向楔形鞋垫，而 ACR 指南有条件地建议不要使用楔形鞋垫。有 2 个指南建议不要使用肌内效贴，而 PANLAR 指南建议使用[73]。

最后，2013 年 EULAR 指南规定，所有髋关节炎患者都应该接受个体化治疗计划，包括适当的鞋子建议。虽然 RACGP 指南对在鞋子中使用减震鞋垫有中立的建议，但 ACR 指南有条件地建议不要使用修改过的鞋垫。

2）膝骨关节炎：膝骨关节炎的 8 个精选指南中提到了膝关节支具的应用。3 个指南强烈建议有条件地使用支具治疗膝骨关节炎。ACR、RACGP 和 NOV 指南规定了支具类型和膝骨关节炎类型的建议。有 2 个指南有条件地、中性地推荐髌骨股骨骨关节炎患者使用髌骨支具，而 1 个指南则建议对于髌骨股骨骨关节炎患者考虑使用髌骨支架。只有 1 个指南不推荐膝骨关节炎患者使用支架，有 1 个指南不能推荐使用支架。目前个性化的 3D 打印髋、膝关节支具也是符合患者需求的。

在这精选的 8 个指南中，不建议膝骨关节炎患者使用外侧楔形鞋垫。只有北欧丹麦 2019 年的指南建议使用外侧楔形鞋垫来缓解疼痛和改善身体功能。

北欧芬兰和丹麦的指南都推荐使用内侧楔形鞋垫[84]。有 2 个指南对内侧楔形鞋垫的使用持中立态度：RACGP 指南对使用内侧楔形鞋垫治疗胫股外侧骨关节炎和外翻畸形有中性建议，而 ACR 指南有条件地建议不要使用这些鞋垫。NHG 指南和北欧瑞典指南都不推荐使用内侧楔形鞋垫治疗膝骨关节炎[75, 84]。

有 4 个指导原则给出了关于肌内效贴的建议。2020 年 ACR 指南有条件地建议使用肌内效贴布，而 RACGP 指南明确指出反对使用肌内效贴布[27]。KNGF 指南建议一般不要使用绷带，而 PANLAR 指南建议使用普通绷带[73]。

辅助技术的频繁使用和对其使用的高满意率表明，行走辅助、辅助技术和适应对于膝骨关节炎患者是重要且有用的。然而，除了在膝骨关节炎患者中使用拐杖外，其他辅助技术还没有进行过临床试验。有 9 个指南有条件地推荐或推荐考虑使用行走辅助和器械治疗膝骨关节炎。

2013 年 EULAR 指南规定，所有膝骨关节炎患者都应接受个体化治疗计划，包括适当的鞋类建议。然而，有 2 个指南建议不要使用改装鞋或卸力鞋。

5. 中医非药物治疗

（1）传统功法：对于缓解期、康复期膝骨关节炎患者，推荐选择太极拳，建议选择八段锦、五禽戏、易筋经。

（2）非药物治疗

1）针刺：推荐膝骨关节炎患者全病程选择针刺疗法，辨证施治。

2）艾灸：对于缓解期、康复期膝骨关节炎患者，推荐选择艾灸疗法，辨证施治。

3）针刀：对于膝关节疼痛、挛缩屈曲畸形、功能受限的发作期、缓解期膝骨关节炎患者，建议选择针刀疗法。

4）拔罐和刺络拔罐：对于缓解期、康复期膝骨关节炎患者，建议选择拔罐疗法。

5）手法：对于缓解期、康复期膝骨关节炎患者，推荐选择手法治疗。

**（二）药物治疗**

1. 传统治疗　在过去的几年里，国际骨关节炎研究学会（OARSI），美国风湿病学会（ACR），英国国家卫生与临床优化研究所（NICE），美国矫形外科医师学会（AAOS），欧洲骨质疏松症、骨关节炎和肌肉骨骼疾病临床与经济方面学会（European Society for Clinical and Economic Aspects of Osteoporosis, Osteoarthritis and Musculoskeletal Diseases, ESCEO）和其他组织通过临床实践指南制定并更新了建议。大多数指南都主张将非药物治疗作为初始干预的核心，包括锻炼、减肥和教育。适当的锻炼可以增加肌肉力量，优化关节功能[85]。对于那些超重的人，减肥可促进治疗效果。传统的药理学干预侧重于症状管理，最广泛使用的药物包括口服和外用非甾体抗炎药（NSAID）、对乙酰氨基酚和阿片类药物。重要的是要认识到，由于疗效的限制和一系列的副作用，对乙酰氨基酚不再是指南中推荐的一线镇痛药。此外，阿片类药物虽然被广泛使用，但其危害大于益处，以及包括过量和死亡在内的一系列社会问题。因此，OARSI 最近的指南提出了"4A 级"证据（≥ 75%"反对"和 > 50"条件"推荐），用于阿片类药物治疗膝骨关节炎而不伴有并发症的患者。有一系列的药理学干预措施可用于膝骨关节炎的治疗，这是大多数指南所倡导的。

（1）非甾体抗炎药：非甾体抗炎药经常用于治疗有症状的膝关节或髋关节炎[86]。非甾体抗炎药的作用机制是抑制环氧合酶活性，导致前列腺素合成减少，从而达到镇痛的目的。在一项大型荟萃分析中，Bjordal 等[87]回顾了 23 个试验中的 10 845 名膝骨关节炎患者。据报道，在 2 ~ 13 周的短期使用期间，非甾体抗炎药在膝骨关节炎中的镇痛效果相对较小，为 0.23（0.15 ~ 0.31）。同样，在另一项荟萃分析中，非甾体抗炎药在治疗骨关节炎疼痛方面显示出 0.29（0.22 ~ 0.35）的小到中度效应。

与口服非甾体抗炎药相比，局部应用非甾体抗炎药显示出更好的耐受性，因为与口服相比，其副作用显著减少[88]。最近的国际骨关节炎研究学会（Osteoarthritis Research Society International，OARSI）指南，强烈建议将局部非甾体抗炎药用于无合并症的膝骨关节炎患者。Kinsler 等的一项研究支持使用局部非甾体抗炎药（如双氯芬酸），可用于影响单个关节或少量关节的骨关节炎的疼痛缓解程度，并限制了副作用的风险。根据 Kinsler 等的研究，外用双氯芬酸溶液，即使患者在较低的血液水平也可以显示出与口服非甾体抗炎药同样的镇痛效果。

尽管研究支持非甾体抗炎药在缓解疼痛方面的整体改善，但持续的非甾体抗炎药引起的副作用极大地限制了其广泛使用。据估计，对于服用非甾体抗炎药的患者来说，副作用的发生率约为 30%，胃肠道并发症的风险增加了 3 ~ 5 倍。胃肠道并发症是每年 1% ~ 2% 使用非甾体抗炎药的患者中最常见的副作用之一[89, 90]，也有与使用非甾体抗炎药相关的肾脏疾病和不良心血管事件的报道[91, 92]。

2017 年纳入 446 763 人在内的一项重要的大型个体患者数据分析报告称，所有非甾体抗炎药与急性心肌梗死风险增加有关，同时还证明，心肌梗死风险的增加发生在接触非甾体抗炎药的第一周。因此，非甾体抗炎药应该在批准使用时以最低的有效剂量和最短的时间给药，以最大限度地减少不良事件。

（2）对乙酰氨基酚：对乙酰氨基酚通常被称为扑热息痛，指南表示其长期以来一直被认为是轻至中度膝骨关节炎患者的主要治疗药物[93, 94]。虽然对乙酰氨基酚被广泛用于骨关节炎的镇痛，但其总体有效性很低，临床使用其的动机是相信其相对安全，以及缺乏有效或可接受的替代药物疗法。对乙酰氨基酚对前列腺素合成所必需的环氧合酶（COX-1 和 COX-2）炎症因子的影响有限[94, 95]。据报道，在 7 个随机对照试验中，对乙酰氨基酚在总体镇痛方面明显优于安慰剂。然而，在这些随机对照试验中，对乙酰氨基酚和安慰剂在西部安大略和麦克马斯特大学的骨关节炎指数（WOMAC）中没有发现显著差异[96]。

最近的荟萃分析表明，对乙酰氨基酚可能存在肝毒性。在 3 周至 3 个月的短期随访中，8 项随机对照试验有高质量的证据表明，对乙酰氨基酚对疼痛和身体功能没有临床上重要的改善作用。服用对乙酰氨基酚更容易出现肝功能异常（RR：3.79，95%CI：1.94 ~ 7.41），但由于广泛的顺式效应和不精确的疗效估计，证据被降级。因此，根据 OARSI 的最新指南，有 4A 级和 4B 级证据的患者有条件地不推荐使用对乙酰氨基酚[97]。

（3）阿片类药物：目前，大多数指南并不提倡长期使用阿片类药物[98-101]。阿片类药物治疗骨关节炎的作用机制是通过与 μ- 阿片受体结合来抑制中枢神经系统疼痛通路。然而，由于严重的副作用，如恶心、呕吐、便秘、嗜睡、头晕和头痛，不鼓励使用阿片类药物。据报道，一项对 18 个随机对照试验的大型荟萃分析表明，超过 25% 的阿片组患者退出了研究。此外，长期使用阿片类药物可能与潜在的耐受性、成瘾、意外过量甚至死亡有关。一项研究表明，在 2014 年，随着阿片类药物成瘾人数增加，美国有近 250 万成年人受到影响。与此同时，阿片类药物过量死亡人数也大幅增加。OARSI 最近的指南强烈建议膝骨关节炎患者不要口服或透皮使用阿片类药物，这在很大程度上是为了回应最近全球对阿片类药物化学依赖的破坏性潜在影响的担忧[88]。

2. 新兴疗法

（1）缓解症状的药物：疼痛是骨关节炎的主要症状，是人们寻求治疗的主要原因，也是决定持续管理成功的重要因素。非甾体抗炎药和其他镇痛药物被广泛用于临床镇痛。然而，现有的药物有副作用或毒性特征，不适合患者长期使用。因此，非常需要开发有效控制骨关节炎疼痛的药物。随着对骨关节炎疼痛病理生理学的深入了解，人们已经认识到与骨关节炎相关的顽固性疼痛可能起源于神经发生，并可能对中和特定的神经递质有反应。因此，度洛西汀作为一种具有中枢神经系统活性的选择性 5- 羟色胺和去甲肾上腺素再摄取抑制剂，越来越多地被用于治疗肌肉骨骼疼痛，包括骨关节炎。

近年来，已经有几项治疗骨关节炎疼痛的重要临床试验，其中，中和神经生长因子（nerve growth factor，NGF）抗体的试验似乎特别有希望[102-104]。NGF 是急、慢性疼痛的关键介质，在疼痛条件下其表达显著增加。抗 NGF 的单克隆抗体可以下调 NGF 与其受体的结合，并阻断其生物活性。这些抗体已经进入临床试验，包括 Tanezumab、Fasinumab 和 Fulranumab。其中，Tanezumab 得到了最广泛的研究，并已完成了第三阶段试验[105-108]。据报道，Fulranumab 耐受性好，镇痛有效，而 Janssen 则于 2016 年宣布停止使用该药。Fasinumab 正在进行 3 期临床试验。最近，FDA 批准了 Tanezumab 用于治疗骨关节炎疼痛和慢性下腰痛的 Fast Track 指定（这一过程旨在促进和加快新疗法的开发和审查，以治疗严重疾病和满足对医疗的需求）[108]。

2010 年首次大型随机双盲对照试验 Tanezumab（NCT00394563）治疗骨关节炎疼痛显示许多患者的疼痛显著缓解[105]。据报道，5 mg 和 10 mg 的 Tanezumab 在统计学上明显优于非甾体抗炎药或阿片类药物，标准化效应大小为 0.22 ~ 0.24。Chen 等研究报道，低剂量（≤ 2.5 mg Tanezumab）治疗的疗效与大剂量相当，但不良反应明显较少。最近，一项第三阶段的随机、双盲、安慰剂对照多中心研究（NCT02697773）评估了 Tanezumab 在膝关节或髋关节中重度骨关节炎且对标准镇痛药反应不足的患者中的有效性和安全性。与安慰剂相比，Tanezumab 在评估疼痛和身体功能的评分方面显示出统计上的显著改善，尽管改善幅度不大，而且接受 Tanezumab 治疗的患者有更多的关节安全事件和全部关节置换[108]。

FDA 在 2012 年暂停了 NGF 拮抗剂的所有临床试验，因为发现坦珠单抗与骨关节炎的快速进展和罕见的不良反应骨坏死有关。穆拉德塔尔等报道了 2.5 mg、5 mg 和 10 mg 之间的骨坏死与坦珠单抗剂量之间的 d- 糖反应关系。快速进展性骨关节炎似乎是剂量依赖性的，坦珠单抗的剂量为 2.5 ~ 10 mg，法辛单抗的剂量为 3 ~ 9 mg。因此，2015 年恢复了在 5 mg 剂量下使用坦珠单抗的试验。值得注意的是，与非甾体抗炎药合用的坦珠单抗增加了骨关节炎快速进展的风险。因此，在随后的试验中，抗 NGF 治疗期间非甾体抗炎药的使用时间受到严重限制。成本效益分析表明，以 10% 的比率观察到的骨关节炎快速进展不会导致质量调整后预期寿命的总体下降。未来的研究需要确定骨关节炎治疗的有效性，特别是考虑到其成本和副作用，这些药物在疾病连续性的哪一部分是合适的[109]。

（2）治疗疾病的药物：骨关节炎是一种复杂的疾病，其发病可能由多种组织的病理学引起。因此，没有一种药物可以用于治疗所有骨性关节炎患者。一种抑制骨关节炎结构性疾病进展并缓解症状的药物被定义为疾病修饰性骨关节炎药物（DMOAD）。根据美国食品药物监督管理局（Food and Drug Administration，FDA）和欧洲药品管理局（European Medicines Agency，EMA）的监管指南，DMOAD 的批准需要通过 X 线检查证实其可以减缓膝关节或髋关节间隙宽度（joint space width，JSW）的损失，并具有相关的症状益处。

DMOAD 有望通过靶向软骨代谢 / 分解代谢、软骨下重塑和炎症来控制骨关节炎的结构进展。临床针对关节软骨分子机制的新兴药物似乎很有希望，因为软骨损伤是骨关节炎发病机制的核心部分。

（3）成纤维细胞生长因子 18（fibroblast growth factor-18，FGF-18）：FGF-18 与软骨中的受体结合，刺激软骨生成和软骨基质生成[68, 70, 108-111]。Sprifermin 是人类 FGF-18 的合成形式[54]。有研究对 180 例有症状的膝骨关节炎患者进行了随机、双盲、安慰剂对照、概念验证试验，结果显示关节内 sprifermin 在减少股骨胫骨中央内侧隔室软骨损失或症状改善方面无统计学意义，但与股骨胫骨总厚度和外侧软骨厚度与体积损失的统计学显著、剂量依赖性降低相关。然而，对同一研究的事后分析显示，关节内注射 sprifermin 后的患者在 12 个月时软骨丢失和 BML 改善的程度较低[112]。Eckstein 等进行的一项事后分析表明，关节内 sprifermin（100 μg）不仅增加了软骨厚度，还减少了软骨损失[113]。另一项事后分析用于评估基线检查时疼痛评分较高、关节间隙宽度（JSW）较低的"高危"亚组的软骨厚度变化和症状结果，结果表明，使用 sprifermin 可维持结构改善，并且与安慰剂相比，WOMAC 得分随时间的推移而提高，且在 3 年时显著[113]。这为进一步研究 sprifermin 作为目标人群潜在的 DMOAD 提供了支持[114]。相比之下，Dahlberg 等发现 sprifermin 组和安慰剂组之间通过 MRI 或 X 线测量的软骨参数没有显著变化，可能是由于样本量小（n=55）和观察期短（24 周）[67]。最近，一项针对症状性膝骨关节炎患者的剂量的多中心随机试验（NCT01919164）报告，每

6个月或12个月在关节内注射100 μg sprifermin，可在2年后改善股胫关节软骨总厚度[115]。

（4）基因治疗：基因转移技术用于过度表达治疗因子（如生长或转录因子），或抑制支持骨关节炎的基因表达，而不是替换或修复导致疾病的异常基因[116, 117]。基因治疗方法应考虑骨关节炎的不同阶段和表型。组织基因 -C 将表达转化生长因子 -β1 的人类同种异体软骨细胞直接输送至受伤的膝关节。来自两个Ⅱ期试验[118, 119]（NCT01221441，另一个未在 ClinicalTrial.gov 上注册）和一个Ⅲ期试验（NCT02072072070）的结果报告，使用组织基因 -C 治疗的患者显示出结构改善的趋势，但无统计学意义（$P > 0.05$）。然而，它在疼痛和功能方面表现出统计上的显著改善。该产品目前被 FDA 搁置，等待对所用细胞系的进一步调查。

（5）Wnt/β- 连环蛋白信号通路抑制剂　SM04690 是一种新型的小分子 Wnt 途径抑制剂。它具有双重作用机制，对关节健康有三种特殊作用：生成关节软骨、减缓软骨降解和减少关节炎症[120]。Ⅰ期临床试验（NCT02095548）的数据表明，SM04690 具有作为 DMOAD 的潜力。2017年 ACR 会议上报告的 SM04690（NCT03122860）Ⅱ期研究的初步结果表明，观察到疼痛和功能显著改善，并有维持 JSW 的趋势[121]。2018年 EULAR 大会上提交的另一项 SM04690Ⅱ期研究报告显示，与安慰剂相比，服用 0.07 mg SM04690 的患者在第39周（$P=0.043$）和第52周（$P=0.027$）时的疼痛改善具有统计学意义。如果可以进一步证实肌内注射 SM04690 可以减缓软骨降解并促进新的软骨形成，SM04690 可能成为潜在的 DMOAD。

（6）MMP/ADAMT

1）基质金属蛋白酶（matrix metalloproteinases，MMP）是一类锌依赖性内肽酶，其被认为与关节软骨胶原分解有关。因此，MMP 抑制剂被认为是骨关节炎治疗的潜在药物疗法。MMP-13 是选择性 MMP 抑制剂之一，可能是治疗骨关节炎的一种有吸引力的治疗策略[122]。先前的研究已经证实 MMP-13 在软骨损伤的进展中起着重要作用。高选择性 MMP-13 抑制剂，如 ALS1-0635 和 PF152，在临床前试验中显示有利于减缓疾病进展。然而，关于 MMP-13 抑制剂在骨关节炎治疗中的作用的可用数据有限，仍然需要进行人体临床试验来观察 MMP-13 抑制剂作为 DMOAD 的有效性[123-127]。

2）聚蛋白聚糖酶，也称为具有血小板反应蛋白基序的去整合素和金属蛋白酶（A disintegrin-like and metalloproteinase with thromboSpondin motifs，ADAMTS），是另一类靶向聚集蛋白聚糖的金属蛋白酶[128]。ADAMTS-4 和 ADAMTS-5 是 ADAMTS 家族中参与软骨降解的两个关键成员。AGG-523 是 ADAMTs-4 和 ADAMTs-5 的第一个选择性口服 AGG-recase 抑制剂，已进入Ⅰ期临床试验（NCT00454298 和 NCT00427687），但试验因未知原因暂停。抗 ADAMTS-5 nanobody®，M6495，在体外研究后，在软骨和滑膜关节组织移植模型中显示出对软骨破坏的保护作用，目前正在等待Ⅰ期（NCT03224702）和Ⅰb期临床试验（NCT03583346）的结果[129-132]。

（7）抗衰老类药物：衰老是人类大多数慢性病和功能缺陷的重要危险因素。随着年龄的增长，衰老细胞在各种组织和器官中积累，并可能破坏组织结构和功能。因此，从关节中去除衰老细胞可能是 OA 的一种潜在治疗方法[133]。UBX0101 是一种小分子缓解衰老化合物，是临床前研究中成功测试的最著名的缓解衰老剂之一，UBX0101 可降低衰老相关分泌表型因子的表达，改善整体关节功能。目前，UBX0101 的一些随机对照临床试验正在进行中，以评估 UBX0101 关节内给药对骨关节炎患者的疗效、安全性和耐受性（NCT03513016、NCT04129944 和 NCT04229225）[134]。

（8）间充质干细胞（mesenchymal stem cell，MSC）：骨髓间充质干细胞在骨关节炎领域存在相当大的争议，甚至有学者声称骨髓间充质干细胞具有"庸医"的特征（绝望的患者、伪科学，以及对未经证实的治疗收取大量费用），因此非常需要明确的证据来解决这一争论[135-140]。最近，关于这一主题的几篇系统综述或荟萃分析已经发表。在这些系统评价中，最全面和最有力地确定了 18 项关于这一主题的临床试验，包括 10 项单臂前瞻性研究、4 项准实验研究和 4 项随机对照试验，总共治疗了 565 名骨关节炎患者。这项荟萃分析显示，骨髓间充质干细胞干预后 12 个月和 24 个月的症状具有优越性。然而，在排除准实验和单臂非对照前瞻性研究的数据后，只使用随机对照试验（n=4）的数据，MSC 的治疗并没有显示出优越性。有明确的证据表明，在 MSC 制备方法（通常描述不完全）和 MSC 浓度方面存在明显的发表偏差和显著的异质性，绝大多数研究只包括老年膝骨关节炎患者。18 项试验中有 7 项报告了 MSC 治疗后的不良反应，主要症状是局部肿胀和一过性局部疼痛。没有结构效应的明确证据，但调查这一现象的研究发现了暗示效应的证据。确实存在剂量 - 反应关系，而晚期疾病似乎没有反应。这一点在系统评价的系统概述中得到进一步强调，这加强了使用严格的标准化方法学进行高质量临床研究的必要性。归根结底，缺乏明确的结论突显出需要有足够的力量、严格的区域协调机制。

3. 中药治疗

（1）局部用药

1）中草药外用：推荐膝骨关节炎患者全病程选择中草药贴敷、熏洗、熏蒸、热熨和离子导入等中草药外用疗法。

2）中成药外用：建议膝骨关节炎患者全病程选择中成药贴膏、膏药或药膏治疗。

3）西药外用：主要包括含非甾体抗炎药的乳胶剂、膏剂、贴剂和擦剂。

（2）全身用药：建议膝骨关节炎患者全病程选择中成药口服。

## 三、晚期治疗

俗话说"人老先老腿"，膝骨关节炎是中老年人最具体代表性的流行性疾病之一，膝关节疼痛是其主要症状，对于老年人的身体健康和生活质量有严重的影响。调查显示，中国 40 岁以上人群骨关节炎的患病率为 46.3%，其中膝关节骨关节炎患病率高达 15.6%。同样，据报道在美国有 12% 的人群受到骨关节炎的困扰，随着年龄的增加，骨关节炎的发病率也迅速增加，在 65 岁老人中有 80% 的表现出骨关节炎症状，是导致老年人功能障碍的第二大危险因素，其中以下肢负重大、活动多的膝关节最为常见。膝骨关节炎在欧美 60 岁以上人群中的发病率可达 30%，是导致老年人功能障碍的最主要慢性疾病，和心血管疾病并列为导致老年人 ADL 障碍的两大危险因素。据报道在 2020 年，骨关节炎已成为全球第四大致残性疾病，给社会及国家带来了沉重的经济负担。

2007 年版"骨关节炎诊治指南"中定义骨关节炎是由多种因素引起关节软骨纤维化、皲裂、溃疡、脱失而导致的关节疾病。病因尚不明确，其发生与年龄、肥胖、炎症、创伤及遗传因素等有关。其病理特点为关节软骨变性破坏、软骨下骨硬化或囊性变、关节边缘骨质增生、滑膜增生、关节囊挛缩、韧带松弛或挛缩、肌肉萎缩无力等。骨关节炎以中老年患者多见，女性多于男性，60 岁以上的人群中患病率可达 50%，75 岁以上的人群中患病率则达 80%。该病的致残率高。膝关节由于负重大、活动多，是好发关节之一。髋关节炎的临床表现为：患者年龄 45 岁或以上；疼痛症状持续 3 个月以上，主要是关节受压，坐着时疼痛不会加重，腹股沟或大腿疼痛，有时臀部或下背部疼痛；内翻、外旋、伸展和屈曲减少，骨末梢感觉减退，髋外展肌失去力量，运动时启动疼痛和（或）僵硬，以及触摸腹股沟韧带时疼痛。目前髋膝骨关节炎的晚期治疗主要以手术为主。

### （一）在关节腔内注射透明质酸钠

膝骨关节炎在临床上主要表现为疼痛、僵硬、活动受限，其中疼痛是影响患者生活质量和求医的主要原因，也是临床需要控制和治疗的主要症状。骨关节炎的疼痛原因复杂，每个具体病例各不相同。由于年龄、肥胖、炎症、创伤及遗传等因素，导致关节软骨中 II 型胶原纤维出现退化，逐渐出现断裂、缩短而失去弹性，并出现裂缝、糜烂与溃疡，同时软骨厚度发生变化，表面光滑度丧失，软骨下骨板外露。其病理变化不仅局限于软骨与骨组织，还可以影响到滑膜、韧带和关节囊，导致疼痛发生。骨关节炎发生时，关节液中透明质酸的分子量及浓度均明显降低，这是由于炎症过程中白细胞产生的氧自由基对透明质酸钠的降解和滑膜炎性渗出对滑液的稀释所致，最终软骨被降解和破坏，导致关节生理功能障碍。软骨磨损软骨下骨裸露和负重力线改变导致的应力集中是最常见的原因。除此以外，骨挫伤和骨内压升高、滑膜炎、半月板损伤、关节内游离体、关节腔内炎症因子、局部肌肉、软组织改变等均可能是骨关节炎疼痛的原因。对已明确具体疼痛原因的特定患者，确认透明质酸钠对该类疼痛的治疗效果，对临床具有重要的指导意义。在髋膝关节内注射透明质酸钠，可以提高滑液中透明质酸钠的含量，增加关节滑液的黏弹性，起到保护和润滑关节的作用，在一定程度上润滑骨膜、扩散屏障和缓冲受力，维持关节功能；另外，它还具有抗炎、镇痛、修复关节软骨等作用[141，142]。

透明质酸钠是软骨基质与关节滑液的主要组成部分，大部分会和蛋白质结合，构成透明质酸蛋白质复合物，在关节液中游离；小部分则会和蛋白多糖结合，并在关节表面、滑膜表面黏附，形成不稳定结构。透明质酸钠会构成基质，继而调节膝关节内的渗透压，可润滑膝关节，保护膝关节内细胞，继而维持组织结构的完整性，为细胞生存繁殖提供优良内环境。透明质酸钠中含有羟基、羧基，可和水形成氢键，继而与大量水结合，其亲水作用能维持、调节髋膝关节组织中的渗透压，可促使组织维持正常状态。透明质酸钠还可和细胞膜中的特异性受体进行结合，形成屏障，保护细胞，抑制细胞因子刺激痛觉感受器，达到镇痛功效。在髋膝骨关节炎发生、发展时期，关节软骨中的蛋白多糖会在暴露后逐步减少，改变关节内环境，继而导致关节软骨逐步退变。有研究报道显示，在动物关节中注射透明质酸钠，关节中的蛋白多糖水平相较于注射前、注射生理盐水的动物更高。该研究验证了在关节中注射透明质酸钠可升高蛋白多糖浓度，延缓关节软骨退变进程的作用。也有研究指出，在膝骨关节炎患者的关节腔中注入透明质酸钠，能有效降低血液、关节滑液中的软骨降解标志物水平，提高血液中的保护性因子。透明质酸钠在人体关节中的半衰期基本在 24 小时～ 2 周范围内，最长可在 5 ～ 30 天。注入透明质酸钠后，可有效稳定患者的膝关节功能与机械屏障功能，达到理想的镇痛、抗炎效果，有效调整软骨细胞以及滑膜细胞的反应，增加关节内的蛋白多糖水平，促使金属蛋白酶组织抑制剂 -1 释放，有效减少一氧化碳导致的软骨细胞凋亡现象。

口服药物治疗效果不佳的患者可联合关节腔注射透明质酸钠，通常每周一次，连续五次为一个疗程，每半年使用一个疗程。研究发现，在使用该方法治疗一个疗程后两周，局部关节疼痛大多明显缓解。

### （二）干细胞实验

近年来，用软骨细胞或软骨组织替代受损的关节软骨被认为是治疗髋膝骨关节炎的潜在方法。研究表明，诱导人多能干细胞分化为软骨细胞是可行的。因此，干细胞疗法已成为局部治疗髋膝骨关节炎的新方法[143]。例如，间充质干细胞（MSC）具有多向分化潜能，可以在体外和体内特定的诱导条件下分化为成骨细胞和软骨细胞，从而修复骨和关节软骨。

MSC 是一种具备向软骨细胞、脂肪细胞和骨细胞等间叶组织分化的能力，对人体结缔组织的支持维护起部分作用的成体干细胞，在人体骨髓、脂肪、滑膜等组织中广泛存在。从不同部位收集并培养出的 MSC 在免疫表型、多向分化能力上存在不同程度的差异。Barry 等分析了膝关节周围不同组织来源的 MSC 的特点，发现脂肪（adipose tissue）来源的间充质干细胞（AD-MSC）和骨髓（bone marrow）来源的间充质干细胞（BM-MSC）都具备很强的增殖分化能力，而其他部位干细胞的增殖分化活性相对较弱。因此，临床上也常用脂肪和骨髓来源的 MSC 作为"种子细胞"来对患者进行治疗。

炎症反应被称为是导致疼痛的原因之一，而间充质干细胞可以释放抗炎细胞因子，从而缓解疼痛。拉莫·埃斯皮诺萨等人相信干细胞具有旁分泌功能，它们的抗炎特性有助于缓解疼痛。此外，研究发现，在急性肾功能衰竭模型中，间充质干细胞可以通过释放抗炎细胞因子和抑制促炎细胞因子的产生，如白细胞介素 -1β、肿瘤坏死因子、γ 干扰素等来促进肾功能的恢复[118]。

研究发现 MSC 组织修复的机制主要表现在两方面：自身分化形成组织细胞和促进周边细胞向缺损组织转化。一方面 MSC 能直接分化形成相关组织来补充该损伤部位的缺损。干细胞体外实验表明，MSC 作为一种多能干细胞，其本身具备多向分化的能力。将 MSC 进行单独培养，在培养基中加入转化生长因子 β，MSC 可向软骨细胞方向分化[144, 145]，研究人员可通过检测培养基中关节软骨的特殊成分，如：硫酸软骨素、Ⅱ型胶原蛋白等，直接观测到软骨组织的生成。由于 MSC 本身所具备的分化能力，也催生了生物支架技术：将 MSC 植入到生物支架中，培养一段时间后，再将生物支架植入软骨缺损部位，以其本身的软骨化能力，促进关节软骨的修复。另一方面，MSC 在受到周边微环境的作用时，可以分泌细胞活性因子促进其周围的细胞再生，这种旁分泌作用称为营养作用（trophic）。目前认为，MSC 这种对周边细胞的旁分泌作用是促使软骨修复的主要途径。研究表明，MSC 通过细胞的出胞作用，形成大量外泌体（exosome），这些外泌体携带各种营养因子及 MicroRNA（miRNA），通过旁分泌作用，促进周围细胞向软骨细胞转化。将 MSC 所形成的外泌体分离单独培养，同样可以达到软骨修复的目的。

此外，miRNA 作为一种可以特异性抑制目标蛋白基因表达的小分子备受关注，相关研究也表明外泌体中所含有的多种 miRNA 在诱导软骨细胞生成、抑制骨关节炎病情进展等方面也扮演了重要角色，例如 miRNA-23b 可以通过下调蛋白激酶 A（protein kimase A，PKA）促进细胞向软骨细胞分化，miRNA-145 可以特异性抑制 Smad3 基因的表达以减少基质金属蛋白酶 -13（matrix metalloproteinase，MMP-13）的产生。因此，依靠这种旁分泌作用，间充质干细胞能够作为组织细胞的储存库，当组织发生损伤时，可以再生出组织以保证人体正常的生理活动。

国外针对 MSC 的临床研究有很多，已有相关的药物问世。目前普遍采取的方法是将 MSC 制成细胞悬液，向关节腔内直接注射，这种方式简单易行，对患者损伤较小，在临床试验中广泛应用[31]。

### （三）膝关节微创手术：关节镜下清理术

关节镜治疗属于微创术式，医生能通过关节镜对患者的膝关节腔内实际情况进行观察，可以充分处理患者的玻璃软骨和剥脱、坏死的组织，能有效阻止炎症介质的传递，经过持续的关节腔内 0.9% 氯化钠注射液灌洗，可更好地改善患者关节腔中的渗透压，促使关节内的环境得到改善[146, 147]。

### （四）人工全膝关节置换术

人工全膝关节置换术是指采用金属、高分子聚乙烯、陶瓷等材料，根据人体关节的形态、构造及功能制成人工关节假体，通过外科技术置入人体内，代替患病关节功能，达到缓解疼痛、恢复关节功能的目的。人工全膝关节置换术主要用于治疗严重的关节疼痛、畸形，日常生活受到严重影响，经保守治疗无效或效果不佳的膝关节疾病患者，包括膝关节假体材料膝、膝关节假体固定方式、膝关节假体类型[148]。

### （五）膝关节单髁置换术

膝关节单髁置换术（unicompartmental knee arthroplasty，UKA）是指在骨关节炎患者仅一侧间室（一般为内侧间室）出现明显损伤及病变时，对患者单侧胫股关节间室进行置换。主要为高屈曲型膝关节假体[149]。

### （六）全膝关节置换术

迄今为止，仍很难提出明确的全膝关节置换的手术指征。无论是类风湿性关节炎、骨关节炎或其他非感染性关节炎，如关节疼痛并有明显破坏，均可考虑行人工关节置换。

### （七）人工髋关节置换术

现代人工关节按其置换范围可分为全髋关节、半髋关节（人工股骨头）和表面置换术三大类[150-153]，按固定方式主要分为骨水泥固定型和非骨水泥固定型。髋关节置换的手术进路也是多种多样的，主要决定于病情、适应证、手术者的经验、实际疗效和经济的效益等。其中 3D 打印是有效而可靠的方法[152]，3D 打印髋关节如图 4-4-4。

**（八）术后康复**

1. 采用中国传统的中医疗法　针灸是治疗骨关节炎的临床常用方法，其在应用时具有以下特点：以循经取穴、局部取穴为主；选穴多集中在足三阳经、足太阴脾经；特定穴使用广泛，尤以五腧穴中的经穴、合穴为多。另外，在临床中通过针刺阿是穴、经外奇穴等治疗膝骨关节炎也较多。推拿在治疗膝骨关节炎时多用复合类手法。

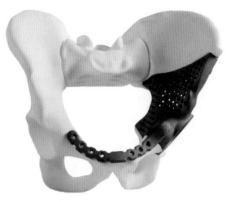

图 4-4-4　3D 打印髋关节

2. 采用康复理疗和功能训练的方法治疗髋膝骨关节炎　综合康复治疗方法包括：短波、激光、磁疗、中频电疗等物理治疗以消炎消肿、减轻疼痛、强化肌肉；膝关节功能训练，术前利用图文结合及示范指导方法练习踝泵运动，腓肠肌、股四头肌静力收缩，患肢直腿抬高等训练；教会患者平卧抬臀，术前每天进行渐进式呼吸功能训练（缩唇呼吸、呼吸训练器辅助及有效的咳嗽）。

术后训练可分为 4 个阶段。阶段Ⅰ：术后第 1 天即开始适量的股四头肌等长收缩、放松练习，防止肌肉失用性萎缩；适量的踝关节的跖屈和背屈活动，可防止下肢静脉血栓形成；开始上下、左右缓慢推动髌骨，每个方向各 20 次。阶段Ⅱ：术后 2 天～2 周，继续进行活动髌骨、踝泵运动、股四头肌静力收缩等练习；开始压膝训练、滑板、直腿抬高运动与负重训练等，要求关节活动度限制在 0°～30° 范围内，负重从 1/4 体重开始，逐渐增加至 1/2 体重。阶段Ⅲ：术后 2～4 周，继续滑板训练、压膝、活动髌骨，增加坐位屈伸膝关节训练，逐渐获得无痛范围内全范围关节活动度；开始渐进抗阻训练以增强股四头肌、腘绳肌力量，可借助弹力带、沙袋、功率车和股四头肌训练椅等；开始微蹲训练，负重可逐渐达到 100% 体重，可开始本体感觉训练，加强平衡功能和步态训练。阶段Ⅳ：术后 >4 周，继续上述训练，加强关节活动度训练、肌力训练和本体感觉训练；逐渐恢复正常步态，开始慢跑训练，逐渐达到正常活动，2 次 /d，50～60 min/ 次；注意每次训练结束时均要对髋膝关节进行冷敷，以防止水肿、疼痛加重，每次 15～20 min。

物理疗法：①物理治疗；②膝关节功能训练；③冷敷：每次训练之后，均需要对膝关节进行冷敷。

在围手术期实现快速康复的程序中，术后要尽早使患者坐起、站立，恢复行动能力，以促进全身情况的改善，预防感染、褥疮、深静脉血栓等并发症。除此之外，要尽快帮助患者学会使用助行器、拐杖等辅助装置，指导患者重新进行行走、上下床、坐下及站起、使用坐便器、洗澡等日常生活活动。术后个体化地指导患者的步态，使其尽快适应新的关节结构，加强髋周肌肉力量的训练，提高生活质量。

3. 本体感觉及步态平衡训练　患者髋膝关节本体感觉会随着关节稳定性降低而逐渐减退，而后者也会导致髋膝关节稳定性下降，从而形成恶性循环。髋膝关节稳定性降低使得患者对关节运动的控制力减弱，在行走或运动时不可避免地出现异常姿势，从而严重影响髋膝关节功能。因此，术后联合本体感觉训练可有效提高髋膝关节稳定性，促进髋膝关节功能恢复。

本体感觉训练一般在符合髋膝关节解剖功能的前提下，采用适合髋膝关节运动的多角度、多方式训练，旨在提高髋膝关节本身的体位感和平衡感，使其在静止、运动不同状态下仍能保持较理想的本体感觉，从而提高髋膝关节功能，有利于对步态和自身平衡能力的控制[154]。目前临床应用的髋膝关节平衡指数主要包括肢体前后轴、左右轴、A2 ~ A6轴、A4 ~ A8轴、圆周轴等，其通过动态平衡检测仪对患者的髋膝关节平衡能力进行测定，前后轴、左右轴指标可定量、客观地反映患者的动态象平衡能力，A2 ~ A6轴、A4 ~ A8轴、圆周轴可全面反映患者髋膝关节的综合平衡能力。步长是反映患者膝关节伸展能力的基本指标，步速是代表步行能力的敏感指标，双支撑相可评定膝关节肌力平衡和躯干稳定性，步宽则反映了膝关节屈、伸肌群之间的平衡情况。本体感觉训练有助于增加膝骨关节炎患者的步长，这与本体感觉训练可促进萎缩肌肉群力量、提高关节稳定性和平衡能力有关。其较单纯采用常规治疗方案疗效更佳，包括使用辅助器械如手杖、拐杖和助行器，可用于髋膝骨关节炎患者，以改善与负重活动相关的功能。

### （九）围手术期注意事项

当髋关节和膝关节的关节置换手术已经安排，并已确定术前运动疗法将有助于更快地恢复，在以下情况，治疗师将在手术前和（或）术后阶段进行指导：考虑到任何不利进展的预后因素，患者在手术前的一般心理和身体状况，以及在家庭情况下可以得到的帮助；需要指导髋关节和（或）膝关节置换手术的患者独立进行基本的日常活动，或执行旨在恢复髋关节或膝关节功能的锻炼计划，和（或）需要指导患者以达到并长期保持足够的体力活动水平；援助的频率和持续时间将取决于正常的进展和任何预后。

### （十）出院后康复指导

应给予患者及家属一体化健康教育。在康复训练过程中，根据患者及家属接受能力的高低进行有针对性的健康教育，使患者及家属主观能动地参与到康复训练中，充分调动患者的主动性和积极性。在患者住院期间及出院前，一定要反复向患者及家属讲解康复训练的目的及意义，根据患者具体情况制订康复训练计划，并鼓励家属参与。术后定期家庭随访，持续一年时间，及时发现患者康复锻炼中存在的问题，对其进行纠正并采取有效措施。要求患者适当控制体重，减轻关节负担有助于关节功能的恢复。嘱患者3周内屈髋 < 45°，不坐低于小腿水平的矮凳；术后3个月内避免侧卧、避免双腿交叉，排便时借助坐式马桶，禁用蹲式排便法，以免髋关节脱位。

## 参考文献

［1］中华医学会骨科学分会关节外科学组，中国医师协会骨科医师分会骨关节炎学组，国家老年疾病

临床医学研究中心（湘雅医院），等 . 中国骨关节炎诊疗指南（2021 年版）[J]. 中华骨科杂志，2021，41（18）：1291-1314.

[2] JOHNSON VL, HUNTER DJ. The epidemiology of osteoarthritis [J]. Best Pract Res Clin Rheumatol, 2014, 28（1）: 5-15.

[3] 张洪美 . 膝骨关节炎的规范诊治与阶梯治疗 [J]. 中国骨伤，2019，32（5）：391-395.

[4] 唐金烁，周忠圣，肖建林，等 . 骨性关节炎发病机制的研究进展 [J]. 中国骨伤，2021，34（10）：985-990.

[5] CORREA D, LIETMAN SA. Articular cartilage repair: Current needs, methods and research directions [J]. Semin Cell Dev Biol, 2017, 6267-77.

[6] 中华医学会骨科学分会关节外科学组 . 骨关节炎诊疗指南（2018 年版）[J]. 中华骨科杂志，2018，38（12）：705-715.

[7] KOLASINSKI SL, NEOGI T, HOCHBERG MC, et al. 2019 American College of Rheumatology/Arthritis Foundation Guideline for the Management of Osteoarthritis of the Hand, Hip, and Knee [J]. Arthritis Rheumatol, 2020, 72（2）: 149-162.

[8] 中国医师协会急救复苏专业委员会创伤骨科与多发伤学组，中国医药教育学会骨质疾病专业委员会修复重建学组，中国老年学和老年医学学会老年病分会骨科专家委员会，等 . 中国老年膝关节骨关节炎诊疗及智能矫形康复专家共识 [J]. 临床外科杂志，2019，27（12）：1105-1110.

[9] 中华医学会骨科分会关节外科学组，吴阶平医学基金会骨科学专家委员会 . 膝骨关节炎阶梯治疗专家共识（2018 年版）[J]. 中华关节外科杂志（电子版），2019，13（1）：124-130.

[10] HAYAMI T, PICKARSKI M, WESOLOWSKI GA, et al. The role of subchondral bone remodeling in osteoarthritis: reduction of cartilage degeneration and prevention of osteophyte formation by alendronate in the rat anterior cruciate ligament transection model [J]. Arthritis Rheum, 2004, 50（4）: 1193-1206.

[11] BROSSEAU L, TAKI J, DESJARDINS B, et al. The Ottawa panel clinical practice guidelines for the management of knee osteoarthritis. Part two: strengthening exercise programs [J]. Clin Rehabil, 2017, 31（5）: 596-611.

[12] KHORASANI MS, DIKO S, HSIA AW, et al. Effect of alendronate on post-traumatic osteoarthritis induced by anterior cruciate ligament rupture in mice [J]. Arthritis Res Ther, 2015, 17（1）: 30.

[13] LAMPROPOULOU-ADAMIDOU K, DONTAS I, STATHOPOULOS IP, et al. Chondroprotective effect of high-dose zoledronic acid: an experimental study in a rabbit model of osteoarthritis [J]. J Orthop Res, 2014, 32（12）: 1646-1651.

[14] MOHAN G, PERILLI E, PARKINSON IH, et al. Pre-emptive, early, and delayed alendronate treatment in a rat model of knee osteoarthritis: effect on subchondral trabecular bone microarchitecture and cartilage degradation of the tibia, bone/cartilage turnover, and joint discomfort [J]. Osteoarthritis Cartilage, 2013, 21（10）: 1595-1604.

[15] DEYLE GD, HENDERSON NE, MATEKEL RL, et al. Effectiveness of manual physical therapy and exercise in osteoarthritis of the knee. A randomized, controlled trial [J]. Ann Intern Med, 2000, 132（3）: 173-81.

[16] STOFFER MA, SMOLEN JS, WOOLF A, et al. Development of patient-centred standards of care for osteoarthritis in Europe: the eumusc.net-project [J]. Ann Rheum Dis, 2015, 74（6）: 1145-1149.

[17] LEE HJ, PARK HJ, CHAE Y, et al. Tai Chi Qigong for the quality of life of patients with knee osteoarthritis: a pilot, randomized, waiting list controlled trial [J]. Clin Rehabil, 2009, 23（6）: 504-511.

[18] NATIONAL INSTITUTE FOR HEALTH AND CARE EXCELLENCE.Obesity: identification, assessment and management [EB/OL]. [2022-07-15].https: //www.nice.org.uk/guidance/cg189.

［19］WORLD HEALTH ORGANIZATION. Global recommendations on physical activity for health ［M］. WHO Press, Geneva：2010.

［20］THORSTENSSON CA, GARELLICK G, RYSTEDT H, et al. Better management of patients with osteoarthritis：development and nationwide implementation of an evidence-based supported osteoarthritis self-management programme ［J］. Musculoskeletal Care, 2015, 13（2）：67-75.

［21］BRAND E, NYLAND J, HENZMAN C, et al. Arthritis self-efficacy scalescores in knee osteoarthritis：A systematic review and meta-analysis comparing arthritis self-management education with or without exercise ［J］. J Orthop Sports Phys Ther, 2013, 43（12）：895-910.

［22］PÉLOQUIN L, BRAVO G, GAUTHIER P, et al. Effects of a cross-training exercise program in persons with osteoarthritis of the knee a randomized controlled trial ［J］. J Clin Rheumatol, 1999, 5（3）：126-136.

［23］SALACINSKI AJ, KROHN K, LEWIS SF, et al. The effects of group cycling on gait and pain-related disability in individuals with mild-to-moderate knee osteoarthritis：a randomized controlled trial ［J］. J Orthop Sports Phys Ther 2012;42（12）：985-995.

［24］BROSSEAU L, TAKI J, DESJARDINS B, et al. The Ottawa panel clinical practice guidelines for the management of knee osteoarthritis. Part three：aerobic exercise programs ［J］. Clin Rehabil, 2017, 31（5）：612-624.

［25］CHEUNG C, WYMAN JF, RESNICK B, et al. Yoga for managing knee osteoarthritis in older women：a pilot randomized controlled trial ［J］. BMC Complement Altern Med, 2014, 14：160.

［26］LI LC, SAYRE EC, KOPEC JA, et al. Quality of nonpharmacological care in the community for people with knee and hip osteoarthritis ［J］. J Rheumatol, 2011, 38（10）：2230-2237.

［27］BASEDOW M, WILLIAMS H, SHANAHAN EM, et al. Australian GP management of osteoarthritis following the release of the RACGP guideline for the non-surgical management of hip and knee osteoarthritis ［J］. BMC Res Notes, 2015, 8：536.

［28］BRAND CA, HARRISON C, TROPEA J, et al. Management of osteoarthritis in general practice in Australia ［J］. Arthritis Care Res, 2014, 66（4）：551-558.

［29］ZENG C, LI H, YANG T, et al. Electrical stimulation for pain relief in knee osteoarthritis：systematic review and network meta-analysis ［J］. Osteoarthritis Cartilage, 2015, 23（2）：189-202.

［30］DEVEZA LA, HUNTER DJ, VAN SPIL WE. Too much opioid, too much harm ［J］. Osteoarthritis Cartilage, 2018, 26（3）：293-295.

［31］HOCHBERG MC, GUERMAZI A, GUEHRING H, et al. Effect of intra-articular sprifermin vs placebo on femorotibial joint cartilage thickness in patients with osteoarthritis：the forward randomized clinical trial ［J］. JAMA, 2019, 322（14）：1360-1370.

［32］AMERICAN ACADEMY OF ORTHOPAEDIC SURGEONS. Management of osteoarthritis of the hip：Evidence-based clinical practice guideline ［EB/OL］.［2022-07-15］. https：//www.aaos.org/globalassets/quality-and-practice-resources/osteoarthritis-of-the-hip/oa-hip-cpg_6-11-19.pdf.

［33］KOLASINSKI SL, NEOGI T, HOCHBERG MC, et al. 2019 American college of rheumatology/arthritis foundation guideline for the management of osteoarthritis of the hand, hip, and knee ［J］. Arthritis Care Res（Hoboken）, 2020, 72（2）：149-162.

［34］FRANSEN M, NAIRN L, WINSTANLEY J, et al. Physical activity for osteoarthritis management：a randomized controlled clinical trial evaluating hydrotherapy or Tai Chi classes ［J］. Arthritis Rheum, 2007, 57（3）：407-414.

［35］GOH SL, PERSSON M, STOCKS J, et al. Efficacy and potential determinants of exercise therapy in knee and hip osteoarthritis：A systematic review and meta-analysis ［J］. Ann Phys Rehabil Med, 2019, 62

（5）：356-365.

［36］HOLDEN MA, BURKE DL, RUNHAAR J, et al. Subgrouping and TargetEd Exercise pRogrammes for knee and hip Osteo Arthritis（STEER OA）：a systematic review update and individual participant data meta-analysis protocol［J］. BMJ Open, 2017, 7（12）：e018971.

［37］FRANSEN M, MCCONNELL S, BELL M. Exercise for osteoarthritis of the knee［J］. Cochrane Database Systematic Reviews, 2015, 1（9）：CD004376.

［38］FRANSEN M, MCCONNELL S, HERNANDEZ-MOLINA G, et al. Exercise for osteoarthritis of the hip［J］. Cochrane Database Syst Rev, 2014, （4）：CD007912.

［39］NICOLSON PJA, BENNELL KL, DOBSON FL, et al. Interventions to increase adherence to therapeutic exercise in older adults with low back pain and/or hip/knee osteoarthritis：a systematic review and meta-analysis［J］. British Journal of Sports Medicine, 2017, 51（10）：791-799.

［40］BANNURU RR, OSANI MC, VAYSBROT EE, et al. OARSI guidelines for the non-surgical management of knee, hip, and polyarticular osteoarthritis［J］. Osteoarthritis Cartilage, 2019, 27（11）：1578-1589.

［41］SILVERWOOD V, BLAGOJEVIC-BUCKNALL M, JINKS C, et al. Current evidence on risk factors for knee osteoarthritis in older adults：a systematic review and meta-analysis［J］.Osteoarthritis Cartilage, 2015, 23（4）：507-515.

［42］ATUKORALA I, MAKOVEY J, LAWLER L, et al. Is there a dose-response relationship between weight loss and symptom improvement in persons with knee osteoarthritis?［J］. Arthritis Care Res（Hobo-ken）, 2016, 68（8）：1106-1114.

［43］BROSSEAU L, TAKI J, DESJARDINS B, et al. The Ottawa panel clinical practice guidelines for the management of knee osteoarthritis. Part one：introduction, and mind-body exercise programs［J］. Clin Rehabil, 2017, 31（5）：582-595.

［44］TSAI PF, CHANG JY, BECK C, et al. A pilot cluster-randomized trial of a 20-week Tai Chi program in elders with cognitive impairment and osteoarthritic knee：effects on pain and other health outcomes［J］. J Pain Symptom Manage, 2013, 45（4）：660-669.

［45］ZENG LF, YANG WY, GUO D, et al. System evaluation of traditional exercise therapy intervention on pain and joint function improvement in patients with knee osteoarthritis［J］. China Journal of Traditional Chinese Medicine and Pharmacy, 2018, 33（5）：2132-2139.

［46］GOH SL, PERSSON MSM, STOCKS J, et al. Relative efficacy of different exercises for pain, function, performance and quality of life in knee and hip osteoarthritis：systematic review and network meta-analysis［J］. Sports Med, 2019, 49（5）：743-761.

［47］ØSTERÅS N, KJEKEN I, SMEDSLUND G, et al. Exercise for hand osteoarthritis［J］. Cochrane Database Syst Rev, 2017, 1（1）：D10388.

［48］ROMEO A, PARAZZA S, BOSCHI M, et al. Manual therapy and therapeutic exercise in the treatment of osteoarthritis of the hip：a systematic review［J］. Reumatismo, 2013, 65（2）：63-67.

［49］WANG Q, ZHU G. Therapeutic effect of manipulation therapy in knee osteoarthritis：a systematic review［J］.Shanghai J Tradit Chin Med, 2013, （11）：11-5.

［50］FRENCH HP, BRENNAN A, WHITE B, et al. Manual therapy for osteoarthritis of the hip or knee-A systematic review［J］. Man Ther, 2011, 16（2）：109-117.

［51］MANHEIMER E, CHENG K, LINDE K, et al. Acupuncture for peripheral joint osteoarthritis［J］. Cochrane Database Syst Rev, 2010, 45（1）：CD001977.

［52］HEALEY EL, AFOLABI EK, LEWIS M, et al. Uptake of the NICE osteoarthritis guidelines in primary care：a survey of older adults with joint pain［J］. BMC Muscoskel Disord, 2018, 19（1）：295.

［53］LATOURTE A, KLOPPENBURG M, RICHETTE P. Emerging pharmaceutical therapies for osteoarthritis［J］. Nature reviews, Rheumatology, 2020, 16（12）: 673-388.

［54］BAIGENT C, BHALA N, EMBERSON J, et al. Vascular and upper gastrointestinal effects of non-steroidal anti-inflammatory drugs: meta-analyses of individual participant data from randomised trials［J］.Lancet, 2013, 382（9894）: 769-779.

［55］BARCELLA CA, LAMBERTS M, MCGETTIGAN P, et al. Differences in cardiovascular safety with non-steroidal anti-inflammatory drug therapy—A nationwide study in patients with osteoarthritis［J］.Basic clinical pharmacology toxicology, 2019, 124（5）: 629-641.

［56］BALLY M, DENDUKURI N, RICH B, et al. Risk of acute myocardial infarction with NSAIDs in real world use: bayesian meta-analysis of individual patient data［J］. Bmj, 2017, 357: j1909.

［57］HUANG D, LIU YQ, LIANG LS, et al. The diagnosis and therapy of degenerative knee joint disease: expert consensus from the Chinese pain medicine panel［J］. Pain Res Manag, 2018, 2018: 2010129.

［58］KREBS EE, GRAVELY A, NUGENT S, et al. Effect of Opioid vs Nonopioid Medications on Pain-Related Function in Patients With Chronic Back Pain or Hip or Knee Osteoarthritis Pain: The SPACE Randomized Clinical Trial［J］. Jama, 2018, 319（9）: 872-882.

［59］SMITH SR, DESHPANDE BR, COLLINS JE, et al. Comparative pain reduction of oral non-steroidal anti-inflammatory drugs and opioids for knee osteoarthritis: systematic analytic review［J］. Osteoarthritis Cartilage, 2016, 24（6）: 962-972.

［60］KOLASINSKI SL, NEOGI T, HOCHBERG MC, et al. 2019 American College of rheumatology/arthritis foundation guideline for the management of osteoarthritis of the hand, hip, and knee［J］. Arthritis Rheumatol, 2020, 72: 220-233.

［61］MALFAIT AM, SCHNITZER TJ. Towards a mechanism-based approach to pain management in osteoarthritis［J］. Nat Rev Rheumatol, 2013, 9（11）: 654-664.

［62］SMELTER E, HOCHBERG MC. New treatments for osteoarthritis［J］. Curr Opin Rheumatol, 2013, 25（3）: 310-316.

［63］DENK F, BENNETT DL, MCMAHON SB. Nerve growth factor and pain mechanisms［J］. Annu Rev Neurosci, 2017, 40: 307-325.

［64］VANDENBROUCKE R E, LIBERT C. Is there new hope for therapeutic matrix metalloproteinase inhibition?［J］.Nat Rev Drug Discov, 2014, 13（12）904-927.

［65］YOUSEFZADEH MJ, ZHU Y, MCGOWAN SJ, et al. Fisetin is a senotherapeutic that extends health and lifespan［J］. EBio Medicine, 2018, 36: 18-28.

［66］ZHENG W, FENG Z, YOU S, et al. Fisetin inhibits IL-1beta-induced inflammatory response in human osteoarthritis chondrocytes through activating SIRT1 and attenuates the progression of osteoarthritis in mice［J］. Int Immunopharmacol, 2017, 45: 135-147.

［67］DAHLBERG LE, AYDEMIR A, MUURAHAINEN N, et al. A first-in-human, double-blind, randomised, placebo-controlled, dose ascending study of intra-articular rhFGF18（sprifermin）in patients with advanced knee osteoarthritis［J］. Clin Exp Rheumatol, 2016, 34（3）: 445-450.

［68］DAVIDSON D, BLANC A, FILION D, et al. Fibroblast growth factor（FGF）18 signals through FGF receptor 3 to promote chondrogenesis［J］.J Biol Chem, 2005, 280（21）: 20509-20515.

［69］HA CW, NOH MJ, CHOI KB, et al. Initial phase I safety of retrovirally transduced human chondrocytes expressing transforming growth factor-beta-1 in degenerative arthritis patients［J］. Cytotherapy, 2012, 14（2）: 247-256.

［70］VAN DER KRAAN PM. The changing role of TGFβ in healthy, ageing and osteoarthritic joints［J］. Nat Rev Rheumatol, 2017, 13（3）: 155-163.

［71］NOV. Conservatieve behandeling van artrose in heup of knie［EB/OL］.［2022-07-15］.https: //

richtlijnendatabase.nl/richtlijn/artrose in heup of knie/startpagina heup of knieartrose.html.

［72］FERNANDES L, HAGEN KB, BIJLSMA JW, et al. EULAR recommendations for the non-pharmacological core management of hip and knee osteoarthritis［J］. Ann Rheum Dis, 2013, 72（7）: 1125-1135.

［73］RILLO O, RIERA H, ACOSTA C, et al. PANLAR consensus recommendations for the management in osteoarthritis of hand, hip, and knee［J］. J Clin Rheumatol, 2016, 22（7）: 345-354.

［74］EVERITT BRIAN. Book Review: Regression modelling strategies with applications to linear models, logistic, logistic regression and survival analysis［J］. Statistical Methods in Medical Research, 2002, 11（2）: 217-220.

［75］BINSBERGEN JV, LANGENS F, DAPPER A, et al. NHG-standard obesitas［J］. Huisarts Wet, 2010, 53（11）: 609-625.

［76］KNGF. Richtlijn artrose heup-knie［EB/OL］.［2022-07-15］. https://www.kngf.nl/binaries/content/assets/kennisplatform/onbeveiligd/guidelines/artrose-heup-knie-2018-prl-en-toelichting-eng_def.pdf.

［77］GEENEN R, OVERMAN CL, CHRISTENSEN R, et al. EULAR recommendations for the health professional's approach to pain management in inflammatory arthritis and osteoarthritis［J］. Ann Rheum Dis, 2018, 77（6）: 797-807.

［78］FERNANDES L, HAGEN KB, BIJLSMA JWJ, et al. EULAR recommendations for the non-pharmacological core management of hip and knee osteoarthritis［J］. Ann Rheum Dis, 2013, 72（7）: 1125- 1135.

［79］BROSSEAU L, TAKI J, DESJARDINS B, et al. The Ottawa panel clinical practice guidelines for the management of knee osteoarthritis. Part three: aerobic exercise programs［J］. Clin Rehabil, 2017, 31（5）: 612-624.

［80］BROSSEAU L, THEVENOT O, MACKIDDIE O, et al. The Ottawa Panel guidelines on programmes involving therapeutic exercise for the management of hand osteoarthritis［J］. Clin Rehabil, 2018, 32（11）: 1449-1471.

［81］BARTELS E M, JUHL C B, CHRISTENSEN R, et al. Aquatic exercise for the treatment of knee and hip osteoarthritis［J］. Cochrane Database Syst Rev, 2016, 3（3）: CD5523.

［82］EXCELLENCE NIFHC. NICE clinical guideline［CG177］osteoarthritis: care and management in adults［EB/OL］. https://www.nice.org.uk/Guidance/CG177.

［83］EGERTON T, NELLIGAN RK, SETCHELL J, et al. General practitioners' views on managing knee osteoarthritis: a thematic analysis of factors influencing clinical practice guideline implementation in primary care［J］. BMC Rheumatol, 2018, 2: 30.

［84］JARL G, HELLSTRAND TANG U, NORDEN E, et al. Nordic clinical guidelines for orthotic treatment of osteoarthritis of the knee: a systematic review using the AGREE II instrument［J］. Prosthet Orthot Int, 2019, 43（5）: 556e63.

［85］SURGEONS AAOO. Management of osteoarthritis of the hip evidence-based clinical practice guideline［EB/OL］.［2022-07-15］.www.aaos.org/oahguideline.

［86］TIEPPO FRANCIO V, DAVANI S, TOWERY C, et al. Oral versus topical diclofenac sodium in the treatment of osteoarthritis［J］. J Pain Palliat Care Pharmacother, 2017, 31（2）: 113-120.

［87］BJORDAL JM, LJUNGGREN AE, KLOVNING A, et al. Non-steroidal anti-inflammatory drugs, including cyclo-oxygenase-2 inhibitors, in osteoarthritic knee pain: meta-analysis of randomised placebo controlled trials［J］. BMJ, 2004, 329（7478）: 1317.

［88］KIENZLER J-L, Gold M, Nollevaux F. Systemic bioavailability of topical diclofenac sodium gel 1% versus oral diclofenac sodium in healthy volunteers［J］. J Clin Pharmacol, 2010, 50（1）: 50-61.

［89］PIRMOHAMED M, JAMES S, MEAKIN S, et al. Adverse drug reactions as cause of admission to hospital: prospective analysis of 18820 patients ［J］. BMJ, 2004, 329（7456）: 15-19.

［90］SOSTRES C, GARGALLO CJ, LANAS A. Nonsteroidal anti-inflammatory drugs and upper and lower gastrointestinal mucosal damage ［J］.Arthritis Res Ther, 2013, 15（Suppl 3）: S3.

［91］BALLY M, DENDUKURI N, RICH B, et al. Risk of acute myocardial infarction with NSAIDs in real world use: Bayesian meta-analysis of individual patient data ［J］. BMJ, 2017, 357: j1909.

［92］AL-SAEED A. Gastrointestinal and Cardiovascular risk of nonsteroidal anti-inflammatory drugs ［J］. Oman Med J, 2011, 26（6）: 385-391.

［93］CONAGHAN PG, ARDEN N, AVOUAC B, et al. Safety of paracetamol in osteoarthritis: what does the literature say? ［J.］Drugs Aging, 2019, 36（Suppl 1）: 7-14.

［94］GRAHAM GG, SCOTT KF. Mechanism of action of paracetamol ［J］. Am J Ther, 2005, 12（1）: 46-55.

［95］TOWHEED TE, Judd MJ, Hochberg MC, et al. Acetaminophen for osteoarthritis ［J］. Cochrane Database Syst Rev, 2006, 6（2）: CD004257.

［96］ROBERTS E, DELGADO NUNES V, BUCKNER S, et al. Paracetamol: not as safe as we thought? A systematic literature review of observational studies ［J］. Ann Rheum Dis, 2016, 75（3）: 552-559.

［97］LEOPOLDINO AO, MACHADO GC, FERREIRA PH, et al. Paracetamol versus placebo for knee and hip osteoarthritis ［J］. Cochrane Database Syst Rev, 2019, 2（2）: CD013273.

［98］DOWELL D, HAEGERICH TM, CHOU R. CDC guideline for prescribing opioids for chronic pain-United States, 2016 ［J］. JAMA, 2016, 315（15）: 1624-1645.

［99］O'NEIL CK, HANLON JT, MARCUM ZA. Adverse effects of analgesics commonly used by older adults with osteoarthritis: focus on non-opioid and opioid analgesics ［J］. Am J Geriatr Pharmacother, 2012, 10（6）: 331-342.

［100］AVOUAC J, GOSSEC L, DOUGADOS M. Efficacy and safety of opioids for osteoarthritis: a meta-analysis of randomized controlled trials ［J］.Osteoarthr Cartil, 2007, 15（8）: 957-965.

［101］VOLKOW ND, MCLELLAN AT. Opioid abuse in chronic pain-misconcep-tions and mitigation strategies ［J］. N Engl J Med, 2016, 374（13）: 1253-1263.

［102］MULLARD A. Drug developers reboot anti-NGF pain programmes ［J］. Nat Rev Drug Discov, 2015, 14（5）: 297-298.

［103］HOCHBERG MC. Serious joint-related adverse events in randomized controlled trials of anti-nerve growth factor monoclonal antibodies ［J］.Osteoarthr Cartil, 2015, 23（Suppl 1）: S18-21.

［104］LANE NE, CORR M. Osteoarthritis in 2016: anti-NGF treatments for pain-two steps forward, one step back? ［J］. Nat Rev Rheumatol, 2017, 13（2）: 76-78.

［105］LANE NE, SCHNITZER TJ, BIRBARA CA, et al. Tanezumab for the treatment of pain from osteoarthritis of the knee ［J］. N Engl J Med, 2010, 363（16）: 1521-1531.

［106］CHEN J, LI J, LI R, et al. Efficacy and safety of Tanezumab on osteoarthritis knee and hip pains: a meta-analysis of randomized controlled trials ［J］. Pain Med（Malden, Mass）, 2017, 18（2）: 374-385.

［107］SCHNITZER TJ, EASTON R, PANG S, et al. Effect of Tanezumab on joint pain, physical function, and patient global assessment of osteoarthritis among patients with osteoarthritis of the hip or knee: a randomized clinical trial ［J］. JAMA, 2019, 322（1）: 37-48.

［108］HOCHBERG MC, TIVE LA, Abramson SB, et al. When is osteonecrosis not osteonecrosis? Adjudication of reported serious adverse joint events in the Tanezumab clinical development program ［J］. Arthritis & Rheumatology（Hoboken, N.J.）, 2016, 68（2）: 382-391.

［109］ LOSINA E, MICHL G, COLLINS JE, et al. Model-based evaluation of cost-effectiveness of nerve growth factor inhibitors in knee osteoarthritis：impact of drug cost, toxicity, and means of administration ［J］. Osteoarthr Cartil, 2016, 24（5）：776-785.

［110］ ELLSWORTH JL, BERRY J, BUKOWSKI T, et al. Fibroblast growth factor-18 is a trophic factor for mature chondrocytes and their progenitors ［J］.Osteoarthr Cartil, 2002, 10（4）：308-320.

［111］ LI J, WANG X, RUAN G, et al. Sprifermin：a recombinant human fibroblast growth factor 18 for the treatment of knee osteoarthritis ［J］. Expert Opin Investig Drugs, 2021, 30（9）：923-930.

［112］ LOHMANDER LS, HELLOT S, DREHER D, et al. Intraarticular sprifermin（recombinant human fibroblast growth factor 18）in knee osteoarthritis：a randomized, double-blind, placebo-controlled trial ［J］. Arthritis Rheumatol, 2014, 66（7）：1820-1831.

［113］ ECKSTEIN F, WIRTH W, GUERMAZI A, et al. Brief report：intraarticular sprifermin not only increases cartilage thickness, but also reduces cartilage loss：location-independent post hoc analysis using magnetic resonance imaging ［J］. Arthritis Rheumatology, 2015, 67（11）：2916-2922.

［114］ GÜHRING H, KRAINES J, MOREAU F, et al. Op0010 cartilage thickness modification with sprifermin in knee osteoarthritis patients translates into symptomatic improvement over placebo in patients at risk of further structural and symptomatic progression：post-hoc analysis of the phase ii forward trial ［J］. Ann Rheum Dis, 2019, 78（Suppl2）：70-71.

［115］ HOCHBERG MC, GUERMAZI A, GUEHRING H, et al. Effect of intra-articular sprifermin vs placebo on femorotibial joint cartilage thickness in patients with osteoarthritis：the forward randomized clinical trial ［J］.JAMA, 2019 , 322（14）：1360-1370.

［116］ MADRY H, CUCCHIARINI M. Gene therapy for human osteoarthritis：principles and clinical translation ［J］. Expert Opin Biol Ther, 2016, 16（3）：331-346.

［117］ KIM MK, HA CW, IN Y, et al. A Multicenter, Double-Blind, Phase III Clinical Trial to Evaluate the Efficacy and Safety of a Cell and Gene Therapy in Knee Osteoarthritis Patients ［J］. Human Gene Therapy Clinical Development, 2018, 29（1）：48-59.

［118］ LEE MC, HA CW, ELMALLAH RK, et al. A placebo-controlled randomised trial to assess the effect of TGF-ß1-expressing chondrocytes in patients with arthritis of the knee ［J］. Bone Joint J, 2015, 97-b （7）：924-932.

［119］ HA CW, CHO JJ, ELMALLAH RK, et al. A Multicenter, Single-blind, Phase IIa Clinical Trial to Evaluate the Efficacy and Safety of a Cell Mediated Gene Therapy in Degenerative Knee Arthritis Patients ［J］. Human Gene Therapy Clinical Development, 2015, 26（2）：125-130.

［120］ WANG Y, FAN X, XING L, et al. Wnt signaling：a promising target for osteoarthritis therapy ［J］. Cell Commun Signal, 2019, 17（1）：97.

［121］ YAZICI Y, MCALINDON TE, FLEISCHMANN R, et al. A novel Wnt pathway inhibitor, SM04690, for the treatment of moderate to severe osteoarthritis of the knee：results of a 24-week, randomized, controlled, phase 1 study ［J］. Osteoarthr Cartil, 2017, 25（10）：1598-1606.

［122］ LI NG, SHI ZH, TANG YP, et al. New hope for the treatment of osteoarthritis through selective inhibition of MMP-13 ［J］. Curr Med Chem, 2011, 18（7）：977-1001.

［123］ LIU J, KHALIL RA. Matrix metalloproteinase inhibitors as investigational and therapeutic tools in unrestrained tissue remodeling and pathological disorders ［J］. Prog Mol Biol Transl Sci, 2017, 148：355-420.

［124］ WANG M, SAMPSON ER, JIN H, et al. MMP13 is a critical target gene during the progression of osteoarthritis ［J］. Arthritis Res Ther, 2013, 15（1）：R5.

［125］ KALVA S, SARANYAH K, SUGANYA PR, et al. Potent inhibitors precise to S1′ loop of MMP-13, a crucial target for osteoarthritis ［J］. J Mol Graph Model, 2013, 44：297-310.

［126］PIECHA D, WEIK J, KHEIL H, et al. Novel selective MMP-13 inhibitors reduce collagen degradation in bovine articular and human osteoarthritis cartilage explants ［J］. Inflammation Research, 2010, 59（5）：379-389.

［127］SCHNUTE ME, O'BRIEN PM, NAHRA J, et al. Discovery of（pyridin-4-yl）2H-tetrazole as a novel scaffold to identify highly selective matrix metalloproteinase-13 inhibitors for the treatment of osteoarthritis ［J］.Bioorg Med Chem Lett, 2010, 20（2）：576-580.

［128］MEAD TJ, APTE SS. ADAMTS proteins in human disorders ［J］. Matrix Biology, 2018, 71-72：225-239.

［129］YANG CY, CHANALARIS A, TROEBERG L. ADAMTS and ADAM metallo-proteinases in osteoarthritis-looking beyond the 'usual suspects' ［J］.Osteoarthr Cartil, 2017, 25（7）：1000-1009.

［130］VERMA P, DALAL K. ADAMTS-4 and ADAMTS-5：key enzymes in osteoarthritis ［J］. J Cell Biochem, 2011, 112（12）：3507-3514.

［131］CHOCKALINGAM PS, SUN W, RIVERA-BERMUDEZ MA, et al. Elevated aggrecanase activity in a rat model of joint injury is attenuated by an aggrecanase specific inhibitor ［J］. Osteoarthr Cartil, 2011, 19（3）：315-323.

［132］SIEBUHR A, BAY-JENSEN A-C, THUDIUM C, et al. The anti-ADAMTS-5nanobody®, M6495, protects against cartilage breakdown in cartilage and synovial joint tissue explant models ［J］. Osteoarthr Cartil, 2018, 26：S187.

［133］CHILDS BG, GLUSCEVIC M, BAKER DJ, et al. Senescent cells：an emerging target for diseases of ageing ［J］. Nat Rev Drug Discov, 2017, 16（10）：718-735.

［134］BAKER DJ, WIJSHAKE T, TCHKONIA T, et al. Clearance of p16Ink4a-positive senescent cells delays ageing-associated disorders ［J］. Nature, 2011, 479（7372）：232-236.

［135］OSBORNE H, CASTRICUM A. Change to Australasian college of sport and exercise physicians-position statement：the place of mesenchymal stem/stromal cell therapies in sport and exercise medicine ［J］. Br J Sports Med, 2016, 50（20）：1229.

［136］CUI G-H, WANG YY, LI C-J, et al. Efficacy of mesenchymal stem cells in treating patients with osteoarthritis of the knee：a meta-analysis ［J］.Exp Ther Med, 2016, 12（5）：3390-3400.

［137］PAS HI, WINTERS M, HAISMA HJ, et al. Stem cell injections in knee osteoarthritis：a systematic review of the literature ［J］. Br J Sports Med, 2017, 51（15）：1125-1133.

［138］YUBO M, YANYAN L, LI L, et al. Clinical efficacy and safety of mesenchymal stem cell transplantation for osteoarthritis treatment：a meta-analysis ［J］. PLOS ONE, 2017, 12（4）：e0175449.

［139］VANGSNESS CT, FARR J, BOYD J, et al. Adult human mesenchymal stem cells delivered via intra-articular injection to the knee following partial medial meniscectomy：a randomized, double-blind, controlled study ［J］. J Bone Joint Surg Am, 2014, 96（2）：90-98.

［140］XING D, WANG Q, YANG Z, et al. Mesenchymal stem cells injections for knee osteoarthritis：a systematic overview ［J］. Rheumatol Int, 2018, 38（8）：1399-1411.

［141］顾新丰, 何杰, 张琥, 等.透明质酸钠治疗膝骨关节炎的疗效及其影响因素分析 ［J］.中华关节外科杂志（电子版）, 2016, 10（3）：255-259.

［142］吴国兵.透明质酸钠治疗膝骨关节炎的研究进展 ［J］.中国城乡企业卫生, 2021, 36（4）：26-28.

［143］HUANG R, LI W, Y ZHAO, et al. Clinical efficacy and safety of stem cell therapy for knee osteoarthritis：A meta-analysis ［J］.Medicine, 2020, 99（11）：e19434.

［144］SIEBELT M, WAARSING JH, GROEN HC, et al. Inhibited osteoclastic bone resorption through alendronate treatment in rats reduces severe osteoarthritis progression［J］.Bone, 2014, 66：163-170.

［145］DAVID J HUNTER, SITA BIERMA-ZEINSTRA.Osteoarthritis［J］.Lancet, 2019, 393：1745-1759.

［146］王洪江，王权.关节镜微创手术治疗膝关节骨性关节炎的疗效［J］.深圳中西医结合杂志，2021，31（17）：113-115.

［147］曾建.膝关节骨性关节炎关节镜下清理术与全程康复的疗效［J］.求医问药（学术版），2012，10（8）：40.

［148］文材，尹立.人工膝关节置换术的发展概况与进展［J］.中国医药指南，2018，16（31）：31-34.

［149］马涛，郝林杰，张育民，等.人工膝关节置换术发展现状［J］.中国现代医生，2018，56（36）：160-164.

［150］任冬云，秦柳花，刘明慧，等.快优康复护理在老年股骨颈骨折微创全髋关节置换术围手术期的应用［J］.中国矫形外科杂志，2016，24（24）：2303-2304.

［151］周加平，吉光荣.微创人工全髋关节置换术手术入路研究现状［J］.骨科临床与研究杂志，2017，2（3）：186-188.

［152］邹康，罗炜.3D打印技术在髋关节置换中的应用［J］.中国医学物理学杂志，2021，38（4）：436-440.

［153］刘洋，蔡林.微创髋关节置换手术的现状和进展［J］.中国组织工程研究，2007，11（12）：2299-2302.

［154］彭文洁，罗肖，张东，等.本体感觉训练治疗膝关节骨性关节炎的疗效及对患者步态特征和平衡能力的影响［J］.临床和实验医学杂志，2020，19（1）：102-105.

# 第五章
# 老年髋部骨折疾病全周期康复专家共识

　　髋关节由髋臼与股骨头组成，其周围有强有力的肌肉层覆盖，是人体中最深的关节，也是完善的球臼关节。股骨近端包括股骨颈，大小转子和与髋臼相关节的股骨头。髋部骨折是指股骨近端从股骨头至小转子以下 5 cm 平面的骨折，即股骨颈骨折，转子间骨折和转子下骨折。其中又以股骨颈骨折和转子间骨折为主，占髋部骨折的 90% 以上。髋部骨折主要发生在老年人群，具有高病残率和死亡率，据统计，髋部骨折患者伤后年内的死亡率为 20% ~ 24%，一年后 50% 的患者需要借助器械行走，33% 的患者生活不能自理，需要他人的长期照顾。髋部功能障碍导致患者生活质量明显下降。大多数髋部骨折是由于患有骨质疏松症或某种可预防或可治疗疾病的患者跌倒所致，并且主要发生在女性人群。目前我国已经步入老龄社会，老年髋部骨折已成为我国威胁公共健康的主要问题之一。本共识由国家重点研发计划"老年全周期康复技术体系与信息化管理研究（2018YFC2002300）"项目组牵头，系统检索国内外数据库与老年髋部骨折有关的指南、专家共识、综述与临床研究等，对老年髋部骨折的定义、诱因与特点进行描述，并阐述老年髋部骨折全周期康复系统管理方案。目的是建立起老年髋部骨折预防、筛查、评估、治疗、随访等环节的康复服务标准与规范，为康复科医生、康复治疗师、护理工作者、家庭照顾者等提供参考，进一步提高社会对老年髋部骨折的认识。

## 第一节　老年髋部骨折疾病概述

### 一、定义

　　老年髋部骨折是指发生于老年患者（年龄 ≥ 65 岁），由低能量损伤造成的骨折，其也是骨质疏松性骨折中较常见的骨折类型，包括股骨颈骨折、股骨转子间骨折和股骨转子下骨折。以外伤后髋关节疼痛为主要症状，严重者患肢不能负重和活动，进而造成患者的运动功能、精神心理、感觉等功能障碍。解剖结构可见图 5-1-1，髋部骨折类型可见图 5-1-2。

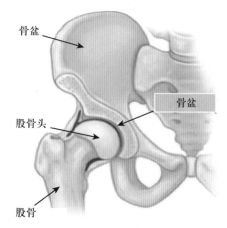

**图 5-1-1　髋骨解剖**

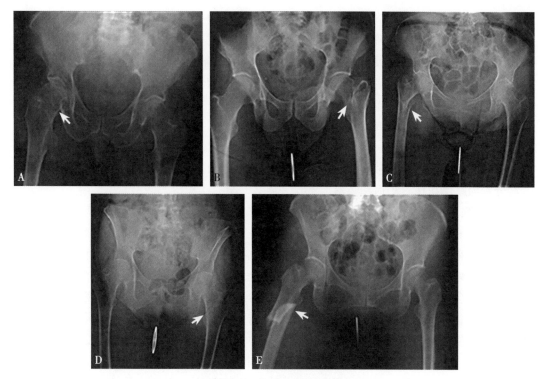

**图 5-1-2　老年髋部骨折类型**

A. 显示非移位性股颈部骨折；B. 显示股骨颈移位性骨折；C. 显示移位的股骨转子间骨折；D. 显示股骨颈根部的转子间骨折；E. 显示转子下骨折。箭头指示裂缝在每个面板中的位置。

## 二、流行病学

　　据统计，全球髋部骨折人数在未来 40 ~ 50 年预计每年超过 700 万。目前我国正在进入一个持续的高速老龄化时期，我国人口转向重度老龄化和高龄化[1]。随着老年人口的增加和老龄化的加剧，髋部骨折已成为老年人越来越常见的损伤，且其发病率以 1% ~ 3% 的速度增加。髋部骨折的发生率随着年龄的增加而升高，75 ~ 84 岁人群在 10 年内髋部骨折的发生率高达 7%[2]。老年髋部骨折后 1 年生存率达 71% ~ 74%，治疗后仅 1/3 能恢复到骨折前水平，25% 的患者长期需要全职的家庭照护，不仅降低了患者身体状况和生活质量，还带来了沉重的家庭和社会负担[3]。我国相关学会、专家委员会经过不断的临床总结与精进，已经发布了系列专家共识和指南[4-19]，这些共识和指南分别从不同侧重点为建立我国老年人髋部骨折康复标准体系做出了突出贡献。

　　髋部骨折的发生率随着年龄的增加而逐渐升高，75 ~ 84 岁人群 10 年内的发生率可高达 7%[20]。1996 年全球新发老年髋部骨折病例约 170 万例，预计到 2050 年全球新发病例将高达 630 万例[21-22]。王晓伟等通过研究发现髋部骨折患者跌倒占比为 89.2%，是老年髋部骨折最主要的直接发生原因，老年人肌力与反应能力降低导致其平衡能力降低是跌倒的直接原因。杨洋等一项关于 877 例髋部骨折患者的研究提出，随着年龄增长，跌倒引起骨折的占比显著增高。此外，内在危险因素，包括年龄增长所致的生理机能退化因素、身心疾病所致的病理因素、特殊及多重用药情况、心理因素以及外部环境所致的危险因素等，使得老年人更易出现平衡功能障碍和共济失调现象，身体的协调性下降，最终发生跌倒状况。随着老年人口的增加和老龄化的加剧，髋部骨折已成为全球重要的公共卫生问题之一。

## 三、发病机制

老年髋部骨折的病因较多，其中跌倒是最为常见的发病因素，造成髋部骨折前三位因素分别为跌倒扭伤、车祸和坠落。

### （一）跌倒

约95%的老年髋部骨折是由跌倒引起[23-24]。老年患者的机体在各个器官功能方面较年轻人均有不同程度的弱化，包括大脑萎缩，视力减退，颜色分辨力降低，瞳孔反应减弱，身高减少，下肢灌注不足，关节退变以及老年人的心理问题等。这些生理及病理上的改变均会对老年人的平衡感、肌力及注意力造成不同程度的影响，诱发老年人发生跌倒而造成髋部骨折。因此积极预防跌倒及其诱发因素是预防老年髋部骨折的重要方法之一。在一项老年髋部骨折的流行病学的研究中指出，老年髋部骨折最高发病季节是冬季。一项关于1539例老年髋部骨折患者临床特征的研究指出，冬季髋部骨折发生率为28.59%，春季为26.12%，夏季为23.00%，秋季为22.29%。冬季发病率较高，一方面是由于冬季天气寒冷导致老年人外出活动减少，而光照强度较弱、日照时间短导致老年人维生素D的缺乏，因此更容易发生摔倒，从而增加髋部骨折的发生率；另一方面是由于冬季天气较为寒冷且降雨、雪较多，道路易结冰和积雪，加上老年人冬季身穿衣物较多行动不便，容易跌倒从而导致髋部骨折。

### （二）骨质疏松

骨质疏松是一种以骨量减低、骨组织微结构损坏，导致骨脆性增加、易发生骨折为特征的全身性骨病。2001年美国国立卫生研究院（National Institutes of Health，NIH）指出骨质疏松是以骨强度下降和骨折风险增加为特征的骨骼疾病，骨强度涵盖骨量和骨质量两大要素[25]。骨质疏松的发生会导致生活质量大幅下降，增加患者的发病率和死亡率，同时增加并发症的发生风险，带来巨大的社会和家庭负担，骨质疏松症作为一种隐匿性疾病，是中国的主要公共卫生问题之一。所以，通过探索骨质疏松症的危险因素，从而预防其发生发展，具有重要的社会意义。目前各种环境因素对骨质疏松症的影响仍不清楚，而社会经济政策的支持也较为薄弱，所以家庭支持在我国老年人养老过程中承担着重要地位。

1. 骨质疏松的危害　老年髋部骨折是骨质疏松性骨折中一种较为常见且严重的骨折类型，致残率可达50%，1年内死亡率可高达20%～30%，因此骨质疏松症是老年髋部骨折的一种重要危险因素。而髋部骨折是基于老年人全身存在的骨质疏松症而出现的局部骨组织病变，是髋部强度下降的重要表现，也是骨质疏松症的最终结局之一。老年人发生髋部骨折后，由于卧床、活动减少等原因会反向引起骨丢失，进一步加剧骨质疏松症的发生发展。严重骨质疏松的髋部骨折患者不仅在术中易发生医源性骨折或骨缺损等并发症，同时也可加剧或加速包括内固定物失效、假体松动等术后并发症。更重要的是，骨质疏松患者骨折再发生率明显升高。这些将直接影响老年髋部骨折患者的各个功能，导致其生活质量下降，甚至会提高死亡率。而老年髋部骨折围手术期抗骨质疏松临床康复治疗与护理措施可降低术后并发症风险，并可显著降低患者的再次骨折风险和死亡率。因此，通过评估和治疗纠正老年髋部骨折患者的骨质疏松症必不可少。骨科医生十分重视老年髋部骨折患者的手术治疗，但对骨质疏松症的关注略显不足。既往相关指南或共识多强调老年髋部骨折的治疗策略与操作规范，但对骨质疏松症的诊疗提及有限或内容宽泛。作为广泛接触骨折患者的专业，康复科医生在骨质疏松性骨折的防治中发挥更积极的作用，以减少二次骨折给患者带来的巨大伤害和损失。

2. 骨质疏松的类型　骨质疏松分为原发性骨质疏松和继发性骨质疏松两大类。其中，原发性骨质疏松包括绝经后骨质疏松（Ⅰ型）、老年骨质疏松（Ⅱ型）和特发性骨质疏松（包括青少年型）。继发性骨质疏松指由任何影响骨代谢疾病和（或）药物及其他明确病因导致的骨质疏松。

3. 骨质疏松的年龄因素　骨质疏松是一种与增龄相关的骨骼疾病，随着年龄增长其发病率增高。老年人，无论男女，都具有患骨质疏松症的风险。其病理特征是：骨矿含量下降，骨微细结构破坏，表现为骨小梁变细、骨小梁数量减少、骨小梁间隙增宽。由于男性峰值骨量高于女性，出现骨丢失的年龄迟于女性，而且雄激素水平的下降是"渐进式"，而非"断崖式"，故老年男性骨丢失的量与速度都低于老年女性，老年男性骨质疏松的程度轻于女性。女性围绝经期和绝经后10年内，骨代谢处于高转换状态，进入老年期后，破骨细胞和成骨细胞的活性都下降，骨代谢处于低转换状态，故老年女性骨质疏松是低转换型。老年男性骨质疏松也是低转换型，雄激素缺乏所致的老年男性骨质疏松可以是高转换型。老年性骨质疏松的发病因素和发病机制是多方面的：增龄造成的器官功能减退是主要因素；除内分泌因素外，多种细胞因子也影响骨代谢，降低成骨活性；钙和维生素D的摄入不足；皮肤中维生素D原向维生素D的转化不足，肾功能减退，维生素D的羟化不足；骨髓间充质干细胞成骨分化能力下降；肌肉衰退，对骨骼的应力刺激减少，对骨代谢调节障碍，都影响骨代谢，使得成骨不足，破骨有余，骨丢失，骨结构损害，形成骨质疏松。此外，老年人往往是多种器官的疾病共存，这些疾病及相关的治疗药物，都可能引起继发性骨质疏松。虽然有少量关于老年人预防跌倒的临床指南，但缺乏指导老年骨质疏松的临床诊疗指南。

4. 骨质疏松的危险因素

（1）老年人成骨细胞功能下降。

（2）激素分泌：雌激素、雄激素、降钙素、甲状旁腺激素、前列腺素、活性维生素D、生长激素等局部调节物质参与协调成骨细胞和破骨细胞之间的信息交换，影响骨代谢，对骨质疏松的发病具有重要影响。尤其是卵巢切除和绝经后妇女均表现为骨丢失加速，骨小梁丢失更为明显，提示体内雌激素的减少与绝经后骨质疏松有直接关系。

（3）钙吸收减少：由于老年人的胃肠道吸收功能减弱，营养要素特别是钙摄入减少，使骨的构建缺乏原料，从而影响骨量。因此在饮食中增加钙的摄入，应该是预防骨质疏松的重要途径。此外，长期吸烟、酗酒、饮用咖啡等生活习惯被认为与骨质疏松症有关。

### 四、老年特点

老年人（65 岁及以上）跌倒相关伤害既常见又严重。对居住在社区的老年人的前瞻性研究发现，超过 30% 的老年人每年至少发生跌倒相关伤害一次，这一比例随着年龄的增长而急剧上升。高达 10% 的独立老年人跌倒后会遭受严重伤害，如股骨骨折，这可能会降低活动能力，限制社会交往，降低身体素质，降低生活质量，并增加过早死亡的风险。数种不同的跌倒相关因素与髋部骨折间存在着强烈的因果联系，这可能是预防髋部骨折发生的有效介入点。主要包括：平衡感障碍，神经、肌肉与骨骼障碍，跌打损伤类型，跌倒严重程度与速度。除此以外，无效的保护措施、与老年患者相关的因为年龄导致的肌力下降、认知功能障碍，以及伤害恐惧（老年患者的一种心理障碍），都可能增加跌倒进而导致髋部骨折的风险。视觉感知与本体感觉的下降，以及感觉 - 运动整合功能的受损，都是导致跌倒的额外决定因素。

## 第二节　老年髋部骨折全周期康复的概念

老年髋部骨折患者机体恢复功能较弱，且老年人多伴有多病共存，患者疾病愈合慢，恢复时间长，但住院时间较短，若不持续关注，易导致延迟愈合、关节僵硬、肌力减退、功能衰退及一系列并发症。关注疾病发展全周期，能更全面地为老年患者诊疗，详见图 5-2-1。

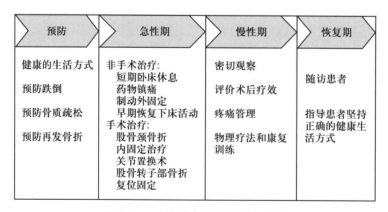

图 5-2-1　老年髋部骨折疾病全周期

### 一、预防

#### （一）健康的生活方式

健康的生活方式包括：戒烟，减少饮酒，富含钙质、低盐和适量蛋白质的均衡膳食，减少咖啡和碳酸饮料的摄入，多晒太阳和适当户外运动，慎用不利于骨骼的药物等。

### （二）预防与评估

预防包括加强宣传教育、锻炼肌肉功能及身体平衡、改变居家危险环境、因心脏窦房结功能高度敏感有跌倒可能的患者可考虑起搏器置入、使用髋关节保护器、注重集体和家庭锻炼计划、家庭安全措施等。

跌倒评估需要骨科、康复科、神经内科和护理等多学科联合，针对多个因素进行，包括分析跌倒的过程、评估肌肉力量和平衡能力、评估视力状况、评估认知能力和神经系统状况、评估小便失禁的情况、进行合并疾病的回顾和心血管系统的检查、评估居住环境等。对危险因素的治疗需要个体化，如力量和平衡能力训练、视力评估后的治疗、服用药物的调整、居住环境安全性的评估和处理等。

### （三）预防骨质疏松

适量补充钙剂联合维生素 D 和个体化运动锻炼方案可改善骨质疏松状态。

### （四）预防再发骨折

与无骨折病史者相比，老年骨质疏松性骨折患者将来再发骨折的风险至少会翻倍。再发骨折的系统性预防包括骨质疏松的评估和治疗，以及跌倒的风险评估和预防。骨质疏松评估的目的是鉴别继发性骨质疏松症，判断骨质疏松的严重程度及骨转化情况。骨质疏松的药物治疗包括基础用药和抗骨质疏松药物。有大量证据支持对于所有老年髋部骨折手术患者，都应该进行钙和维生素 D 的补充。NICE 指南推荐预防老年人髋部骨折的方法主要包括预防跌倒及骨质疏松两个方面。95% 的老年人髋部骨折是由跌倒引起的，同时髋部骨折患者具有再次骨折的高风险，因此防止患者的跌倒是减少患者再次骨折风险的重要措施。

## 二、老年髋部骨折全周期康复中的"临床-康复-护理"无缝衔接模式

### （一）术前常规康复护理

1. 健康宣教　在整个治疗期间，术前健康宣教发挥着关键性作用。通过术前健康宣教，能够减少患者住院天数，并使术后并发症受到有效抑制，减轻术前焦虑和抑郁，增加患者康复信心，提升患者满意度。患者入院后，医生应仔细评估其身体状况、心理状态、生活习惯以及对髋部骨折疾病的了解程度，并在适当情况下告知患者，同时向患者详细介绍院内环境、手术效果、疾病情况和之前治愈的病例，以增强患者的信心，对患者可能存在的不良情绪进行相应的心理干预，调整患者心理状态至最佳。在教育方面，录像视频结合骨科、康复科医生提供的宣教手册被认为是有效的措施，同时应在术前指导患者进行踝泵训练和呼吸锻炼。

2. 术前镇痛　目前常采用视觉模拟评分法（VAS）对患者的疼痛程度进行评估，以按时按量给药的方式进行镇痛处理。调整患者至舒适体位，根据 VAS 的评分给予不同的镇痛方案：VAS 评分为 3 分及以下时，主要以物理治疗和心理支持为主，包括冰敷、抬高患肢和认知行为疗法等；4～6 分时采用镇痛药物进行镇痛治疗，并根据患者的具体情况采用心理和物理辅助方式进行镇痛，同时接受轻度疼痛方案治疗；≥7 分时给予治疗性镇痛措施，入院后可行股神经持续阻滞，术中可使用罗哌卡因进行局部注射镇痛。

3. 术前营养支持　高龄患者因年龄过高，身体衰退和炎症应激反应，还有术前长时

间的禁食水，使得老年髋部骨折患者营养缺失，由此引发贫血、免疫机能减弱、低蛋白血症等问题，从而提高术后切口不愈合、术后感染等可能性。由营养师及护士联合评估患者营养状况、饮食喜好、入院前后进食量及饮食结构，了解患者病情及家庭情况。按照评估结果及实验室指标制订营养膳食干预计划，需按照老年患者年龄、体重等因素计算每日所需能量，及时补充足够的热量及蛋白质。

**（二）术后常规康复护理**

1. 生活护理　持续牵引者由于制动造成活动不便，生活不能完全自理。应协助患者满足正常生理需要，如协助洗头、擦浴，教会患者床上使用拉手、便盆等。定期给予患者翻身拍背。

2. 饮食护理　骨科术后给予患者高蛋白、高热量、高维生素、含钙质丰富的食物。应多食蔬菜、水果等含粗纤维食物，以促进肠蠕动，防止便秘。

3. 体位护理　予仰卧位，患肢骨牵引维持外展30°中立位，穿丁字鞋防外旋，忌侧卧、盘腿、内收、外旋，以防骨折断端移位。尽量避免搬动髋部，如需搬动，应一人固定牵引保持患肢外展中立位，另一人或两人平托髋部搬动。

4. 手术治疗护理　①体位护理：患者切开复位内固定术后，患肢保持外展中立位，不盘腿，不侧卧，穿丁字鞋防外旋。仰卧时在患者两腿之间放置软枕或三角垫，防止髋关节内收、内旋。②功能锻炼：骨折固定后，应根据骨折的类型、稳定性，固定的方法及其牢固程度选用不同的功能锻炼方法，以加速全身血液循环，防止关节僵硬及粘连。

（1）手术后第1～2天，患者即可在医护人员的指导下进行足趾及踝关节活动，并进行股四头肌等长训练，预防肌肉萎缩及静脉血栓形成，每2h锻炼1次，每次3～5min。

（2）术后第3～7天，在医护人员协助下，患者慢慢弯曲患侧膝部（患者不要自己用力抬腿），使脚跟滑向臀部，要始终保持脚平贴床面，再慢慢恢复原位；当脚跟上下滑动过程中，保持膝部垂直于床面，不要左右摆动。如此反复，每次3～5min。

（3）术后第7～14天，患者根据病情可慢慢在床上坐起，医护人员酌情指导扶双拐或助行器下床，患肢不负重床边站立，每天2次，每次5～10min。注意防止发生头晕、恶心及摔倒等。

（4）手术第14天后，医护人员指导患者扶双拐或助行器下床不负重行走。训练时患者注意姿势正确站立，使双足与拐头呈等腰三角形，先迈出患肢，同时提拐向前移动同等距离，足与拐头同时落地，注意足尖不超越双拐，待站稳后，双手用力撑拐，同时健肢向前迈20～30cm，站稳后继续下一步，如此反复前移。行走时患肢始终保持外展位。锻炼时步幅不宜过大，速度不宜过快。活动量由小到大循序渐进，不能急于求成。根据骨折愈合情况决定伤肢负重及弃拐时间。

**（三）家庭护理指导**

患者在住院期间得到医护人员的良好治疗与护理，如何有序过渡到患者的家庭护理中，是医护人员需要重视的问题。关节完全稳定的患者也应在社区卫生服务中心及居家管理老年髋部骨折，按照居家康复方案进行康复。患者在出院前，护理人员需要做好出院指导，通过健康教育、药物治疗、康复治疗等手段来维持关节的稳定，以防髋部骨折的并发症，以此来提高患者术后护理的质量及效率[26]。

应注重患者及家属一体化健康教育。在实施康复训练的过程中，患者的主动锻炼和家属的积极参与是促进患者康复不可忽视的力量。因此在治疗与护理的过程中，应视患者及家属为一体，根据患者及家属接受能力的高低进行有针对性的健康教育，避免在康复训练过程中由于患者及家属对康复训练的重要性和正确性认识不足导致的被动接受，要使患者及家属主观能动地参与到康复训练中，充分调动患者的主动性和积极性。患者出院后1个月、3个月、半年需复查，如行内固定术，半年至一年复查后应取出内固定。如出现患肢肿痛、肢体畸形或功能障碍、出血、末梢血运差、麻木感等，要及时就诊。还要指导患者防止外伤，注意劳动保护和交通安全，预防骨折的发生。

对于老年髋部骨折患者的整个病程，临床医生、康复医生、康复治疗师、护理人员贯穿了整个疾病周期，在疾病的不同时期各司其职。临床医生不仅要对疾病做出诊断、治疗，还要为患者制订诊疗计划，并安排随访工作，可以是门诊随访，也可以是社区随访。康复医生根据患者存在的功能障碍进行评估，制定出个体化的康复治疗方案。康复治疗师根据康复治疗方案，为患者进行功能锻炼。护理人员则在患者卧床、术前、术中、术后，及社区家庭护理工作中扮演着重要的角色（图5-2-2）。

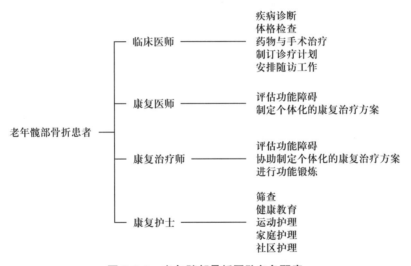

图5-2-2　老年髋部骨折团队角色职责

倡导开展疾病全周期分级诊疗模式，使各大医疗资源均衡化，并实现充分利用。各级医院之间还需建立联络服务，确保老年患者的诊疗去向。三级医院：在老年髋部骨折患者急性期，包括在恢复期再发骨折时，需进入三级医院进行相应治疗；二级医院：接受术后或保守治疗尚不能回归家庭，需在医生及康复治疗师指导下进行康复训练的患者；社区医院及家庭：经二级医院评估，并且病情平稳，无需过多临床治疗的患者可以转向社区及家庭。必要时可进行家庭环境改造，根据患者的功能情况，制定适当的自我居家康复方案。

**（四）心理护理**

老年是人生过程中一个特殊的阶段且具有独特的心理和生理特点。老年人在智力方面常表现为反应速度慢、健忘等；在情感方面表现为脆弱、不稳定，长期独居者常有严重的抑郁；人格方面表现比较顽固、守旧、猜疑心较强。老年人的心理反应一般有以下几种：①否认心理，有些老年人害怕别人说自己年老体病进而不愿到医院就医；②自尊心理，老年人一般自我中心意识较强，喜欢别人恭顺服从，不愿听从别人安排，尤其不重视医护人员的意见；③恐惧心理，当病情较重时，常意识到死亡的来临，出现怕死恐惧等情绪反应；④幼稚心理，有的老年人生病后表现天真，提出不现实的要求，容易哭泣，自控力极差；⑤自卑、抑郁心理，老年人由于长期孤独，社会角色转变、家庭地位下降等因素，常感到悲观自卑、无价值感。老年髋部骨折多数因意外事故导致，患者由于发病突然、强烈而产生不同程度的紧张痛苦、恐惧忧郁以及愤怒等情绪。护士应了解患者的精神状态，对患者的消极情绪予以疏导，尽可能地满足患者的合理要求，根据患者的心理特点做好心理护理[27]。

1. **手术的心理护理**　手术是治疗髋部骨折的有效手段之一。患者术前的心理反应主要为焦虑、恐惧和睡眠障碍。采用积极应对方式的患者术前心理反应为中等，而消极应对方式的患者术前心理反应可能过高或过低。术前患者焦虑更明显，术前焦虑程度适中的患者术后效果最好。一般情况下，患者术后仍存在严重的心身反应，如愤怒、自卑、焦虑、人际关系障碍、术后抑郁，甚至有自杀行为。为预防和减轻手术引起的心理压力，护士应与患者建立良好的护患关系；做好术前健康指导和术前准备工作；指导患者掌握一些简单的放松技巧，帮助患者采取正确的方法及时处理问题，确保手术顺利进行及患者恢复良好。对压力引起的焦虑、抑郁和恐惧进行心理护理，可使患者在受到压力源刺激时产生一系列的应激反应。

2. **焦虑的心理护理**　髋部骨折的老年患者往往会因为不了解自己的疾病而担心自己承受不了疾病带来的痛苦，害怕得不到满意的医疗和护理，害怕失去家人的照顾或厌倦恢复健康。同时，由于经济问题，他们可能会产生不同程度的不安和焦虑，表现为内心紧张、心烦意乱、睡眠不良、心悸、高血压等。上述心理状态不利于疾病的治疗。护理人员应掌握老年患者的心理特点，有计划地开展护理工作。患者入院后首先接触的是护士，护士必须主动热情地向患者打招呼，减轻患者的心理负担，给予患者心理安慰，使其积极配合治疗；要做好自我介绍、病室环境、主管医师和病友的介绍，使患者尽快适应环境，消除陌生感；协助患者到病床上，并帮助整理用具，使其尽快进入患者的角色；认真了解患者的合理要求与情绪变化，根据患者的经历、文化素质、生活习惯等，采取不同的交谈方式，与患者进行亲切的交谈。护患之间加强相互沟通可取得患者的信任，使其对自己的病情有所认识，并树立战胜疾病的信心，积极配合治疗。老年人反应迟钝、接受能力差，医护人员在进行治疗、检查、护理等过程中应耐心、细致，多做解释，操作时动作应轻柔，给患者一种安全感、亲切感，使之容易取得患者的配合[28]。

3. **抑郁的心理护理**　抑郁常表现为悲伤、孤独、失落感、厌世情绪，以及自责，甚至自杀的消极情绪状态，还可伴有失眠、食欲减退和体重减轻等生理变化。在抑郁的情绪状态影响下，患者往往存在无力、无助、听天由命和被动地支持丧失行为，有的还可能产生退化或依赖行为。此外，疼痛也易使髋部骨折的老年人产生抑郁。护士应及时发现患者的不良情绪变化，并及时给予咨询，例如，向患者解释各行各业的工作节奏都很快；耐心地向患者解释护理人员的工作职责和内容，以获得他们的信任与合作；按患者年龄、文化层次及职业特点，给予恰当的称呼；交谈时，耐心倾听患者的陈述，详细解答患者的问题，满足患者的合理要求；护理操作要熟练，专业知识要丰富，使患者有安全感、亲切感、信任感。

**（五）二便功能障碍的护理衔接**

若患者长期卧床，只能在床上进行大小便，护理人员应指导患者行三点支撑，抬臀后放入便盆，同时在腰部放一个软枕。为预防排便时弄脏床单，可在患者臀下铺一张护理垫，女性患者在排小便时可在会阴部叠放几张卫生纸以防小便弄湿床单。由于老年人怕麻烦不愿饮水，护理人员应注意督促、鼓励患者每日饮水 1500 ~ 2000 ml，每日尿量应保持在 1500 ml 左右以达到生理性冲洗，促进细菌的排出。当会阴部有大小便污染时应随时清洗，保持清洁。

1. 尿失禁的护理路径　针对患者的个体特性、生活习惯和自我护理能力，尿失禁的原因，膀胱、尿道障碍等情况进行综合评估，选择合适的方法。

（1）观察排尿情况，建立排尿日记，记录 3 ~ 7 天，了解尿失禁规律。

（2）制订饮水计划，规律饮水，每天饮水量为 1500 ~ 2000 ml，减少茶、咖啡等利尿饮料的摄入。

（3）心理干预，激发患者对康复的信心，尊重患者，注意保护其隐私，并做好家属的思想工作，取得家属的支持和帮助，以更好地协助老年患者积极应对尿失禁。通过改善排尿环境、保护隐私、加强生活护理等，解除患者的自卑心理，缓解其焦虑等不良情绪。

（4）行为干预，包括定时排尿、如厕提醒、减轻体重、避免便秘、适当运动等。

（5）间歇导尿，重新建立排尿规律。

（6）遵医嘱行盆底肌训练、物理治疗等，凯格尔运动具体训练方法为：指导老年人排空膀胱，取仰卧位、坐位或站立位；在放松腹部、臀部和大腿肌肉的情况下，持续收缩盆底肌肌肉 5 s 后慢慢放松（此为 1 次动作），5 ~ 10 s 后重复上述动作；训练几次后，逐渐延长收缩持续时间至 10 s；10 次动作为 1 组，每天重复训练几组，以不疲劳为宜；若老年人耐受力有所改善，可增加锻炼次数。

（7）保持会阴部皮肤清洁，及时更换尿湿的衣裤和被褥；用温水清洗、擦拭会阴部，防止失禁性皮炎的发生。

（8）外接尿，必要时留置导尿。

2. 尿潴留的护理路径

（1）病因治疗。

（2）制订饮水计划，记排尿日记，遵医嘱实施间歇导尿。

（3）行为训练：在规定的时间间隔内排尿，养成定时排尿的习惯。一般情况下，日间每 2 小时排尿 1 次，夜间每 4 小时排尿 1 次，每次尿量为 300 ~ 500 ml。

（4）辅助排尿：在导尿前进行排尿训练，如意念排尿、手法辅助、扳机点排尿等，促进自主排尿，持之以恒地坚持训练。

3. 便秘的护理路径

（1）评估

1）排便次数、排便习惯、排便困难的程度，以及粪便性状等；排便时是否伴有腹胀、腹痛、腹部不适，以及胸闷、胸痛、气急、头晕等症状。

2）可能引起便秘的既往史、用药史。

3）肛周皮肤情况。

4）腹部触诊有无粪块、肿块等。

5）肛门指检情况，有无粪便嵌塞、肛门狭窄、直肠脱垂、直肠肿块、括约肌紧张等病变。

6）饮水、饮食习惯。

7）自理能力、认知配合能力、活动情况等。

（2）根据评估结果给予适当的护理措施

1）改变饮食结构，增加进食量及纤维素、果蔬的摄入。

2）心功能允许的范围内保证饮水量，每日 1500 ~ 2000 ml。

3）增加活动量，促进肠蠕动。

4）心理调节，改善抑郁、焦虑状态。

5）养成良好的排便习惯，如早饭后如厕、坐位排便。

6）辨证腹部便秘情况，可行推拿、八髎穴刮痧等治疗方法。

7）肛门定时牵张刺激。

8）遵医嘱用药处理。

9）遵医嘱序贯清肠排便。

10）遵医嘱物理治疗，如生物反馈电刺激治疗。

4. 大便失禁的护理路径

（1）评估

1）排便次数、失禁的程度以及粪便性状等；排便时是否伴有腹胀、腹痛、腹部不适，以及胸闷、胸痛、气急、头晕等症状。

2）可能引起失禁的既往史、用药史、疾病状态。

3）肛周皮肤情况。

4）肛门指检情况，有无直肠脱垂、直肠肿块、括约肌松弛等病变。

5）饮水、饮食习惯。

6）自理能力、认知配合能力、活动情况等。

（2）根据评估结果给予适当的护理措施

1）改变饮食结构，与营养师沟通，指导患者食用蛋白、膳食纤维丰富的食物，刺激肠蠕动，促进排便，并形成排便规律，可增强患者抵抗力，减少感染风险。

2）补充失禁丢失的水分，视患者脱水情况补充，一般患者每日饮水量为 1500 ~ 2000 ml。

3）注意肠道菌群情况，必要时遵医嘱补充调节肠道菌群的益生菌。

4）心理调节，改善抑郁、自卑的状态。

5）及时清理粪便，并使用温水或清洗液对患者的皮肤进行清洁和擦干，保证皮肤的干燥和整洁；对肛门周围皮肤使用皮肤保护膜，有效地保护患者的皮肤，预防失禁性皮炎。

6）对患者使用一次性吸收型护理用品有助于预防粪便对皮肤的刺激，如粪便一次性的收集口袋，或者是冲洗装置、负压吸引装置等，可减少粪便对皮肤的刺激[29]。

7）遵医嘱用药处理。

8）遵医嘱灌肠，重建排便规律。

9）遵医嘱物理治疗，如生物反馈电刺激治疗。

### （六）并发症观察及护理

1. 并发症的观察

（1）出血：了解术中情况，尤其是出血量。术后 24 h 内患肢局部制动，以免加重出血，严密观察切口敷料有无渗血、渗液情况，引流管是否通畅固定。严密观察患者生命体征及尿量，警惕发生失血性休克。

（2）切口感染：多发生于术后 3 ~ 7 d，少数于术后数年发生深部感染。术区皮肤有炎症或破损时需治愈后方可行手术；遵医嘱正确使用抗生素；严格遵守无菌技术操作；术后保持引流管通畅，充分引流关节内残留的渗液、渗血，以免局部血液淤滞；保持伤口敷料清洁、干燥，有渗血、渗液时及时更换；术后严密监测体温；加强全身营养。

（3）下肢深静脉血栓（deep venous thrombosis，DVT）：如果不及早发现并干预，会出现严重不良后果，如肺栓塞（pulmonary embolism，PE）和血栓形成后综合征（post-thrombotic syndrome，PTS），这将会严重影响患者的生活质量，甚至导致死亡。因此，预防血栓对保障患者肢体功能及生命安全就显得极其重要。常规康复方法如下。

1）踝泵运动：可通过肌肉活动挤压血液回流，加速静脉血液的流动速度，促进血液循环，达到预防血栓的目的，是血栓预防中最简单易行、经济有效的方法。

动作要领：嘱患者坐在椅子上，背部伸直，双腿伸展，稍微分开，双脚平放。将脚趾指向下方，就好像踩汽车的油门踏板一样，并保持 10 s。勾脚尖，让脚趾指向自己鼻子的方向，并无限靠近，保持 10 s。建议每小时练习 5 min。

2）梯度压力弹力袜：弹力袜又称医用弹力袜，是基于人体解剖结构按照循序减压原理而设计的，脚踝处压力最高，沿腿部依次递减，通过自下而上压力梯度系统作用于下肢静脉，以达到减少静脉淤滞、防止凝血因子聚集，加快下肢血液回流的目的。不同的静脉康复时间不同，小腿肌肉静脉用 1 ~ 2 周；腘、股静脉血栓不超过 6 周；髂股静脉使用 3 ~ 6 个月。

3）足底静脉泵：其工作原理是基于 Gardner 理论，通过应用足底动静脉泵能够模拟人类行走、负重时的生理过程，辅助足底血液被排挤入下肢静脉，改善患者术后下肢血液循环，加快术后下肢静脉的血流速度，从而预防或减轻术后血液高凝状态，有效预防下肢 DVT。

4）间歇性气动加压装置：该装置通过对患者腿部进行充气和放气提供间歇性压缩，模拟骨骼肌波浪式泵血，从而促进下肢静脉血液回流，改善血液异常状态，促使下肢静脉血流加速，减少血液滞留，进而降低术后下肢深静脉血栓形成的发生率。

5）指导正确下肢抬高方式：①"斜坡位"：抬高床位，保证双下肢直腿抬高，躯干与下肢夹角为30°；②"三角形位"：膝下垫软枕，通过调整软枕高度，保持躯干与大腿夹角分别为30°；③"梯形位"：抬高床尾，使躯干与大腿夹角为30°，小腿与躯干平行。推荐"斜坡位""梯形位"，这两种下肢抬高方式能够显著降低老年髋部骨折患者术后发生静脉血栓的风险，而"三角形位"抬高方式对降低DVT的作用相对较小，临床上应尽量避免"三角形位"下肢抬高方式。

6）压疮：是由于局部组织长期受压，发生持续缺血、缺氧、营养不良而致组织溃烂坏死的现象。皮肤压疮在康复治疗、护理中是非常普遍的，每年约有6万人死于压疮并发症。因此，对于老年髋部骨折的患者，压疮的康复和护理刻不容缓。

a. 压疮的预防：关键在于加强管理，消除危险因素。由于髋骨骨折限制翻身，为此，康复护理人员和患者家属在日常照护中要做到"六勤"，即勤观察、勤翻身、勤按摩、勤擦洗、勤整理及勤更换。

b. 采取预防性皮肤护理措施：①摆放体位时避免红斑区域受压。②保持皮肤清洁干燥，避免局部不良刺激。③禁止按摩或用力擦洗压疮易患部位的皮肤，防止造成皮肤损伤。④为失禁患者制订并执行个体化失禁管理计划。⑤使用皮肤保护用品或采取隔离防护措施，预防皮肤浸渍；合理使用护具、衬垫，保持床单平整、干燥、无皱褶及残渣，避免暴力拖拉，室温控制在24℃左右。⑥营养：在病情允许情况下，给予压疮高危人群高热量、高蛋白及高维生素饮食，增强机体抵抗力和组织修复能力，促进创面愈合，必要时术前纠正低蛋白血症、营养不良等情况。维生素C和锌对伤口愈合具有重要作用，对于压疮高危人群可适当给予补充。⑦鼓励患者早期活动：早期活动可降低因长期卧床造成患者临床情况恶化的风险，活动频率和活动强度需根据患者耐受程度和发生压痛危险程度决定。在病情允许情况下，协助患者进行肢体功能练习，鼓励患者尽早离床活动，预防压疮发生。⑧理疗：包括光疗和超短波治疗。光疗：小剂量紫外线光疗可促进组织再生，改善局部血运，一般用于压疮早期或清洁新鲜的伤口；较大剂量紫外线可使溃疡面分泌物和坏死组织脱落，同时还有一定杀菌作用。激光也有促进皮肤组织再生的作用。另外，红外线也可改善受压组织的血液循环，但是对于感染性或渗出性伤口不宜使用红外线。超短波：超短波能刺激巨噬细胞释放生长因子和趋化因子，可促进损伤部位新生结缔组织的生长，促进慢性缺血肌肉内毛细血管的生成，加快局部循环恢复，促进创面修复。

2. 老年髋部骨折压疮的护理

（1）压疮的预防：其关键在于加强管理，消除危险因素。由于髋骨骨折限制翻身，也难以预防压疮的发生。为此，护士在工作中应做到"六勤"，即勤观察、勤翻身、勤按摩、勤擦洗、勤整理及勤更换。

（2）进行系统、全面的皮肤评估。

（3）采取预防性皮肤护理措施保护皮肤。预防皮肤损伤的措施包括：摆放体位时避免红斑区域受压；保持皮肤清洁干燥，避免局部不良刺激；禁止按摩或用力擦洗压疮易患部位的皮肤，防止造成皮肤损伤；为失禁患者制订个体化失禁管理计划，并确保计划执行；使用皮肤保护用品或采取隔离防护措施，预防皮肤浸渍。

（4）进行营养筛查与营养评估：在病情允许的情况下，给予压疮高危人群高热量、高蛋白及高维生素饮食，增强机体抵抗力和组织修复能力，促进创面愈合。维生素 C 和锌对伤口愈合具有重要作用，对于压疮高危人群可适当给予补充。

（5）进行体位变换：经常翻身是长期卧床患者最简单且有效地解除压力的方法。翻身频率需根据患者的组织耐受度、移动和活动能力、病情以及皮肤状况而定。一般每 2 小时翻身一次，必要时每 30 分钟翻身一次。变换体位时需掌握翻身技巧或借助辅助装置，避免拉、推等动作，避免皮肤受摩擦力和剪切力的作用。

（6）鼓励患者早期活动：早期活动可降低因长期卧床造成患者临床情况恶化的风险，活动频率和活动强度需根据患者耐受程度和发生压痛危险程度决定。在病情允许情况下，协助患者进行肢体功能练习，鼓励患者尽早离床活动，预防压疮发生。预防医疗器械相关压疮应合理选择和正确使用医疗器械。

（7）重点关注患者跌倒恐惧的内心体验，给予心理护理，促进老年患者术后康复和心理社会适应，降低跌倒和再骨折发生的风险。

**（七）社区康复及健康教育**

老年髋部骨折是临床常见的骨质疏松性骨折类型，随着年龄的增加，髋部骨折的发生率呈指数增长。研究统计 2013～2016 年在国家医院质量检测系统（hospital quality monitoring system，HQMS）中髋部骨折患者住院数量，预估 2050 年中国 65 岁以上髋部骨折的人数将达到 130 万。老年群体在髋部骨折后，往往会出现多种并发症，致残和死亡风险增高，导致老年人生活自理能力下降、生存质量下降和存活率降低。同时，髋部骨折的高发病率也导致综合医院的医疗负担加重，故社区及家庭层面的髋部骨折预防和髋部骨折后转衔具有重要意义。

1. 讲解疾病有关知识

（1）对外伤后诉髋部疼痛且活动受限的老年人，均应想到股骨颈骨折的可能性，并行 X 线检查证实。如当时未能显示骨折，而临床仍有怀疑者，应嘱患者卧床休息，2 周后再行 X 线检查，如确有骨折，此时由于骨折局部的吸收，骨折线清晰可见。

（2）由于髋关置换术后需防止脱位、感染、假体松动、下陷等并发症，为确保疗效，延长人工关节使用年限，应注意以下方面。

1）日常生活中保持患肢外展中立位。不盘腿，不跷二郎腿，不坐矮椅或矮沙发，坐椅子上时身体勿前倾，不要弯腰拾物，防止内收、内旋和外旋，以免脱位。洗澡用淋浴不用浴缸，如厕用坐式而不用蹲式。

2）饮食宜清淡易消化，多食含钙丰富的食物，防止骨质疏松。

3）预防关节感染，局部若出现红、肿、痛及不适，应及时复诊；在做其他手术前（包括牙科治疗）均应告诉医生曾接受了关节置换术，以便预防使用抗生素；积极治疗咽喉炎、扁桃体炎等；平时注意增强体质，预防感冒。

4）继续功能锻炼，增加肌力，同时避免增加关节负荷，如体重增加、长时间行走和跑步等。

5）基于人工关节经长时间磨损会松动，必须遵医嘱定期复诊，完全康复后，每年复诊一次。

2. 出院前准备　急性期临床治疗和专科康复治疗介入后，髋部骨折患者通常需要从综合或专科医院转介到社区中，对于拟出院的患者，多学科团队需要协助患者及家属做好出院前准备，具体内容包括如下。

（1）出院前健康教育：在回到社区之前，需要对患者及其家属再次进行骨折后禁忌事项、并发症的宣教，告知他们适当的康复训练强度和护理注意事项，教会患者及家属人体工效学的正确应用方法，让患者能够更好地在社区及家庭中生活。

（2）出院前患者训练：在患者出院前，除了常规的康复训练、辅具使用训练以外，还需要根据患者的目前日常生活活动方面的障碍进行相应的技巧训练，以及一些社区活动训练，如购物模拟训练等。

（3）出院前评估：在患者出院前要对其躯体功能、认知功能、心理状态和日常生活活动能力等进行再评估。除此之外，跌倒往往是很多老年髋部骨折患者在返回家庭、社区后最担心发生的事情，故除了从患者自身宣教、心理疏导等出发以外，还需要进行辅助器具、居家环境评估，尽量消除环境中的危险因素和障碍，让患者更好地回归家庭和社区。

1）辅助器具评估：辅助器具（如轮椅、拐杖等）是老年髋部骨折患者在早期必需的代步工具，每位患者脱离轮椅或脱拐的时间视情况而定，需要临床医师根据骨折愈合情况和患者功能恢复情况做出具体判断。因此，可能部分患者在回归社区和家庭时还有对辅助器具的使用需求，在患者出院前，就需要康复治疗师根据患者躯体功能并考虑患者实际生活需求，来评估现有辅助器具是否需要维护、是否还适配于患者、是否需要更换。

2）环境评估（environment evaluation）：是指对功能障碍者（含残疾人）活动和参与受限的环境进行评定。目的是在找出环境障碍后，通过增加人造环境的辅助器具来创建无障碍环境，以提高功能障碍患者的生活质量并发挥积极作用。环境评估是环境改造的第一步，环境评估可按实际需要以访谈、照片、问卷量表等方式进行，通过患者及其家属的回答来了解患者将要回归的居住环境，以及在其中从事各种日常生活的情况，掌握有哪些环境障碍会阻碍患者活动。环境评估在必要时可家访进行实地考察，家访时患者及家属应在现场，治疗师可以更直接地观察到患者在实际环境中进行各种活动的表现。评估内容需要根据老年髋部骨折患者的特征，结合每位患者不同的家庭角色和环境需求，展开针对性的分析与评定，找出对于患者来说可能构成安全隐患和影响独立生活的环境。

（4）辅助器具使用：在进行物理环境改造之前，应先考虑是否可以通过辅助器具解决老年髋部骨折患者面临的问题。

1）助行辅具：对于还不具备独立步行能力的老年患者，需要通过使用助行辅具来提高移动安全性，如轮椅、拐杖等。

2）助视辅具：部分老年人跌倒导致的髋部骨折可能与其视力减低或视力障碍相关，故需要根据需求配置适合的助视辅具，如眼镜、盲杖等。

（5）环境改造：若在环境评估后，患者及家属与多学科团队达成一致，认为有进行环境改造的必要，应由所有相关人员共同商讨环境改造的目标与具体方案。在这个过程中可以引导患者分析自身能力、找出环境障碍并主动思考解决方案，提高患者在以后生活中遇到困难时的解决能力。环境改造一般需要在患者返回居住地之前完成，治疗师可根据环境改造的具体内容在医院内提供相应技巧训练，最优化环境改造的效果。针对老年髋部骨折患者的居家环境改造可以从以下几个方面考虑：[仅提供改造思路，临床实践中应根据患者具体情况进行个性化调试，具体改造数据参照国家标准《无障碍设计规范》（GB 50763-2012）]。

1）排除环境的安全隐患：较多老年人群的髋部骨折是由跌倒引起的，对于老年髋部骨折患者来说，"害怕再次跌倒"往往会带给患者很大的心理负担，阻碍其回归家庭和进一步生活自理。因此，在居家环境中需要尽量消除会使患者跌倒的危险因素，如家用电器的线路摆放应尽量靠近墙边，浴室及其他地面容易湿滑的地方需做好防滑措施等。

2）标识系统：老年患者由于记忆力和空间能力有不同程度衰退，可以在居住区的一些重要活动区域设置明显清晰的标记。

根据患者实际功能障碍和日常生活困难进行针对性改造，在患者正式回家后，需要再次评定，确保患者可安全使用环境。后期由社区相关工作人员进行电话随访或家访，跟进使用情况。

3. 社区及家庭转介 对于老年髋部骨折患者来说，回到社区后，一部分患者会选择到社区康复中心进行日间康复，一部分患者可能会回到家中自行康复，无论是选择哪种社区回归，社区转介、社区康复训练的衔接以及社区的健康宣传都是回归社区中的重要部分。

（1）社区转介：在患者准备从综合医院或专科医院转介回社区时，医院及患者所在社区的相关服务人员应收集社区资源，向患者及家属提供有关转介服务的信息，帮助患者完成社区转介。

（2）康复训练：部分患者在接受了综合医院或康复专科医院的治疗后，有回到社区继续进行康复训练的意愿。因此，在患者及家属有需求的情况下，治疗师与医师需要配合患者提供社区康复训练建议，为后续进行的社区康复或是居家康复做好衔接（图5-2-3）。

1）社区康复训练以安全为首位，训练强度根据患者情况进行调整，必要时家属需要在患者活动过程中进行监护或辅助。

2）社区康复训练以患者为中心，训练内容依据患者现有功能提供建议。

3）确保康复训练建议的内容参考了患者及家属意愿，并在社区或家庭内是切实可行的。

4）随着髋部骨折病情的变化，患者身体功能和康复的需求也会随之改变，在情况发生改变时，建议患者及时到综合医院或专科医院就诊。

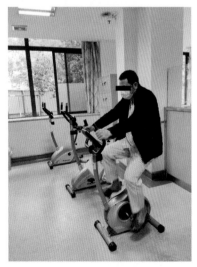

图 5-2-3 术后康复训练

（3）社区健康宣传：跌倒不仅会导致老年患者髋部骨折，还可能造成其他后果。社区相关组织可以收集和整理与社区内跌倒预防等相关的资料，以宣传海报或宣传册的形式进行印发，也可以开展主题健康活动，让社区老年人参与其中，通过这些手段积极预防社区内老年人跌倒或再跌倒的发生。另外，很多老年患者在经历髋部骨折后，往往会过度担心跌倒，产生心理负担，社区相关组织可以在健康宣传和活动的同时对老年患者的心理困扰进行疏导。

4. 社区随访　在有条件的情况下，社区相关组织提供上门随访，了解患者生活中是否出现新困难，患者的身体情况是否出现变化，应及时提供帮助和建议，确保患者健康、安全地生活在家庭及社区中。

# 第三节　老年髋部骨折的全周期临床检查与治疗

## 一、老年髋部骨折的诊断

### （一）临床表现

患者多数会在外伤后主诉髋关节疼痛，部分患者会主诉膝关节疼痛。不完全骨折或嵌插骨折可能只有轻微疼痛，能够负重，要注意避免漏诊。移位骨折会出现重度疼痛，不能负重和活动，并伴有下肢内收、外旋、短缩畸形，伴有腹股沟中点处压痛，下肢纵向叩击痛[30]。

1. 有移位的骨折　其表现为髋部疼痛，不能站立行走，患肢功能活动受限，动则疼痛，脚尖往往向外倒，即患肢外旋、患侧肢体短缩，髋前方有按压痛，叩击髋部及足跟时均可有疼痛加重感[31]。

2. 无错位的嵌插骨折或无移位骨折　其往往症状轻微，患肢无畸形，只是在腹股沟即大腿根部或膝部有些疼痛，一般还可行走，仔细检查可发现髋关节活动范围减小，被动活动时出现防御性肌肉痉挛。

3. 具体临床特点

（1）关节疼痛：疼痛是感觉信号同时也是调节信号。因为髋部骨折能够对患者的免疫反应、凝血功能造成一系列影响，因而能够引起患者发生炎症反应，导致周围性神经系统痛觉感知过敏，伤害性刺激还可导致中枢性痛觉感知过敏。而创伤及疼痛刺激对于高龄且多合并症的老年骨折患者而言，其影响会更加剧烈，临床上常见的如心血管疾病、脑卒中、睡眠障碍、卧床时间长、恶心呕吐和晕眩、便秘等伴随症状皆与疼痛有正相关联系。较多研究证明疼痛和认知功能障碍有关，以中重度疼痛为主诉的老年髋部骨折手术患者中，大于70%的患者存在术后认知功能障碍，而这种甚至可能会持续至出院后，对个人和社会具有极大的危害性[32-33]。

1）术前疼痛：多数患者在外伤后出现髋部骨折疼痛，少数患者主诉膝关节疼痛。疼痛的程度跟骨折分型有关，如不完全骨折或嵌插骨折的疼痛程度较为轻微，且能够负重或者行走；而移位骨折则会出现重度疼痛，且无法移动。

2）术后疼痛：术后疼痛在骨科围手术期具有重要影响，是临床上亟需解决的难题。

其机制是人体遭受髋部骨折手术与创伤刺激后产生的一系列生理、心理和社会反应。根据疼痛的性质可将其分为伤害感受性、炎症性、神经性和功能性的疼痛，按照部位可分为神经末梢疼痛和中枢性疼痛。术后疼痛发生的原因包括手术操作过程的切割、牵拉等造成的伤害性刺激，以及炎症反应时损伤细胞和炎性细胞释放细胞炎症介质，如缓激肽、组织胺、钾离子、白三烯、前列腺素等，这些炎症介质刺激外周伤害性感受器而使其发生敏感化作用，同时又可造成中枢敏化，使机体对疼痛刺激的反应性增强。

术后疼痛是一种急性伤害性疼痛，会影响人体各个系统和脏器的生理功能，引发一系列临床症状，并同时影响患者的情绪。术后若无有效控制则会转为慢性疼痛。急性疼痛可导致患者精神焦虑、烦躁、无助等，而长期慢性疼痛可造成患者精神抑郁。术后疼痛会引起内分泌系统应激，使体内多种激素水平发生改变，使得血糖紊乱、负氮平衡、电解质紊乱等。疼痛还会引起交感神经兴奋，引起血压升高、心率增快或心律失常等，同时引起耗氧量的增加，严重不利于伴有高血压、冠心病的患者。疼痛导致患者呼吸运动功能受限并惧怕咳嗽，导致积聚于肺泡和支气管内的分泌物不易排出，从而诱发肺不张及肺部感染等。针对消化系统，疼痛导致患者胃肠道蠕动减慢，延缓胃肠道功能恢复，腹胀、恶心、呕吐、麻痹性肠梗阻的发生率增加。疼痛会激发凝血机制，使机体处于一种高凝状态，从而引发深静脉血栓，并使患者免疫功能下降，增加感染等并发症发生的概率，还会造成尿道及膀胱肌功能障碍，引起尿潴留，严重者可发生尿路感染。其他疼痛亦可引起患者睡眠障碍，不利于患者早期下床活动，延长住院时间，增加住院费用等。

（2）下肢畸形：移位骨折患者可出现下肢内收、外旋、短缩畸形，不能负重和活动，下肢肢体短缩畸形是最常见的畸形。这些下肢畸形常同时存在内外翻、内旋、屈曲或过伸等畸形，不仅影响患者肢体外观和步态，也常因下肢负重关节软骨的加速退变而诱发下肢早发性骨关节病及继发性脊柱侧弯。

（3）肌力减退：老年患者常多病共存，可于损伤前就存在肌力减弱，由于老年患者听力、视力、平衡能力减退较易发生骨折，而骨折后患者长期卧床会继发肌肉萎缩等。老年患者存在骨质疏松，骨折部位骨的质量降低，骨痂愈合的质量相对较差，内固定时间延长，进一步延长了患者卧床时间，而患者长期不活动还会导致关节僵硬。

4. 体征

（1）畸形：患肢多有轻度屈髋屈膝、外旋及短缩畸形。

（2）疼痛：患者髋部常有自发疼痛，移动患肢时疼痛更为明显。在患肢足跟部或大粗隆部叩打时，髋部也有疼痛感，在腹股沟韧带中点下方常有压痛。

（3）肿胀：股骨颈骨折多是囊内骨折，骨折后出血不多，又有关节外丰厚肌群的包围，因此外观上局部不易看到肿胀。

（4）功能障碍：移位骨折患者在伤后就不能坐起或站立，骨折远端受肌群牵引而向上移位，因而患肢变短。但也有一些无移位的线状骨折或嵌插骨折的病例，往往症状甚轻微，患肢也无畸形，只是在腹股沟或膝部有些疼痛，在伤后仍能走路或骑自行车，易被认为是软组织损伤而漏诊。对这些患者要特别注意，不要因遗漏诊断使无移位的稳定骨折变成移位的不稳定骨折。

### （二）影像学检查

首选检查是正侧位 X 线片。确诊髋部骨折的患者应做 CT 扫描检查来全面了解骨折的形态。对于怀疑髋部骨折但 X 线片为阴性的患者，有证据支持将 MRI 作为进一步检查的首选，有条件的话还可以选择核素扫描或追踪复查 X 线片，对此类患者不推荐 CT 检查作为首选的诊断手段（图 5-3-1、图 5-3-2、图 5-3-3）。

若早期 X 线片未显示骨折，而临床症状明显时，可让患者休息 2 ~ 3 周后再做 X 线检查，或早期行 CT 检查以除外隐匿性骨折。患侧大粗隆升高可表现在：①大粗隆在髂 - 坐骨结节联线 nelaton 线之上；②大粗隆与髂前上棘间的水平距离缩短，短于健侧，最后确诊需要髋正侧位 X 线检查，尤其对线状骨折或嵌

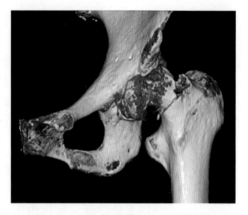

图 5-3-1　股骨颈骨折 CT 三维成像

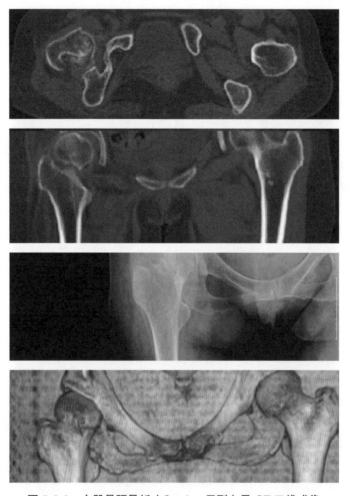

图 5-3-2　右股骨颈骨折（Garden Ⅲ型）及 CT 三维成像

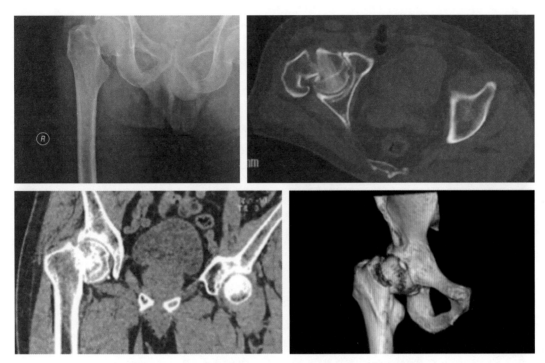

图 5-3-3 右股骨颈骨折（Garden Ⅳ型）及 CT 三维成像

插骨折更为重要。X 线检查对于骨折的分类和治疗的参考不可缺少。骨质疏松性股骨颈骨折患者的 X 线片可见到不同程度的骨质疏松表现，如骨密度降低、骨皮质变薄、骨松质内骨小梁稀少等。值得注意的是，有些无移位的骨折在伤后立即拍摄的 X 线片上可能看不见骨折线，等 2～3 周后才清楚地显示出来。因此，凡在临床上怀疑股骨颈骨折的患者，虽 X 线片上暂时未见骨折线，仍应按嵌插骨折处理，3 周后再拍片复查。MRI 影像可见图 5-3-4。

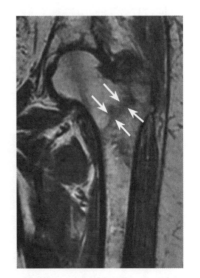

图 5-3-4 髋部骨折的 MRI 影像

## 二、老年髋部骨折的治疗

### （一）治疗原则

对于老年髋部骨折，手术或非手术治疗都存在相应的风险和并发症，引起患者生存率降低、活动和自理能力下降。非手术治疗除了存在骨折畸形不愈合的风险，还可能会导致卧床相关并发症。因此，手术治疗对于大多数老年髋部骨折是首选。

### （二）手术时机

越来越多的证据支持老年髋部骨折手术应尽早进行，尤其是患者入院 48 小时内手术治疗，可在一定程度上减轻疼痛、降低并发症的发生率、缩短住院时间，而延迟手术会增加患者的死亡率[34-35]。因此只要患者的身体状况许可就尽快手术，这些患者可能会由于尽早手术得到最大的获益[36]。有研究显示[37]，组建老年髋部骨折治疗相关科室的多科学组协作治疗，有助于提高患者的治疗效果和效率。

**（三）手术方案**

1. 股骨转子部骨折　复位固定是治疗的首选。关节置换的适应证非常有限，包括肿瘤导致的病理性骨折、严重骨质疏松、伤前已存在严重髋关节骨关节炎、内固定失败后的挽救措施。常用的内固定物为动力髋螺钉和髓内钉。对于稳定型股骨转子间骨折，选择动力髋螺钉或髓内钉均可；对于不稳定型股骨转子间骨折，有证据[38, 39]支持优先选择髓内钉；对于反转子间骨折或股骨转子下骨折，首选髓内钉固定[40]。股骨转子部骨折的稳定固定是允许患者术后早期康复和负重的前提，而骨折优良复位是达到稳定固定的前提。当闭合复位不能达到满意复位时，需要进行经皮撬拨复位或有限切开复位。

2. 股骨颈骨折

（1）无移位或外展嵌插的稳定型股骨颈骨折，首选内固定治疗[41]。内固定术的创伤和风险小，可以早期活动，骨折愈合率高，发生移位、骨折不愈合和股骨头坏死的概率低。通常为了维持骨折的稳定位置，采用空心螺钉固定。

（2）移位的不稳定型股骨颈骨折，首选关节置换术[42-44]。全髋关节置换术较半髋关节置换术有更好的远期效果[45]，在进行选择时要考虑患者的年龄、伤前活动能力、伤前是否存在髋关节疼痛、髋臼软骨退变程度、精神和认知状态等。全髋关节置换术的脱位发生率高于半髋关节置换术。在选择股骨侧假体时，需要考虑患者的骨质情况，有大量证据[46, 47]支持优先选择骨水泥型假体。在进行半髋关节置换术时，单动股骨头和双动股骨头结果类似[48]。手术路径以后方入路和外侧入路最为常见，其中后方入路脱位率较高[49-52]（图 5-3-5，图 5-3-6）。

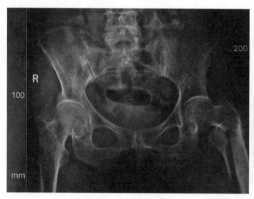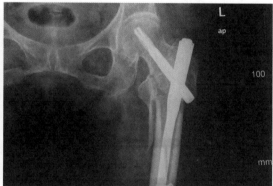

图 5-3-5　股骨粗隆间骨折及其术后 X 线检查

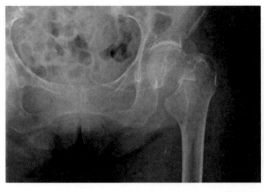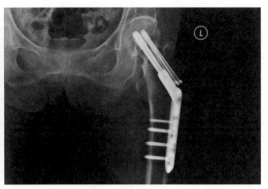

图 5-3-6　股骨颈骨折及其术后 X 线检查

# 第四节　老年髋部骨折功能障碍的全周期康复评估与治疗

## 一、老年髋部骨折功能障碍的特点

老年髋部骨折可以导致不同类型的功能障碍，主要包括疼痛、运动功能障碍、认知功能障碍、肺功能障碍、心功能障碍、精神心理障碍、感觉功能障碍、二便功能障碍，具体特点见表 5-4-1。

### （一）疼痛

成人髋部骨折占全身骨折的 7.01%，65 岁以上的老年人中，髋部骨折占全身骨折的 23.79%，患者多数会在外伤后主诉髋关节疼痛，部分患者会主诉膝关节疼痛。不完全骨折或嵌插骨折可能疼痛较为轻微且可以负重，医生要仔细询问患者避免漏诊。而移位骨折会出现重度疼痛，不能负重和活动，并伴有肢体畸形[53]。由于患者在手术治疗后多有中、重度疼痛，若在早期阶段不能有效控制，持续的疼痛刺激使中枢神经系统重塑，约 10% ~ 50% 的患者可发展为慢性疼痛。疼痛与身体活动能力降低、平衡障碍有关，是造成老年人活动受限和残疾的主要原因。此外，疼痛还使患者患有谵妄、抑郁和睡眠障碍的风险增加。髋部骨折后持续疼痛的发生机制可能包括患肢限制负重和失用。此外，过度使用非骨折的腿可能会引起另一侧的疼痛。

### （二）运动功能障碍

老年（≥ 65 岁）髋部骨折主要包括股骨颈骨折、股骨转子间骨折和股骨转子下骨折，其发生的原因主要有骨质疏松、骨量减少和摔倒等。老年骨质疏松性髋部骨折指的是骨质疏松的老年人，由于各种原因导致的髋部骨折，其发生后将造成一定的运动功能障碍。运动功能障碍的特点可体现为：①术前下肢出现短缩外旋畸形，并不能负重；②术后肌力减退，整体步行能力下降，平衡能力下降，跌倒风险增高；③活动水平和能力降低；④日常生活活动能力下降，不能回归原来正常的生活环境，需要更高的看护级别[52-57]。

**（三）精神心理障碍**

老年人髋部骨折后功能下降，患者害怕跌倒、情绪低落、缺乏自我效能感，相关社会心理问题使患者疼痛的严重程度及对助行器的依赖增加，影响康复方案的实施及更广泛的社会交往，导致患者产生孤立感，严重影响患者的生活质量[58]。在住院的髋部骨折患者中，10%～61%的人会发生谵妄，严重的谵妄可发展为认知障碍或痴呆。

**（四）感觉功能障碍**

随着年龄的增长，老年患者的视听觉、平衡觉及协调能力等下降，增加了患者跌倒的风险。髋部骨折患者因术后制动，长时间不运动，也会引起肢体感觉减退。

**（五）认知功能障碍**

Koch 等研究发现，骨科患者关节置换术后，住院期间认知功能障碍的发病率为75%，3个月的发病率为45%。其发病机制尚不明确，主流观点认为是老年患者脑退行性改变及在原有系统性疾病的基础上，由于外伤引起的应激反应、感染、疼痛刺激、手术及麻醉等多因素导致的中枢神经系统改变，从而引发的脑神经系统功能紊乱。其表现为患者记忆力、注意力、抽象思维及定向能力的改变，并伴有活动能力减退，常持续数周及数月。

**（六）肺功能障碍**

老年髋骨骨折后，由于长期卧床等原因可导致深呼吸和咳嗽无力，以及呼吸肌薄弱等，最终导致肺通气的下降和呼吸道分泌异常，使得肺炎和肺不张等肺部并发症发生率显著提高。有文献指出，老年髋骨骨折术后深静脉血栓的发生率超过40%，下肢深静脉血栓是肺栓塞的重要危险因素。有研究发现老年髋部骨折患者术后1年的病死率为28%，其中84%死于肺部并发症。

**（七）心功能障碍**

老年人髋部骨折术后，由于长期卧床等原因导致的心血管系统并发症的发生率较高，仅次于呼吸系统并发症，住院期间发生率可达4.1%～14.1%，包括心肌梗死、心功能不全及心律失常等。

**（八）二便功能障碍**

研究指出，髋部骨折患者术前尿潴留发生率高达82%，术后尿潴留发生率高达56%。尿潴留发生的原因可能与手术创伤、疼痛、术后被动体位、精神状态、早期拔除导尿管、术前痴呆和（或）谵妄等因素有关。60岁以上老年患者术后尿潴留发生率明显增高，而且与年龄增长有正相关表现。骨折后患者可出现便秘，这由活动量减少、阿片类镇痛药的使用以及心理因素等综合原因导致。我国的一项大样本量调查研究表明，骨质疏松性骨折后便秘的发生率可达25.6%。

**（九）其他功能障碍**

其他功能障碍有言语功能障碍和吞咽功能障碍，通过检索八大数据库，现未发现与该疾病相关的指南、专家共识、Meta分析、RCT研究、临床研究、病案报道等。考虑老年髋部骨折与言语功能障碍、吞咽功能障碍无直接关系。但老年人常存在多病共存情况，故不能排除老年髋部骨折患者存在其他合并症，间接导致言语和（或）吞咽功能障碍，本章在这里不进行描述，请查阅相关文献。

《国际功能、残疾和健康分类》（ICF）是世界卫生组织（world health organization，WHO）于 2001 年 5 月在第 54 届世界卫生大会颁布的，其总目标是要提供一种统一和标准化的通用语言和框架来描述健康状况和与健康有关的状况，以促进全世界不同学科和领域的医务人员、科研工作者之间的相互交流，其运行模式可见图 5-4-1。

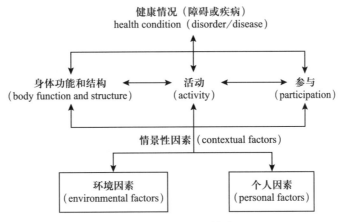

图 5-4-1　ICF 运行模式

表 5-4-1　老年髋部骨折的功能障碍特点

| 功能障碍 | ICF 编号 | 特点 |
|---|---|---|
| 疼痛 | B280 | 不完全骨折或嵌插骨折可能只有轻微的疼痛<br>移位骨折会出现重度疼痛<br>手术治疗后多为中重度疼痛，且持续时间较长 |
| 运动功能障碍 | B455<br>B710<br>B730<br>D415<br>D455 | 术前下肢出现短缩外旋畸形，且不能负重<br>术后肌力减退，整体步行能力下降，平衡能力下降，跌倒风险增高<br>活动水平和能力降低<br>日常生活活动能力下降，不能回归原来正常的生活环境，需要更高的看护级别 |
| 二便功能障碍 | B525<br>B620 | 手术创伤、疼痛、术后被动体位、精神状态、早期拔除导尿管、术前痴呆和（或）谵妄可引起尿潴留<br>活动量减少、阿片类镇痛药的使用以及心理因素等原因可引起骨折后便秘 |
| 感觉功能障碍 | B260<br>B265<br>B270 | 视听觉、平衡觉及协调能力等下降<br>髋部骨折术后制动，长时间不运动，也会引起肢体感觉减退 |
| 认知功能障碍 | B140<br>B144<br>B160<br>B164 | 老年患者脑退行性改变及在原有系统性疾病的基础上，由于外伤导致的中枢神经系统改变 |

| 功能障碍 | ICF 编号 | 特点 |
|---|---|---|
| 肺功能障碍 | B450<br>B460 | 髋骨骨折后长期卧床导致深呼吸和咳嗽无力，以及呼吸肌的薄弱等，导致肺炎和肺不张等肺部并发症发生 |
| 心功能障碍 | B410<br>B415 | 髋部骨折术后，老年人由于长期卧床等原因导致的心血管系统并发症的发生率较高 |
| 精神心理障碍 | B134<br>B152<br>D240 | 老年人髋部骨折后功能下降，患者害怕跌倒、情绪低落、缺乏自我效能感，相关社会心理问题使患者疼痛的严重程度及对助行器的依赖增加 |

## 二、老年髋部骨折功能障碍评估和治疗

### （一）老年髋部骨折运动功能障碍评估

老年患者髋部骨折后导致肢体畸形、肌力减退、步行能力下降、平衡能力下降、日常生活能力下降等，严重影响患者的生活质量。运动功能障碍是老年髋部骨折的主要表现，参照髋部骨折的指南，几乎所有的髋膝骨关节炎患者都会伴有运动功能障碍。

1. 关节活动度评估　关节活动度的评估是一项基础的临床检查项目，在物理治疗中有着广泛的应用。针对髋部骨折的老年患者，在适当时期可进行相应的关节活动度评估，以衡量其活动度范围，有利于评估患者的运动功能基础以及制订康复运行计划。

2. 髋关节功能评分（Harris 评分）　Harris 评分是国际上普遍认可和接受的髋关节功能测评工具，能全面反映髋关节疼痛的程度、屈伸与内外旋功能、畸形、步态及行走功能。Harris 评分：总得分为 0 ~ 100 分，优为 ≥ 90 分，良为 80 ~ 89 分，一般为 70 ~ 79 分，差为 < 70 分。

3. 肌力评估　下肢的肌力评估可判断患者术后的肌肉情况，也是后续康复过程中衡量进步的指标之一。而握力可作为肌肉力量的标志，并与降低跌倒的发生率显著相关，是运动能力良好的评定标志，具体分级如下。

0 级肌力：给患者一个语言命令，患者活动瘫痪的一侧肢体看不到任何肌肉收缩。

1 级肌力：如果命令患者后，只能看到有肌肉收缩，但并没有引起关节活动。

2 级肌力：如果命令患者后，可看到患者肌肉收缩，并伴有关节活动，但只能平移运动，无法抵抗重心引力。

3 级肌力：患者肌力有一定好转，能够抵抗重心对肢体的引力，能够抬起肢体。

4 级肌力：患者可以抵抗重心引力抬起肢体，以及抵抗一定程度的外力，但不能抵抗过大的外力。

5 级肌力：和医生正常较劲时力量较大，则为 5 级肌力，也属于正常肌力。

4. 跌倒风险评估　所有患者都应该被问及他们是否（在过去一年里）跌倒了，报告跌倒的患者应该被询问跌倒的频率和情况。患者应该被询问他们是否在行走或平衡方面有困难。出现单次跌倒时应评估步态和平衡。通过评估跌倒风险，制订防范计划，以防止跌倒再次导致骨折。ADL 评估是对骨关节炎患者日常生活活动能力的整体评估，以评判疾病

对其运动功能及整体活动能力的影响。日常生活活动能力下降是老年髋部骨折患者在运动功能障碍方面较为突出的特点，应进行全面系统的评估。常用的评分量表包括如下。

（1）Morse 跌倒风险评估量表（Morse fall scale，MFS）：MFS 包括对近 3 个月有无跌倒史、超过一个医学诊断、接受药物治疗、使用助行器具、步态和认知状态 6 个条目的评分。量表总分为 125 分，得分越高表明受试老年人发生跌倒的风险越高。跌倒风险评定标准：< 25 分为低度风险，25 ~ 45 分为中度风险，> 45 分为高度风险。评估过程简单，完成该量表约耗时 2 ~ 3 分钟，临床应用广泛。

（2）老年人跌倒风险评估工具（fall risk assessment tool，FRA）：FRA 包括对运动、跌倒史、精神不稳定状态、自控能力、感觉障碍、睡眠状况、用药史和相关病史 8 个方面共计 35 个条目的评估，每个条目得分为 0 ~ 3 分，总分 53 分。分数越高，表示跌倒的风险越大。结果评定标准：1 ~ 2 分为低危，3 ~ 9 分为中危，10 分及以上为高危。完成该量表约耗时 10 ~ 15 分钟。

（3）ADL 评估：评定量表包括 Barthel 指数、功能独立性评定量表（functional independence measure，FIM）等。通过对骨关节炎患者日常生活活动能力的整体评估，评判疾病对其运动功能及整体活动能力的影响。日常生活活动能力下降是老年髋部骨折患者在运动功能障碍方面较为突出的特点，应进行全面系统的评估。Barthel 指数（Barthel index，BI）由美国 Mahoney 和 Barthel 于 1965 年设计并应用于临床。Barthel 指数评定简单、可信度高，是目前临床应用最广、研究最多的一种 ADL 的评定方法。它不仅可以用来评定治疗前后的功能状况，而且可以预测治疗效果、住院时间及预后。改良 Barthel 指数评定量表（MBI）详见表 5-4-2。

表 5-4-2　改良 Barthel 指数评定量表

| ADL 项目 | 完全依赖 1 级 | 最大帮助 2 级 | 中等帮助 3 级 | 最小帮助 4 级 | 完全独立 5 级 |
|---|---|---|---|---|---|
| 修饰 | 0 | 1 | 3 | 4 | 5 |
| 洗澡 | 0 | 1 | 3 | 4 | 5 |
| 进食 | 0 | 2 | 5 | 8 | 10 |
| 如厕 | 0 | 2 | 5 | 8 | 10 |
| 穿衣 | 0 | 2 | 5 | 8 | 10 |
| 大便控制 | 0 | 2 | 5 | 8 | 10 |
| 小便控制 | 0 | 2 | 5 | 8 | 10 |
| 上下楼梯 | 0 | 2 | 5 | 8 | 10 |
| 床椅转移 | 0 | 3 | 8 | 12 | 15 |
| 平地行走 | 0 | 3 | 8 | 12 | 15 |
| 坐轮椅 * | 0 | 1 | 3 | 4 | 5 |

注：* 表示仅在不能行走时才评定此项。

评定结果：正常为 100 分；≥ 60 分，生活基本自理；41 ~ 59 分，中度功能障碍，生活需要帮助；21 ~ 40 分，重度功能障碍，生活依赖明显；≤ 20 分，生活完全依赖。

**（二）老年髋部骨折运动功能治疗**

1. 预防　NICE 指南推荐预防老年人髋部骨折的方法主要包括预防跌倒及骨质疏松两个方面[53-54]。同时，髋部骨折患者具有再次骨折的高风险，防止患者跌倒是减少患者再次骨折风险的重要措施[55]。

2. 康复治疗

（1）术前功能锻炼

1）指导患者术后采用平卧或半卧侧位的正确体位，保持患肢 30°～ 40°的外展及患侧髋关节弯曲应保持在 45°之内，同时要避免患者患侧髋关节发生内收及内旋，以防发生术后假体脱位[56]。

2）老年患者由于术前关节疼痛不能负重行走，在术前即存在肌力减弱。并且由于术后需长时间的卧床，这样易导致患者发生肌萎缩、压疮、尿潴留等并发症。因此，术前应指导患者进行正确有效的肌肉功能锻炼，例如髋关节外展、内收、屈曲及内收肌群的等长收缩锻炼，健侧肢体支撑的抬臀防止压疮功能锻炼，以及防止尿潴留的床上排便训练等。

（2）术后功能锻炼：功能锻炼必须遵循个体化、渐进性、全面性三大原则。对患者及家属解释功能锻炼的重要性，消除患者顾虑，使其能够克服自身惰性和惧怕疼痛的心理，主动进行锻炼，从而减轻患肢疼痛及肿胀，避免关节粘连及肌肉萎缩的发生[57]。

NICE 指南中强调多学科合作协同康复以帮助患者进行恢复，并建议患者术后第二天即可进行创伤功能锻炼，预防关节僵硬等。2017 年"老年髋部骨折诊疗专家共识"指出：术后 24 小时内患者可在康复医生指导下开始进行活动和康复锻炼。术后功能锻炼是治疗中的重要组成部分。

（3）关节活动度训练：关节活动度是指被动活动度，即在身体完全放松状态下，某一关节可被移动的最大范围。关节活动度训练是指利用各种方法来维持和恢复因组织粘连或肌肉痉挛等多种因素所导致的关节功能障碍的运动治疗技术，包括手法技术、利用设备的机械技术、利用患者自身体重进行运动的训练等。而受试者自己主动活动某关节可达到的最大范围为主动活动度。关节活动度训练主要用于改善和维持关节的活动范围，帮助患者完成功能性活动。适应于任何原因所致的关节、肌肉、肌腱、韧带、关节囊挛缩、粘连，以及关节活动受限等情况，也可作为运动训练开始前热身准备的活动内容。根据是否借助外力分为主动、主动助力，以及被动运动；根据是否使用器械分为徒手运动和器械运动。

1）主动运动：该训练有利于提高患者的自主性。可以温和地进行牵拉以松解粘连组织，牵拉挛缩不严重的组织，有助于保持和增加关节的活动范围。最常用的方法是各种徒手动作，主动进行四肢伸展练习。一般首先对患者关节活动受限程度进行评估，从而设计具有针对性的练习动作，其优点是适应性强，不受场地限制（图 5-4-2）。

2）被动运动：根据力量来源分为两种，一种是由经过专业的康复治疗人员帮助完成被动运动，如关节可动范围内的运动和关节松动技术；另一种是借助外力和器械由患者自己完成被动运动练习、关节牵引、持续性被动活动等（图 5-4-3）。

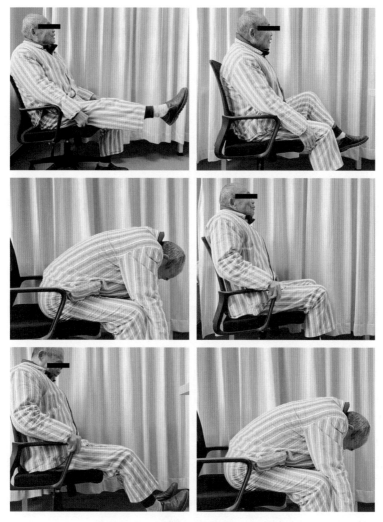

图 5-4-2　髋部骨折术后主动运动训练

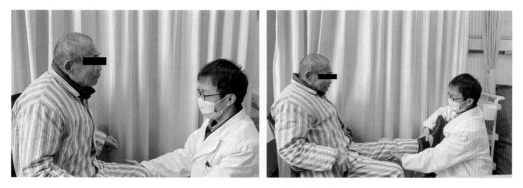

图 5-4-3　术后被动训练

a. 关节可动范围运动：治疗师协助完成关节各个方向的活动，保证维持关节现有的活动范围，预防关节挛缩。

b. 关节松动术：是指治疗师用手法使组成关节的骨端能在关节囊和韧带等软组织的弹性范围内发生移动的操作技术，属于被动运动范畴。

c. 持续被动关节活动练习（continuous passive movement，CPM）：是使用持续被动关节活动训练器被动活动患者四肢各关节的一种练习方法，目前临床普遍应用。持续被动关节活动练习的特点是通过缓慢、持续长时间、小范围、反复的运动来防止关节周围软组织的粘连和挛缩；通过关节面相对运动和关节腔内的加压与减压交替变化，维持关节软骨的营养供应；增加关节韧带修复能力；抑制疼痛。它可根据患者情况先设定患侧关节活动范围、运动速度、使用时间等参数，使关节的活动限定在无痛范围内进行。其适用于各种骨折术后、关节炎症、关节挛缩松解术后、关节组织韧带术后患者，尤其是术后早期可立即应用。训练每日 1 次，持续使用 10 ~ 14 天。

d. 关节活动度训练注意事项：根据患者的具体情况选择合适的训练方法，选择舒适且放松的体位，必要时除去衣物。操作应缓慢，力度应适中，控制好节奏。应在无痛范围内进行训练。肢体关节活动度训练尤其要注意稳定关节近端，然后再做动作。需要训练多个关节的活动度时，可依照从远端向近端的顺序进行，每个关节活动 5 ~ 10 次。

（4）肌力训练：是增强肌力的主要方法，包括助力训练、主动训练、抗阻训练以及其他方式的训练，如悬吊训练等。老年髋部骨折后肌力减退，多产生失用性肌萎缩，应进行适当的肌力训练。患者早期卧床阶段即可开展适当的上肢肌力训练，以提升其整体的运动能力。当不伴有周围神经损伤或特别严重的肌肉损伤时，骨折伤区的肌力常在 3 级以上，可在无痛运动范围内做等长练习、等张练习或等速练习，并按渐进抗阻练习原则进行。等张、等速练习的运动幅度应随关节活动度的恢复而加大。训练的同时也要注意老年人的平衡能力和协调能力，应加强这方面的训练以降低再次摔跌的可能性。由于内固定手术的广泛开展，骨折康复治疗分期的时间尺度已经与传统的观念有了实质性的区别，主要体现在能否进行早期的功能训练（图 5-4-4）。

1）增强屈髋肌群肌力：①肌力 1 ~ 3 级训练方法：患者健侧卧位，患侧伸髋，屈膝

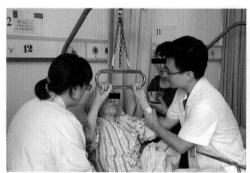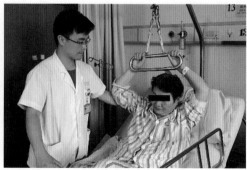

**图 5-4-4　术后抗阻训练**

90°，治疗师一手托住其足踝部，另一手托住膝关节，嘱患者努力做全范围屈髋。肌力1级时，治疗师助力屈曲髋关节；肌力2～3级时，治疗师只帮助托起下肢，不予助力。②肌力4～5级训练方法：患者侧卧位，下肢屈髋90°，膝关节自然屈曲，治疗师一手托住其足跟及踝关节，另一手放在大腿远端，向足的方向施加阻力。也可以在坐位下进行，治疗师一手放在其髂前上棘处固定骨盆，另一手放在股骨远端并向下施加阻力。

2）增强髋后伸肌群肌力：①肌力1～3级训练方法：患者健侧卧位，患侧屈髋、屈膝90°，治疗师一手托住其足踝，另一手托住膝关节，嘱患者努力做全范围伸髋。肌力1级时，治疗师助力后伸髋关节；肌力2～3级时，只帮助托起下肢，不予助力。②肌力4～5级训练方法：患者俯卧位，下肢伸直，治疗师一手及前臂放在其臀部，固定骨盆，另一手放在膝关节上部并向下施加阻力。

3）增强髋外展肌群肌力：①肌力1～3级训练方法：患者仰卧位，下肢伸直，中立位，治疗师一手托在其腘窝处，另一手托在脚踝处，嘱患者努力做髋外展。助力外展髋关节；肌力2～3级时，只帮助托起下肢，不予助力。②肌力4～5级训练方法：患者体位同上，治疗师一手放在其髂前上棘处固定骨盆，另一手放在膝关节外侧并向内侧施加阻力。也可以在侧卧位进行，患者训练侧下肢在上，治疗师一手放在其髂骨上缘固定骨盆，另一手放在膝关节外侧并向下施加阻力。

4）增加髋内收肌群肌力：①肌力1～3级训练方法：患者仰卧位，正常侧下肢髋关节外展25°，训练侧下肢外展约30°。治疗师一手托在腘窝处，另一手托在足跟。嘱患者努力髋内收，肌力1级时治疗师给予助力内收髋关节；肌力2～3级时只帮助托起下肢，不予助力。②肌力4～5级训练方法：患者体位同上。治疗师一手放在其髂前上棘固定骨盆，另一手置于膝关节内侧并向外施加阻力。也可以在患侧卧位进行，患者健侧下肢在下，治疗师一手托起其健侧下肢，另一手放在患侧膝关节内侧并向下施加阻力，患者抗阻力内收髋关节。

5）增强髋内旋或外旋肌群肌力：①肌力1～3级训练方法：患者仰卧位，患侧屈髋、屈膝90°，髋关节外旋/内旋位。外旋时，治疗师一手放在其膝关节内侧，另一手握住脚踝。内旋时，治疗师一手放在其膝关节外侧，另一手握住脚踝。患者努力内旋或外旋髋关节。肌力1级时，治疗师给予助力帮助内旋或外旋；肌力2～3级时只帮助托起下肢，不予助力。②肌力4～5级训练方法：患者仰卧位，患侧屈髋、屈膝90°，治疗师立于患侧，当增强髋内旋肌群肌力时，一手握住其踝部，另一手放在膝关节内侧并向外施加阻力；当增强髋外旋肌群肌力时，一手握住其踝部，另一手放在膝关节外侧并向内施加阻力。

（5）体位的转移

1）独立转移：又叫自动转移，指患者能独立完成的转移。独立转移的基本原则首先是转移来去的两个平面之间的高度尽可能相等而且稳定，轮椅转移时必须先制动。整个转移过程中必须保持平衡（图5-4-5）。

2）有帮助的转移：又叫半被动转移，应由康复护理人员协助完成。有帮助的转移的原则是帮助者与被帮助者互相信任。帮助者知道被帮助者有什么缺陷，体力和认知力

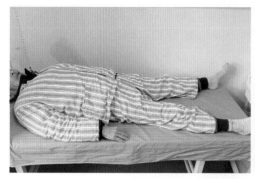
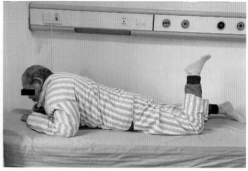

图 5-4-5　自动转移

如何，需要何种方式和多少力度的帮助；被帮助者预先告知帮助者自己习惯的转移方式。转移时帮助者与被帮助者应当互相支持，协同用力。帮助者需要的是技巧而不仅是单独依靠体力，因此，通常帮助者在协助被帮助者转移时应两腿分开与肩同宽并一前一后，髋及膝关节可以微屈，但腰背及头颈必须伸直，旋转时不用腰而用足。体位转移常是从卧位—半坐位—坐卧—轮椅训练（图 5-4-6）。

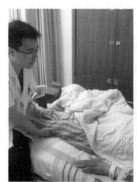
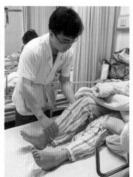
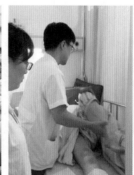
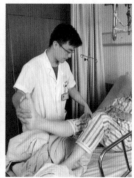

图 5-4-6　半被动转移

3）完全被动转移：指患者处于被动体位或强迫体位，完全依靠他人进行体位转移，如高位截瘫的患者。这类患者往往身体的感觉运动功能极其低下或丧失，因此在体位转移过程中，更应注意动作轻柔，并尽量将肢体放在功能位，以减少并发症的发生。为了使患者能够独立地完成各项日常生活活动，治疗师必须训练其从卧位到坐位、从坐位到立位、从床到椅、从轮椅到卫生间的各种转移方法。当患者不能独立完成转移活动，须由患者家属辅助转移（图 5-4-7）。

4）床上转移活动：一旦病情允许，而患者仍被限制在床上时，即应进行床上撑起、左右移动、前后转移训练，以增强患者的肌力，提高平衡和协调能力。①床上撑起运动：患者在床上取伸膝坐位，身体前倾，两手掌平放在床上，手下可用物品稍垫起，肘伸直，用力撑起，使臀部抬起离床，继而做前后或左右移动。②床上横向移动：患者仰卧，双腿屈曲，双脚平放在床上。操作者一手将患膝下压，另一手扶持患者臀部，嘱患者抬臀，并向一侧移动，然后患者移动肩部使身体成直线。患者也可采用此动作，向床

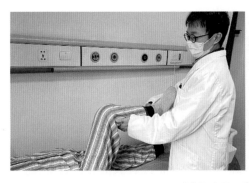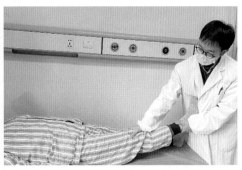

图 5-4-7 完全被动转移

头或床尾移动。③床上坐位向前后移动：患者取坐位，双手交叉前伸，在操作者的帮助下，把重心转移到一侧臀部，再到对侧臀部。一侧负重，对侧向前或向后移动，犹如患者用臀部行走。操作者站在患侧，把住患者的大转子部位，帮助患者转移重心以促进"行走"动作（图 5-4-8）。

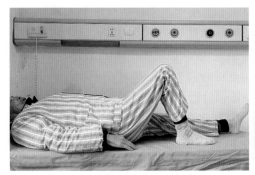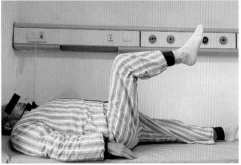

图 5-4-8 床上被动转移训练

5）两椅间坐位转移活动

a. 独立的成角转移：将两椅固定牢靠，互成 30°～45°，若是轮椅，需要拆除两轮椅间的扶手。患者尽量向椅前缘坐，并使两足放好落地，力量较强的足靠后。患者一手握着出发椅的扶手，另一手扶着目标椅的最远侧角。患者手足同时用力将臀部移到目标椅子上面。两手握着目标椅子的边缘，两脚进行适当调整至舒适的位置。

b. 独立由并列的椅到椅侧方转移：两椅并排放，若使用的是轮椅，拆除两轮椅之间的扶手。患者身体向目标椅子侧斜，握着该座位的远侧扶手或座位边缘，另一手握着出发椅子扶手。患者将臀部从出发椅子移到目标椅子上，调整两脚姿势慢慢坐下。

c. 使用滑板的侧方转移：此方法适用于两椅高度不同，或两椅间有一定距离时的转移。两椅并排放着，如果使用轮椅，拆除两轮椅之间的扶手。滑板放在两椅间，患者坐在其中一端，将板和椅子固定住，患者移过滑板，患者移到目标椅子后，调整两腿，然后去掉滑板。

d. 独立由椅到椅的正面转移：两椅面相对，将一椅的右（或左）角对另一椅的右

（或左）角，如果使用轮椅，应将脚踏板拉向旁边或去掉。患者向目标椅子右（或左）侧迈双腿，使两椅尽可能靠在一起。患者向椅前移，将左（或右）手放在出发椅扶手上，右（或左）手放在目标椅座位后面。患者两手向下用力抬起臀部，然后移动并坐到目标椅上。把出发椅搬走（如果是轮椅，可将其推开），调整患者两脚及臀部，使其处于舒适位置。

e. 由治疗师帮助的椅至椅转移：无论是采用直角、侧方，还是正面转移，均需先使出发椅与目标椅位置稳定、适当，转移空间无障碍。依靠帮助者与患者共同用力，使患者站立，患者自己或依赖帮助使双足移向目标椅。患者与帮助者共同转向目标椅，帮助者扶持患者腰带或肩胛，患者先以一手支于椅座，放松下肢屈髋，随后坐于目标椅上。调整好患者位置使坐位舒适稳定。

6）床 - 轮椅之间的转移

a. 独立的由轮椅到床的正面转移：将轮椅放置于床边，正对床侧沿，患者膝能接触到床边时，锁住车闸。患者头、躯干前屈，自动将下肢抬起放在床上，或用上肢等帮助将下肢抬到床上。患者将脚踏板搬开卸掉，打开车闸与床边对接，两手握住扶手，头、躯干后倾，撑起身体移至床上。患者两手移至床上，整理坐姿或躺至床上。

b. 独立的由轮椅到床的侧方转移：使轮椅尽量靠近床沿并固定，床与轮椅成30°~45°角。患者用健手扶持轮椅的近床侧扶手，帮助健足站立。患者健手扶持床面，以健足为轴将臀部转向床。患者靠健手、健足支撑缓缓坐下。患者用健腿帮助患腿移于床上，或用双手将双腿分别抬于床上，调整身体到舒适位置。

c. 独立的由床到轮椅的侧方转移：推轮椅靠近患者健侧床沿，与床呈30°~45°角，刹住车闸，翻起脚踏板。患者以健手、健足支起身体坐于床边，双足着地，躯干前倾。患者以健侧足为轴，健侧手扶持轮椅远侧扶手，转动身体使后背正对轮椅。患者坐下，双足放于脚踏板上。

d. 有帮助的由轮椅到床的侧方转移：使轮椅与床成60°角，固定轮椅，移去脚踏板。治疗师使患者健侧靠近床沿，患者双足落地，两足距离约20 cm，稍后于膝。治疗师站在患者患侧前面，用自己的足和膝固定患者的足和膝。使患者直腰前倾，健手支在扶手上，治疗师提住患者后腰带，帮助患者完全站立。患者利用健腿作转身轴，治疗师使患者臀部转向床，患足后移并靠近床沿。患者健手抓在床垫上，治疗师使患者屈膝、屈髋坐下，并帮助患者摆正位置躺于床上。

7）轮椅与坐便器之间的转移：转移的先决条件是厕所门够宽，其次空间应较大，使轮椅有活动空间，而且马桶应当十分稳固，最好马桶旁有可移动的扶手，以便轮椅靠近和患者抓握扶手起、坐。轮椅和坐便器之间的转移可采用侧方转移，也可采用正面转移的方法。

（6）常用扶抱技术和方法

1）床边坐起与躺下：患者健侧或患侧卧位，两膝屈曲。扶抱者先将患者双腿放于床边，然后一手托着腋下或肩部，用前臂或上臂固定头部，另一手按着患者的股骨大转子、骨盆或两膝后方，命令患者向上侧屈头部。扶抱者抬起下方的肩部，以臀部为轴旋转成坐位。在转移过程中，鼓励患者用健侧上肢支撑。此法用于偏瘫、下肢骨折患者。

对于截瘫患者，扶抱者可面对患者，扶抱两肩部拉起患者成坐位（图5-4-9）。

2）从坐位到站立

a. 骨盆扶抱法：患者尽量坐在椅子前边，身体稍前倾，两足分开，健侧足稍后放置。扶抱者面对患者，一膝顶着患者前面的膝部，另一足适当分开放置以保持稳定。扶抱者屈曲双膝下蹲，腰背挺直，双臂置患者双臀下，双手置于双髋下，或把一手置于患者髋下，另一手抓住患者腰部的衣裤和腰带。嘱患者在口令下同时站起，然后帮助患者把髋部摆向另一个位置。

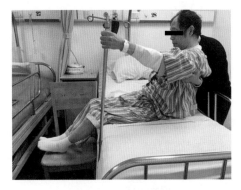

图 5-4-9　扶抱技术

b. 前臂扶抱法：患者做好站立的准备。扶抱者站在患者前面，用膝顶住患者一侧膝部，背伸直同时抬起双臂，把双前臂置于患者前臂下，双手置患者肘下扶住患者。扶抱者嘱患者屈肘并听从口令起身。如果要从一个坐位转移至另一个坐位，扶抱者帮助患者在坐下前摆动双髋到另一个坐位。

c. 臂扶抱法：患者做好站立的准备，嘱患者把双手置于扶手上。扶抱者站立在患者一侧，用膝顶着患者的膝和足，然后一手穿过患者较近侧的腋窝下，放在患者肩胛上，另一手稳定患者的骨盆或置于髋下帮助患者准备站起。嘱患者听随口令一起站立。

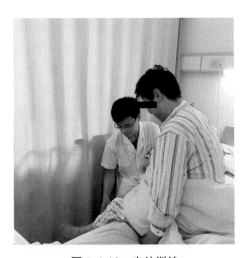

图 5-4-10　坐站训练

d. 肩胛后扶抱法：患者坐在椅子的前沿，双肘前伸，双手合在一起放在双膝之间，受累侧拇指置于最上边。扶抱者面对患者，屈曲双膝下蹲，用一膝顶住患侧膝部，双手置于患者肩后，双手掌放在患者肩胛骨上。嘱患者听随口令一起站立（图5-4-10）。

（7）平衡训练：髋部骨折影响患者的步行与平衡能力，应进行平衡功能训练和协调功能的训练，提高平衡能力的同时，也降低了跌倒的风险。目的是预防跌倒或恢复跌倒造成的髋部骨折。

1）坐位平衡训练

1级坐位平衡训练：患者通过协调躯干和肌肉使身体直立，逐步过渡到独立坐位。

2级坐位平衡训练：患者可以独立完成身体重心转移、躯干屈曲、伸展、左右倾斜及旋转运动，并保持坐位平衡的训练，训练中可以借助辅具进行训练。

3级坐位平衡训练：指可以抵抗外力保持身体平衡的训练。患者在胸前双手抱肘，治疗师进行施加外力打扰患者坐位的稳定，诱发患者进行调正反应。

2）站立位平衡训练

1级站位平衡训练：指静止状态下保持独立站立姿势的训练，患者用下肢支撑体重保持站立位，必要时治疗师可用双膝或使用支架帮助患者固定膝关节。两足间距可从大到小，逐渐减小支撑面，增加难度，减少稳定性，以此来训练患者。

2级站位平衡训练：指患者在站立姿势下，独立完成身体重心转移、躯干屈曲、伸展、左右倾斜及旋转运动，并保持平衡的训练。开始训练时，治疗师双手固定患者髋部，协助患者完成重心转移和躯体活动，直至患者独立完成动作。

3级站位平衡训练：指在站立姿势下抵抗外力保持身体平衡的训练。患者可以采用平衡板训练、站立作业训练等（图5-4-11）。

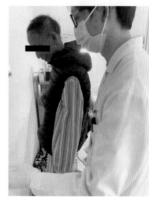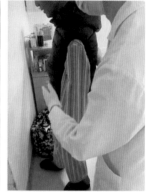

图5-4-11　平衡训练

3）平衡板上的训练：是指患者与平行杠呈垂直位（即旋转90°），患者和治疗师都站立于平衡板上，患者保持站立姿势和双下肢重心的转移训练。治疗师调整患者的立位姿势，然后用双足缓慢地摇动平衡板干扰身体平衡，诱导患者头部及躯干的调整反应，过程中必须减慢平衡板摇摆的速度并同时减少患者的精神紧张。

4）大球或滚筒上的训练：训练时，患者双手分开，与肩同宽，抓握体操棒，治疗师与患者手重叠协助握棒动作，并使腕关节保持背伸位。患者用患侧下肢单腿站立，健侧足轻踏于大球球体，治疗师用脚将大球前后滚动，患者下肢随之运动，但不得出现阻碍大球滚动的动作。患者健侧下肢支撑体重，患足置于大球上，随大球的滚动完成屈伸运动。注意：患者膝关节不应出现过伸；健侧下肢支撑时，要防止患侧髋关节出现内收和骨盆向健侧偏歪的代偿动作；治疗师应始终给予协助，固定患者双手及体操棒。

5）水中平衡训练：患者站立于泳池中，水平面没过颈部，并依次完成如下不同难度级别的平衡训练。

1级：双足分立，与肩同宽，保持良好的姿势。双上肢于肩水平外展，掌心向前，完成双上肢向胸前合拢的动作，并随后返回起始位置。

2级：双足间的距离缩小，直至并拢，完成1级的动作。

3级：单腿站立，完成1级的动作。

4级：闭眼，完成1级的动作。

5级：双手佩戴划水板，增加阻力，完成1级的动作。

6）针对运动系统疾患的髋部平衡训练方法：主要预防老年人失衡跌倒所导致的髋部骨折，以训练不采用跨步和抓握策略预防跌倒为主要内容。具体训练为：①单腿站立平衡；②单腿站立同时头部旋转；③单腿站立同时上肢完成矢状面、额状面和水平面运动；④单腿站立，上肢、头部和眼同时运动；⑤单腿站立，躯干向对侧屈曲和旋转（同侧手可触及同侧内踝）；⑥单腿站立，躯干向同侧伸展和旋转（同侧手向前方、侧方及头后部接物）等。同时从稳定支持面渐进至不稳定支持面，以增加训练难度（图5-4-12，图5-4-13）。

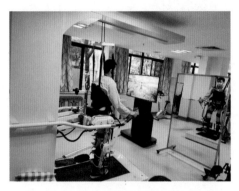
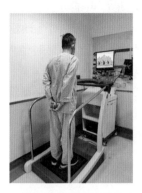

图 5-4-12　基于数字化医疗的平衡训练　　图 5-4-13　基于数字化医疗的动态平衡训练

7）策略水平的平衡训练：即建立相对于支持面基础成功地控制重心的运动策略，如站立时的踝策略和髋策略，在支持面基础变化、重心移至基础之外的跨步策略和保护性抓握等。

a. 列线训练：①目的：通过再训练帮助患者建立最基础的姿势位置，以适应各种活动的完成；以最少的肌肉活动保持良好姿势，最大程度地建立稳定。②方法：治疗师用言语和徒手提示患者发现和保持恰当的直立位置。患者可以睁眼或闭眼。③具体操作：一是患者着白色上衣，前胸正中挂一深色垂直布条，利用镜子的视觉反馈，尽量让患者使布条保持垂直状态；也可在此基础上完成接物等动作，使身体移动，然后再回到直立位置。二是患者背墙站立（或坐位），由墙提供躯体感觉反馈，墙上与墙面垂直的木钉和木棒可进一步增加反馈程度，以使患者保持直立位置。三是利用运动和力量反馈装置进行姿势列线和承重分布状态的训练，一般采用静态平衡仪训练，也可简单地利用两个体重秤进行。

b. 运动策略：①目的：帮助患者建立多关节协调运动，有效地应答坐位和站立位时的姿势要求；其中包括恢复运动策略和建立补偿策略两个方面。②方法：包括建立协调踝策略、建立协调髋策略、建立协调跨步策略。建立协调踝策略：在患者具有充分的踝关节活动度和力量的基础上进行。患者在自我进行小范围向前、向后、向侧方的摆动中保持身体直立，且不屈髋、屈膝，这一训练也可在静态平衡仪上训练。若患者稳定性差或恐惧跌倒，可在平行杠内或靠墙、墙角（前置桌椅）等增加安全性的条件下进行。若患者平衡功能有所增强，可通过双髋或双肩小范围的干扰活动进一步促进踝策略。建立协调髋策略：通过应用较踝策略更大的、但又不发生跨步的移动方式进行。此时应用可脱卸的蚌壳式石膏或踝矫形器限制踝的运动。加大难度的训练为窄条上站立、足跟/足趾站立或改良的单腿站立等应用髋策略稳定的各种平衡训练练习。建立协调跨步策略：通过跨步避免跌倒时需要瞬间单腿保持上身体重量而不倾倒的能力。训练时，治疗师一手扶握患者足趾部（另一手扶持对侧髋部），抬起患者足趾，将患者身体重量转移到对侧，然后快速地将重心移至非承重侧；进一步可徒手将其足抬起，然后放下；告诉患者该训练的目的为通过跨步预防跌倒。

8）增强前庭功能的平衡训练

a. 患者双足尽可能并拢，必要时双手或单手扶墙保持平衡，然后左右转头；随后，单手或双手不扶墙站立时间逐渐延长并仍保持平衡，双足尽可能再并拢。

b. 患者步行训练，必要时他人给予帮助。患者训练在行走过程中做转头的动作。

c. 患者双足分立，与肩同宽，直视前方目标，通过逐渐缩短双足间距离至一足长使支持面基底变窄。在进行这一训练时，双眼先断续闭合，然后闭眼时间逐渐延长；与此同时，上肢位置变化顺序为前臂先伸展，然后放置体侧，再交叉于胸前，以此增加训练难度；在进行下一个难度训练前，每一体位至少保持 15 s。训练时间共为 5 ~ 15 min。

d. 患者站立于软垫上。可从站立于硬地板开始，逐渐过渡到在薄地毯、薄枕头或沙发垫上站立。

e. 患者在行走中转圈训练。从转大圈开始，逐渐缩小转圈半径，顺时针、逆时针两个方向均应训练。

f. 前庭损害时，平衡训练可采用诱发眩晕的体位或运动的方法进行，5 次为一组，每日 2 组或 3 组训练，难度自然渐增；从相对简单的训练（如坐位水平的头部运动等）逐渐过渡到相对复杂、困难的训练（如行走过程中的水平转头运动等）。

9）注意事项

a. 平衡训练前要求患者学会放松，减少紧张或恐惧心理；若存在肌肉痉挛问题，应先设法缓解肌肉痉挛。

b. 加强安全措施。应选择与患者平衡功能水平相当的训练，一般初始时应选择相对较低水平的训练，逐渐从简单向复杂过渡。训练环境中应去除障碍物和提供附加稳定的措施（步态皮带、治疗师的辅助、平行杠等）。加强患者安全教育，特别要提醒患者穿软底、平跟、合脚的鞋。

c. 对于由于肌肉骨骼损害或神经肌肉损害所致的平衡功能障碍，应注意加强损害水平的康复治疗。如肌肉骨骼损害应采用温热疗法、超声波、按摩、生物反馈被动关节活动度训练等方法改善关节活动度和肌肉柔韧性。神经肌肉损害应采用渐进抗阻训练、等速训练神经肌肉本体促进技术（proprioceptive neuromuscular facilitation，PNF）等增强肌力；感觉刺激技术、按摩颤震器本体促进技术等改善肌张力。结合这些治疗，才可能获得真正的平衡功能效果。

d. 对于有认知损害的患者应对平衡训练方法进行改良。具体是将训练目的改为患者可以理解的，调整训练方法使之更符合患者现状，且治疗更具目的性；鼓励患者完成连续的训练；应用简洁的、清晰的指导提示；改善患者注意力，减少周围环境的非相关刺激，尽量使患者注意力集中；加强训练中的安全防护和监督，尤其在训练的早期；训练难度的进展宜慢，并在进展过程中逐渐增强患者解决问题的能力。

e. 平衡训练首先应保持头和躯干的稳定。

f. 动态平衡训练时，他人施加的外力不应过强，仅需诱发姿势反射即可。

g. 若训练中发生头晕头痛或恶心症状时，应减少运动量或暂停训练。

（8）下肢负重与步行训练：良好负重训练的实施，可促进患者骨折的愈合，除非髋部骨折手术存在特殊的注意情况，否则应该常规允许患肢负重。而步行训练包括体位适应性训练、躯干和下肢肌力训练、辅助器具步行训练等。早期患者可以在助行器辅助下进行负重与步行训练。

1）术后第一天：患者可进行股四头肌等长收缩和踝关节伸屈练习。由于手术后患者的下肢感觉减退，故在锻炼时可将手放在股四头肌处，帮助患者正确地进行股四头肌等长收缩，踝关节屈伸范围要大。患者因疼痛明显无法进行髋部功能锻炼，但可对其患肢踝关节及膝关节进行被动的床上运动，如患肢股四头肌、胫骨前肌、胫骨后肌群进行被动功能锻炼，每次运动时间保持在 5 ～ 10 分钟，每日进行 4 次左右，以肌肉感觉酸痛且休息 1 ～ 2 小时后缓解为宜。

2）术后第二天：患肢等长、等张收缩活动，踝关节背伸、跖屈运动及踝关节的旋转运动，活动量由小到大，时间由短到长。股四头肌锻炼，如股四头肌收缩，由 20 次 / 组开始，逐渐递增到 40 次 / 组，每天练习 2 次。臀中、小肌等外展肌群锻炼，臀中肌、小肌是外展髋关节的重要装置，在不引起疼痛的条件下逐渐增加外展运动范围，动作应轻柔，避免暴力，同时不要过度内收防止脱位的发生。

3）术后第三天：患者可进行体位转移训练及步行训练。术后三天拔出引流管后，指导和协助患者将术侧肢体缓慢移近床边，靠床沿坐起，轻轻下垂膝关节。端坐的时间宜短，每日 4 ～ 6 次，时间约为 30 分钟。术后患者进行辅助下地负重行走时，根据患者骨密度情况及患者身体状态而做调整，同时正确使用双拐，行走步幅要小，患肢与双拐同时着地，保持双拐和健肢形成稳定的三角形。

3. 出院后康复指导

（1）患者及家属一体化健康教育：在实施康复训练的过程中，患者的主动锻炼和家属的积极参与必不可少。因此应该将患者及家属放入到整体治疗护理过程中，根据患者及家属接受能力的高低进行有针对性的康复护理方式和健康教育模式，避免由于患者及家属对康复训练的重要性和正确性认识不足导致的被动接受，使患者及家属主观能动地参与到康复训练中来，充分调动患者的主动性和积极性，从而促进患者的康复以及提高健康意识。

在患者住院期间及出院前反复向患者及家属讲解其康复训练的目的及作用，直至患者理解认同。同时根据患者具体情况制订康复训练计划，并鼓励家属参与进来。

（2）术后定期进行家庭随访，建议随访一年以上。患者出院初期可以增加随访次数，及时发现患者康复锻炼中存在的问题和困扰，并对其进行讲解，予以纠正并改正。后期采用鼓励和监督的方式保证其依从性。对于体重过大患者可通过减重的方式减轻关节负担，有助于关节功能的恢复。例如，嘱患者 3 周内屈髋＜ 45°，不坐过低水平的椅子。术后 3 个月内避免侧卧、避免双腿交叉，排便时借助坐式马桶，不建议使用蹲式排便法，以免髋关节脱位。

**（三）老年髋部骨折疼痛评估和治疗**

1. 老年髋部骨折疼痛评估　疼痛是一种复杂的、多方面的体验。除了炎症和组织损伤等病理过程外，还有多方面个体因素影响疼痛，例如，疾病信念、情绪、回避行为、肥胖、睡眠障碍，以及全天的休息和活动方式。目前评估老年患者疼痛较常用的方法包含以下几种。

（1）视觉模拟评分法（visual analogue scale，VAS）：是 0～10 cm 的线形图，数字越大，表示疼痛程度越强，让患者在标尺上选择最能反映自己疼痛程度的数值，帮助医生评定患者的疼痛程度。由于 VAS 使用灵活、方便，易于掌握，广泛应用于患者手术期间、临床研究以及常规疼痛管理中对于疼痛的测量，VAS 对慢性疼痛的评估较为准确[58]。

（2）言语等级评分法（verbal rating scale，VRS）：此方法用形容词来描述自身的疼痛强度，是加拿大 McGil 疼痛调查表的一部分，根据疼痛对生活质量的影响程度而将疼痛程度具体分为 5 个等级。由于 VRS 由一系列描绘疼痛的形容词组成，可使患者更容易理解，相比 VAS，VRS 评估老年髋部骨折疼痛的准确率较高[59]（表 5-4-3）。四点口述分级评分（VRS-4）将疼痛分为 0 度、1 度、2 度、3 度。

表 5-4-3　口述分级评分（VRS-5）

| 分级 | 疼痛表现 | 分级 | 疼痛表现 |
|---|---|---|---|
| 0 级 | 无痛 | 3 级 | 重度疼痛<br>影响睡眠，需用麻醉镇痛药 |
| 1 级 | 轻度疼痛<br>能忍受，能正常生活睡眠 | 4 级 | 剧烈疼痛<br>影响睡眠较重，伴有其他症状 |
| 2 级 | 中度疼痛<br>适当影响睡眠，需镇痛药 | 5 级 | 无法忍受<br>严重影响睡眠，伴有其他症状 |

（3）数字等级评分法（numerical rating scale，NRS）：由患者自己选择一个最能代表自身疼痛程度的数字。NRS 和 VAS 有相关性。常用于评估疼痛严重程度的主观指标，适用于无意识障碍且语言表达正常的患者。该方法操作简单，缺点是不适用于对数字概念不清楚的老年人[60]。

（4）语言描述评估量表（verbal descriptor scale，VDS）：用无痛、轻度痛、中度痛、重度痛、剧痛 5 个词语来表示不同水平的疼痛强度，让患者在这些词语中选择最能代表其疼痛强度的词语。VDS 是评估老年人疼痛强度的首选量表[61]。

（5）五指法评估工具（five finger scale，FFS）：向患者展示五指，小指、环指、中指、示指、拇指分别表示无痛、轻度痛、中度痛、重度痛和剧痛，让患者选择代表自己疼痛程度的手指。该方法便于老年患者理解和掌握。认知功能减退、记忆力较差、不易接受新事物的但对手特别熟悉的老年患者易于接受 FFS，有助于低学历老年患者的理解和使用[62]。

（6）修订版面部表情疼痛量表（faces pain scale revised，FPS-R）：将数字或程度形容词转变为不同的面部表情，使受试者更容易理解与配合，这些面部表情代表伤害所造成疼痛的严重程度。最左边的表情代表无痛，从左至右的表情表示疼痛越来越严重，最右边的表情代表最剧烈的疼痛。该方法简单易懂，直观形象，对老人、小孩、受教育程度低者、语言表达缺陷者等尤为适用。有研究指出，FPS-R 是较适合老年人的疼痛评估量表。

2. 老年髋部骨折疼痛的治疗　目前尚无彻底治愈疼痛的方法，疼痛治疗的目的不是彻底完全无痛，而是通过控制疼痛达到患者可接受的水平，临床 - 康复 - 护理人群需注重患者身体的功能恢复，帮助患者恢复正常的生活及工作状态。

（1）药物治疗

1）阿片类药物：美国疼痛医学会、美国老年学会和英国老年学会均推荐对中重度疼痛、躯体功能明显障碍或其他治疗无效的患者使用阿片类药物[63-65]。其原理是通过与外周和中枢神经系统阿片受体结合，起到镇痛的目的。常见药物包括吗啡、羟考酮、芬太尼等强阿片类药物；可待因等弱阿片类药物；丁丙诺啡等阿片受体部分激动剂等。使用阿片类镇痛药常见的不良反应主要有胃肠道反应、呼吸抑制、便秘、皮肤瘙痒等。

2）对乙酰氨基酚：是运用最广泛的药物之一[66, 67]，主要用于治疗轻、中度疼痛。

3）非甾体抗炎药（NSAID）：2015 年 "促进术后康复的麻醉管理专家共识"[68] 推荐术前可以使用选择性 COX-2 抑制剂，以抑制外周和中枢敏化，降低术中应激和炎症反应，预防性镇痛。塞来昔布和帕瑞昔布是目前临床上应用较广的选择性 COX-2 抑制剂。多项研究已证实[69-71]，围手术期使用塞来昔布能有效降低术后疼痛评分，减少阿片类药物用量。美国老年学会、英国老年学会等国际组织制定的老年疼痛患者用药相关指南或共识中建议[72, 73]：临床上应用 NSAID 的同时应配合使用质子泵抑制剂或高剂量的 H2 受体拮抗剂，以保护胃肠道。

4）曲马多：曲马多为中枢镇痛药，主要用于中重度急性疼痛和术后疼痛的治疗。其副作用主要有恶心呕吐、嗜睡、眩晕、出汗、口干，与其他阿片类药相比，具有无明显呼吸抑制、成瘾性低、更安全的特点。应遵循从低剂量开始，逐渐加量的原则。初始日剂量为 50 ~ 100 mg，每日 1 ~ 2 次；最大日剂量为 400 mg[74]。考虑老年人代谢率减低、肝肾功能下降的特点，建议老年人适当减量使用或延长给药间隔时间。

5）其他：抗焦虑药、抗抑郁药、肌松药、中药制剂等在一定程度上可以缓解疼痛。

（2）手术治疗：老年髋部骨折患者大多伴有各种程度的疼痛，应尽快对其进行疼痛评估，并立刻开始镇痛治疗，推荐进行区域阻滞麻醉。

（3）运动疗法：通过改善肌力和关节活动度能够增加患者活动能力并减轻疼痛[75]。苏格兰校际指南网络（Scottish Intercollegiate Guidelines Network，SIGN）建议在患者全身状态允许情况下，应于术后 6 h 内开始康复。助行器辅助能加快术后恢复，缩短住院时间。患者出院回家后要负重练习，增强平衡能力[76]。

（4）认知 - 行为疗法：是指患者自主地将痛苦的知觉和经验减少到最小，包括转移注意力、想象、幻想和自我陈述等。

1）想象疗法：是帮助患者想象愉悦的事情来转移其注意力的一种治疗方法。这种方法胜在其想象内容可以是人为控制的，可以完全是积极主动的，避免一些消极回忆的发生，从而提高疼痛控制的效果。

2）转移注意力：帮助患者参与一些喜欢的活动，使其思想集中于愉快的刺激，减少疼痛和负面的情感的干扰，从而达到减轻疼痛的效果，但这种方式是暂时的。

3）音乐疗法：也是常用的转移注意力的手段。

4）呼吸疗法：即指导患者疼痛时调节呼吸的频率、深度等，并循环使用，可使患者得到精神及全身肌肉放松，从而达到减轻疼痛的作用。呼吸疗法主要应用于开胸手术的患者。

5）放松疗法：即通过自我意识，集中注意力使全身部分肌肉放松，从而达到增强对疼痛的忍受力、减轻焦虑情绪及缓解疼痛的目的。

（5）物理疗法

1）神经电刺激疗法：该疗法为将电极板放置在对应部位的皮肤上，通过皮肤释放低频率或高频率脉冲电流以刺激神经，达到提高疼痛阈值、缓解疼痛的目的。患者术后采用该方法缓解术后疼痛，可减少镇痛药物的使用量。

2）针刺疗法：针刺治疗可以非特异性地提高人体疼痛阈值，并同时刺激人体内源性吗啡（又称内源性阿片肽）的释放，从而起到镇痛作用。

3）其他：按摩与穴位按压可通过改善微循环、促进炎症因子吸收，在一定程度上缓解疼痛。

（6）情感支持：安慰、陪伴及触摸等情感支持方式能够辅助缓解患者术后疼痛强度和焦虑水平。用安慰性话语鼓励患者其病情会好转，减轻患者焦虑情绪；鼓励亲人及其陪护安慰患者；触摸患者，减轻患者的孤独和恐惧感，使他们感到安全和温暖，使其身心处于最佳状态，均能减少焦虑感，从而使疼痛减轻。

（7）疼痛健康教育：詹雪等采用术前疼痛健康教育，提高了患者对疼痛的认识，显著改善患者疼痛控制的效果。医务人员应该教会患者如何评估疼痛、报告疼痛，以及对疼痛评估工具的使用，认识疼痛和疼痛控制错误观念及疼痛对机体的危害[77, 78]。

**（四）老年髋部骨折精神心理功能评估和治疗**

1. 老年髋部骨折精神心理功能评估　老年髋部骨折手术后出现的急性精神病理性综合征，表现为机体意识、注意力、感知力、记忆、思维、情绪和睡眠周期紊乱，出现异常精神运动行为，持续时间可长可短，严重程度可轻可重，严重者可发展为认知功能障碍。老年髋部骨折患者由于长期疼痛以及活动障碍，导致社会参与能力的下降，严重影响着精神心理健康。目前较多用于评估精神心理的方法如下。

（1）意识错乱评估方法（confusion assessment method，CAM）：其特征包括：①急性起病和波动病程；②注意力不集中；③思维不连贯；④意识改变。同时具备①和②，以及具备③或者④其中一项即可诊断为谵妄[79]。

（2）心理评估量表[80]：焦虑自评量表（SAS），抑郁自评量表（SDS），汉密尔顿焦虑量表（Hamilton anxiety scale，HAMA），汉密尔顿抑郁量表（Hamilton depressive scale，HADM），医院焦虑抑郁量表（HADS），SF-36生活质量量表，自我感受负担量表（self-perceived burden scale，SPBS），疼痛灾难化量表（PCS），老年抑郁量表（GDS）。GDS为老年人专用的抑郁筛查量表。

2. 老年髋部骨折精神心理功能治疗

（1）药物治疗

1）三环类抗抑郁药：对患有癫痫的老年人或同时服用降低癫痫发作阈值药物（如曲马多）的老年人开三环抗抑郁药（tricyclic antidepressant，TCA）时应谨慎。TCA不适合患有心血管疾病或跌倒风险增加的老年人。对于服用单胺氧化酶抑制剂（monoamine oxi-dase inhibitor，MAOI）或选择性5-羟色胺再摄取抑制剂（SSRI）的患者，以及不受控制的闭角型青光眼、肝病或心脏血管阻塞患者，禁忌使用 TCA。TCA 具有抗胆碱能不良反应，包括视物模糊、认知改变、便秘、口干、直立性低血压、镇静、性功能障碍、心动过速和尿潴留等[81]。

2）单胺氧化酶抑制剂（MAOI）：人体内单胺氧化酶水平随着年龄增长而增高，单胺氧化酶抑制剂对治疗老年期抑郁症可能是一种病因性治疗措施。老年期抑郁症常伴有的焦虑、疼痛以及其他躯体化症状，应用单胺氧化酶抑制剂均可获显著疗效。但是由于单胺氧化酶抑制剂有高血压危象、限制饮食和限制药物等缺点，使其在老年人中的应用仍受到限制。

3）选择性 5- 羟色胺再摄取抑制剂（SSRI），是一种新型抗抑郁药，疗效与 TCA 相当，而且比较安全，没有明显心脏毒性，即使超量也不易致命，不良反应较少，特别是较少或没有抗胆碱能不良反应。所以其在老年人群中得到广泛使用。老年人常用的抗抑郁药有帕罗西汀、氟西汀、舍曲林、西酞普兰、万拉法新、米氮平[14]。

（2）康复治疗：总体康复原则为：入院后心理评估；予以患者主动有效的倾听；调动患者积极性；与家人 / 朋友沟通增加患者的社会支持[82]。

1）分层次制订心理康复计划：为康复患者制订心理康复计划需要从 3 个纬度考虑，即躯体纬度、心理纬度、社会纬度。

①躯体纬度：解决心理问题带来的躯体症状。

②心理纬度

a. 满足患者的需要：患者的需要可以依不同理论模型而被划分为多种，其中最基本的就是人本主义流派马斯洛的需要层次理论，即生理的、安全的、爱与归属、尊重的及自我成就的需要。

b. 学会有效地解决问题的方法。

c. 心理干预：髋部骨折给老年人造成了巨大的心理冲击，导致其难以接受新事物或适应新环境，应采取心理适应策略帮助老年人，如病前的快乐回忆和对病情恢复后的期待有助于缓解老年人对当前状态的内心煎熬。在入院时应尽早识别患者的心理问题，并在围手术期和术后各疗程中应用咨询，可以改善患者对疼痛的感知及整体健康状况，尤其是 SF-36 评分较低的患者，但对术后抑郁症的发生率的预防及治疗无明显效果[83, 84]。

d. 认知行为疗法：是一种非药理学干预手段，迄今为止在随机对照试验中被广泛用于治疗慢性疼痛。其不仅能减轻髋部骨折引起的疼痛，还能使疼痛相关的情绪（如焦虑、抑郁）、睡眠障碍、疲劳等症状得到显著改善[85]。

e. 自由联想：在了解患者基本情况的基础上，让患者躺在舒服的沙发椅上，医生坐在患者后边，启发患者无拘无束、尽情倾诉想说的话。如遇停顿，医生可启发引导、鼓励，目的是让患者逐渐显露压抑在内心深处的隐私和情绪。这一办法并非医生给予多少治疗，主要是协助患者排除心理上的障碍，疏导压抑的情绪，从而达到治病目的。

③社会纬度

a. 调整患者的社会角色：每个康复患者都会面对这样一个问题，即以何种角色，怎样重新回到发病前的社会情境、人际关系中去。当患者无法接纳自己、接纳残疾这一现实时，就会发生角色冲突。表现为：角色行为冲突，在发病之初最为明显；角色行为强化，康复患者已有的角色不易改变，尤其在慢性病过程中，患者对自我能力怀疑，对承担原有或其他角色感到恐惧、多疑、依赖性增强，发生退行性改变；角色行为减退或缺乏，患者已适应被保护者的角色，再回归社会则出现适应不良；角色行为异常，在康复后期，患者行为常因哀伤、悲观而超出常规。

b. 缓解患者的心理社会应激，提高适应环境的能力。

c. 促进一个治疗与安全的环境。

为康复患者制订治疗计划时，除了考虑上述 3 个纬度的问题，还需要同康复患者及其家属共同商讨结果标准，应该是清晰、可操作性强、可被观察到的。

2）注意事项：在对康复患者进行心理康复时，康复工作人员需要注意下述问题。

①康复治疗不同于其他临床科室治疗，它是一个团队协作组共同参与的治疗，包括康复科医生、物理治疗师、作业治疗师、言语治疗师等。因此，有关患者心理康复的任何问题均应经过治疗团队的协商完成。

②家属和看护人在康复治疗中扮演参与者、操作者的角色，这使得康复治疗的模式不同于其他治疗模式。因此，康复工作者在为患者进行心理康复的同时，也需要关注患者家属、看护人的心理状态。只有这样，康复治疗计划才能被有效地执行。

### （五）老年髋部骨折感觉功能障碍

老年患者由于高龄、髋部骨折而导致出现视听觉、平衡觉功能的减退，及肢体局部的木胀感。对于感觉功能障碍，未见有质量较高的报道，评估和治疗手法较少。

1. 老年髋部骨折感觉功能的评估

1）平衡觉评估[86]：通过 MTD 平衡测定训练仪进行站立平衡功能评定，采用 Tinetti 步态及平衡试验和"起立 - 走"计时试验评定步态和静动态平衡、行走能力。

2）觉、视觉评估[87]：随着年龄的增长，老年人的听力、视力逐渐下降，会增加跌倒的风险，所以听觉、视觉的评估尤其重要。

2. 老年髋部骨折感觉功能的治疗

1）本体感觉训练[88]：对髋部骨折患者在常规训练的基础上增加本体感觉训练，对患者平衡能力、步态均有明显改善。

2）视觉反馈平衡训练[89]：在常规康复训练的基础上加 MTD 平衡仪进行视觉反馈平衡功能训练，对改善髋部骨折术后患者的平衡和行走功能有明显促进作用。

3）针灸的临床实践证实[90]，尽早地接受针刺治疗对于加快恢复、缩短疗程、减少后遗症等具有重大意义。

4）预防和治疗视力、听力下降。视力下降的老年人可佩戴眼镜，听力下降的老年人可佩戴助听器。

### （六）老年髋部骨折认知功能评估和治疗

术后认知功能障碍（postoperative cognitive dysfunction，POCD）是指患者麻醉或手术后出现的精神活动、人格、社交活动，以及认知能力等功能的变化，表现为患者记忆力、注意力、抽象思维及定向能力的改变，并伴有活动能力减退，常持续数周至数月。老年髋部骨折患者术后并发症中以术后认知功能障碍常见。术后认知功能障碍的特征为记忆力、注意力、语言理解能力和社会融合能力减退。这是一种可逆的，具有波动性的急性精神紊乱综合征，通常又被称为术后精神障碍、术后谵妄等。

1. 老年髋部骨折认知功能的评估

（1）神经心理量表评价方法：包括自身对照法、标准差法及 Z 值记分法。其中 Z 值 = ［各单项术前术后得分变化值 - 对照组（非 POCD）变化值的均数］/ 对照组变化值的标准差，Z 值 ≥ 2 时即可诊断为 POCD[91]。许多研究采用手术后简易精神状况检查（MMSE），其得分较术前下降一个均数标准差，即认为患者存在 POCD，但是由于存在"封顶效应"与"学习效应"，对轻度 POCD 患者检查不灵敏，而且受患者教育水平以及语言表达能力等影响，因此能否作为 POCD 患者的诊断标准值得商榷[92]。

（2）蒙特利尔认知功能量表（MoCA）：MoCA 是具有较高敏感性的认知筛查工具，与 MMSE 量表比较，该量表更强调对执行能力和注意力的评估，对 POCD 诊断的特异度较低，但灵敏度较高，该量表共有注意与集中、执行功能、记忆、语言、视结构技能、抽象思维，以及计算和定向力 8 个领域，量表总分为 30 分，测试结果 ≥ 26 分为正常值[93]。

（3）韦氏智力量表：其结构复杂，因操作与检测时间较长，量表难度大，不适于高龄患者认知能力的评估[94]。

（4）认知功能电话问卷：其方便易行、受时间空间限制小、适用人群广，且其精确度与灵敏度较好，可以极大地节省术后随访的人力物力[95]。目前认知功能电话问卷修订版应用较多，且对轻度认知功能障碍的检测效度优于 MMSE，适用于痴呆及轻度认知功能障碍的临床和流行病学研究[96]。

2. 老年髋部骨折认知功能的治疗

（1）药物干预

1）氟哌啶醇：研究表明此药可以降低 POCD 的发生率[97]。

2）多奈哌齐：此药为胆碱酯酶抑制剂，主要用于治疗阿尔茨海默病，其副作用小，临床上尚在使用。

3）右美托咪定：此药是高选择性肾上腺素受体激动剂，有镇静作用，还可以作用在中枢迷走神经背核，产生副交感作用，又能降低交感神经张力，可减少缺血缺氧引发的中枢炎症反应。一项研究结果显示，在围手术期使用右美托咪定能够降低手术患者术后谵妄的发生率，能提高术后 1 年的生存率[98]。

（2）非药物治疗

1）运动：患者早期下床运动是预防 POCD 的重要策略。一项关于髋部骨折下床活动时间对术后并发症与住院时间的影响的研究表明，髋部骨折患者术后早期下床活动是 POCD 及肺部感染（OR=1.5/d）的重要影响因素[99]。

2）功能性电刺激：通过模拟正常行走模式产生的感觉模式输入有利于神经活动模式重塑，从而起到改善患者认知功能的作用，提高其生活自理能力，对长期卧床患者认知功能的康复具有较好的临床疗效和可行性[100]。

**（七）老年髋部骨折二便功能评估和治疗**

1. 尿潴留　髋部骨折患者大多数为老年人，常需要留置尿管，但部分患者在拔除尿管后会出现排尿困难，引起尿潴留，甚至导致膀胱过度膨胀而造成永久性的逼尿肌损伤。也可能因为导尿管增加痛苦和感染机会，严重影响患者功能的恢复，延长住院时间，增加患者经济负担。

（1）髋部骨折患者发生尿潴留的原因

1）麻醉作用：骨科手术多在麻醉状态下进行，麻醉药物的持续作用会抑制会阴部和排尿低级中枢、盆腔骶神经，从而阻断排尿反射，减弱患者对膀胱充盈的敏感度。当麻醉作用消失时，会因为膀胱持续过度膨胀引起暂时性膀胱功能障碍，导致在术后短时间内不能完全恢复，引发尿潴留。

2）环境：通常是指排尿体位改变。老年髋部骨折患者手术后由于长期处于被动体位即为卧位，患者由于不适应这种排尿体位而发生尿潴留。其他因素包括腹肌无力、腹压降低，逼尿肌收缩力减弱，排尿反射尚未完全建立。医院周围环境的陌生感等也可导致患者尿潴留[101]。

3）心理因素：老年髋部骨折患者多为急性创伤而入院，尚未做好充分心理准备，甚至处于紧张焦虑的心理状态。而行择期手术患者因生活能自理和应激因素而忽视相应的术前练习，加上高度紧张、焦虑、恐惧和害羞等心理，以及对陌生环境的不适应，导致膀胱括约肌痉挛加重而引起尿潴留的发生。部分患者由于害怕术后伤口裂开而不愿或不敢用力排尿也可能出现尿潴留。

4）术后疼痛：患者术后切口的剧烈疼痛可反射性引起尿道括约肌痉挛，疼痛也可不同程度影响腹壁肌和膈肌收缩运动，造成腹内压下降而影响正常排尿。此外，术后切口的剧烈疼痛带来严重不适感，会造成不主动排尿而引起膀胱充盈过度。上述因素均可造成患者排尿无力而导致尿潴留的出现。

5）留置导尿管护理不当：导尿管的留置是老年髋部骨折手术术后常规护理措施之一，但部分患者拔管后可发生尿潴留。资料显示约18.5%的术后留置导尿管患者拔管后出现尿潴留。导尿管留置期间护理不当、不恰当的牵引而损伤尿道黏膜致尿道炎症或水肿，排尿时因疼痛而害怕排尿，造成膀胱过度充盈而出现尿潴留。导尿管的留置改变了患者正常排尿模式，暂时阻断排尿反射，造成拔管后的正常排尿反射在短时间内无法恢复，引起尿潴留。

（2）髋部骨折导致尿潴留的评估：对老年髋部骨折患者术后进行排尿后残余尿量评定、排空后膀胱容积超声检查，以及ADL能力评定，对老年髋部骨折患者术后的小便及膀胱功能的评估与预后判断有重要的指导意义。小便功能障碍的评估，无论是尿失禁、尿潴留或排尿障碍，或者是下尿路症状的其他症状，应遵循从病史体征入手为基本评估方法，需进一步鉴别或无法确认再行各种实验室检查。

1）下尿路出口梗阻的间接评估—肛检：肛门括约肌因为阴神经支配，与尿道括约肌一样，可反映骶2-4的脊髓功能，而肛检施行方便，适合在无条件行肌电图检查的机构开展，以作为是否存在尿路流出道梗阻或松弛的间接依据。

2）逼尿肌活动异常的间接评估—冰水试验：冰水试验可间接评估盆神经支配的逼尿肌反射是否异常。

3）尿垫试验：可用于量化尿失禁的尿量，也可用于评估治疗效果。

4）排尿日记：为评估是否伴有膀胱排尿或储尿功能障碍，应将排尿日记应用于尿失禁的诊疗过程，排尿日记记录时间建议为 3 ~ 7 天。

5）尿常规与尿路感染：尿常规应列为初诊患者的常规检查，如伴有症状的尿路感染，按照"泌尿外科感染 EAU 指南"给予恰当的治疗，不应将治疗老年无症状细菌尿作为改善尿失禁病情的治疗方案。对于同时存在尿失禁和排尿障碍的患者，应进行残余尿量监控。

（3）髋部骨折所致尿潴留的治疗：包括留置导尿、间歇导尿。间歇导尿是膀胱训练的一种重要方式，膀胱间歇性充盈与排空，有助于膀胱反射的恢复，是协助膀胱排空的金标准。间歇导尿具有实施原则、应用条件与标准方法，必须遵循。推荐间歇导尿为治疗逼尿肌无反射的首选方法。

髋部骨折患者大多数为老年人，常需要留置尿管，但有部分患者在拔除尿管后会出现排尿困难，发生尿潴留。若治疗不当，可导致膀胱过度膨胀造成永久的逼尿肌损伤，或通过留置尿管而给患者增加痛苦和感染的机会，严重影响患者功能的恢复，延长住院时间，增加患者费用。

髋部骨折术后以尿潴留、排尿困难为表现的下尿路症状，强调对症状进行快速有效的控制，除药物干预外，首先应加强疾病教育和患者的心理疏导；其次，应要求患者注重生活习惯的优化，如：改善饮水习惯（对于夜间尿量过多者可适当减少晚餐后液体摄入量），避免咖啡因、酒精的摄入等；此外，需采取必要的膀胱功能锻炼（有急迫症状者应嘱其有意识的憋尿，分散注意力，避免频繁上厕所，以提高膀胱容量）、学会二次排尿（残余尿量较多者）和排尿后尿道挤压（排尿后滴沥者）等方法。控制症状的同时，尽可能确认病因予以对应治疗，以期延缓疾病进展，防治并发症。

2. 便秘

（1）髋部骨折所致便秘的评估：老年人髋部骨折手术或保守治疗后的大便管理主要是便秘问题。由于骨折患者长期卧床，便秘发生率可达 80% 以上。骨科卧床患者的便秘大多属于功能性便秘，为骨折疼痛制动、手术麻醉、心理因素、饮食因素、药物作用等多种因素所致，其中以疼痛、麻醉最为重要。由于疼痛、关节畸形、局部制动等相关因素致使其活动受限，加之排便时需变换体位使骨折部位疼痛加剧，这些均使患者抑制排便，拒绝排便，从而引发便秘。同时，因创伤和治疗的需要，肢体需要长时间制动或持续牵引，导致卧床时间长，活动受限，运动量不足，胃肠蠕动减慢，食物在肠道中停留时间延长，从而引发便秘。术中麻醉剂的使用阻滞交感神经节前纤维，造成胃肠道功能受到抑制，肛门内外括约肌、肛提肌等松弛，易出现肛门排气、排便障碍。而术后镇痛泵中的芬太尼等阿片类药物，可刺激胃肠道的收缩，增加胃肠张力，增强肠腔内压，使胃肠推进性蠕动减弱，胃内容物不易通过大肠而导致便秘。

（2）髋部骨折所致便秘的治疗

1）物理治疗：由于老年人往往同时存在慢性便秘，因此便秘的管理重点首先是管理疼痛。在无痛或疼痛可控情况下，早期开始康复介入，增加患者下肢相关运动能力，减少制动和麻醉剂的继发影响，是管理骨折后便秘的关键。此类患者便秘的处理包括生活方式调整，保守治疗及手术治疗。

2）药物治疗：①容积性泻药：是老年人慢性便秘的常用药物。②渗透性泻药：常用药物有乳果糖、聚乙二醇，以及盐类泻药（如硫酸镁等）。通过高渗状态，增加肠道水分，使粪便体积增加，同时刺激肠道蠕动，促进排便，适用于轻度和中度便秘患者。③刺激性泻药：这类药物临床应用广泛，通便起效快，主要通过刺激肠肌间神经丛刺激结肠收缩和蠕动，缩短结肠转运时间，同时可刺激肠液分泌，增加水、电解质的交换，从而起到促进排便的作用。故目前不主张老年患者长期服用，仅建议短期或间断性服用。④润滑性药物：具有软化大便和润滑肠壁的作用，使粪便易于排出，适合于年老体弱及伴有高血压、心功能不全等排便费力的患者。⑤促动力药：目前常用的促动力药物有多巴胺受体拮抗剂和胆碱酯酶抑制剂伊托必利、5-羟色胺受体激动剂莫沙必利和普芦卡必利。促动力药物常见不良反应有腹泻、腹痛、恶心和头痛等。⑥促分泌药：代表药物有鲁比前列酮、利那洛肽，通过刺激肠液分泌促进排便，目前中国尚未上市；⑦微生态制剂：微生态制剂可改善肠道内微生态，促进肠蠕动，有助于缓解便秘症状，可作为老年人慢性便秘的辅助治疗。

3）精神心理治疗：加强髋部骨折患者心理疏导；提高患者对便秘的认知水平，使患者充分认识到便秘是可控制的；培养患者良好的心理状态、睡眠及饮食习惯，有助于缓解便秘；对有明显心理障碍的患者给予抗抑郁、焦虑药物治疗，存在严重精神心理异常的患者应转诊至精神心理科接受专科治疗。

4）健全社会支持：充分利用目前健全的社会支持系统，鼓励患者及其家属充分使用社会支持系统。

5）认知功能训练：对存在认知功能障碍的慢性便秘患者，应进行认知功能训练，包括时间及空间定向力训练、记忆力训练、注意力训练、语言沟通能力训练，不仅可改善认知功能，还间接增加了活动量、提高了日常生活能力，有利于便秘治疗，提高患者的生活质量。

6）生物反馈治疗：是指在仪器的协助下将人体内部通常不能察觉的生理活动及生物电活动的信息加以放大，使其以视觉、听觉方式在仪器上显现出来，个体借助反映的信息理解自身变化，并依据变化逐步学会在一定水平上随意控制和纠正这些活动的过程。通过反复训练患者排便时腹肌、盆底肌和肛门括约肌的适时舒张和收缩，消除两者在排便过程中的矛盾运动，促进排便。该方法尤其适用于排便障碍型便秘（功能性出口梗阻型便秘），可持续改善患者的便秘症状、心理状况和生活质量，是该型便秘的一线治疗措施。生物反馈治疗不适用于有认知障碍的老年人群。

7）手术治疗：主要用于经规范的非手术治疗无效的顽固性重度便秘患者，包括慢传输型便秘、排便障碍型便秘、存在耻骨直肠肌综合征的患者。

**（八）老年髋部骨折肺功能评估和治疗**

1. 老年髋部骨折肺功能障碍的评估　老年髋骨骨折后，由于长期卧床等原因可导致深呼吸和咳嗽的不足，以及呼吸肌的薄弱等，导致肺通气的下降和呼吸道分泌异常，进而继发呼吸功能障碍、肺炎、肺功能下降等。

人体肺脏在 20 ～ 25 岁时达到功能完全和成熟，在这之后即使在没有疾病的情况下，肺功能也会逐渐下降，表现为 25 岁以后每年下降 1%。特别是老年人肺功能，包括用力肺活量（forced vital capacity，FVC）和第 1 秒用力呼气容积（forced expiratory volume in one second，$FEV_1$）等，伴随年龄的增长，会出现明显减退的迹象。研究表明，年龄相关的肺功能下降，不能通过训练来恢复。因此，肺功能的减退或丧失可能导致健康老年人运动中通气受限，从而限制了老年人通过体力活动来促进健康的益处。肺功能即使在生理年龄的正常范围内，也可能是许多老年人最大摄氧量的限制因素。这是由于伴随年龄的增长，人体呼吸肌肌力、胸廓的活动度均会降低，人体的组织结构和生理功能亦逐渐出现退行性的改变，包括机体的再生能力、防御能力、储备能力和生理功能亦逐渐出现退行性的改变。这导致肺结构、机械特性、呼吸的控制与调节、肺循环、气体交换均出现退行性改变，从而导致老年肺功能的变化。随着年龄增加，各级呼吸中枢的功能降低，胸廓及肺组织硬化，呼吸肌收缩力减弱，小气道变窄，肺泡管扩大，支气管树的叶状结构减少，残气量、功能残气量增加，肺和胸廓的弹性阻力、呼吸道的非弹性阻力增加。因此，老年人肺的弹性回缩力明显低于年轻人，肺功能明显下降。

（1）体格检查

视诊：胸部视诊应注意胸廓有无异常情况，同时观察受试者呼吸模式是否正常。

触诊：肺功能触诊方面需要了解气管、胸部扩张、语音震颤等。

叩诊：是指用手叩击某体表部位，使之振动而产生声音，根据振动和声音的音调特点来判断被检查部位的脏器状态有无异常的诊断方法

听诊：注意患者有无湿啰音、胸膜摩擦音等。

（2）实验室检查：血气分析（$SaO_2$、$PaCO_2$）有利于预测术后肺部并发症（postoperative pulmonary complications，PPC）的发生。

（3）影像学检查：建议定期进行常规胸片检查，以确定是否有肺炎、肺不张等并发症的发生。

（4）肺功能测试：肺总量（total lung capacity，TLC）、肺活量（vital capacity，VC）、用力肺活量（forced vital capacity，FVC）、第 1 秒用力呼气容积（$FEV_1$）、最大通气量（maximum ventilation per minute，MVV）、最大吸气压（maximal inspiratory pressure，MIP）和最大呼气压（maximal expiratory pressure，MEP）等。

（5）咳嗽咳痰评估：咳嗽评估重点应关注咳嗽的强度和效力，以及是干咳还是湿咳。主要用于老年髋部骨折有潜在肺部感染风险的患者。

（6）呼吸肌力评估（最大呼气压及吸气压）：呼吸肌力量的评估有助于识别有低通气风险的患者，判断呼吸肌训练的效果，并可评估呼吸肌无力及其严重程度。呼吸肌力量是吸气或呼气时抵抗最大阻力产生的最大自主收缩，多采用最大吸 / 呼气压作为评价方法。

2. 老年髋部骨折肺功能障碍的治疗（图 5-4-14）

（1）药物治疗

1）低分子肝素：骨折及手术应激后患者血液系统普遍处于高凝状态，加之高龄患者大多合并心脑血管疾病，导致血液成分改变而使机体处于高凝状态。应用低分子肝素

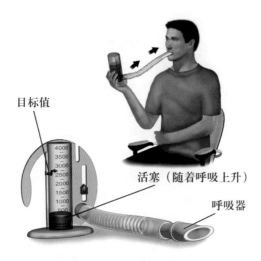

目标值

活塞（随着呼吸上升）

呼吸器

**图 5-4-14　肺功能训练**

可起到预防血栓的效果，并且与普通肝素相比，可减少出血的不良反应，用药时间为 10 ~ 14 d[102]。

2）抗生素：可减轻患者肺炎的症状。

（2）非药物治疗

1）健康宣教：①戒烟；②术前肢体不能活动者可行踝泵训练，以增加肌力和减少下肢深静脉血栓的形成。

2）体位的管理：建议患者术后半卧位，可促进患者的呼吸，增加肺容量，避免缺氧。

3）排痰训练：指导患者正确的咳痰方法，鼓励自行咳痰。如因疼痛限制呼吸时，可应用镇痛剂，定时翻身叩背。叩背方法：五指并拢，手背弓起，手心呈舟窝状，由下而上，由外向内叩击患者胸背部，避开脊柱及肩胛骨，频率为 100 次 / min，使痰液易于咳出。必要时给予吸痰。

4）咳嗽训练：①患者处于放松姿势，坐位或身体前倾，颈部稍屈曲；②患者掌握膈肌呼吸，治疗师示范咳嗽及腹肌收缩；③患者双手置于腹部且做 3 次哈气以感觉腹肌的收缩；④患者练习发"k"的声音以感觉声带绷紧、声门关闭及腹肌收缩；⑤当患者将这些动作结合时，指导患者做深但放松的吸气。

5）呼吸训练：腹式呼吸、缩唇呼吸。

6）气道廓清术。

7）上下肢的活动训练：有研究表明[103]，如上肢瑜伽训练（upper-body yoga）等强调上肢结合呼吸节律的训练方式可用于急性髋部骨折的患者上下肢的活动训练。由于患有急性髋部骨折的老年患者有肺活量受损和咳嗽不足的风险，上肢瑜伽训练可以改善老年患者的日常生活质量、肺活量和咳嗽流量，其已成为卧床不起的髋部骨折患者的更好选择[104]。

**（九）老年髋部骨折心功能评估和治疗**

1. 老年髋部骨折心功能障碍的评估　评估通常采用实验室检查、心电图和心脏彩超。

（1）实验室检查：心功能指标，如 B 型利尿钠肽（B-type natriuretic peptide，BNP），D- 二聚体、肌钙蛋白、肌酸激酶及其同工酶 CK-MB 亚型、肌红蛋白等。

（2）辅助检查

1）心电图：通过心电描记器从体表引出多种形式的电位变化的图形，从而判断出患者的心脏情况。

2）心脏彩超：可清楚看到心脏结构如心壁薄厚、心腔大小、瓣膜启闭情况等，心肌运动及血流动力情况。作为评估心脏结构和功能的首选方法，超声心动图可提供关于心腔容积、心室收缩和舒张功能、室壁厚度、瓣膜功能、肺动脉高压、心包积液和心力衰竭病因的即时信息[105]。

2. 老年髋部骨折心功能障碍的治疗

（1）健康宣教，建议髋部骨折患者尽早下床活动。

（2）制定合适的个体化的心脏运动处方，包括有氧运动、抗阻运动，可预防及改善患者心功能下降。

老年髋部骨折患者功能障碍评估方法详见表 5-4-4。

表 5-4-4　老年髋部骨折的功能障碍评估

| 功能障碍 | 评估方法 | 功能障碍 | 评估方法 |
|---|---|---|---|
| 疼痛 | 视觉模拟评分法<br>言语等级评分法<br>数字等级评分法<br>语言描述评估量表<br>五指法评估工具<br>修订版面部表情疼痛量表 | 感觉功能障碍 | 平衡觉评估<br>视听觉评估 |
| 二便功能障碍 | 尿潴留评估：<br>排尿后残余尿量评定<br>排空后膀胱容积超声检查<br>ADL 能力评定<br>便秘评估：<br>Bristol 粪便评定量表<br>Rasmussen 排便困难评定量表<br>罗马 Ⅲ 标准<br>Barthel 指数评估生活能力<br>肛门 - 肠道影像学检查<br>神经电生理检查 | 认知功能障碍 | 神经心理量表评价方法<br>蒙特利尔认知功能量表<br>韦氏智力量表<br>认知功能电话问卷 |
| 运动功能障碍 | 髋关节功能评分：Harris 评分<br>徒手肌力评定<br>跌倒风险评估，ADL 评估 | 肺功能障碍 | 体格检查<br>实验室检查<br>影像学检查<br>肺功能测试<br>咳嗽咳痰评估<br>呼吸肌力评估 |

续表

| 功能障碍 | 评估方法 | 功能障碍 | 评估方法 |
|---|---|---|---|
| 心功能障碍 | 实验室检查<br>心电图<br>心脏彩超 | 精神心理障碍 | 意识错乱评估方法<br>焦虑自评量表<br>抑郁自评量表<br>汉密尔顿焦虑量表<br>汉密尔顿抑郁量表<br>医院焦虑抑郁量表<br>SF-36 生活质量量表<br>自我感受负担量表<br>疼痛灾难化量表<br>老年抑郁量表 |

# 参考文献

［1］陈卫，国际视野下的中国人老龄化［J］.北京大学学报（哲学社会科学版），2016，53（6）：82-92.

［2］CUMMINGS SR，MELTON LJ.Epidemiology and outcomes of osteoporotic fractures［J］.Lancet，2002，359（9319）：1761-1767.

［3］AGLIOUE M，FABBRI L，DI ROLLO F，et al. The second hip fracture in osteoporotic patients：not only an orthopaedic matter［J］.Clin Cases Miner Bone Metab，2013，10（2）：124-128.

［4］中国老年医学学会骨与关节分会创伤骨科学术工作委员会.老年髋部骨折诊疗专家共识（2017）［J］.中华创伤骨科杂志，2017，19（11）：921-927.

［5］BROX WT，ROBE RTS KC，TAKSALI S，et al.The American Academy of Orthopaedic Surgeons evidence-based guideline on management of hip fractures in the elderly［J］.J Bone Joint Surg Am，2015，97（14）：1196-1199.

［6］Scottish Intercollegiate Guidelines Network.Management of hip fracture in older people：a national clinical guideline［EB/0L］.（2009-6-1）［2022-7-20］.http：//www.sign.ac.uk/pdf/sign/ll.pdf.

［7］林华 .2017 年《英国骨质疏松症预防和治疗临床指南》解读（一）—骨质疏松性骨折风险评估与生活方式管理［J］.中华健康管理学杂志，2017，11（4）：303-307.

［8］TAYLOR F，WRIGHT M，ZHU M.Hemiarthroplasty of the hip with and without cement：a randomized clinical trial［J］.J Bone Joint Surg Am，2012，94（7）：577-583.

［9］KEHLET H，JENSEN T，CLIFFORD W.Persistent postsurgical pain：risk factors and Prevention［J］.Lancet，2006，367（9522）：1618-1625.

［10］HERR KA，SPRATT K，MOBILY PR，et al. Pain intensity assessment in older adults：use of experimental pain to compare psychometric properties and usability of selected pain scales with younger adults［J］.Clin J Pain，2004，20（4）：207-219.

［11］朱丽辉，程显山 .预防和评价老年人跌倒的 NICE 指南［J］.国际护理学杂志，2006，25（1）：69-70.

［12］中国医师协会麻醉学医师分会 .促进术后康复的麻醉管理专家共识［J］.中华麻醉学杂志 .2015，35（2）：141-148.

［13］神经病理性疼痛诊疗专家组 . 神经病理性疼痛诊疗专家共识［J］. 中国疼痛医学杂志，2013，19（12）：705-710.

［14］REISNER L. Pharmacological Management of Persistent Pain in Older Persons［J］. The Journal of Pain，2011，12（3）：S21-S29.

［15］KEATING JF，GRANT A，MASSON M，et al. Displaced intracapsular hip fractures in fit，older people：a randomised comparison of reduction and fixation，bipolar hemiarthroplasty and total hip arthroplasty［J］Health technol Assess，2005，9（41）：iii-iv，ix-x，1-65.

［16］中华医学会物理医学与康复学分会，中国老年学和老年医学学会骨质疏松康复分会 . 原发性骨质疏松症康复干预中国专家共识［J］. 中华物理医学与康复杂志，2019，41（1）：1-7.

［17］李海林 . 老年精神药物应用［J］. 实用老年医学，2003，17（2）：76-77.

［18］IOLASCON G，CISARI C，MORETTI A，et al. NSAIDs and opioids in management of fragility fractures［J］. Aging Clinical and Experimental Research，2013，25（S1）：97-100.

［19］DALE R，STACEY B. Multimodal Treatment of Chronic Pain［J］. Medical Clinics of North America，2016，100（1）：55-64.

［20］PRIOR JC，LANGSETMO L，LENTLE BC，et al.Ten-year incident osteo porosis-related fractures in the population-based Canadian Multicentre Osteoporosis Study-comparing site and age-specific risks in women and men［J］. Bone，2015，71：237.243.

［21］J BRAUER CA，COCA-PERRAILLON M，CUTLER DM，et al.Incidence and mortality of hip fractures in the United States［J］. JAMA，2009，302（14）：1573-1579.

［22］MIYAMOTO RG，KAPLAN KM，LEVINE BR，et al.Surgical management of hip fractures：an evidence. Based review of the literature. I：femoral neck fractures［J］. J AmAcad Orthop Surg，2008，16（10）：596.607

［23］张健，蒋协远，黄晓文 .1139 例老年髋部骨折治疗及流行病学分析［J］. 中国医刊，2016，51（6）：91-94.

［24］Centers for Disease Control and Prevention（CDC）. Fatalities and in- juries from falls among older adults-United states，1993-2003 and 2001 - 2005［J］. MMWR Morb Mortal Wkly Rep，2006，55：1221-1224.

［25］吴在德，吴肇汉 . 外科学（第 6 版）［M］. 北京：人民卫生出版社，2003：795-801.

［26］CSERHATI P，KAZDR G，MANNINGER J，et al. Non-operative or operative treatment for undisplaced femoral neck fractures：a comparative study of 122 non-operative and 125 operatively treated cases［J］. Injury，1996，27（8）：583-588.

［27］DAVISON JN，CALDER SJ，ANDERSON GH，et al.Treatment for displaced intracapsular fracture of the proximal femur. A prospective，randomised trial in patients aged 65 to 79 years［J］. J Bone Joint Surg Br，2001，83（2）：206-212.

［28］FRIHAGEN F，NORDSLETTEN L，MADSENJE. Hemiarthroplasty or intemal fixation for intracapsular displaced femoral neck fractures：randomised controlled trial［J］BMJ，2007，335（7632）：1251-1254.

［29］张华果，司文腾，何宇迪，等 . 老年髋部骨折术后患者跌倒恐惧心理体验的质性研究［J］. 中华护理杂志，2021，56（04）：527-533.

［30］马彬彬 . 老年髋部骨折患者临床特征分析［D］. 东南大学，2017.

［31］中国老年医学学会骨与关节分会创伤骨科学术工作委员会 . 老年髋部骨折诊疗专家共识（2017）［J］. 中华创伤骨科杂志，2017，19（11）：921-927.

［32］刘可可 . 连续髂筋膜间隙阻滞对老年髋部骨折患者应激反应及术后谵妄的影响［D］. 南华大学，2021.

［33］马改平 . 老年髋部骨折患者术前护理需求与心理状态及影响因素的研究［D］. 延安大学，2018.

［34］KHAN SK, KALRA S, KHANNA A, et al.Timing of surgery for hip fractures: a systematic review of 52 published studies involving 291, 413 patients［J］.lnjury, 2009, 40（7）: 692-697.

［35］MOJAL, PIATTI A, PECORAROV, et al.Timing matters in hip fracture surgery: patients operated within 48 hours have better outcomes. A meta-analysis and meta-regression of over 190,000 patients［J］.PLoS One, 2012, 7（10）: e46175.

［36］LEUNG F, LAU TW, KWAN K, et al.Does timing of surgery matter in fragility hip fractures?［J］. Osteoporos Int, 2010, 21（Suppl 4）: S529-S534.

［37］杨明辉, 吴新宝, 龚晓峰, 等 . 骨科与老年科共管模式治疗老年髋部骨折及与英国的比较［J］. 中国骨与关节杂志, 2017, 6（3）: 169-173.

［38］VAN DEN BEKEROM MP, HILVERDINK EF, SIEREVELF IN, et al. A comparison of hemiarthroplasty with total hip replacement for displaced intracapsular fracture of the femoral neck: a randomised controlled multicenter in patients aged 70 years and over［J］.Bone Joint Surg Br, 2010, 92（10）: 1422-1428.

［39］DEANGEIIS JP, ADEMI A, STAFF I, et al.Cemented versus uncemented hemiarthroplasty for displaced femoral neck fractures: a prospective randomized trial with early follow-up［J］. Journal of orthopaedic trauma, 2012, 26（3）: 135-140.

［40］PARKER MI, PRYOR G, GUMSAMY K. Cemented versus uncemented hemiarthroplasty for intracapsular hip fractures: A randomised controlled trial in 400 patients［J］. J Bone Joint Surg Br, 2010, 92（1）: 116-122.

［41］SINGH GK, DESHMUKH RG. Uncemented Austin-Moore and cemented Thompson unipolar hemiarthroplasty for displaced fracture neck of femur-complications and patient satisfaction［J］.Injury, 2006, 37（2）: 169-174.

［42］BIEBER R, BREM M, SINGLER K, et al. Dorsal versus transgluteal approach for hip hemiarthroplasty: an analysis of early complications in seven hundred and four consecutive cases［J］. Int Orthop 2012, 36（11）: 2219-2223.

［43］SKOLDENBERG O, EKMAN A, SALEMYR M, et al. Reduced dislocation rate after hip arthroplasty for femoral neck fractures when changing from posterolateral to anterolateral approach［J］. Acta Orthop, 2010, 81（5）: 583-587.

［44］AHRENGART L, TORNKVIST H, FORNANDER P, et al.A randomized study of the compression hip screw and Gamma nail in 426 fractures［J］.ClinOrthop Relat Res, 2002（401）: 209-222.

［45］UTRILLA AL, REIG JS, MUNOZ FM, et al. Trochanteric gamma nail and compression hip screw for trochanteric fractures: a randomized, prospective, comparative study in 210 elderly patients with a new design of the gamma nail［J］. J Orthop Trauma, 2005, 19（4）: 229-233.

［46］VARELA-EGOCHEAGA JR, IGLESIAS-COLAO R, SUAREZ-SUAREZ MA, et al. Minimally invasive osteosynthesis in stable trochanteric fractures: a comparative study between Gotfried percutaneous compression plate and Gamma 3 intramedullary nail［J］.Arch Orthop Trauma Surg, 2009, 129（10）: 1401-1407.

［47］VERETTAS DA, IFANTIDIS P, CHATZIPAPAS CN, et al.Systematic effects of surgical treatment of hip fractures: gliding screw-plating vs intramedullary nailing［J］. Injury, 2010, 41（3）: 279-284.

［48］KNOBE M, DRESCHER W, HEUSSEN N, et al. Is helical blade nailing superior to locked minimally invasive plating in unstable pertrochanteric fractures?［J］. Clin Orthop Relat Res, 2012, 470（8）: 2302-2312.

［49］PAPASIMOS S, KOUTSOJANNIS CM, PANAGOPOULOS A, et al. A randomised comparison of AMBI, TGN and PFN for treatment of unstable trochanteric fractures［J］. Arch Orthop Trauma surg, 2005, 125

（7）：462-468.

［50］ZHANG S, ZHANG K, JIA Y, et al. InterTan nail versus proximal femoral nail antirotation-asia in the treatment of unstable trochanteric r fractures［J］. Orthopedics, 2013, 36（3）：e288-e294.

［51］S CHIPPER IB, STEYERBERG EW, CASTELEIN RM, et al.Treatment of unstable trochanteric fractures. Randomised comparison of the gamma nail and the proximal femoral nail［J］. J Bone Joint Surg Br, 2004, 86（1）：86-94.

［52］吴在德，吴肇汉.外科学（第6版）［M］.北京：人民卫生出版社，2003：795-801.

［53］FTOUH S, MORGA A, SWIFT C. Management of hip fracture in adults：summary of NICE guidance［J］. BMJ, 2011, 342：1413-1414.

［54］朱丽辉.预防和评价老年人跌倒的 NICE 指南［J］.国际护理学杂志，2006，25（1）：69-70.

［55］林华.2017年《英国骨质疏松症预防和治疗临床指南》解读（一）—骨质疏松性骨折风险评估与生活方式管理［J］.中华健康管理学杂志，2017，11（4）：303-307.

［56］陈静，邵纯，伍霞菊.循证护理在人工髋关节置换术后临床护理中的应用［J］.护士进修杂志，2007，22（10）：1860.

［57］李凌，刘丽.人工髋关节置换术后护理［J］.实用医学杂志，2002，9（8）：614-615.

［58］INOUYE SK, VAN DYCK CH, ALESSI CA, et al.Clarifying confusion：the confusion assessment method.A new method for detection of delirium［J］. Ann Intern Med, 1990, 113（12）：941-94.

［59］王红霞，唐霖，张萍.骨科术后患者4种疼痛评估方法适用性研究［J］.护理学杂志，2013，28（6）：5-7.

［60］MORRIS L, STULBERG D, STEVERMER JJ.Fracture pain relief for kids?Ibuprofen does it beter［J］.J Fam Pract, 2010, 59（5）：273-275.

［61］WIOLETA M D, SEBASTIAN D, ANDRZEJ B.Perception of barriers to postoperative pain management in elderly patients in Polish hospitals-a multicentre study［J］.J Nurs Manag, 2016, 24（8）：1049-1059.

［62］Herr KA, Spratt K, Mobily PR, et al. Pain intensity assessment in older adults：use of experimental pain to compare psychometric properties and usability of selected pain scales with younger adults［J］. Clin J Pain, 2004, 20（4）：207-219.

［63］刘雪琴，李漪.老年人疼痛强度评估量表的选择［J］.中华护理杂志，2004，39（3）：165-167.

［64］American Geriatrics Society Panel on Pharmacological Management of Persistent Pain in Older Persons. Pharmacological management of persistent pain in older persons［J］. J Am Geriatr Soc, 2009, 57（8）：1331-1346.

［65］ABDULLA A, ADAMS N, BONE M, et al. Guidance on the management of pain in the older people［J］. Age Ageing, 2013, Suppl 1：1-57.

［66］TAN G, JENSEN MP, THORNBY JI, et al. Validation of the brief pain inventory for chronic nonmalignant pain［J］.J Pain, 2004, 5（2）：133-137.

［67］中国医师协会麻醉学医师分会.促进术后康复的麻醉管理专家共识［J］.中华麻醉学杂志.2015，35（2）：141-148.

［68］MEUNIER A, LISANDER B, GOOD L.Effects of celecoxib on blood loss, pain, and recovery of function after total knee replacement：a randomized, placebo-controlled trial［J］.Acta Orthop, 2007, 78（5）：661-667.

［69］HUANG YM, WANG CM, WANG CT, et al. Perioperative celecoxib administration for pain management after total knee arthroplasty-a randomized, controlled study［J］. BMC Musculoskelet Disord, 2008, 9：77.

［70］EKMAN EF, WAHBA M, ANCONA F.Analgesic efficacy of perioperative celecoxib in ambulatory arthroscopic knee surgery：a double-blind, placebo-controlled study［J］.Arthroscopy, 2006, 22（6）：

635-642.

[71] 神经病理性疼痛诊疗专家组 . 神经病理性疼痛诊疗专家共识［J］. 中国疼痛医学杂志，2013，19（12）：705-710.

[72] GODOY MONZ6N D，VAZQUEZ J，JAUREGUI JR，et al.Pain treatment in post-traumatic hip fracture in the elderly：regional block vs. systemic non-steroidal analgesics［J］. Int J Emerg Med，2010，3（4）：321-325.

[73] MOUZOPOULOS G，VASILIADIS G，LASANIANOS N，et al. Fascia iliaca block prophylaxis for hip fracture patients at risk for delirium：a randomized placebo-controlled study［J］. J Orthop Traumatol，2009，10（3）：127-133.

[74] 詹雪，王君慧，汪阵，等 . 疼痛教育对肺癌术后患者疼痛控制的影响［J］. 护理学杂志，2009，24（24）：14-15.

[75] CURTISS CP. JCAHO：Meeting the Standards for Pain Management［J］. OrthoPaedic Nursing，2001，20（2）；27-30.

[76] GRIFFITHS R，BABU S，DIXON P，et al. Guideline for the management of hip fractures 2020：Guideline by the Association of Anaesthetists［J］. Anaesthesia. 2021；76（2）：225-237.

[77] 王君慧，汪晖，董翠萍 . 家属同步宣教对患者开胸术后疼痛控制及并发症的影响［J］. 解放军护理杂志，2011，28（9B）：68-70.

[78] 洪溪，黄宇光，罗爱伦 . 术后镇痛的规范化管理［J］. 中华麻醉学杂志，2005，25（10）：798-799.

[79] SANZONE AG. Current Challenges in Pain Management in Hip Fracture Patients［J］. J Orthop Trauma，2016，30 Suppl 1：S1-S5.

[80] ABOU SETTA AM，BEAUPRE LA，RASHIQ S，et al. Comparative effectiveness of pain management interventions for hip fracture：a systematic review［J］. Annals of internal medicine，2011，155（4）：234.

[81] ROBERTS JL，DIN NU，WILLIAMS M，et al. Development of an evidence-based complex intervention for community rehabilitation of patients with hip fracture using realist review，survey and focus groups［J］. BMJ Open，2017，7（10）：e14362.

[82] 李海林 . 老年精神药物应用［J］. 实用老年医学，2003，17（2）：76-77.

[83] ALEXIOU KI，ROUSHIAS A，VARITIMIDIS SE，et al. Quality of life and psychological consequences in elderly patients after a hip fracture：a review［J］. Clin Interv Aging，2018，13：143-150.

[84] PEETERS CM，VISSER E，VAN DE REE CL，et al. Quality of life after hip fracture in the elderly：A systematic literature review［J］. Injury，2016，47（7）：1369-1382.

[85] KNOERL R，LAVOIE SMITH EM，WEISBERG J. Chronic Pain and Cognitive Behavioral Therapy：An Integrative Review［J］. Western Journal of Nursing Research，2016，38（5）：596-628.

[86] CROTTY M，UNROE K，CAMERON ID，et al.Rehabilitation interventions for improving physical and psychosocial functioning after hip fracture in older people［J］. Cochrane Database of Systematic Reviews，2010，（1）：CD007624.

[87] MARTÍN-MARTÍN LM，VALENZA-DEMET G，JIMÉNEZ-MOLEÓN JJ，et al. Effect of occupational therapy on functional and emotional outcomes after hip fracture treatment：a randomized controlled trial［J］. Clinical Rehabilitation，2014，28（6）：541-551.

[88] 郑夏茹，吴洪，张新，等 . 视觉反馈平衡训练对髋部骨折术后患者平衡和行走功能的影响［J］. 中国康复，2010，25（3）：197-199.

[89] GRUE EV，KIRKEVOLD M，MOWINCHEL P，et al. Sensory impairment in hip-fracture patients 65 years or older and effects of hearing/vision interventions on fall frequency［J］. Journal of Multidisciplinary Healthcare，2008，2：1-11.

[90] 刘元标，朱明跃 . 老年髋部骨折康复进展［J］. 实用老年医学，2018，32（6）：509-513.

［91］李志刚，刘书坤．近十年电针治疗脊髓损伤的临床和实验研究概况［J］.中国中医药科技，2004，11（6）：386-388.

［92］汪惠文，杨丽芳，熊利泽，等．不同量表评估全麻后老年病人早期认知功能意义的比较［J］.临床军医杂志，2011，39（3）：459-461.

［93］BENTLER SE, LIU L, OBRIZAN M, et al. The aftermath of hip fracture：Discharge placement, functional status change, and mortality［J］. Am J Epidemiol, 2009, 170（10）：1290-1299.

［94］MOLLER JT, CLUITMANS P, RASMUSSEN LS, et al. Long term post operative cognitive dysfunction in the elderly ISPOCD1 study.ISPOCD investigators. International study of post-operative cognitive dysfunction［J］. Lancet, 1998, 351（9106）：857-861.

［95］MURRAY C, SANDERSON DJ, BARKUS C, et al. Systemic inflammation induces acute working memory deficits in the primed brain：relevance for delirium［J］. Neurobiol Aging, 2012, 33（3）：603-616.

［96］杨皓楠．认知功能电话问卷在心血管疾病中的应用及研究进展［J］.心血管病学进展，2017，38（3）：310-314.

［97］JI F, LI Z, NGUYEN H, et al. Response to letters regarding article, perioperative dexmedetomidine improves outcomes of cardiac surgery［J］. Circulation, 2013, 128（16）：e339-340.

［98］SU DS, ZHAO Y, WANG B, et al.Isoflurane-induced spatial memory impairment in mice is prevented by the acetylcholinesterase inhitor donepezil［J］. PLoS One, 2011, 6（11）：e27632.

［99］张伟，张加强，孟凡民．右美托咪啶对单肺通气过程中炎性反应及氧化应激反应的影响［J］.临床麻醉学杂志，2013，29（3）：229-231.

［100］KAMEL HK, IQBAL MA, MOGALLAPU R, et al. Time to ambulation after hip fracture surgery：Relation to hospitalization outcomes［J］. J Gerontol A Biol Sci Med Sci, 2003, 58（11）：1042-1045.

［101］胡烈洪，赵俊红，解龙昌．功能性电刺激改善长期卧床患者认知功能的临床对照研究［J］.国际医药卫生导报，2014，20（15）：2251-2253.

［102］ZAN P, YAN G, LIU H, et al. Biomechanical Modeling of the Rectum for the Design of a Novel Artificial Anal Sphincter［J］. Biomedical Instrumentation & Technology, 2010, 44（3）：257.

［103］FALCK-YTTER Y, FRANCIS CW, JOHANSON NA, et al. Prevention of VTE in orthopedic surgery patients：Antithrombotic Therapy and Prevention of Thrombosis, 9th ed：American College of Chest Physicians Evidence-Based Clinical Practice Guidelines［J］. Chest. 2012; 141（2 Suppl）：e278S-e325S.

［104］CHANG SC, LAI JI, LU MC, et al. Reduction in the incidence of pneumonia in elderly patients after hip fracture surgery：An inpatient pulmonary rehabilitation program［J］. Medicine（Baltimore），2018，97（33）：e11845.

［105］WANG LJ, YANG HL, SHI YX, et al. Pulmonary Cement Embolism Associated with Percutaneous Vertebroplasty or Kyphoplasty：A Systematic Review［J］. Orthopaedic Surgery, 2012, 4（3）：182-189.

# 第六章
# 老年骨质疏松性椎体压缩性骨折全周期康复专家共识

目前，骨质疏松症已成为我国面临的重要公共卫生问题。骨质疏松性骨折是骨质疏松症最严重的并发症，由于骨量减低、骨强度下降、骨脆性增加，日常活动中由轻微损伤即可造成脆性骨折，此类骨折多属于完全骨折，而骨质疏松性椎体压缩性骨折（osteoporosis vertebra compressed fracture，OVCF）是其最常见的骨折[1]。

随着社会老龄化程度加深，骨质疏松症和骨质疏松性骨折的发病率不断上升。根据流行病学调查，2010年我国骨质疏松性骨折患者达233万，其中椎体骨折患者占47.64%，好发于胸腰段。据统计，2016年我国60岁以上的老年人骨质疏松症患病率为36%，其中男性为23%，女性为49%[1]。年龄在65岁以上的女性中有20%曾有过一次或多次脊椎骨折[2]。有研究表示，我国2015年50岁以上人群中，新发骨质疏松性椎体压缩性骨折约为127万例，预计到2020年将达到约149万例，到2050年则可高达约300万例，并预计骨质疏松性骨折相应的医疗支出将高达1745亿元[3]。骨质疏松性椎体压缩性骨折为国家、社会和家庭带来沉重经济负担。

本章编写团队通过系统检索国内外相关指南，发现目前老年骨质疏松椎体压缩性骨折相关的诊疗主要集中在药物及手术治疗方面，并且在老年OVCF诊疗上已有专家共识及指南，在探讨手术治疗方案上有大量的综述及临床研究。然而对于老年OVCF患者整个疾病周期认识尚不足，很少有学者关注老年OVCF患者的功能障碍，缺少循证医学康复治疗诊疗规范。因此，根据国内外相关指南、RCT研究、临床研究等文献，建立本共识，旨在规范疾病全周期康复治疗，对老年OVCF从预防到疾病的发生发展，到患者处于病程的不同阶段，提供基于医院、社区、家庭的康复干预指导以及护理衔接技术。通过上述方式对老年OVCF疾病进行全周期覆盖，更好地解决老年OVCF的康复及护理需求，为临床医生、康复治疗师以及护理工作者提供参考。

# 第一节　老年骨质疏松性椎体压缩性骨折概述

## 一、诊断与鉴别诊断

### （一）定义

老年骨质疏松性椎体压缩性骨折是指患者年龄大于 65 岁，因骨质疏松症导致椎体骨密度和骨质量下降、骨强度减低，在轻微外力甚至没有明显外力的作用下即发生的骨折，是最常见的骨质疏松性骨折类型[4]。椎体骨折可能出现轻度或无症状，也可能会导致严重的疼痛和功能丧失[5, 6]。临床上以胸或腰背部疼痛为主，患者出现身高变矮、脊柱后凸、侧弯等畸形，进而造成患者一系列运动功能、精神心理、心肺功能、认知功能和二便功能等障碍，骨折严重者可引起双下肢感觉减退、肌力下降及反射改变等神经功能损害表现。

### （二）诊断

根据外伤史、临床表现、影像学检查，脊椎骨折不难诊断。骨质疏松性脊柱骨折的外伤史多轻微或完全没有，临床症状轻微不典型，病程较长或长短不一，不易引起患者和医师的注意，常使骨折反复发生，进而发展成多椎体骨折甚至严重的驼背畸形，或神经功能受损。因此，高龄腰背痛患者尤其是绝经后妇女，均应考虑骨质疏松性脊柱骨折的可能性，所有患者均应做胸腰椎正侧位 X 线片检查，必要时加做脊柱 CT、MRI 检查或脊椎骨密度测定，防止误诊或漏诊。通常骨质疏松性脊椎骨折患者血钙、磷、镁及碱性磷酸酶正常，但多椎体骨折患者的碱性磷酸酶可增高。血尿钙、磷、镁检测，与骨形成和骨吸收有关的因子的生化检查，对骨质疏松的诊断以及支持骨质疏松性脊柱骨折的诊断也有一定帮助。

Gehlbach SM 等曾在新英格兰一家大医院对 934 名 60 岁及以上的老年妇女进行调查，通过出院诊断、医疗记录、影像学报告和专家的评定来确定有无脊柱骨折。调查发现中等和严重的脊柱骨折有 132 例（14.1%），但只有 17 例（1.8%）出院诊断中有脊柱骨折，同期的影像学报告中有 50% 确定了当时的骨折。由此可见对骨质疏松性脊柱骨折早期诊断的不易。由于骨质疏松症是只能控制发展、不能治愈复原的疾病，椎体骨折压缩更无一种满意的方法可以恢复椎体高度，纠正驼背畸形，因此只有早期诊断、早期预防、早期治疗，才能早期控制病情，真正提高患者的生活质量。

### （三）鉴别诊断

导致中老年人 X 线检查示椎体压缩和高度降低，以及驼背畸形的疾病，应和本病鉴别。Scheuermann 病多有胸腰段椎体连续性楔形压缩，可见于较年轻的男性，该病患者无脊柱骨质疏松表现，椎间盘狭窄，椎体边缘密度增高，年轻时即有圆背畸形。

脊椎骨髓瘤多发于老年男性，可见多椎体不规则破坏，但常有脊柱外病灶，疼痛剧烈，夜间痛严重，血中丙种球蛋白异常增高，本周蛋白尿阳性，骨穿可见骨髓中浆细胞异常增生。

椎体转移癌可单发或多发，终板和椎间盘完好，有时可侵犯椎弓。若能找到原发病灶则诊断不难，但常找不到原发病灶，这时 CT 和 MRI 成为代替椎体活检必不可少的确诊手段。戴力扬比较研究了 23 例转移性肿瘤，其 MRI 表现为椎体后缘球形突出，椎体 T1 加权像弥漫性低信号，Gd 增强不均匀强化，椎弓根增大及不均匀强化，椎旁软组织肿块，和骨质疏松性骨折显然不同。

骨软化症的患者有营养不良史，血钙、磷降低，碱性磷酸酶增高，可有 Looser 线（假骨折线）的出现。

甲状旁腺功能亢进症可有血钙增高、血磷降低、碱性磷酸酶增高。ECT 全身骨扫描对排除脊柱外病变也十分有益[7]。

### （四）骨折类型的鉴别

注意各骨折类型之间的鉴别，如屈曲压缩型骨折、屈曲牵张型骨折、爆裂型骨折、屈曲旋转型骨折并脱位和剪力型脱位的鉴别[8]。

1. 屈曲压缩型骨折　此型最常见，无明显外伤，X 线片显示椎体前柱崩溃，后柱高度不变。其可根据 Ferguson 分型进一步分为[8]：①Ⅰ度：单纯性椎体前方楔形变，压缩不超过 50%，中后柱完好。②Ⅱ度：椎体楔形变伴椎后韧带复合结构破裂，X 线片显示棘突间距离增宽，可伴有关节突骨折或半脱位。③Ⅲ度：前、中、后柱均破裂。骨折块可旋转进入椎管导致截瘫，侧位 X 线片可见此骨折块位于骨折椎体和上位椎体椎弓根之间，CT 检查更有助于诊断。

2. 屈曲牵张型骨折　此型与屈曲压缩型相反，其前柱发生压缩的概率较少，而后柱却有明显的撕裂。通常可分为两种情况：一是典型的 Chance 骨折，是水平方向的椎骨屈曲牵张性骨折，骨折线横过病椎棘突、椎板、椎弓根和椎体，而折线后方裂开；二是韧带结构破裂，即棘上韧带、棘间韧带和黄韧带断裂，关节突分离，椎间盘后部破裂。临床上常两种情况兼备，即裂开处一部分为骨折，另一部分为韧带断裂。

3. 爆裂型骨折　爆裂型骨折即完全压缩性骨折，伤椎前、中、后柱均塌陷或裂开，椎体高度降低。后壁骨折片膨出或斜插入椎管，使硬脊膜前方受压。Denis 常将爆裂型骨折分为五类：椎体上下方终板均破裂、椎体上方终板破裂、椎体下方终板破裂、合并旋转移位和椎体一侧严重压缩粉碎。

4. 屈曲旋转型骨折并脱位　此型表现为椎体骨折伴关节突骨折或脱位，下位椎体上缘常有薄片骨折随上位椎体向前移位。因此，此型脊柱极不稳定，常发生进行性畸形加重，且几乎均合并脊髓或马尾神经损伤。

5. 剪力型脱位　剪力型脱位即平移性损伤，包括椎体前、后或侧方移位，或因过伸使前纵韧带撕裂、椎间盘前方撕裂，发生脱位而无明显椎体骨折。移位若超过 25%，则椎体所有韧带均将断裂，将导致硬脊膜撕裂和截瘫。

## 二、流行病学

椎体压缩性骨折是最常见的骨质疏松性骨折，由于这类患者临床症状往往不明显，且以影像学检查的方法进行普查需要大量的人力、物力和财力，故其确切的流行病学资料难以获得[9]。但总的来说，其发病率有随着年龄的增长而增加的趋势。其中，男性发病率随年龄增长而缓慢升高，女性发病率在 65 岁以后迅速升高。55 ～ 64 岁年龄段的女性与男性的发病率之比约为 4：1，而在 65 ~ 84 岁年龄段，两者之比接近 7：1。美国大约每年新增骨质疏松性椎体压缩性骨折患者 70 万例。欧盟 27 国大约每年新增骨质疏松性椎体压缩性骨折患者 52 万例，每年约花费 17.45 亿欧元用于治疗。与中国同为东亚国家的日本，其骨质疏松性椎体压缩性骨折在 70 岁以上妇女的发病率约为 30%，在 80 岁以上妇女的发病率约为 40%。

2010 年我国骨质疏松性骨折患者达 233 万，其中椎体骨折患者占 47.64%，好发于胸腰段[1]。调查显示，在 2015 年，我国 50 岁以上人群中新发骨质疏松性椎体压缩性骨折患者约为 127 万例，预计到 2050 年，则可高达约 300 万例，相应的医疗支出可高达 1745 亿元。2018 年的全国骨质疏松流行病学调查显示，60 ~ 69 岁的椎体骨折患病率分别为 14.3%（男性）和 15.5%（女性），70 ~ 79 岁患病率分别为 23.8%（男性）和 28.1%（女性）[10]。年龄在 65 岁以上的女性中有 20% 曾有过一次或多次脊椎骨折[2]。骨质疏松性椎体压缩性骨折为国家、社会和家庭带来沉重经济负担。

骨质疏松性椎体压缩性骨折的危害极大，至今尚无理想的治疗措施，而人们对骨质疏松性椎体压缩性骨折的研究和了解却最少。据报道，25% 的 50 岁以上骨质疏松妇女发生 1 个或多个椎骨骨折。这种骨折常仅轻微外伤甚至无外伤史，症状不典型，容易误诊漏诊，2/3 以上患者未得到临床诊断[11]。一组 52 例老年人脊椎压缩骨折的研究中误诊为腰扭伤患者占 18%。由于患者常再次出现迟发性椎体压缩骨折，可造成中老年人尤其是妇女的身材变矮，驼背畸形，步行缓慢，肌肉力量下降，并影响其平衡能力，长期腰背痛或腰腿痛，复位及治疗十分困难。严重者可出现心肺功能急剧下降，或脊髓及神经根功能损害，严重影响患者生活质量，甚至诱发其他并发症，使患者生理年龄大幅度上升，寿命缩短。罗切斯特的调查显示，髋部或脊椎骨折患者的 5 年生存率只有非骨折同龄人群的 80%[12]。美国白种人每年约新发 263 000 例脊椎骨折患者，其中有 11 000 人在骨折后 6 个月内过早死亡[13]。

### 三、发病机制

1. 老年骨质疏松性椎体压缩性骨折的发病因素和发病机理是多方面的：①老年人骨髓中成骨细胞前体来源不足，致骨形成细胞数减少，而破骨细胞骨吸收活性相对较高，骨重建平衡失调。②维生素 D 和钙不足或缺乏，导致骨矿化不良、肌无力等。③老年骨质疏松患者小梁骨的强度降低及组织形态结构发生改变，容易受外力影响，失去稳定性。④老年人多种慢性疾病共存，肌肉衰弱，容易摔倒，使老年人骨质疏松性椎体压缩性骨折的风险增加。

2. 按损伤机制将骨质疏松性椎体压缩性骨折分为 4 类。

（1）单纯压缩骨折：此型因弯曲应力所致，根据弯曲的方向分为屈曲压缩和侧向压缩，前者较后者多见。屈曲压缩表现为前柱承受压力，椎体前部高度压缩（< 50%），而前纵韧带大多完整，后柱承受张力，常见于胸椎，大部分为稳定骨折，症状相对较轻，神经损伤少见。

（2）爆裂骨折：特点是脊柱中柱受累，椎体整体呈爆裂样裂开，椎体后侧骨折片常连同椎间盘组织突入椎管，引起椎管狭窄，脊髓或神经损伤。该类骨折在 X 线片中可见椎体高度有不同程度的减小，而椎间盘高度可能减小或不变，椎弓根间距增宽，CT扫描对此类损伤诊断价值最大[14]。Denis将爆裂骨折分为5型[15]：①A型，多见于下腰椎，为严重的、完全垂直应力所致的、上下终板均破裂的骨折，一般不引起后凸成角。②B型，是胸腰段爆裂型骨折中最常见的一型，由不完全垂直或略带前屈应力所致的上终板损伤，能导致急性或晚期向后成角。③C型，比B型少见，为下终板损伤，作用机制与B型相似。④D型，该型极不稳定，可造成骨折脱位，多见于腰椎，是轴向应力伴有旋转暴力所致，但与屈曲旋转型骨折的不同之处在于，该型椎体多为粉碎骨折，椎弓根间距增宽，椎体后壁可突入椎管，椎板可有纵向骨折。⑤E型，为轴向应力伴有侧向屈曲，该型除椎弓根间距增宽外，压缩侧可使骨块碎片进入椎管。

（3）安全带损伤：此型为牵张性剪力损伤，是一种经后柱结构水平剪力伴有屈曲应力的损伤，后柱、中柱呈张力性损伤，棘上、棘间、黄韧带甚至后纵韧带断裂，前柱呈轴向屈曲，可发生压缩，也可呈铰链作用不受损伤。该型轻度损伤属稳定型，一般无椎管狭窄。严重者椎体可呈切片样裂开，椎弓根断裂。伴水平移位的骨折不稳定，脊髓损伤也较严重。

（4）骨折脱位型：此型损伤是严重暴力所致，机制比较复杂，可由屈曲、剪力或牵张等复合应力所致。该型损伤常累及三柱，造成不同程度的脊髓或神经损伤。

## 四、危险因素

骨质疏松性椎体压缩性骨折的发生决定于外力和脊椎的骨强度。中老年人遭受严重创伤的机会较少，但因骨质疏松症十分普遍，中老年人椎骨强度逐年下降，当下降达到一定的阈值时，微小外力即可引起椎体骨折，甚至发生自发性骨折。这种骨折病因复杂，其发生的危险性和许多因素有关，低骨密度、年龄和存在脆性骨折史是预测骨折危险度的最重要因素。但以这些因素来判断骨折的危险性并不准确，只能用于普查筛选，危险度的预测只有靠广泛的前瞻性流行病学研究建立各地自己的危险度阈值来实现。

### （一）地区和遗传因素

不同地区的环境、气候、生活习惯、食谱营养以及肤色人种亦不相同，骨质疏松性骨折的发生率也不同。据统计，其发病率表现为国外高于国内，城市高于乡村，白色人种高于其他肤色人种，发达国家高于不发达国家，寒冷地区高于气温较高地区。例如，美国的黑色人种比白色人种的骨密度高，骨皮质厚，椎骨骨密度大，所以黑色人种妇女极少发生椎骨骨折，发生率只有白色人种妇女的10%，而西班牙裔妇女椎骨骨折发生率比白色人种妇女低45%。日本女性的椎骨骨密度比美国、澳大利亚的白色人种低10%。中国人的骨密度和日本人相仿，但比韩国人略低。近期有研究表明，中国妇女椎体的前、中、后各条径线及椎体面积均比美国妇女小，腰椎骨密度比白色人种妇女低15%，但椎骨骨折的发生率较为接近，仅比白色人种低5%左右。杨定焯等比较研究了四川成都和凉山彝族自治州的汉族人，以及阿坝藏族羌族自治州的藏族人，发现藏族人骨密度显著高于汉族人；而同样是汉族，凉山人骨密度低于成都人，而骨宽度较高。藏族人普遍骨密度很高，骨皮质厚而坚硬，骨髓腔较汉族人小得多，以至于髓内钉治疗骨折多因钉径太细常发生弯钉。这可能和高原寒冷、缺氧、强烈的阳光直射，以及祖辈山地跋涉等环境因素有关；其次，西藏是氟骨症的高发地区，相信高骨密度与高氟环境有关。相同地区及环境下不同人种骨质疏松性骨折的发生率的巨大差别，提示遗传因素对本病有重要影响[16]。

### （二）年龄

骨质疏松性骨折发生的危险度在 50 岁以后逐渐增加，65 岁以上老年人每增加 5 岁，其骨折的危险性增加 1 倍，80 岁以上妇女骨折率比 50 ~ 60 岁妇女提高了 6 倍。我国某城乡统计数据显示，老年前期的骨折发生率城市为 6.9%，农村为 3.3%，70 岁以上的老年人骨折的危险性更呈明显上升趋势。中老年人随年龄增加骨密度逐渐下降，这是骨折发生率增高的主要原因。但骨密度下降和骨折危险度的相关性各家报道差异很大，而年龄和骨折危险度的相关性则呈线性关系，因此有人认为年龄是不依赖于骨密度下降而影响骨折发生率的一个独立因素[17]。

### （三）性别因素

女性绝经后骨折的发生率远远高于同龄男性，50 岁以后骨折的危险性快速上升，高峰期为 70 ~ 79 岁，主要和绝经后雌激素水平快速下降有关。男性 60 岁以后骨折率缓慢上升，高峰期在 80 岁以上。男性在 55 ~ 75 岁骨质疏松性椎体压缩性骨折的患病率为 11.4% 和 13%，上升缓慢，70 ~ 75 岁后才明显上升。

### （四）物理因素

物理因素包括运动、负荷、日光照射等，都与骨质疏松性椎体压缩性骨折的发生有关。

1. 运动和负荷　根据沃尔夫定律，骨结构适用于其力学环境，故运动和负荷可刺激成骨活动。脊柱骨质疏松的程度主要决定于人一生中的骨量峰值、骨量峰值维持时间和中年后骨吸收的速度，经常锻炼的人可大大提高前两者而降低后者。因此，体力劳动者和经常锻炼者的骨密度较大，较少发生脊柱骨质疏松性骨折；疾病卧床者、缺少运动者、水下工作者、宇航员长期太空飞行失重者，由于脊柱应力刺激减少而容易骨折。1999 年 May 报道人体各部位的骨密度与体重明显相关，体重每增加 10 kg，骨密度平均增加 0.04 g/cm$^2$，男女相同，体重随增龄而下降，并认为大约 1/3 骨密度下降由此造成。但也有人认为，对骨的应力刺激主要来自肌肉收缩而非负重，肌肉麻痹或无力者即使正常负重也可引起骨质疏松甚至骨折[18]。

2. 日光照射　日光中紫外线照射皮肤时可引起一系列生物作用，生成活性维生素 D，促进肠钙吸收并沉积于骨。这是骨矿含量南方人较北方人高，同一个人夏季较冬季高的缘故。

3. 骨密度值　骨强度主要决定于骨量和骨质量，其中 57% ~ 85% 决定于骨量，而骨盐含量反映了骨量，因此，骨盐含量和骨折的危险性密切相关。骨折概率可用骨量的多少来预估，随着骨盐含量的减少，骨折发生率逐渐上升。椎体骨盐最低的 1/4 者的总骨折危险性是最高 1/4 者的 3 倍，单就椎体骨折而言是 14 倍。脊椎的骨密度（bone mineral density，BMD）和骨矿含量，能准确反映脊椎骨折的危险性。脊椎骨折率与骨量呈反比，大多数骨折发生于骨密度最低的部位，因此有一个明显的骨折阈值，即骨密度每减少 1 个标准差，脊椎骨折的危险性增加 1.5 ~ 2.0 倍。Ross 建议将平均健康年轻人骨密度值的 1/2 作为需要治疗的危险值，这包括了 10% 的年轻健康妇女，绝经后 10 年有 5% 的概率发生脊椎骨折。过去对密质骨的测量困难，仅以松质骨骨折阈值预测椎体的自发性骨折并不科学。对男女正常群体的 BMD 测量表明，70 岁以上老年人椎体松质骨 BMD 平均值低于所测量的 BMD 阈值（0.1 g/ml），但密质骨 BMD 平均值高于骨折阈值（220 mg/ml）者没有发生椎体骨折。因此，骨密质密度在骨折中不容忽视（图 6-1-1）。

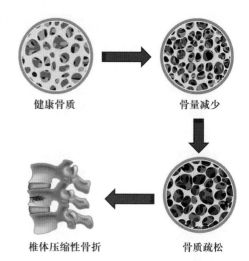

图 6-1-1　骨密度从正常到骨质疏松的转变

4. 营养因素　营养因素和骨质疏松性骨折的发生率密切相关，尤其是蛋白质，维生素 A、D，矿物质如钙、磷、镁，和一些微量元素如锰、铜、锌等的摄入不足，可使骨质疏松性骨折的危险性增加。因为蛋白质是合成骨胶纤维和骨基质的主要原料，摄入不足将使成骨活动减少。但又有研究表明，如膳食中蛋白质加倍，则尿钙增加 50%；绝经后妇女蛋白质摄入增加 50% 时可出现钙负平衡；动物蛋白的高尿钙效应比植物蛋白大，含硫氨基酸的高尿钙效应较大。骨矿物质含量的 80%～90% 由钙、磷、镁等元素组成，而一些微量元素对骨细胞的功能、胶原的交连、黏多糖的合成、碱性磷酸酶和碳酸酐酶的合成都有重要作用。维生素 D 及其活性代谢产物对骨的矿化、重吸收和再建有重要作用。

5. 疾病状态　患有某些内分泌疾病，如甲状旁腺或甲状腺功能亢进或低下、库欣综合征、肢端肥大症、糖尿病、肾功能不全、类风湿关节炎、恶性贫血、恶性肿瘤，或曾经接受某种手术，如胃或十二指肠切除、卵巢切除、慢性阻塞性肺疾病等都将诱发骨质疏松，使骨质疏松性椎体压缩性骨折的发生率大大提高。

6. 药物因素　有些药物如类固醇等可引起或加重骨质疏松甚至骨折，而另一些药物如性激素、生长素、降钙素、双膦酸盐、含氟制剂等则会增加骨密度，减少骨折的发生。Laroche 等于 1977 年报道了第一例肾上腺皮质激素引发的脊柱骨质疏松性骨折。Cummimgs 等报道雌激素治疗可减少髋部、腕部及脊椎骨折 50% 的发生率，减少一半新的脊柱畸形。噻嗪类利尿剂也被认为和骨质疏松性骨折有关，但尚未得到证实[19]。

7. 生活因素　吸烟、酒精和咖啡摄入过多也可引起骨丢失。长期过量饮酒可减少钙的吸收，增加尿钙、尿磷、尿镁的排出，况且酒醉也易发生跌倒损伤，增加骨质疏松性椎体压缩性骨折的危险性。

8. 损伤因素　老年人肌肉松弛，关节僵硬，行动迟缓，应变能力差，常因此而致损伤。引起损伤的内在因素包括：心脑血管疾病，精神及神经肌肉疾病，颈椎病及梅尼埃病所致意识障碍、认知困难、直立性低血压、头昏，以及运动系统退化所致跌倒及损伤。外在因素包括：1/3 以上的老年人跌倒是由于环境中的某些障碍物或地面光滑所致；光线暗淡导致老年人易跌倒；路面拥挤所致交通伤严重威胁注意力不集中的老年人；服用镇静剂易致老年人跌倒损伤。

9. 骨折史　发生过骨折的中老年骨质疏松症患者，再次骨折的危险性增加 2 ~ 3 倍，并随年龄而递增，而性别差异不明显。脊椎骨折的妇女再次发生脊椎骨折的可能性增加 4 ~ 5 倍。欧洲脊椎骨质疏松研究（European vertebral osteoporosis study，EVOS）中心报道脊椎脆性骨折患者伴发其他肢体骨折的可能性比正常人群多 40% ~ 70%。

## 五、老年骨质疏松性椎体压缩性骨折的特点

### （一）老年特点

老年骨质疏松性椎体压缩性骨折患病率较其他骨质疏松骨折高，但由于骨折发生隐匿，导致就诊率低，漏诊率高，诊治率低。老年患者会因疼痛或活动受限而卧床，长期制动会带来多脏器功能下降，运动功能减退，以及容易引起坠积性肺炎、压疮、深静脉血栓等并发症，严重者可危及生命。椎体骨折造成脊柱矢状面不平衡，椎体动、静态稳定性差，老年患者为保持脊柱稳定，会出现各种各样的姿势调整，如腰椎前凸、骨盆后倾或旋转、髋部伸展，甚至膝关节屈曲、踝关节背屈。老年骨质疏松症患者因本身存在骨密度低，易引起骨折愈合过程缓慢，恢复时间延长，易发生骨折延迟愈合及不愈合。老年人椎体压缩性骨折后出现再发骨折的风险明显升高，存在多椎体节段骨折及合并身体多处骨折。老人因视力、听力逐渐下降，关节灵活性和肢体平衡功能下降，握力及下肢肌力不足，再加上常伴有慢性疾病，极易发生跌倒。老年人生活自理能力下降，生活质量下降，需要依赖他人，导致家庭人力、财力负担重。老年人常有多病共存的情况，全身情况差，并发症多，增加治疗复杂性，因而治疗效果欠佳，患者的死亡率高于健康人群，且受累椎体越多，死亡风险越高[20-26]（图 6-1-2）。

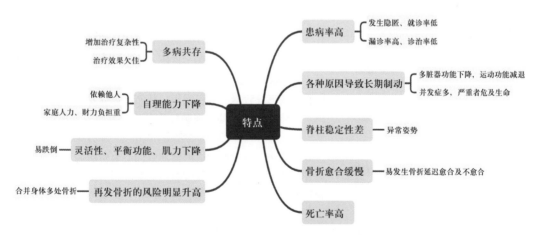

图 6-1-2　老年骨质疏松性椎体压缩性骨折的特点

### （二）老年骨质疏松性椎体压缩性骨折的 ICF 特点

为解决国际上仍缺乏对骨质疏松症患者的功能和健康状态统一的整体评估，ICF 研究机构和世界卫生组织发起了一个项目，旨在开发国际公认的基于证据的 ICF 骨关节炎核心组合。国际 ICF 共识会议于 2002 年 4 月通过正式的决策和共识，69 个 ICF 类别被选入骨质疏松症综合 ICF 核心。在进行全面的多学科评估时，可以考虑这些类别。在

69 个综合 ICF 核心集类别中，22 个 ICF 类别被选为骨质疏松症简要 ICF 核心的类别，可用于评估参与骨质疏松症临床研究的患者。我们将 ICF 类别与骨质疏松性椎体压缩性骨折的功能障碍特点相结合，详见表 6-1-1。

表 6-1-1　老年骨质疏松性椎体压缩性骨折的 ICF 特点

| 身体结构与功能 | ICF 编号 | 特点 |
| --- | --- | --- |
| 疼痛 | b280 | 腰背部疼痛，沿神经分布区走行的放射痛，躯体牵涉痛，肌肉痉挛和抽搐 |
| 感觉功能障碍 | b260<br>b265<br>b270 | 躯体或肢体出现麻木、木涨感、放射痛、肋间神经痛等 |
| 运动功能障碍 | b455<br>b710<br>b730<br>b740<br>b755<br>b765<br>b770<br>b780<br>s750<br>s760 | 腰背肌力明显减退，双下肢肌力及握力减退，平衡功能下降等。患者一般无神经损害表现，但如果骨折程度严重，也可出现下肢感觉减退、肌力减弱及反射改变等神经功能损害表现 |
| 精神心理功能障碍 | b134<br>b152<br>d240 | 老年人群是焦虑和抑郁的易患人群，因此需要注意精神心理状态的筛查 |
| 认知功能障碍 | b140<br>b144 | 骨质疏松或骨质疏松性骨折的患者患痴呆的风险增加。其原因可能与钙迁徙、下丘脑 - 垂体 - 肾上腺轴失调、皮质醇水平、骨钙素、骨密度、疼痛等因素有关 |
| 肺功能障碍 | b440 | 因脊柱畸形导致胸廓容积减小，从而出现继发的呼吸功能障碍。椎体成形术后骨水泥肺栓塞的发生导致肺部循环障碍。老年患者骨折后长期卧床也会增加肺部感染的风险 |
| 心功能 | b410<br>b429 | 患者因药物、手术或代谢因素导致的心血管疾病和（或）心血管事件，最终引起心脏收缩功能及舒张功能障碍。老年患者骨折后长期卧床会导致心功能下降 |
| 二便功能障碍 | b525<br>b620 | 老年人排尿、排便功能出现障碍，多为尿潴留和便秘 |
| 活动与参与 | ICF 编号 | 特点 |
| 举重物及搬运 | d430 | 脊柱对线比脊柱承受强度更重要。（例如：调整或避免需要反复、快速、或加重末端范围的脊柱扭转或屈曲的活动，避免高空坠落或接触性运动。） |
| 行走 | d450 | 适当在行走时使用拐杖、助行器能改善步态平衡、预防跌倒 |
| 娱乐与休闲 | d920 | 患者在参与活动中需做好脊柱保护工作，了解日常生活活动的正确身体力学，避免长时间的坐位及站位 |

续表

| 环境因素 | ICF 编号 | 特点 |
|---|---|---|
| 消费的产品与物质 | e110 | 包括预防骨质疏松的任何食物、饮料、药物 |
| 医疗服务者 | e355 | 疾病过程中患者需要医生、治疗师、护理人员等医疗人员，体现了医疗人员全周期干预及随访 |
| 卫生服务、系统和政策 | e580 | 需建立三级医疗卫生体系全周期康复模式，以及"临床 - 康复 - 护理"无缝衔接模式 |

## 第二节　老年骨质疏松性椎体压缩性骨折全周期康复的概念

老年骨质疏松性椎体压缩性骨折患者机体功能恢复较弱，且由于患者基础疾病较多，多伴有多病共存，导致疾病愈合慢，恢复时间长，但住院时间较短，若不持续关注，易导致延迟愈合、关节僵硬、肌力减退、功能衰退及一系列并发症。故提出全周期康复的概念，旨在能更全面地为老年患者诊疗（图 6-2-1）。我们将全周期的概念分为"患者"全周期、"疾病"全周期、"机构"全周期，以及"地域"全周期，并根据每一周期提出相应的治疗政策（表 6-2-1）。

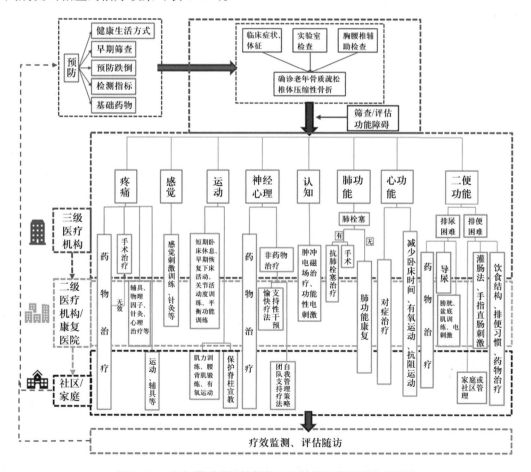

**图 6-2-1　老年骨质疏松性椎体压缩性骨折全周期康复流程**

表 6-2-1　老年骨质疏松性椎体压缩性骨折的全周期管理理念

| | |
|---|---|
| **"患者"全周期**<br><br>"衰老 - 高危因素 - 患病"全过程 | 社区通过骨质疏松症和跌倒风险评估识别骨质疏松性骨折的高危人群，进行健康宣教，补充钙剂和维生素 D，进行防跌倒的功能锻炼；对已发生骨质疏松性骨折的患者进行手术治疗（适用于部分急性 OVCF 患者）- 药物治疗 - 康复治疗的全周期康复和再骨折预防综合治疗 |
| **"疾病"全周期**<br><br>病情转归：急性期 - 慢性期 - 恢复期 | 骨折急性期：重点是镇痛。适当的姿势、镇痛药物、手术治疗（适用于部分患者）、骨质疏松治疗（钙剂、维生素 D、抗骨吸收药或促骨形成药），早期康复锻炼<br>慢性期（巩固期）：重点是功能训练和骨质疏松治疗（钙剂、维生素 D、抗骨吸收药或促骨形成药）<br>恢复期（稳定期）：重点是骨质疏松监测、治疗（钙剂、维生素 D、抗骨吸收药或促骨形成药）和功能锻炼、防跌倒和再发骨折。最大限度恢复功能，使患者更好地参与社会生活 |
| **"机构"全周期**<br><br>三级综合性医院 - 二级 / 康复专科医院 - 社区卫生服务站点 / 家庭医疗 | 三级综合医院：骨科镇痛、手术治疗，随诊骨折愈合情况，内科（内分泌科、风湿免疫科、老年科等）骨质疏松症鉴别诊断和抗骨质疏松药物应用，康复科评估、制定康复方案<br>二级 / 康复专科医院：骨折三个月内系统的康复指导（有康复治疗设备）<br>社区卫生服务站点 / 家庭医疗：康复师定期评估指导、家庭自我锻炼 |
| **"地域"全周期**<br><br>全国不同省 / 市级享有的相同资源 | "老年全周期信息化远程康复体系"平台，提供了阶段性的疾病对应诊疗方案，个体化操作，使不同地区拥有统一的诊疗模式，以先进地区医疗带动落后地区医疗，形成整个国内医疗分享模式，实现诊疗水平的统一 |

预防骨质疏松是骨质疏松性椎体压缩性骨折全周期的起始环节，从健康的生活方式、早期筛查，到预防跌倒、监测指标以及基础药物的使用，都是我们需要关注的方面。对于 OVCF 按照疾病症状的发生到逐渐稳定可以分为三期：①骨折急性期，指从急性疼痛症状发生至基本缓解，多数在 4 周以内；②慢性期，骨折逐渐愈合，是疗效巩固阶段，一般在骨折发生的半年内；③恢复期，是疾病的稳定阶段。OVCF 治疗的短期目标是缓解疼痛、改善生活质量和骨折愈合；远期目标是稳定骨折椎体，合理的抗骨质疏松治疗，加强功能锻炼，预防下一次骨折的发生。故患者在骨折治疗一个阶段之后并不是可以进入"休假期"，还要继续疗效监测、评估随访。

## 一、预防

### （一）建立健康的生活方式

戒烟，减少酒、咖啡和碳酸饮料的摄入，推荐从饮食中获取足够的钙摄入量，尽可能多摄入富含钙的食物（如奶制品、坚果等），选择低盐饮食避免过多钙随尿钠排出。适量的蛋白质摄入可以保证肌肉合成的原料，有利于维持和增加肌量，推荐老年人每天摄入 1.0 ~ 1.2 g/kg 的蛋白质，增加富含亮氨酸的蛋白质摄入，有助于促进骨骼肌蛋白质的合成和提升肌肉功能。充足的日照有助于增加维生素 D 的合成，促进胃肠道钙、磷的吸收，适合的时间段为上午 11：00 到下午 15：00 间，尽可能多地暴露皮肤于阳光下，每次 15 ~ 30 分钟，每周两次。尽量不要物理和化学防晒，不要隔着玻璃晒太阳，以免影响皮肤吸收效果，同时需注意避免强烈阳光照射，以防灼伤皮肤[27]。适当进行户外运动、有规律的锻炼和体育活动，鼓励进行常规的负重、抗阻、有氧运动，可改善脊柱的骨密度，但须注意避免过度负重和身体过度扭曲。慎用糖皮质激素、抗癫痫药物、芳香化酶抑制剂、促性腺激素释放激素类似物、抗病毒药物、质子泵抑制剂和过量甲状腺激素等不利于影响骨代谢的药物[28]，若必须使用则应同时进行补钙治疗。

**（二）早期筛查**

提倡在老年人中积极进行骨质疏松的筛查，包括骨质疏松症风险评估工具［"原发性骨质疏松症诊疗指南（2017 版）"[27]］及骨密度的筛查，评估老年人的骨折风险，有利于早期诊断和防止骨质疏松的发生，并启动抗骨质疏松治疗，减少骨折的发生。

1. 骨质疏松风险的评估工具

（1）国际骨质疏松基金会（international osteoporosis foundation，IOF）骨质疏松风险一分钟测试题：IOF[29] 推荐通过骨质疏松风险一分钟测试题对照自身病史，选择与骨质疏松相关的问题，判断是与否，从而初步筛选出可能有骨质疏松风险的患者。该测试题简单快速，易于操作，但仅能作为初步筛查骨质疏松风险，不能用于诊断，具体测试题见表 6-2-2。

表 6-2-2　国际骨质疏松基金会（IOF）骨质疏松风险一分钟测试题

| 项目 | 编号 | 问题 | 回答 |
|------|------|------|------|
| 不可控因素 | 1 | 父母曾被诊断有骨质疏松或曾在轻摔后骨折？ | 是□ 否□ |
| | 2 | 父母中一人有驼背？ | 是□ 否□ |
| | 3 | 实际年龄超过 60 岁？ | 是□ 否□ |
| | 4 | 是否成年后因为轻摔而发生骨折？ | 是□ 否□ |
| | 5 | 是否经常摔倒（去年超过一次），或因为身体较虚弱而担心摔倒？ | 是□ 否□ |
| | 6 | 40 岁后的身高是否减少超过 3 cm 以上？ | 是□ 否□ |
| | 7 | 是否体质量过轻？（BMI 值少于 19 $kg/m^2$） | 是□ 否□ |
| | 8 | 是否曾服用类固醇激素（例如可的松、泼尼松）连续超过 3 个月？（可的松通常用于治疗哮喘、类风湿关节炎和某些炎性疾病） | 是□ 否□ |
| | 9 | 是否患有类风湿关节炎？ | 是□ 否□ |
| | 10 | 是否被诊断出有甲状腺功能亢进或是甲状旁腺功能亢进、1 型糖尿病、克罗恩病或乳糜泻等，胃肠疾病或营养不良？ | 是□ 否□ |
| | 11 | 女士回答：是否在 45 岁或以前就停经？ | 是□ 否□ |

| 项目 | 编号 | 问题 | 回答 |
|---|---|---|---|
| 不可控因素 | 12 | 女士回答：除了怀孕、绝经或子宫切除外，是否曾停经超过12个月？ | 是□ 否□ |
| | 13 | 女士回答：是否在50岁前切除卵巢又没有服用雌/孕激素补充剂？ | 是□ 否□ |
| | 14 | 男性回答：是否出现过阳痿、性欲减退或其他雄激素过低的相关症状？ | 是□ 否□ |
| 生活方式（可控因素） | 15 | 是否经常大量饮酒（每天饮用超过两单位的乙醇，相当于啤酒500 g、葡萄酒150 g或烈性酒50 g）？ | 是□ 否□ |
| | 16 | 目前习惯吸烟，或曾经吸烟？ | 是□ 否□ |
| | 17 | 每天运动量少于30 min？（包括做家务、走路和跑步等） | 是□ 否□ |
| | 18 | 是否不能食用乳制品，又没有服用钙片？ | 是□ 否□ |
| | 19 | 每天从事户外活动时间是否少于10 min，又没有服用维生素D？ | 是□ 否□ |
| 结果判断 | | 上述问题只要其中有一题回答结果为"是"，即为阳性，提示存在骨质疏松风险，并建议行骨密度检查或FRAX风险评估 | |

BMI：体重指数；FRAX：骨折风险预测工具。

（2）亚洲人骨质疏松自我筛查工具（osteoporosis self-assessment tool for Asians，OSTA）：OSTA[30]通过收集亚洲绝经后妇女的多项骨质疏松危险因素，并进行骨密度测定，经多变量回归模型分析，得出年龄和体质量两项简易筛查指标，能较好体现敏感度和特异度。

OSTA指数＝［体质量（kg）－年龄（岁）］×0.2，结果评定见表6-2-3。也可以通过年龄和体质量进行快速查对评估，但需要指出OSTA仅适用于绝经后妇女（图6-2-2）。

表6-2-3 OSTA结果评定

| 风险级别 | OSTA指数 |
|---|---|
| 低 | ＞ –1 |
| 中 | –1 ~ –4 |
| 高 | ＜ –4 |

2. 骨质疏松性骨折的风险预测 世界卫生组织（World Health Organization，WHO）推荐的骨折风险预测工具（fracture risk assessment tool，FRAX），是根据患者的临床危险因素（表6-2-4）及股骨颈骨密度建立模型，用于评估患者未来10年发生髋部骨折及主要骨质疏松性骨折（椎体、前臂、髋部或肩部）的概率（FRAX网页显示见图6-2-3）。

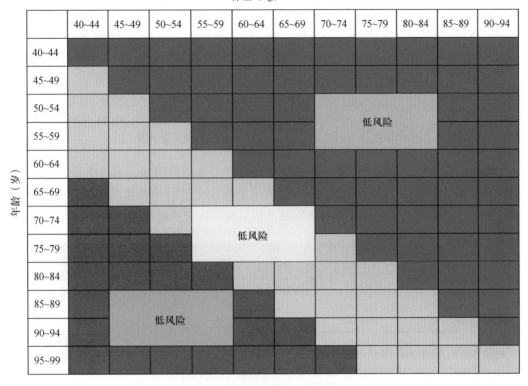

图 6-2-2　年龄、体质量与骨质疏松风险级别的关系

表 6-2-4　骨质疏松临床危险因素

| 危险因素 | 解释 |
| --- | --- |
| 年龄 | 模型计算的年龄是 40 ~ 90 岁，低于或超过此年龄段的按照 40 岁或 90 岁计算 |
| 性别 | 选择男性或女性 |
| 体质量 | 填写单位为 kg |
| 身高 | 填写单位为 cm |
| 既往骨折史 | 指成年期自然发生或轻微外力下发生的骨折，选择是与否 |
| 父母髋部骨折史 | 选择是与否 |
| 吸烟 | 根据患者现在是否吸烟，选择是与否 |
| 糖皮质激素 | 如果患者正在接受糖皮质激素治疗或接受过糖皮质激素（相当于泼尼松 > 5 mg/d）超过 3 个月，选择是 |
| 类风湿关节炎 | 选择是与否 |
| 继发性骨质疏松 | 如果患者具有与骨质疏松症密切关联的疾病，选择是〔这些疾病包括 1 型糖尿病、成骨不全症的成人患者、长期未治疗的甲状腺功能亢进症、性腺功能减退症或早绝经（< 45 岁）、慢性营养不良或吸收不良、慢性肝病〕 |
| 过量饮酒 | 乙醇入量 ≥ 3 单位 / 天为过量饮酒。1 个单位的量相当于 8 ~ 10 g 乙醇，相当于 285 ml 啤酒，120 ml 葡萄酒，30 ml 烈性酒 |

续表

| 危险因素 | 解释 |
| --- | --- |
| 骨密度 | 先选择测量骨密度的仪器，然后填写股骨颈骨密度的实际测量值，如果患者没有测量骨密度，可以不填此项，系统将根据临床危险因素进行计算 |
| 结果判断 | FRAX 预测的髋部骨折概率 ≥ 3% 或任何主要骨质疏松性骨折概率 ≥ 20% 时，为骨质疏松性骨折高危风险，建议给予治疗；FRAX 预测的任何主要骨质疏松型骨折的概率为 10% ~ 20% 时，为骨质疏松性骨折中风险；FRAX 预测的任何主要骨质疏松性骨折概率 < 10%，为骨质疏松性骨折低风险 |

FRAX 适用于具有一个或多个骨质疏松性骨折临床危险因素，未发生骨折且骨量减少者（骨密度为 T 值 –1.0 ~ –2.5）。而不适用于临床上已经诊断骨质疏松症（–2.5 < T 值 ≤ –1.0）或已经发生脆性骨折者，以及已接受有效抗骨质疏松药物治疗的人群。

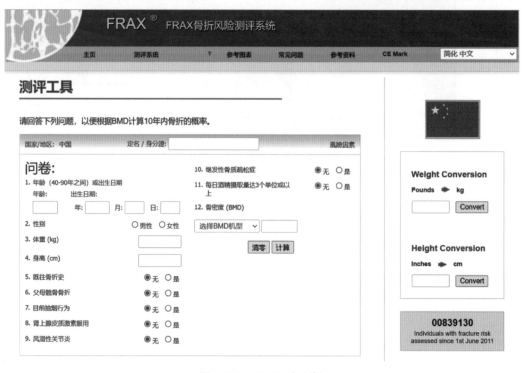

**图 6-2-3　FRAX 中文版**

网址：http：//www.shef.ac.uk/FRAX/tool.aspx?country=2

3. 骨密度测定　若以上评估量表或检测异常建议进行骨密度测量，并考虑给予治疗。目前公认的骨质疏松症诊断标准是基于双能 X 线吸收检测法（dual energy X-ray absorptiometry，DXA）的测量结果。这也是流行病学研究常用的骨骼评估方法，可用于骨质疏松症的诊断、骨折风险的预测，以及药物疗效的评估。主要的测量部位是中轴骨或非优势侧桡骨远端 1/3 处，如腰椎和股骨近端[27]。临床上符合以下任何一条，建议行骨密度测定。

1）女性 65 岁以上和男性 70 岁以上者。

2）女性 65 岁以下和男性 70 岁以下，有一个或多个骨质疏松危险因素者。

3）有脆性骨折史的成年人。

4）各种原因引起的性激素水平低下的成年人。

5）X 线影像已有骨质疏松改变者。

6）接受骨质疏松治疗、进行疗效监测者。

7）患有影响骨代谢疾病或使用影响骨代谢药物者。

8）IOF 骨质疏松风险一分钟测试题回答结果阳性者。

9）OSTA 结果 ≤ −1 者。

其他骨密度测量工具还包括：定量计算机断层照相术（quantitative computed tomography，QCT）、外周 QCT（peripheral quantitative computed tomography，pQCT）、定量超声（quantitative ultrasound，QUS）等。QCT 可分别测量松质骨和皮质骨的体积密度，并且较早地反映疾病早期松质骨的丢失状况。其中 QCT 腰椎测量类似于 DXA 腰椎测量的评估，可预测绝经后妇女椎体骨折风险，同时也可用于骨质疏松药物的疗效观察。pQCT 主要反映的是皮质骨骨密度，测量部位多为桡骨远端和胫骨，亦可用于评估绝经后妇女髋部骨折的风险。QUS 可用于筛查骨质疏松风险人群和评估骨折风险，为有关骨应力、结构等方面提供信息，测量的部位多为跟骨。而不足之处在于 pQCT 与 QUS 尚不能用于骨质疏松症的诊断和药物疗效判断，若检查结果异常，应进一步行 DXA 测量。

**（三）预防跌倒**

大量的椎体骨折发生于跌倒后，因此对于跌倒风险较高的衰弱的老年人，预防跌倒是预防骨折的极重要措施。居家防跌倒措施应包括在卫生间和楼梯安装扶手杆，地面避免有可移动的地毯和电线，保证夜间床边良好的照明，保证日常生活物品能触手可及等。尽量避免应用可导致头晕或低血压、低血糖的药物，评估使用辅助设施（如手杖、助行器）的必要性，保证合适的鞋子和良好的视力。预防跌倒是预防骨折的有效措施，包括识别跌倒的危险因素及采取预防跌倒的相关措施[31]。推荐采用 Morse 跌倒评估量表评定患者的跌倒风险，同时需评定患者的居住环境[32]（表 6-2-5）。

表 6-2-5　跌倒主要危险因素

| ● 环境风险因素 | |
| --- | --- |
| 光线不足 | 障碍物 |
| 宽松的地毯 | 浴室里缺乏辅助设备 |
| 室外湿滑的条件 | |
| ● 医疗危险因素 | |
| 年龄 | 女性 |
| 视力下降 | 急迫性尿失禁 |
| 有跌倒史 | 直立性低血压 |
| 转移和移动受限 | 药物（镇痛药、抗惊厥药、精神类药物） |

续表

| 抑郁、焦虑、激动 | 解决问题的能力下降，反应敏锐度下降，认知能力下降 |
| --- | --- |
| 营养不良 | |

● **神经肌肉危险因素**

| 平衡能力差 | 肌肉力量减弱 |
| --- | --- |
| 脊柱后凸 | 本体感觉减退 |

● **害怕跌倒**

### （四）监测指标

1. 定期测量身高　我们常常发现人到了中老年会出现身高变矮的情况，严重者可出现驼背、脊柱侧弯等畸形，其主要原因是脊柱高度缩短，一方面由于椎间盘变性导致椎间盘间隙变薄，如果累及多个椎间盘即可导致身高的降低；另一方面由于椎体压缩性骨折，导致椎体高度降低。老年人若身高较年轻时最高身高缩短 ≥ 4 cm，或一年内身高进行性缩短 ≥ 2 cm 时需引起重视，需进一步行影像学检查明确诊断。

2. 对于有椎体骨折高风险的人群，可进行胸腰椎侧位 X 线或 DXA 胸腰椎的侧位椎体成像检测以明确是否存在椎体骨折。

3. 骨转换标志物　骨转换标志物（bone turnover markers，BTM）代表了全身骨髓代谢的动态状况，是骨组织本身的分解与合成的产物。测定这些标志有助于鉴别诊断、判断骨转换类型、预测骨丢失速率、评估骨折风险，还能了解病情进展、选择干预措施、监测药物疗效及患者依从性等。骨转换标志物有许多种，空腹血清 I 型原胶原 N- 端前肽（procollagen type 1 N-peptide，P1NP）反映骨形成，空腹血清 I 型胶原 C- 末端肽交联（serum C-terminal telopeptide of type 1 collagen，S-CTX）反映骨吸收，都是敏感性较高的标志物，在临床中较为常用。

### （五）基础药物

对于老年骨质疏松症或低骨量患者，或伴有骨折高风险的人群，建议补充钙剂和维生素 D 作为基础药物措施之一，与抗骨质疏松症药物联用，并贯穿整个治疗过程。

1. 钙剂　根据全国营养调查结果，我国居民平均每日膳食钙摄入量约为 400 ~ 500 mg，对于膳食钙摄入不足的患者需要口服钙剂以达到每日要求的钙总摄入量，推荐摄入量为 1000 ~ 1200 mg/d（50 ~ 70 岁男性，1000 mg/d；≥ 51 岁女性以及 ≥ 71 岁男性，1200 mg/d）[33]。

2. 维生素 D　维生素 D 缺乏在老年骨质疏松患者中较为常见，其原因特点为老年人群皮肤合成维生素 D 的能力下降、肾脏对 25（OH）D 的 1α 羟化能力及消化道吸收功能减弱。以血清 25-OH 维生素 D 水平达到 30 ng/ml（75 nmol/L）以上作为维生素 D 充足的标准，血清 25-OH 维生素 D 在 20 ~ 30 ng/ml 为维生素 D 不足，血清 25-OH 维生素 D 低于 20 ng/ml 为维生素 D 缺乏。我国居民维生素 D 不足和缺乏的患病率很高，中国营养健康学会 2010 ~ 2013 年的调查显示：在入选的 6000 余名中国 60 岁以上的人群中有 34.1% 的男性和 44% 的女性处于维生素 D 缺乏或不足的状态。结合老年人吸收维生素 D 的特点，以及 2013 年版中国居民膳食营养素参考摄入量建议和国内外指南推荐意见，老年人群建议维生素 $D_3$ 摄入量为 800 ~ 1200 IU/d。"中国老年骨质疏松症诊疗指南"（2018）[33] 指出，活性维生素 D 及其类似物更适用于老年人、肾功能减退以及 1α 羟化酶缺乏或减少的患者，并且可降低老年人的跌倒风险，在预防骨量流失和降低骨折发生率方面更有优势。活性维生素 D 及其类似物有 1α 羟维生素 $D_3$（α - 骨化醇）和 1,25 双羟维生素 $D_3$（骨化三醇）两种。对于明显缺乏维生素 D 的老年骨质疏松患者，必要时可予普通维生素 D 联合活性维生素 D，同时纠正维生素 D 的缺乏和治疗骨质疏松症。

3. 抗骨质疏松症药物　对于已确诊的老年骨质疏松症患者，不仅要补充钙剂和（或）维生素 D，还需要与抗骨质疏松症药物联合应用。抗骨质疏松症药物可以增加骨密度，改善骨质量，显著降低骨折的发生风险，但此类药需在医师指导下使用。抗骨质疏松症药物按作用机制可分为骨吸收抑制剂、骨形成促进剂、其他机制类药物及传统中药（表 6-2-6）。

抗骨质疏松症药物疗程应个体化，所有治疗应至少坚持 1 年，在进行 3 ~ 5 年治疗后，应该全面评估患者骨折史、新出现的慢性疾病或用药情况、身高变化、骨密度变化、骨转换生化指标水平等骨质疏松性骨折风险。

表 6-2-6　抗骨质疏松症药物分类

| 骨吸收抑制剂 | 骨形成促进剂 |
| --- | --- |
| ◇ 双膦酸盐 | ◇ 甲状旁腺激素类似物 |
| ◇ 降钙素 | |
| ◇ 雌激素 | |
| ◇ 选择性雌激素受体调节剂 | |
| ◇ RANKL 抑制剂（国内尚未上市） | |
| **其他机制类药物** | **中药** |
| ◇ 活性维生素 D 及其类似物 | ◇ 骨碎补总黄酮制剂 |
| ◇ 维生素 $K_2$ 类 | ◇ 淫羊藿苷类制剂 |
| ◇ 锶盐 | ◇ 人工虎骨粉制剂 |

注：RANK（receptor activator of nuclear factor- κB，核因子 κB 受体活化因子）。

## 二、急性期

### （一）治疗原则

应以尽快缓解疼痛，恢复患者活动功能，抗骨质疏松治疗为主要原则。

急性期患者需由骨科医生根据患者年龄、并发症、骨质疏松程度、脊柱稳定性等个体情况综合判定是否需要行手术治疗。非手术治疗适用于症状较轻，影像学检查显示为轻度椎体压缩骨折，无神经压迫，无稳定性受损或不能耐受手术的患者。综合管理包括短期卧床休息、药物镇痛、脊柱支具、早期恢复下床活动、抗骨质疏松药物等。根据手术指征需要行手术治疗的患者的治疗管理包括复位、固定和抗骨质疏松治疗，尽快缓解疼痛、维持脊柱稳定性，恢复患者的活动功能。手术患者的复位和固定应以方法简便、安全有效为原则，以尽早恢复正常生活质量为目的；应尽量选择创伤小、对功能影响少的方法，着重于功能恢复[34]。

**（二）药物治疗**

1. 镇痛药物　初始镇痛药物的选择主要取决于疼痛的严重程度。

（1）非甾体类抗炎药（NSAID）和环氧化酶-2（COX-2）抑制剂：为一线首选，常用药物有对乙酰氨基酚、吲哚美辛、萘普生、双氯芬酸、布洛芬等。这类药物通过对环氧化酶（COX）的抑制作用使前列腺素的产生减少，从而发挥抗炎、镇痛作用。由于非选择性 NSAID 同时非选择性地抑制了 COX-1，使胃肠道黏膜中前列腺素水平降低，从而降低了胃肠道黏膜的保护功能，胃酸分泌增加，造成胃溃疡甚至消化道出血、穿孔风险增加。选择性 COX-2 抑制剂（如塞来昔布、罗非昔布等）能够选择性抑制 COX-2 的同工酶，而对 COX-1 的抑制作用较弱，所以与非选择性的 NSAID 相比，胃肠道反应的发生大大减少了。但这类药物并没有提高肾脏方面的安全性，对血小板聚集作用的影响也较弱，且对患有心血管疾病的患者也存在安全隐患。所以这类药物不宜长期应用。

（2）中枢镇痛药：如果 NSAID 效果不佳或不能耐受，可以选择此类药物，如曲马多、盐酸羟考酮等。这类药物具有结合 μ 型阿片样受体和阻断单胺类物质（5-羟色胺和去甲肾上腺素）的再摄取作用。阿片类药物的不良反应主要包括便秘、恶心呕吐、嗜睡、头晕、腹胀、多汗、尿潴留、焦虑抑郁、瘙痒、口干、谵妄、认知障碍、呼吸抑制等。除便秘外，其他的不良反应大多是暂时或可耐受的。在治疗过程中，应把预防和处理阿片类药物的不良反应作为镇痛治疗的重要组成部分。

2. 抗骨质疏松药物

（1）降钙素：降钙素在缓解 OVCF 患者的急性疼痛方面具有短期益处。一篇对 13 项 RCT 试验的 Meta 分析[35]提示，降钙素（经鼻喷或肌内给药）在治疗 OVCF 急性疼痛 1 周后，静息时（3 项试验，196 例患者）和活动时（4 项试验，228 例患者）的疼痛评分有显著改善（静息痛的差值均数为 −3.39，95%CI　−4.02 ～ −2.76，采用 0 ～ 10 分的视觉模拟评分法）。治疗后 2 周、3 周和 4 周时的疼痛评分亦有显著改善。仅有一项小型研究提示在应用降钙素 6 个月时疼痛评分减低，所以目前没有充分证据证明降钙素对慢性疼痛有效。在急性骨折患者中可辅助传统镇痛药。口服镇痛药不能充分缓解轻至中度疼痛时，建议加用降钙素鼻喷剂，疗程为 2 ～ 4 周（一般不超过 6 个月）。因降钙素增加骨密度的作用较弱，降低骨折风险的证据也不确切，并且可能有潜在的副作用（比如可能增加肿瘤风险），我们可以选择双膦酸盐等降低骨折风险更确切的抗骨质疏松药物，并不将降钙素作为抗骨质疏松的一线用药。

（2）特立帕肽：特立帕肽作为一种促骨形成药物，具有抗骨质疏松和促进骨痂愈合的作用。也有一些研究对比了特立帕肽和经皮穿刺椎体成形术（percutaneous vertebro plasty，PVP）手术对急性 OVCF 患者的镇痛作用。一项真实世界的非随机对照研究发现[36]，60 名发生急性 OVCF 的绝经后女性，依据患者意愿选择 PVP 手术或每日一次注射 20 ug 特立帕肽加传统保守治疗（每日 600 mg 元素钙 +500 iu 维生素 $D_3$），结果除治疗

1周时PVP手术缓解疼痛效果更好外，治疗1个月、3个月时应用特立帕肽和PVP手术疼痛缓解效果无差异，但特立帕肽治疗费用更低。PVP治疗组椎体中部高度高于特立帕肽治疗组。另外有两个回顾性研究发现：经过3个月治疗后，特立帕肽治疗组对椎体塌陷的效果与PVP无显著差异[37]。

（3）双膦酸盐：众所周知，双膦酸盐类药物（Bisphosphonates，BPs）的作用机制就是通过抑制破骨细胞的骨吸收来达到减少骨丢失、增加骨密度的目的，从而降低骨折风险。而破骨细胞对于骨折急性期骨痂的生长十分重要，这就引起了人们对于双膦酸盐在骨折急性期应用能否影响骨折愈合的担心。针对此问题，动物实验结果有BPs使骨折延迟愈合、无影响、加速愈合的矛盾结果。2019年发表的一篇系统综述和针对临床RCT的Meta分析，纳入了总计2888例患者的10项临床研究，应用的BPs有唑来膦酸钠、阿仑膦酸钠、利塞膦酸钠和依替膦酸钠，结果未发现早期（指在手术后3个月内）应用BPs对骨折的影像学愈合时间（MD 0.47，95%CI −2.75 ~ 3.69）以及骨折不愈合或延迟愈合的发生率（OR 0.98，95%CI 0.64 ~ 1.50）与对照组均无差异。该分析同时看到了BPs应用1年后患者骨密度的显著增加。因此，目前国内外指南均支持骨质疏松性骨折急性期尽早启动双膦酸盐治疗[38]。

3. 局部用药　主要避免了口服时出现的全身不良反应，如5%利多卡因贴片已经确定了缓解疼痛的有效性和安全性；NSAID类贴剂也逐步运用于临床，能实现持续的耐受性，不良事件仅限于皮肤过敏性红斑和短期应用的局部反应[39]，较适合老年人使用。

**（三）手术治疗**

手术的时机和适应证尚存争议[12]。经皮穿刺椎体成形术（percutaneous rertebro plasty，PVP）和经皮穿刺椎体后凸成形术（percutaneous kyphoplasty，PKP）可以在手术后快速缓解疼痛，恢复患者的行动能力。但是一些严格设计的PVP/PKP手术与假手术的对照研究却没有发现手术治疗的益处。美国临床内分泌医师协会和美国内分泌协会2020年发布的绝经后骨质疏松症的诊断和治疗指南指出：鉴于PVP或PKP手术对于缓解疼痛的获益和是否增加邻近椎体骨折风险的问题还没有明确结论，部分学者认为手术治疗不作为一线治疗选择。在目前的临床实践中采用手术治疗还是保守治疗也与骨科医生的偏好和患者意愿相关。术后的疗效和并发症与具体的病例选择密切相关（患者的年龄、合并疾病等）。

1. 微创手术　目前最常用的微创手术治疗方法包括经皮穿刺椎体成形术（PVP）和经皮穿刺椎体后凸成形术（PKP），二者均属于经皮椎体强化术（percutaneous vertebral augmentation，PVA）的范畴。相对于保守治疗，目前大多数研究及Meta分析均支持PVA手术能够改善患者功能、生活质量，尤其对于老年疼痛性OVCF患者，能缩短住院时间，降低再入院率和病死率[4]。有研究指出经保守治疗3个月仍未获得充分缓解疼痛的患者可考虑行椎体成形术治疗[40]。

2. 开放手术　严重的后凸畸形及椎体后壁碎骨块向后方压迫可造成脊髓与神经损伤，对有神经、脊髓压迫症状和体征，严重后凸畸形，需行截骨矫形，以及不适合微创手术的不稳定椎体骨折患者，可考虑行开放手术[4]。术前需仔细评估老年患者心肺功能及对手术的耐受力以评估手术治疗的获益程度。

### （四）康复治疗

目前对于骨质疏松椎体骨折疼痛的老年患者不能只采用单一的治疗方法，应考虑药物治疗和非药物治疗相结合的多模式方法。康复评估是进行康复训练指导的关键，将临床辅助检查、实验室检查与康复评估量表相结合，在疾病初期对患者的功能进行综合的评定，有助于全面了解患者的功能障碍，从而进行有针对性、有效的康复指导。本章总结了8种老年骨质疏松性椎体压缩性骨折后可能出现的功能障碍（详见第四节）。

急性期的康复治疗可为患者术后康复打基础，为恢复至术前状态、功能做好铺垫。目前观点认为，无论是手术或非手术椎体压缩性骨折急性期的患者都不推荐完全卧床休息，卧床本身会带来骨量的快速流失、肌肉减少和肌力减退。有疼痛或感觉异常的患者可通过药物及康复训练来改善，康复治疗师可予以软组织松动术等减轻患者肌肉痉挛及疼痛，指导患者正确的体位摆放，以及翻身、体位转移的技巧。推荐患者在可耐受的前提下以及能忍受疼痛的范围内，采用康复锻炼来纠正步态并加强核心肌群力量，加强患者上肢的屈伸肌力、握力，维持四肢的关节活动度（图6-2-4）。如下肢踝泵训练建议每小时20～30组，促进血液循环。肺功能康复应从疾病初期开始，卧床及术前的患者尤其需注意维持肺容积与肺活量，有肺炎风险的老年患者要进行呼吸肌训练（图6-2-5），有助于肺通气及有效排痰，防止并发症。肺功能的恢复有利于运动耐力的提高及康复效果。床上功率自行车不仅可起到维持肌力的作用，也可改善患者的肺功能及心功能。在急性期，由于患者处在疾病初期，不能忽略患者的精神心理问题，因此要做相应的量表筛查，评估患者有无焦虑、抑郁，必要时予以药物联合心理支持治疗。有研究发现骨质疏松与认知功能下降有关，并且老年患者的认知功能会随年龄的增长而下降，故入院后对患者进行认知功能评估对今后的治疗非常重要。老年患者本身因泌尿系统疾病、胃肠蠕动缓慢等基础疾病存在有大小便的排泄障碍，骨折后的手术治疗或卧床会加重患者的二便功能障碍，故及时的给予药物、导尿、灌肠、手指直肠刺激、饮食排便习惯的调整，有助于患者的恢复。

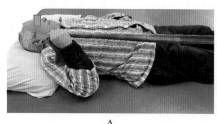 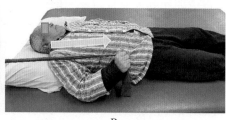

A           B

**图6-2-4 肩、肘关节及肌肉不同方向屈伸肌抗阻练习，以及踝泵练习**

A. 肘关节屈肌抗阻练习；B. 肘关节伸肌抗阻练习；C. 肩关节外展抗阻练习；D. 肩关节内收抗阻练习；E. 肩关节前屈抗阻练习；F. 踝关节背伸及屈曲。

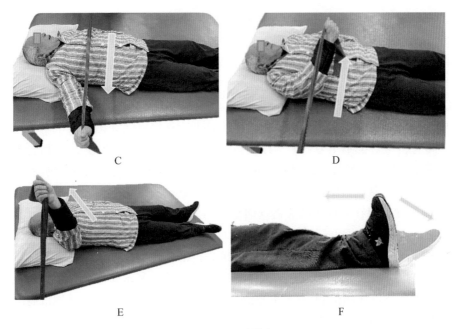

图 6-2-4 （续）

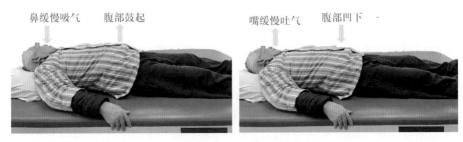

图 6-2-5　呼吸训练

*要点：鼻缓慢吸气，嘴缓慢吐气，吸气时间：呼气时间 =1：2；注意：吐气时切勿用力吐气导致支气管痉挛，不要过度缩唇带动夹肌、腹部周围肌肉的收缩。*

### （五）护理衔接

疾病初期做好护理工作能帮助患者顺利地进行治疗，加快康复的进程。护理人员需要耐心地对患者进行疾病宣教，使患者能整体了解疾病，包括疾病的诊治流程、用药种类及时限，配合临床医生、康复治疗师做好对疾病的综合诊疗，做好心理疏导及康复指导，告知患者及家属在疾病期间可能发生的并发症，以及应对措施。对于需要手术的患者应进行术前、术中的护理。

## 三、慢性期

### （一）治疗目的

评价患者骨折愈合情况，有无并发症，功能恢复情况，指导康复锻炼。应密切观察保守治疗的患者的预后情况。如出现骨折愈合不良、假关节形成、椎体进一步塌陷、脊柱畸形甚至脊髓压迫（如出现截瘫）、疼痛持续不缓解、日常活动受限、生活质量下降，则应及时考虑手术治疗。对术后患者，需评价术后疗效，以及骨折愈合的情况。若患者出现疼痛加重、生命体征不平稳或神经功能减退，则需进一步检查，明确是否有神经根或脊髓损伤或受压。

### （二）抗骨质疏松治疗

骨质疏松是 OVCF 背后最根本的病因，所以无论是经过保守治疗或手术治疗后疼痛缓解，还是骨折愈合都不是 OVCF 治疗的终点，完整的 OVCF 治疗必须包括合理的抗骨质疏松治疗才能降低再发骨折的风险。抗骨质疏松治疗包括基础措施和药物治疗两方面。

1. 基础措施　基础措施包括生活方式的改变和钙剂、维生素 D 的补充。

2. 药物治疗　存在 OVCF 的患者同时也是再发骨质疏松性骨折的高风险人群，1 年内有骨折史的人群为骨折极高风险人群[41]，OVCF 患者在抗骨质疏松治疗的基础上一定要加用抗骨质疏松药物，而且首选具有较广抗骨折谱的药物，即同时具有降低椎体骨折和非椎体骨折证据的药物，如阿仑膦酸钠、唑来膦酸钠、利塞膦酸钠、地舒单抗等[42]。抗骨质疏松症药物按作用机制可分为骨吸收抑制剂、骨形成促进剂、其他机制类药物及传统中药。

### （三）康复治疗

康复训练需考虑老年患者的个体特点，包括骨质量差和骨折愈合缓慢，可根据患者不同的情况采取多种康复措施，包括个性化的康复辅具、疼痛管理、物理疗法和康复训练等。

患者除局部感觉异常、下肢本体感觉较差外，其他感觉功能障碍比较少见，目前没有任何指南和专家共识中提出相应的诊疗措施，临床医生在遇到这样的病例时需认真查体，明确感觉功能障碍的病因，并进行对症治疗。

老年 OVCF 患者病程较长，运动功能障碍贯穿整个疾病的始终，疾病的每个阶段运动功能各有差异，对应的康复治疗目标也不同。疾病时期按治疗方法可分为保守治疗及手术治疗；按病程分为急性期、围手术期、恢复期，并分别进行运动处方的制定。可采取多种康复措施，包括物理疗法，康复训练，以及个性化的康复辅具、居家运动等。

对于急性心血管事件的患者应予以及早的药物干预或手术治疗；对于卧床的患者可在床边进行适当的活动。在确保生命体征平稳、患者可以耐受的前提下，可选择适宜的一些有氧及抗阻训练。

### （四）护理衔接

骨折后的护理常常容易被忽视，尤其是对于老年患者，长期卧床引起的肺部坠积性肺炎、受压区压疮、深静脉血栓，会增加老年患者的死亡风险。所以老年人骨折后，导致其死亡的并不是骨折本身，而是之后引起的一系列并发症。椎体骨折后患者长期卧床，如不注意定期翻身，可能在卧床后的几天内就出现骶尾部、髋部、足踝部的压疮，并且进一步加大皮肤感染及坠积性肺炎的风险。再者，老年人在平卧体位进食更容易引起食物随着食管反流入气管，一些老年患者因呛咳反射迟钝，不能使食物及时咳出，而误吸入肺部引起吸入性肺炎。故椎体骨折后护理是对于老年患者综合的护理，包括饮食、体位、伤口、术后并发症等方面。

### 四、恢复期

#### （一）治疗目的

随访患者骨质疏松症治疗的效果，指导坚持正确的健康生活方式，将抗骨质疏松药物与康复训练相结合。提高患者生活质量，预防再骨折。通过对患者骨密度（BMD）、骨转换标志物（BTM）的检测结果，以及有无新发骨折，评估骨质疏松症的治疗效果。患者应每年测量身高，当身高下降超过 2 cm 时需行腰椎影像学检查，确定是否有新发椎体压缩性骨折。若患者在治疗期间出现多次骨折，则应寻找原因并调整治疗方案。

#### （二）药物管理

骨质疏松症是需要长期治疗的慢性疾病。虽然抗骨质疏松的药物有规定的疗程，但整体的抗骨质疏松治疗是贯穿生命始终的。抗骨质疏松的药物治疗需要监测、评估和长期依从性的维持[43]。一般来说，钙剂和维生素 D 的补充是终生的。双膦酸盐的疗程一般为 3 ~ 5 年，对于骨折风险较高者，阿仑膦酸钠可以用到 10 年，唑来膦酸钠的最长疗程可到 6 年；地舒单抗目前最长疗程可以到 10 年；特立帕肽应用不超过 2 年。必须要求患者树立和高血压、糖尿病一样的长期治疗观念，不能擅自停药。较差的依从性会使患者无法达到临床试验中一样的疗效预期，而擅自中止治疗可能使前期治疗的效果丧失。

在漫长的抗骨质疏松治疗中，需要定期对抗骨质疏松的疗效做评估，以便调整治疗的决策。合适的临床评估和监测是改善依从性的重要手段，也是调整治疗方案的重要依据。对于骨质疏松症的临床评估和监测应注意以下两点。

1. 基线信息采集和评估　需要采集患者的基线信息包括：有哪些骨质疏松的危险因素？有哪些影响骨代谢的疾病史、药物应用史？基线脆性骨折史，最高身高，目前身高、体重，椎体影像学，骨密度，骨转换标志物测定。进而判断原发性骨质疏松症的诊断是否成立，评估患者的骨折风险和骨转换状态（高骨转换还是低骨转换），以确定下一步治疗方案。

2. 随访内容　随访内容包括：骨质疏松症防治的基础措施（钙剂和维生素 D 是否补充），药物的不良反应，是否规范服药，患者的骨折风险因子是否发生变化（是否罹患了新的疾病或增加了新的伴随用药）等。新发骨折评估、骨密度（BMD）和骨转换标志物（BTM）是抗骨质疏松症疗效评估的三项最重要的指标。

抗骨质疏松症治疗有效的标志是：无新发骨折或仅发生一次骨折；BMD 稳定或升高（大于最小有意义变化值）；用抑制骨吸收药物后 BTM 下降幅度大于 LSC 或下降到健康绝经前女性参考值的一半以下；用促骨形成药物后 BTM 升高幅度大于 LSC。BMD 监测频度为：治疗开始后，每年 1 次；在 BMD 达到稳定后，适当延长间隔，例如两年 1 次；特殊病例可每 6 个月监测 1 次。BTM 一般每 3 ~ 6 个月测定一次。

#### （三）康复治疗

需要为 OVCF 患者制订康复计划，最好是模拟日常生活活动进行训练，这样更有利于患者。脊柱伸肌强化训练可以通过减少压缩负荷和帮助维持骨密度来减轻疼痛。增加动态本体感受训练有助于减少骨质疏松性压缩性骨折患者的疼痛和跌倒风险。加强腹肌、臀肌和臀肌相关的训练对支持非压力脊柱结构很重要。一旦疼痛得到改善，患者应该进行家庭运动计划，以促进中立位的脊椎姿势，提高力量和耐力。使有氧运动适应患者的能力有助于患者减少对发生新的椎体压缩性骨折或当前椎体压缩性骨折进展的恐惧[44]。

对于老年骨质疏松症并伴有认知障碍的患者，治疗方法还在探索阶段，目前还没有研究去证明哪种治疗方式比较合适[45]。但是有临床研究提示，脉冲电磁场治疗结合抗骨质疏松症药物，以及功能性电刺激有望改善患者的认知。也有研究发现，以社区为基础的早期预防性骨质疏松症的健康教育和运动可能会减少痴呆症的发生[46]。

患者二便功能障碍的管理包括：①改变生活方式，定时排尿排便；②健康饮食；③逐渐增加活动量；④改善盆底肌群肌力；⑤可使用其他工具协助排尿排便；⑥电刺激技术；⑦口服药物调整。临床中部分老年骨质疏松性椎体骨折患者经手术后，其二便功能障碍问题会有所缓解[47]。

**（四）护理衔接**

恢复期的护理衔接即家庭护理，护理人员可通过上访、电话、微信、远程视频等方式进行随访工作，通过询问患者疾病的恢复情况，了解其在日常生活中有无不便之处，并给予相应的建议及帮助。对于家中无子女的或独居老人，可联合社区、医保办等协助予以长期定时的护理或家政服务，来帮助老年患者完成日常生活活动。

# 第三节　老年骨质疏松性椎体压缩性骨折的全周期临床检查与治疗

## 一、症状和体征

椎体骨折是发生率最高的骨质疏松性骨折，但因为椎体骨折的症状往往不明显或不特异，实际诊断率还不到30%。椎体骨折可以有如下的症状或体征。

**（一）腰背痛**

急性和慢性椎体骨折的临床特点有很大不同，具体如下。

1. 疼痛是促使急性 OVCF 患者就诊的主要原因。患者在某一个日常动作之后（如弯腰、咳嗽、弯腰提物等）突然出现明显的腰背部疼痛，平躺时可以减轻，活动或在椎体负重体位（如翻身、站立等）时疼痛明显。体检时棘突和椎旁结构有明确的压痛、叩击痛。急性疼痛一般在 4~6 周内可以缓解，如仍未减轻，提示骨折未愈合或愈合缓慢。正常愈合期后仍存在严重背痛可能是提示患者有其他骨折或其他疾病。

2. 慢性 OVCF 因症状不明显多未得到及时诊断，多数患者表现为轻至中等程度的疼痛，体检时腰背或胸背部棘突的压痛、叩击痛不明显，定位可能不甚清楚。多数患者仅在行胸腰部侧位片或 CT、MRI 检查时偶然发现胸、腰椎体的楔形变。患者在因其他原因行影像学检查时发现椎体压缩性骨折，患者能回忆起当时的腰背痛发作的情形，但因症状不严重而未就诊。存在椎体骨质疏松性骨折的患者无论骨密度如何均可诊断骨质疏松。OVCF 患者存在较高的后续骨折风险。所以慢性 OVCF 低诊断率的主要危害是患者的骨质疏松未得到诊断，也就无法得到进一步的抗骨质疏松治疗，无法干预后续骨折风险。

**（二）身高变矮**

因椎体压缩性骨折多为隐匿发病，患者腰背痛常被忽略，所以准确测量目前身高，计算患者可回忆的年轻时最高身高和目前身高的差值，可以作为下一步是否需进行胸腰椎 X 线侧位片筛查的重要依据。中华医学会骨质疏松和骨矿盐疾病分会 2017 版"中国原发性骨质疏松症诊疗指南"规定：若患者较年轻时最高身高缩短 ≥ 4 cm 或 1 年内身高进行性缩短 ≥ 2 cm 时需进行椎体骨折评估。在一项研究中，身高降低大于 6 cm 的病史对椎体骨折的特异性与敏感性分别为 94% 和 30%。

**（三）对胸腹腔结构的影响**

长期严重的多发胸椎骨折（椎体的前凸或侧凸畸形）可以导致胸廓畸形，造成呼吸困难，压迫食道引起食欲减退、饱胀感等。腰椎后凸畸形不仅会导致后腰部畸形，还会造成腹部膨隆、腹腔脏器受压引起腹胀、腹部不适、大便异常等症状。

**（四）神经功能损害表现**

神经功能损害表现包括下肢感觉异常、肌力减退及反射改变等，但其并不常见，一般只有椎体压缩程度和脊柱畸形严重，才可引起神经功能损害。如果神经损害与椎体病变程度不符，要警惕其他病因。神经系统检查需要评估：皮区感觉障碍、局灶性肌无力、上运动神经元体征（如阵挛）等。神经系统异常可能提示椎管内或椎孔内存在椎体后缘骨折块，应行 MRI 或 CT 以进一步明确，来决定是否需要手术干预。

**（五）再发骨质疏松性骨折**

已有严重椎体骨折的女性，再发生髋部骨折的风险是没有椎体骨折史的女性的 3.4 倍，再发椎体骨折的风险是无椎体骨折史者的 12.6 倍。约 20% 的女性在发生椎体骨折的 1 年内再次发生椎体骨折。椎体骨折后的死亡风险比没有椎体骨折者高 9 倍。

## 二、影像学检查

### （一）椎体 X 线检查

椎体 X 线检查是诊断 OVCF 的常规检查，为提高 OVCF 的诊断率，2017 版"中国原发性骨质疏松症诊疗指南"[27]建议以下情况应行胸腰椎侧位片进行影像学评估：①女性 70 岁以上和男性 80 岁以上，椎体、全髋或股骨颈骨密度 T 值 ≤ −1.0；②女性 65 ~ 69 岁和男性 70 ~ 79 岁，椎体、全髋或股骨颈骨密度 T 值 ≤ −1.5；③绝经后女性及 50 岁以上男性，具有下列任意特殊危险因素：成年期（≥ 50 岁）非暴力性骨折、较年轻时最高身高缩短 ≥ 4 cm、1 年内身高进行性缩短 ≥ 2 cm、近期或正在使用长程（> 3 个月）糖皮质激素治疗。

骨质疏松性椎体压缩性骨折的常见部位是胸腰段及胸后凸顶点处，即 L1、T12 椎体及 T7-T9 椎体。因此，胸椎侧位片检查要求以 T7 为中心，范围为 T2 至 L1。腰椎侧位片检查要求以 L2 为中心，范围为 T12 至 L5。

椎体骨折的形态改变包括楔形变、双凹变，以及压缩骨折。可以有一个或多个椎体前端楔形变伴椎体塌陷、椎体终板不规则和整体骨密度减低。椎体后端楔形变不常见，存在时可能提示潜在的破坏性病变。按照影像学上椎体高度降低的程度可对椎体骨折的严重程度进行分级，根据 Genant 目视半定量判定方法分级为：1 级为脊柱高度降低 20% ~ 25%；2 级为脊柱高度降低 25% ~ 40%；3 级为脊柱高度降低 > 40%。

椎体影像学检查除了确定椎体骨折的存在和程度外，还具有重要的鉴别诊断价值。尤其当患者发生椎体骨折的年龄较轻或发生的部位不是常见的椎体骨折部位时，应注意是否同时存在其他溶骨性或成骨性病灶，注意结合其他临床信息排除甲状旁腺功能亢进症、骨软化症、肿瘤骨转移、骨结核等。

### （二）椎体 CT 检查

CT 检查的优点是成像清晰，密度分辨率较高，可通过窗宽、窗位的变换观察椎体、椎旁软组织及椎管内的影像，弥补了 X 线检查不能发现的骨皮质、骨纹理的中断，使骨质疏松椎体骨折的诊断更全面、更准确。

### （三）椎体 MRI 检查

MRI 检查对于判断是否为近期椎体骨折有重要价值[12]。急性 OVCF 时责任椎体的判定对于椎体强化术的实施效果非常重要。当出现急性腰背痛，需要明确其原因是否由近期椎体骨折引起时，应进行椎体 MRI 检查，MRI 可以准确反映椎体骨折后的创伤性骨髓水肿。当椎体 MRI 在 T1 加权像（T1WI）表现为低信号，T2 加权像（T2WI）为高信号或混杂信号，脂肪抑制序列表现为高信号时，提示存在椎体水肿（图 6-3-1）。该椎体即可能为造成疼痛的责任椎体。而陈旧性椎体骨折在 MRI 影像上仅能见到椎体压缩，并无椎体信号改变。

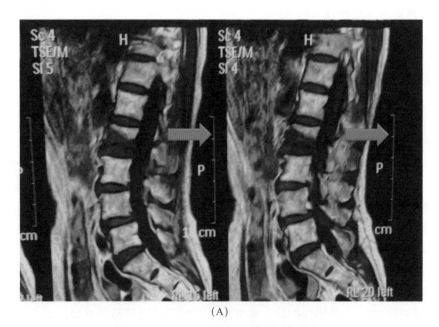

(A)

**图 6-3-1　椎体 L2 压缩性骨折 MRI 成像**

患者，女，70 岁，因"腰痛 3 天"就诊，行腰椎 MRI 检查示：T1 加权像，腰椎 2 低信号（见 A）；T2 加权像，腰椎 2 高信号（见 B）。提示新发腰椎 2 椎体骨折。

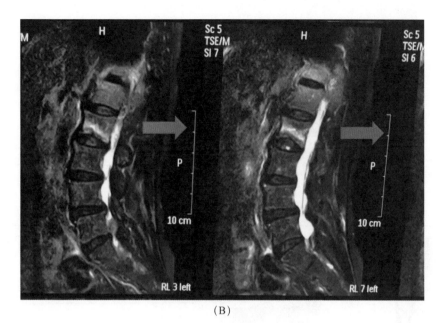

（B）

图 6-3-1 （续）

### （四）骨扫描

对于装有心脏起搏器、人工金属瓣膜，及身体中存在金属支架等不能进行 MRI 检查的患者，可以选择骨扫描作为替代检查。对于怀疑肿瘤骨转移的患者，该检查有助于发现多发骨转移灶。

### （五）双能 X 射线吸收法

双能 X 射线吸收法（dual energy X-ray absorptiometry，DEXA）检查对于急性和陈旧性 OVCF 均有重要意义。对于 OVCF 患者，DEXA 的主要价值是可以作为后续随访监测疗效的指标。DEXA 尽管有诸多缺点，仍为目前应用最广、最为推荐的骨测量检查方法。DEXA 测量的是面积骨密度，报告的 T 值对于绝经后女性和 50 岁以上的男性是以被测者的骨量与同性别、同种族正常青年人的峰值骨量的差值除以同性别、同种族正常青年人峰值骨密度的标准差而得到的一个相对数值。可以形象反映被测者骨密度较同性别、同种族峰值骨量的变化。T 值 ≥ –1.0 为骨量正常；–2.5 < T 值 < –1.0 为骨量减低；T 值 ≤ –2.5 为骨质疏松；如果同时存在 T 值 ≤ –2.5 和脆性骨折史则为严重骨质疏松（图 6-3-2）。存在椎体压缩性骨折时，无论骨密度 T 值如何，均可诊断骨质疏松。DEXA 测量的是面积骨密度，受体重、脊柱侧凸、骨质增生、椎体骨折和血管钙化等因素影响。DEXA 测量的感兴趣区为腰椎 1-4（至少应有 2 个可供分析的椎体），股骨颈和全髋 3 个部位，根据最低的 T 值来确定诊断结论。在分析腰椎骨密度报告时尤其要考虑这些因素的干扰。注意：当存在腰椎压缩性骨折时，为避免出现腰椎骨密度假性增高的误读，在报告腰椎骨密度时，骨折的椎体不应在分析之内。

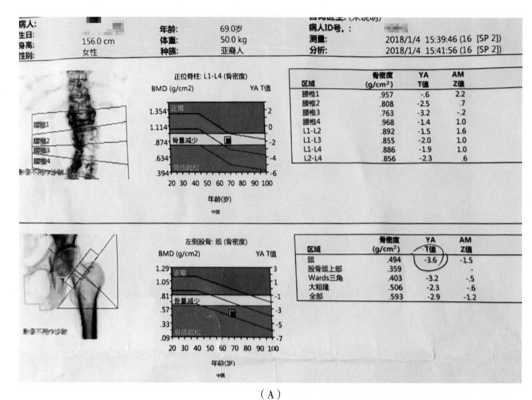

（A）

图 6-3-2　骨密度检查及胸腰椎 X 线片

患者，女，69 岁，因慢性腰痛就诊，双能 X 射线骨密度检查示，L1-4 平均 T 值为 -1.9（见 A）；胸腰椎 X 线片提示：腰椎多发压缩性骨折，可以解释 L1、L4 压缩性骨折导致骨密度测定假性升高（见 B）。所以需要结合椎体影像检查来分析骨密度测定结果。

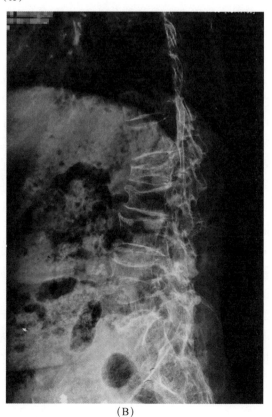

（B）

### 三、骨代谢与生化指标检测

#### （一）鉴别诊断

骨质疏松性椎体压缩性骨折的病变基础是骨质疏松，而骨质疏松的病因除了原发性（即绝经、增龄或某些特发性病因），还包括继发性病因，找到骨折背后的继发病因，是患者得到合理治疗的基本前提。针对骨代谢和一些生化指标的检测与前述影像学同样具有重要的鉴别诊断价值。必做的化验包括：血、尿常规，肝肾功能，血钙（需要测定离子钙或计算校正钙水平）、磷水平，血甲状旁腺激素。根据临床判断如需排除多发性骨髓瘤、肿瘤、垂体、肾上腺疾病、自身免疫性疾病等，可能需要完善血清免疫固定电泳、尿免疫固定电泳、肿瘤标记物、性激素、血皮质醇、尿皮质醇、自身抗体等化验。必要时可请相关专科会诊。

#### （二）骨转换状态评估

骨转换是成年后骨骼的自我修复、更新的重要方式。骨转换包括以破骨细胞占主导的骨吸收过程和以成骨细胞占主导的骨形成过程。在上述过程中产生的一些物质可以在血液和尿液中检测到，这些物质的多少与破骨细胞或成骨细胞的功能相关，分别称为骨吸收标志物和骨形成标志物。

血 1 型胶原交联羧基端肽（carboxy-terminal cross-linked telopeptide of type 1 collagen，CTX）是破骨细胞将成熟的 1 型胶原降解的产物，是临床应用较广的骨吸收标志物。1 型原胶原氨基端前肽（procollagen type 1 N-terminal prope-ptide，P1NP），是成骨细胞将 1 型原胶原加工为成熟 1 型胶原时释放入血的短肽，其血中浓度与成骨细胞活性密切相关，是反映骨形成的重要标志物。

骨转换标志物在疾病治疗前有一定鉴别诊断价值，在骨质疏松症的治疗过程中对于预测骨折风险和抗骨质疏松药物疗效的评价等有重要价值。在用抑制骨吸收药物（如双膦酸盐或地舒单抗）后，骨吸收标志物较用药前下降幅度大于 LSC（最小有意义变化值）或下降到健康绝经前女性参考值的一半以下可作为药物作用有效的早期指标。在双膦酸盐类药物长期应用后进入药物假期，随着停药时间的延长，骨转换标志物再次升高可以作为结束药物假期，转换抗骨质疏松治疗方案的指征。在应用促骨形成药物（如特立帕肽）后，骨形成标志物升高幅度大于 LSC 可作为该类药物有效的早期标志[48]。

### 四、老年骨质疏松性椎体压缩性骨折的治疗

通常，椎体压缩性骨折治疗的短期目标是缓解疼痛、改善生活质量和骨折愈合；远期目标是稳定骨折椎体、合理的抗骨质疏松治疗、加强功能锻炼、预防下一次骨折的发生。但对于老年患者而言，我们需要全面地了解患者的情况，包括心理健康、术后并发症等方面，治疗方法包括非手术治疗和手术治疗。

#### （一）药物治疗

使用药物时必须遵循老年人的用药原则，应谨慎选择，考虑低副作用、低肝肾代谢类药物，从小剂量开始，逐渐加量。避免将有重叠药效学或可能有副作用的药代动力学相互作用的药物一起使用。注意药物对老年个体的影响，减少药物不良反应的产

生。随着时间的推移，如果条件允许，逐渐减少治疗的耐受性，以达到最低的有效维持剂量[39]。

1. 初始镇痛的药物 药物的选择主要取决于疼痛的严重程度，按照世界卫生组织推荐的镇痛阶梯递进治疗，也可考虑联用降钙素；NSAID 和 COX-2 抑制剂为一线首选镇痛药物，常用药物有对乙酰氨基酚、吲哚美辛、萘普生、双氯芬酸、布洛芬等。如果 NSAID 效果不佳或不能耐受，可以选择如曲马多、盐酸羟考酮等中枢镇痛药，并在治疗过程中，把预防和处理阿片类药物的不良反应作为镇痛治疗的重要组成部分。甲状旁腺素类似物特立帕肽以及双膦酸盐都有镇痛效果。局部用药主要避免了口服时出现的全身不良反应，如 5% 利多卡因贴片已经确定了缓解疼痛的有效性和安全性；NSAID 类贴剂也逐步运用于临床，能实现持续的耐受性，不良事件仅限于皮肤过敏性红斑和短期应用的局部反应[39]，较适合老年人使用。

2. 抗骨质疏松的药物治疗

（1）双膦酸盐[49-52]：属于经典的抗骨吸收药物，其机制是通过干扰破骨细胞代谢来促进破骨细胞凋亡，从而降低骨转换率，减少骨量丢失，增加骨密度，进而降低骨折风险。该类药物中具有全面降低椎体骨折和非椎体骨折证据的有阿仑膦酸钠、唑来膦酸钠、利塞膦酸钠。在 FIT 研究中，阿仑膦酸钠治疗 3 年，对于基线至少 1 处椎体骨折的绝经后女性，新发至少 1 处形态学椎体骨折的相对风险下降 47%（RR=0.53，95%CI 0.41 ~ 0.68）。阿仑膦酸钠组和安慰剂组骨折发生率分别为 8.0% 和 15.0%，任何部位的骨折风险下降 28%（RR=0.72，95%CI 0.58 ~ 0.90）。阿仑膦酸钠组和安慰剂组骨折发生率分别为 13.6% 和 18.2%，髋部和前臂骨折风险分别下降 51%（RR=0.49，95%CI 0.23 ~ 0.99）和 48%（RR=0.52，95%CI 0.31 ~ 0.87）。在 HORIZON-PFT 研究中，唑来膦酸钠治疗 3 年显著提升高椎体、全髋、股骨颈骨密度分别达到 6.71%、6.02%、5.06%，治疗 3 年显著降低髋部骨折、临床椎体骨折、非椎体骨折发生率分别为 41%、77%、25%。

因新一代的含氮双膦酸盐与羟基磷灰石更高的亲和力和药物对骨转换的更强抑制作用，双膦酸盐类药物在骨有独特的潴留效应，所以在停药后其作用尚有一定时间的存在。在服用阿仑膦酸钠 5 年后改服安慰剂 5 年的绝经后女性中（FLEX 研究）观察到如下结果：①骨密度逐渐下降（全髋和脊柱的骨密度分别下降 2.4% 和 3.7%），但骨密度均值仍高于 10 年前的水平。②骨转换的生化标志物逐渐升高，但仍低于 10 年前的水平。③安慰剂组和阿仑膦酸钠组的非椎体骨折发生率（分别为 18.9% 和 19.0%）和形态学椎体骨折（采用侧位脊柱 X 线检测）发生率（分别为 11.3% 和 9.8%）均无显著差异。然而，安慰剂组临床椎体骨折（由受试者的临床医生和脊柱影像学检查发现）风险略高于阿仑膦酸盐组（分别为 5.3% 和 2.4%，RR=0.45，95%CI 0.24 ~ 0.85）。因为缺乏高质量循证研究，在实际的临床工作中，我们可以根据持续降低骨折风险的益处和长期治疗的潜在风险，以及患者自身情况和意愿来确定治疗持续时间，即是否进入"药物假期"。当患者使用阿仑膦酸钠或利塞膦酸钠 5 年后或每年 1 次的唑来膦酸钠治疗 3 年后，主要根据未来发生骨折的临床风险来决定是否继续治疗。对于骨折风险低的患者（如骨密度稳定、既往没有椎体骨折或髋部骨折），可考虑暂时停药。如果患者的骨折风险处于较高水平（治疗前或治疗期间有骨质疏松性骨折史，或尽管没有骨折，骨密度的 T 值

低于 –3.5），可以考虑将阿仑膦酸钠的疗程延长至 10 年，将唑来膦酸钠的疗程延长至 6 年。因为有临床试验证据表明，这样做可以维持骨密度，降低骨折风险，并且不会增加不良事件的风险。

（2）地舒单抗：核因子 κB 受体活化因子（RANK）及其配体（RANKL）可调节破骨细胞的活性。地舒单抗是一种 RANKL 的单克隆抗体，与 RANKL 结合后阻断了 RANKL 与 RANK 的结合，抑制了破骨细胞的成熟和分化，从而强力抑制骨转换，使骨吸收减少、骨密度增加，从而骨折风险降低。与安慰剂相比，地舒单抗应用 3 年后，椎体骨密度增加 9.2%，髋部骨密度增加 6.0%。椎体、髋部和非椎体骨折风险分别下降 68%（2.3% vs 7.2%）、40%（0.7% vs 1.2%）和 20%（6.5% vs 8.5%）[53]。我国已批准地舒单抗用于绝经后骨质疏松的治疗。国外有男性骨质疏松和糖皮质激素性骨质疏松治疗的适应证。FREEDOM 扩展试验治疗总共 10 年后，椎体骨密度增加了 21.7%，全髋骨密度增加了 9.2%[54]。但地舒单抗不像双膦酸盐停药后还有一定延续的药物作用，在地舒单抗长期治疗后停药会出现骨转换指标的迅速回弹，从而带来骨量的丢失，并可能增加反弹性椎体骨折的风险[55]，所以地舒单抗不存在类似双膦酸盐的"药物假期"。如果停用地舒单抗，建议给予替代治疗（通常为双膦酸盐）来防止迅速发生骨丢失和椎体骨折。双膦酸盐在肌酐清除率低于 35 ml/min 的患者中禁止使用，但地舒单抗并不经过肾脏清除，因此没有这一禁忌。

（3）特立帕肽：长期高浓度、持续的甲状旁腺激素（parathyroid hormone，PTH）作用（如原发性甲状旁腺功能亢进）时，可促进骨吸收、动员骨钙，造成骨量丢失和高钙血症。而间断给予重组人源 PTH（1-84 全长或 1-34 片段）或甲状旁腺激素相关蛋白（parathyoid hormone-related protein，PTHrP）（1-34）可促进成骨细胞分化，减少成骨细胞凋亡，其刺激骨形成多于骨吸收。特立帕肽是一种重组 PTH，由氨基酸 1-34 组成，其保留了 PTH（1-84）的所有生物活性。每日一次小剂量注射特立帕肽发挥的是其促骨形成的作用，适用于骨折风险高的绝经后骨质疏松女性，在国外也被批准用于治疗同样具有高骨折风险的骨质疏松男性。特立帕肽可剂量依赖性地增加脊柱和髋部的骨密度，并可显著降低绝经后骨质疏松女性的椎骨和非椎骨骨折风险。

在骨折预防试验（fracture prevention trial，FPT）中[56]，1637 例既往有椎骨骨折的绝经后女性，经特立帕肽组 20 μg/d 治疗 18 个月后 DEXA 骨密度增加幅度显著大于安慰剂组，腰椎骨密度多增加了 9%，股骨颈骨密度多增加了 3%。与安慰剂组相比，特立帕肽组的新发椎骨骨折（5% vs 14%）和非椎骨骨折（3% vs 6%）发生率更低。椎体骨折的相对危险度（relative risk，RR）值为 0.35（95%CI 0.22 ~ 0.55），非椎骨骨折的 RR 值为 0.47（95%CI 0.25 ~ 0.88），并且在治疗 6 个月后骨折风险明显降低。但本试验中 21 个月内的髋部骨折过少，因此无法推断特立帕肽预防髋部骨折的效果是否同样明显。特立帕肽更适合骨折极高风险的骨质疏松患者（T 值 ≤ –3.0，即使没有骨折；T 值 ≤ –2.5，有脆性骨折、重度或多发性椎骨骨折）。

特立帕肽（PTH 1-34）的治疗剂量为 20 μg/d，给药方法为股部或腹壁皮下注射。初次给药时，建议患者取坐位或平躺，以防发生直立性低血压症状。因为治疗费用较高且可能有潜在骨肉瘤的风险，PTH 治疗通常最多持续 2 年。停用特立帕肽后，建议给予骨吸收抑制剂，优选双膦酸盐类，可以维持或提高特立帕肽治疗增加的骨密度。对于不能耐受口服或静脉用双膦酸盐类的患者，可选用地舒单抗或雷洛昔芬（仅用于女性）。有小样本的研究证实绝经后女性接受 24 个月特立帕肽治疗，随后接受 24 个月地舒单抗治疗，其腰椎、股骨颈和全髋的骨密度分别增加了 8.6%、5.6% 和 4.7%[57]；对于先接受地舒单抗治疗，随后接受特立帕肽治疗组，其腰椎和股骨颈骨密度小幅增加（分别为 4.8% 和 1.2%），但全髋骨密度下降（-0.7%）。欧洲 Forsteo 研究（European Study of Forsteo，EUROFORS）纳入了曾经接受过 1 年特立帕肽治疗的绝经后女性，将她们随机分配后在接下来的 1 年继续使用特立帕肽治疗，或者更换为雷洛昔芬或安慰剂治疗。再接受 1 年特立帕肽治疗的患者，其骨密度继续增高，而雷洛昔芬治疗组患者的骨密度得以维持，安慰剂组患者的骨密度降低。3 组患者的腰椎骨密度从基线到治疗 24 个月时的总体变化分别为 10.7%、7.8% 和 3.8%[58]。

（4）中成药：老年骨质疏松症患者可考虑选用经国家药品监督管理局批准的中成药以减轻骨质疏松症状，包括有：仙灵骨葆胶囊（片）、骨疏康胶囊（颗粒）、金天格胶囊或强骨胶囊等。中药可与钙剂、维生素 D 及其他抗骨质疏松症药物合用[22]。

3. 辅佐剂和辅助镇痛药　可用于各种各样的持续性疼痛，包括抗抑郁药、抗惊厥药、局部麻醉药等。这些药物可以单独使用，也可以联合非阿片类或阿片类镇痛药共同服用。抗抑郁药通常是处方药，以治疗慢性疼痛患者的共病抑郁症和睡眠问题，并可以缓解疼痛，其中三环类抗抑郁药、5- 羟色胺和去甲肾上腺素再摄取抑制剂效果最好。除消炎药和阿片类药物外，抗抑郁药是治疗疼痛最广泛使用的药物[59]，但三环类抗抑郁药必须谨慎使用于老年人，因药物相互作用的风险是一个重要的安全问题[39]。

（1）三环类抗抑郁药：老年人应谨慎使用此药。由于三环类抗抑郁药（tricyclic antidepressant，TCA）主要由 CYP450 酶系统代谢，因此药物与药物相互作用的风险是一个重要的安全问题。此外，与中枢神经系统活性物质，或具有血清素能、去甲肾上腺素能或抗胆碱能作用的物质同时服用 TCA 可能产生不必要的药物相互作用。在为患有癫痫的老年人，或同时服用降低癫痫发作阈值药物（如曲马多）的老年人开 TCA 时应谨慎。TCA 不适合患有心血管疾病或跌倒风险增加的老年人。对于服用单胺氧化酶抑制剂（monoamine oxidase inhibitor，MAOI）或选择性 5- 羟色胺再摄取抑制剂（selective serotonin reuptake inhibitor，SSRI）的患者，以及不受控制的闭角型青光眼、肝病或心脏血管阻塞患者，禁忌使用 TCA。TCA 具有抗胆碱能不良反应，包括视物模糊、认知改变、便秘、口干、直立性低血压、镇静、性功能障碍、心动过速和尿潴留等[39]。

（2）单胺氧化酶抑制剂（MAOI）：人体内单胺氧化酶水平随着年龄增长而增高，所以在理论上，单胺氧化酶抑制剂对治疗老年期抑郁症，可能是一种病因性治疗措施。由于老年期抑郁症常伴有焦虑、疼痛，以及其他躯体化症状，使用单胺氧化酶抑制剂均可获得显著疗效。但是由于单胺氧化酶抑制剂有高血压危象、限制饮食和限制药物等缺点，使其在老年人中的应用仍受到限制。

（3）选择性 5- 羟色胺再摄取抑制剂：5- 羟色胺与去甲肾上腺素双重再摄取阻滞剂、去甲肾上腺素和选择性 5- 羟色胺再摄取抑制剂等新型抗抑郁药，疗效与 TCA 相当，而且比较安全，没有明显的心脏毒性，不良反应较少，特别是抗胆碱能不良反应较少，所以在老年人中得到广泛使用。老年人常用的抗抑郁药有帕罗西汀、氟西汀、舍曲林、西酞普兰、万拉法新、米氮平[60]。

5. 骨水泥肺栓塞的药物治疗[61] 对患者重新进行临床评估。建议对无症状的周围性栓塞患者不进行治疗。对于外周肺栓塞或中央栓塞有临床症状的情况，治疗建议参照第七届美国胸科医师协会会议关于抗血栓和溶栓治疗的指南[62]和德国静脉病协会的指南，可以借鉴治疗血栓性肺栓塞，最初通过静脉予以肝素，然后连续 6 个月给予香豆素类抗凝药物治疗。只有在中心栓塞的特殊情况下才能进行手术栓塞切除[61]（图 6-3-3）。

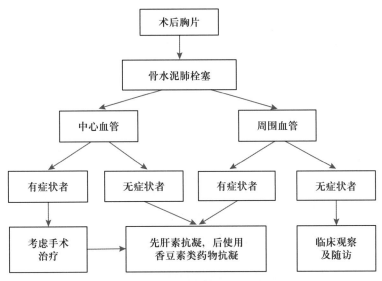

图 6-3-3　骨水泥肺栓塞的诊治流程

6. 便秘的药物治疗　老年 OVCF 患者治疗便秘首选容积性泻剂，如膳食纤维制剂，也可选择微生态制剂调节肠道菌群。其次再考虑使用渗透性泻剂以改变大便形状，增加排便次数，缓解腹胀腹痛[63]。刺激性泻剂可增加肠道的动力以缩短水分的再吸收时间，但可造成肠道平滑肌萎缩，如长期使用可对肠道造成慢性损害。肛门灌注甘油制剂适合直肠粪便嵌塞的情况。当运动、饮食和各类缓泻剂干预均无效时，可考虑应用促动力药及促分泌药，如普芦卡必利、鲁比前列酮和利那洛肽。我国传统医学中有中药可缓解慢性便秘的症状，但对其疗效的评估尚需更多循证医学证据。新斯的明具有抗胆碱酯酶的作用，主要作用于副交感神经，增加结肠副交感神经冲动的传入，促进结肠的排空，可静脉注射或肌内注射。

当药物或其他治疗对便秘患者无效时，可采用灌肠法。但长时间使用会产生依赖性，并有直肠损伤和自主反射异常等副作用。

**（二）手术治疗**

1. 微创治疗

（1）适应证：非手术治疗无效、疼痛明显；不愿或不适宜卧床时间较长者，可早期手术；楔形变有活动的不稳定压缩骨折；骨折块不愈合或内部囊性变、椎体骨坏死；能耐受手术。

（2）禁忌证：患者全身情况差，无法耐受麻醉、手术；患者有神经、精神性疾病或有法律纠纷；无痛的骨质疏松性椎体压缩性骨折；椎体严重压缩骨折，不能完成手术操作。相对禁忌证：出血、凝血功能障碍，或有出血倾向者；身体其他部位有活动性感染。

（3）疼痛责任椎体的判定：OVCF患者常表现为多椎体楔形或双凹形改变，可累及多个椎体，并且大多数患者没有明确的外伤史和骨折时间，这对手术椎体节段的选择造成极大的困扰。故无论是单椎体还是多椎体骨折，都应确定骨折椎体是否导致疼痛，这种引起疼痛的骨折椎体称为疼痛责任椎体，也就是手术目标椎体。体格检查显示脊柱局部有压痛、叩痛。MRI显示相应椎体有水肿改变，T1WI椎体低信号，T2WI椎体高信号等，脂肪抑制序列椎体高信号。对于不能行MRI检查的患者，可行发射型计算机断层成像检查，如显示相应椎体放射性核素浓聚也可判定为疼痛责任椎体[19]。手术的目的是确定疼痛责任椎体并选择手术方式。不建议对每一节压缩椎体进行骨水泥增强，因为盲目地扩大手术范围会增加手术创伤，延长手术时间，增加费用。另外，对于已经愈合的骨折，球囊扩张时需警惕压力过大，强行扩张容易出现球囊破裂、造影剂外漏。

（4）治疗方法：可选经皮穿刺椎体成形术（PVP），也可选用经皮穿刺椎体后凸成形术（PKP）。

1）PVP：即患者在局部麻醉或全身麻醉下，术者借助双向X线机、C形臂或CT的影像导引下，将一定内径的套管针经皮刺入椎体，将骨水泥调配成适宜注射的黏度，注入压缩的椎体内来稳定椎体，从而改善患者的疼痛。它既可单独应用，也可同外科手术、放疗、化疗结合使用。

a. 治疗目的及治疗机制和效果：增强椎体强度和稳定性、防止塌陷、缓解腰背疼痛、恢复椎体高度是椎体成形术的基本目的。PVP有良好的镇痛和增加脊柱活动度的效果，对老年患者在减少镇痛药的依赖方面有较好的效果。

其治疗疼痛的机制包括：骨水泥固化后增加了椎体的抗压强度及稳定性；骨水泥聚合放热会损伤痛觉神经末梢；骨水泥承担了大部分的轴向应力，减少对椎体内神经的刺激[64]。

b. 手术适应证及禁忌证

适应证：椎体骨质疏松症，并伴有与之相关的疼痛，经支具及药物治疗无效者；骨质疏松性椎体压缩性骨折（包括激素引起的骨质疏松）；椎体血管瘤；骨质疏松性椎体爆裂性骨折，为加强椎弓根螺钉的固定力，可先行椎体成形术；转移性肿瘤引起的顽固性疼痛。OVCF伴有椎间盘真空征。

绝对禁忌证：出血、凝血功能异常或有出血倾向者；不能进行急诊外科脊柱减压手术的医院也不宜行PVP，否则骨水泥渗漏入硬膜外或椎间孔时无法处理。

相对禁忌证：合并神经系统损伤的椎体骨折；明显椎体塌陷至原高度75%以上；椎体广泛破坏，尤其是椎体后缘骨皮质破坏，因骨水泥易向椎管内溢漏；椎弓根骨折；成骨性转移性肿瘤；骨髓炎或全身性感染存在。

c. 并发症及其防治

并发症：①骨水泥渗漏：脂肪栓塞和骨水泥肺栓塞；②骨水泥毒性反应；③气胸；④血管神经穿刺损伤；⑤其他。

骨水泥渗漏是最常见的并发症，据报道其发生率为 50%～66%。经皮椎体成形术是在高压力情况下向无空间的损伤椎体内注射骨水泥，故容易发生骨水泥渗漏。一般情况下骨水泥渗漏并不引起明显的临床症状，但严重的渗漏可导致局部神经根与脊髓损伤，若骨水泥回流入血可导致骨水泥肺栓塞，严重者造成死亡[65]。

骨水泥渗漏的常见原因：严重的骨质疏松；椎体压缩程度高、后壁不完整；术中操作不规范；骨水泥注射时机不合适；骨水泥注入过多；术中 X 线监测不充分。

预防策略：准确掌握手术适应证及禁忌证。术者需权衡利弊，评估手术对老年患者带来的获益及风险，从而制定手术方案。通过术前的影像学辅助检查综合分析老年骨折的特点、椎体后壁、椎弓根的情况，规范的操作及个体化进行穿刺可减少并发症的发生[66]。

2）球囊扩张椎体后凸成形术

适应证：确定由骨质疏松性椎体压缩性骨折引起的疼痛、脊柱后凸畸形。

禁忌证：无疼痛的、稳定的、已治愈的骨质疏松性椎体压缩性骨折；内在的或病理性的椎体异常出血；骨质疏松性爆裂性骨折。

球囊扩张椎体后凸成形术的益处包括：矫正脊柱畸形，减轻背部疼痛，提高生存质量，增加灵活性，改善日常生活的活动能力。

2. 开放手术治疗

1）适应证：非手术治疗无效，疼痛明显伴有神经压迫症状、体征；多节段椎体压缩骨折伴Ⅲ度畸形需截骨矫形术；楔形变有活动或假关节形成的不稳定压缩骨折，不适合微创治疗者；全身情况好，能耐受手术。

2）禁忌证：患者全身情况差，无法耐受麻醉、手术；患者有神经、精神性疾病或有法律纠纷。相对禁忌证：有出血、凝血功能障碍或出血倾向者；有活动性感染者。

3）治疗方法：首选后路切开复位内固定减压术，由于骨质疏松，其固定的范围往往应包括骨折椎体上、下各至少 2 个节段；采用的椎弓根螺钉可以是可膨胀螺钉、骨水泥灌注螺钉，也可选择后路减压内固定＋椎体成形术或椎体后凸成形术，或前路手术。

**（三）非手术治疗**

非手术治疗适合于症状较轻的轻度椎体压缩骨折、无神经功能损害，或者不能耐受手术的患者。大多数椎体骨折患者经过保守治疗 4～6 周，症状可以明显缓解。

1. 适应证　症状及体征较轻；影像学检查椎体压缩程度轻；保守治疗有效；患者拒绝手术；患者全身情况差，无法耐受麻醉、手术。

2. 治疗方法

（1）卧床休息：卧床休息的时间应根据椎体损伤程度而定，过早下地负重可能使骨折椎体的压缩程度加重，而卧床时间过长则可能使骨质疏松程度加重。

（2）闭合整复

1）三桌（或两桌）复位法：适用于单纯屈曲型骨折或后柱完整、不伴神经损伤的爆裂型骨折。其方法是用高度不等的木桌 3 个，每个桌的高度应相差大约 15 cm。先将第 1 个桌和第 2 个桌平齐排列，患者俯卧于上，头向高桌，下肢向低桌，然后将两桌逐渐向两端移动，直到低桌移到大腿中上部，高桌移到两肩稍前部，此时脊柱因躯体悬空，逐渐背伸，达到适当程度时（需 3～6 分钟），再将第 3 桌置于悬空的腹下。加桌时勿使脊柱后伸减少。可拍摄侧位 X 线片，如复位不充分，术者可于背侧向前轻压骨折椎体，直至复位满意[26]。

2）悬吊过伸牵引法：该方法除脊柱过伸外，还有纵向牵引力，效果良好。患者俯卧于撒有滑石粉的帆布床上，躯干用上下两个线袜套套住，上部的线袜套将胸背和帆布一起套入，下面袜套仅套住下背和腹部，背部上下袜套缝合连接。此时用帆布袜套缚住患者双踝，用下垂的尼龙绳通过帆布套布带环系住双踝，通过滑轮徐徐牵拉，将患者下肢逐渐拉起，臀部和腰部悬空，脊柱逐渐过伸，达到所需程度时，固定牵拉绳（图 6-3-4）。5～8 分钟后拍摄脊柱侧位片，如复位不足，可加大悬吊高度，并用手向前推压伤椎，增加复位力量，直至复位满意。

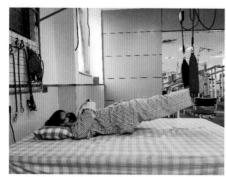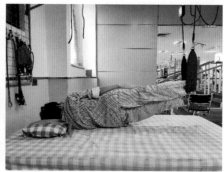

图 6-3-4　悬吊过伸牵引法

3）体位复位法：适用于稳定性或轻度不稳定的胸腰椎骨折。目前三桌法及悬吊过伸牵引法因较危险已很少使用，多采用特制的俯卧位支架。患者俯卧位，支架重点在两侧髂骨嵴，腹部完全悬空，胸腰椎过伸位，术者必要时可在骨折处轻轻加压，令前纵韧带紧张，使骨折复位。

4）拔伸牵引复位法：患者俯卧于硬板床上，各两位助手分别立于头侧和足侧，将长床单叠成宽 10 cm 的长带，由患者胸侧经两侧腋窝向后上方拉出，这样牵引时便于背伸。头侧两位助手分别一手挟住腋下，另一手提拉牵引带，患者两手握住床头杠杆，足侧两位助手分别一手托持患者大腿下段，另一手握住踝部，在术者统一指导下，逐渐加大两侧牵引力。术者站在一侧，按摩理顺受伤的组织。持续牵引 5 分钟后，逐渐抬高牵引，使脊柱逐渐背伸，此时术者两手掌伸平，由后向前轻柔地按压骨折的脊柱，使压缩的椎体逐渐复位，一般需 10～15 分钟。拔伸复位后，患者继续俯卧，胸部和骨盆、大腿用软垫抬高 20°～30°，使胸腰段脊柱背伸。床边摄脊柱侧位片，满意后改为仰卧位时，背部仍应垫软垫，保持背伸。拔伸牵引时，应先平牵，然后逐渐背伸，注意避免黄韧带、后纵韧带、纤维环挤入椎管。术者在按压伤椎时，切忌用力过猛、损伤神经。

5）缓慢复位法：患者仰卧于硬床上，胸腰部骨折处逐渐垫枕，逐步加高，数天内可加高到 10 ~ 20 cm，使之呈过伸位，并鼓励患者做背伸肌锻炼。若患者疼痛难以忍受不能坚持，医务人员应耐心向患者说明其必要性，使患者充分配合。若患者体质差或骨折压缩程度较轻，不一定坚持过伸复位，只需卧硬床休息，辅以背伸肌锻炼即可。

（3）外固定

1）气囊托板骨盆矫正带牵引缓慢复位法：其适应证为：①各类屈曲压缩型胸腰椎骨折。②爆裂型骨折，碎骨块向后移位不超过 1 cm，骨折脱位合并神经损伤，但截瘫（Fankel 分级）"C"级以上。操作方法：以骨折椎体为中心，将带有长 60 cm，宽 30 cm的帆布气囊的托板置于躯干后方。先做骨盆牵引，重量 10 ~ 20 kg，6 ~ 12 小时后，在不增加患者痛苦下，向气囊充气，随着气囊内压力的不断增高，脊柱不断过伸，当气囊高度达到 15 ~ 20 cm 时，骨折即可复位，一般需 2 ~ 5 天。

2）充气式弹性脊柱固定法：充气式弹性脊柱固定牵引器，由腰围、腰背气囊、弹性撑杆、腋托、胸托 5 部分组成。弹性撑杆的上下着力点向后倾斜 20°，支持时能同时产生纵向牵引和后伸力。腰背气囊充气后，能同时产生向前推顶、纵向伸展力。腰围固定在腰背和腹部，能增加腹腔和胸腔的压力，对脊柱有直接固定作用。当充气式弹性脊柱固定器充分作用时，能同时产生纵向牵引，向前推顶，向后伸展和局部外固定的综合作用力，在受伤脊柱周围形成力的圆桶，确保患者下床活动时骨折椎体稳定，而且能在活动中矫正残余移位。一般患者在住院治疗后 3 ~ 8 天佩戴牵引器下床活动，2 个月后拆除弹性撑杆，3 个月后解除腰围，恢复正常工作。其优点是患者仰卧于气垫上，不影响局部血循环，早期骨盆矫正带纵向牵引，理顺了损伤的肌肉和韧带，且患者自调复位拖板气囊的压力，在无痛下缓慢复位，较为安全稳妥。

3）快速复位石膏背心固定法：当脊椎压缩骨折应用三桌法或过伸牵引法复位满意后，立即在复位的桌上或帆布带上，给予石膏背心固定。石膏背心前侧，上自胸骨柄之顶端，下至耻骨联合，在下腹部应留出直径 10 ~ 15 cm 的椭圆形孔；后侧上自肩胛骨下角，下至第 3 骶椎；两侧上自腋下，下至大粗隆上 5 cm。如在帆布带上操作，则石膏应卷在帆布带外面，当石膏凝固后，再将帆布带抽出。石膏固定须持续 3 ~ 4 个月。此法不适于老年人及骨质疏松性骨折患者，现已少用。

4）胸腰围夹板外固定：适用于经过 6 周的床上背垫练功的患者。此时骨折已复位并稳定，患者可下床活动。但由于胸腰段脊椎在站立时受到向前弯曲的力矩，如不加以保护，椎体楔形变可能复现，故患者下床活动时需佩戴胸腰围夹板（图 6-3-5）。胸腰围夹板共 12 块，背侧 4 块，向前弯曲，后侧 4 块，向后弯曲，两侧各 2 块，均与体形相一致，达到塑体目的，并能保持脊柱

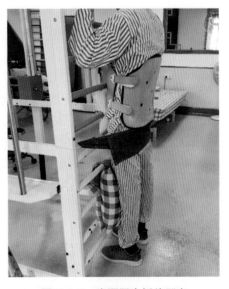

图 6-3-5　胸腰围夹板外固定

后伸。几块夹板装入帆布缝制的腰围套袋中，用布带固定在胸腰段脊柱周围，持续固定3个月。

# 第四节　老年骨质疏松性椎体压缩性骨折功能障碍的全周期康复评估与治疗

## 一、老年骨质疏松性椎体压缩性骨折的疼痛

### （一）定义

因老年骨质松椎体压缩性骨折引起的局部或多处的不同类型的疼痛。疼痛是一种多维度的体验，尤其是慢性疼痛可受到与记忆、期望和情绪相关的因素的调节，与感觉、情感和认知方面相关，并且相互作用[67]。腰背部疼痛为 OVCF 最主要的临床表现，是患者主要的就诊原因[1,4]。

### （二）老年人疼痛的特点

老年人常试图通过隐瞒疼痛，不告诉别人他的不适来掩盖疼痛或减轻家人负担，但这种应对策略对减轻疼痛并没有效果。一部分老年患者虽存在持续性疼痛，但他们拒绝服用任何类型的药物包括镇痛药，声称镇痛药会上瘾。也有一部分老年患者有药物滥用情况，只要有一点点疼痛，就会自行去药店购买非处方镇痛药[68]。但这只是我们在临床上遇见的一些情况，并没有经过大规模研究。

### （三）疼痛分类及临床表现

1. 急性期　患者在骨质疏松性椎体压缩性骨折后出现腰背部急性疼痛，疼痛部位常为椎体骨折处，大部分患者卧床休息时疼痛可缓解或消失，但在脊柱承担负荷时（如翻身、坐起、改变体位或行走等）出现疼痛或者疼痛加重。

2. 慢性期　大部分患者的疼痛可在 2 ~ 24 周逐渐缓解，一部分患者表现为长期慢性腰背部疼痛，有报道称急性椎体骨折后 2 年，仍有三分之一的患者出现剧烈疼痛[69]，可能是由于老年骨质量较差，微骨折发生所致。若患者在骨折发生后急于下床负重活动，导致骨折愈合不良、假关节形成，也可以导致长期慢性疼痛。

3. 沿神经分布区走行的放射痛　沿相应神经分布区的放射痛常表现为沿骨折部位神经走行的放射痛。如胸椎压缩性骨折患者，背部疼痛可向前沿胸前区或肋弓处放射；腰椎压缩性骨折的患者，腰部疼痛可向腹前区、沿股神经或坐骨神经放射，相应神经支配区出现疼痛或木胀感。其中肋腹部及前方放射痛常见（66%），下肢放射罕见（6%）。

4. 躯体牵涉痛　所有患者均有骨折责任椎体的叩击痛，并在远离该椎体的躯体出现牵涉痛。椎骨间的链接结构如韧带、关节突关节及椎间盘受到刺激后均会产生躯体牵涉痛。躯体牵涉痛的特点是钝痛，疼痛定位不清，常被误诊为根性痛[70]。根据躯体牵涉痛的部位，可将疼痛分为 5 型。A 型：腰骶部及臀部疼痛；B 型：躯干侧方或前方（腹部、髂脊或腹股沟区）疼痛；C 型：大腿后侧或前外侧疼痛；D 型：疼痛过膝，到达小腿后侧或前外侧；E 型：存在以上两个或不同部位的躯体牵涉痛[70]。

OVCF 躯体牵涉痛的鉴别要点：①躯体牵涉痛与责任椎体局部疼痛同时出现，或晚

于局部疼痛出现。②当平卧时疼痛缓解，脊柱承担负荷时加重。③叩击骨折椎体局部可出现远离该部位的躯体牵涉痛。④躯体牵涉痛不按躯体皮神经节段分布。⑤出现躯体牵涉痛的部位无麻木及感觉减退。

5. 肌肉痉挛和抽搐 患者为缓解疼痛长期采取被动体位，会导致腰背部肌肉疲劳、张力增高、肌肉疼痛、痉挛，当患者改变体位、翻身、坐起时可发生肌肉抽搐。

**（四）疼痛的评估**[71, 72]

目的：明确老年 OVCF 患者疼痛的程度与疼痛的类型（如刺痛、钝痛、放射痛、跳痛、绞痛等），评价康复效果。

1. 修订版面部表情疼痛量表（faces pain scale-revised，FPS-R） FPSR 为 WongBaker 面部表情疼痛量表（WongBaker faces pain scale revision）的修订版，将数字及疼痛严重程度转变为相应的面部表情，其从左向右表示疼痛程度逐渐递增，从"无痛"到"疼痛到极点"。FPS-R 易于理解，是最适合老年人的疼痛评估量表[73, 74]（图 6-4-1）。

请您用"×"或垂直的"|"，在下面的横线上标出您的疼痛感受

完全无痛　　　　　　　　　　　　　疼痛到极点

**图 6-4-1　修订版面部表情疼痛量表**

2. 视觉模拟评分（visual analogue scale，VAS） 在一条长 10 cm 的直线上，从左到右依次标记为 0 到 10 的数字，代表从没有任何疼痛（0）到最剧烈疼痛（10），受试者根据自己的疼痛程度，在相应的直线上做标记。量化疼痛程度可记录为从起点至记号处的距离。脸谱 VAS（facial VAS）是在上述线性 VAS 直线上加上相应疼痛表情，使评估更直观、更形象。因此，认知能力下降的老年患者可以考虑使用脸谱 VAS（图 6-4-2）。

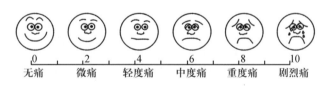

０　　　　２　　　　４　　　　６　　　　８　　　１０
无痛　　微痛　　轻度痛　中度痛　重度痛　剧烈痛

**图 6-4-2　脸谱视觉模拟量表**

3. 口述描绘评分法（verbal rating scale，VRS） 采用不同程度的疼痛形容词来描述疼痛的强度。目前有多种 VRS 评估方法，根据等级的不同分为：4 级评分法、5 级评分法、6 级评分法、12 级评分法和 15 级评分法，其中 5 级评分法（the 5-point VRS，VRS-5）较为常用，其疼痛等级：1 级为轻微疼痛；2 级为引起不适感的疼痛；3 级为比较疼痛 / 难受；4 级为严重的疼痛；5 级为剧烈的疼痛。

4. 数字评定量表（numerical rating scale，NRS） NRS 有多个版本，NRS 0～10 版较为常用。其将疼痛程度归类于 4 大类别，11 个分数（0～10）：即无疼痛（0）、轻度疼痛（1～3）、中度疼痛（4～6）、重度疼痛（7～10）（图 6-4-3）。NRS 适用于慢性疼痛

患者，需要评估者有语言理解能力和抽象数字概念。NRS 还可以用于口头采访（如电话采访）。

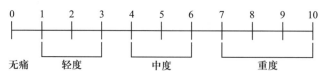

图 6-4-3　数字评定量表

5. 简化的 McGill 疼痛问卷（short-form Mcgill pain questionnaire，SF-MPQ） SF-MPQ 是一种敏感、可靠的疼痛评价方法。它由 11 个感觉类型（跳痛、反射痛、刺痛、锐痛、夹痛、咬痛、烧灼痛、创伤痛、剧烈痛、触痛、割裂痛），4 种对疼痛的描述情感词语（疲劳感、不适感、恐怖感、折磨感），以及当时疼痛强度（无痛、微痛、疼痛不适、痛苦、可怕、极度痛）和 VAS 组成。对疼痛描述词"无""轻""中"和"重"分别对应数字 0、1、2、3 分，以表示不同的程度等级。SF-MPQ 可以求出不同分类的疼痛评级指数（pain rating index，PRI），适用于检测时间有限但又希望获得较多疼痛强度的信息。

**（五）疼痛的治疗**

1. 运动疗法　久坐的生活方式是骨质疏松症的危险因素，持续缺乏运动可能会导致骨骼钙质流失。在运动时要避免过度压迫脊柱而造成新的损伤，如脊柱前屈运动已证明会增加椎体骨折的风险。运动应以加强腰背部后伸为重点，可包括不负重的俯卧位、后伸肌训练、椎旁肌肉的等长收缩[75, 76]。

2. 物理因子　物理因子对于骨质疏松症所致的急性和慢性疼痛的治疗指南尚未达成共识。多个临床研究和临床综述推荐低频脉冲电磁场（频率通常在 50 Hz 以下，磁场强度不超过 20 mT）、全身振动疗法、低强度脉冲超声、功能性电刺激、直流电钙离子导入、针灸等，可用于骨质疏松症所致的疼痛治疗，对缓解骨质疏松症患者的疼痛可能有帮助。

3. 针灸疗法[77, 78]　针灸能有效治疗慢性疼痛，且镇痛效果能维持一段时间。在一项 Meta 分析和近期的随机对照试验中指出，针灸治疗效果明显优于安慰剂组。其机制可能是通过神经体液免疫途径，促使神经介质如 5- 羟色胺、内源性阿片样肽、乙酰胆碱等的释放，起到镇痛作用。

4. 认知行为疗法（cognitive-behavior therapy，CBT） CBT 是一种非药理学干预手段，迄今为止在随机对照试验中被广泛用于治疗慢性疼痛[79]。这种行为疗法不仅能减轻慢性腰部的疼痛强度，还能促使与疼痛相关的情绪（如焦虑、抑郁）、睡眠障碍、疲劳等症状得到显著改善。

5. 接纳与承诺疗法（acceptance and commitment therapy，ACT） ACT 是建立在言语和认知的理论基础上的，称为关系框架理论。ACT 运用了正念、基于价值观的行为和接受等概念。在慢性疼痛的背景下，个体接受不试图控制或改变疼痛的意愿。建议治疗每周 4 次，每次 1 小时，共 6 周。ACT 可能是一种有益的替代治疗方法，以提高人们对某些难以改变的慢性疼痛的接受程度。ACT 属于心理疗法，实施者必须遵守"中国心理学会临床与咨询心理学工作伦理守则",系统地学习 ACT 和经过专业 ACT 治疗师培训[80]。应用时建议请精神科专业人士进行治疗。

6. 脊柱支撑辅具[81]　为压缩性骨折患者做脊柱支撑辅具可以通过减少姿势弯曲导致骨膜的负荷增加,来减轻疼痛,腰胸椎旁肌痉挛也可以得到明显缓解。但是在疼痛允许的情况下,还需要考虑停止使用支撑辅具。支撑辅具必须量身定做,以适应患者对舒适和功能的需要,但佩戴受到患者的耐受性及依从性的影响。

## 二、老年骨质疏松性椎体压缩性骨折感觉功能障碍

### (一)定义

因骨质疏松性椎体压缩性骨折所导致的躯体或肢体麻木,木涨感,以及因严重椎体骨折损伤脊髓所致的感觉神经功能障碍。

### (二)临床表现

据有关资料统计,骨质疏松患者中有 4% 的患者有腰背疼痛伴麻木感,10% 的患者不仅有腰背疼痛,而且伴有四肢麻木和屈伸腰背时出现肋间神经痛、无力感,以及腹前区、下肢放射痛、木涨感。骨质疏松性椎体压缩性骨折患者会出现脊柱畸形,严重者导致椎体碎片嵌入椎管,使椎管狭窄或椎间孔狭窄,造成感觉异常等神经功能障碍[82]。

### (三)感觉功能的评估

目的:老年 OVCF 患者的感觉异常虽然临床表现不多见,但仍是困扰患者的一个重要功能障碍,明确感觉障碍病因,类型及定位,能更好地正确指导康复方案,为患者解除病痛。

对于轻症的老年 OVCF 患者,我们采用问诊及一般的感觉功能评定进行体格检查。若是严重的椎体压缩性骨折引起脊髓损伤的患者,则另需要脊髓损伤相关的感觉障碍评估量表。

1. 感觉功能障碍筛查

(1)触觉评估:分为主观触觉评估和定量单丝皮肤阈值测验。

1)主观触觉评估:使用测试工具有棉签、软毛笔、铅笔。检查者将棉签搓成一丝棉絮轻触患者皮肤。评分为反应正确次数与测试次数的比值。

2)定量单丝皮肤阈值测验:又叫 S-W 单丝检查,工具组件中有不同颜色的测试笔,不同的颜色代表不同的意义,分别为:正常、轻触觉减退、保护觉减退、保护觉缺失、除深压觉外其他感觉消失、所有感觉消失。

(2)痛觉评估:使用测试工具有测试针、大头针。嘱患者闭目,分别用大头针的尖端与钝端刺激于皮肤上,并让患者说出或指出具体的感受及部位。评分为两种不同的刺激对应的正确次数和测试次数的比值。

(3)温度觉评估:用两支玻璃试管或金属管分别装有热水(40~45℃)及冷水(5~10℃),交替刺激患者的皮肤,患者及时反映冷、热感觉。

2. 本体感觉评估　包括体格检查关节位置觉,感觉运动觉和震动觉。亦使用 Tetrax 平衡功能检测系统进行平衡功能测试[83]。分别测定睁眼自然站立、闭眼自然站立、睁眼足垫站立、闭眼足垫站立 4 项动作的姿势稳定性指数。

3. 体感诱发电位[84]　体感诱发电位（somatosensory evoked potential, SEP）是目前较为成熟且常运用于脊柱手术监护的一种方法，通过诱发电位的波幅可以确定神经元对刺激反应数量的多少。其他还有运动诱发电位和肌电图监测，均可用于手术中的监测。

4. 脊髓损伤神经功能评定　脊髓损伤神经功能评定（包括感觉功能评定）的方法有：Frankel 脊髓损伤分级法[85]，美国脊髓损伤协会残损分级（American spinal injury association, ASIA）[86]，脊髓损伤神经学分类国际标准检查表（international standards for neurological classification of spinal cord injury, ISNCSCI, QST）、体感诱发电位（SEP）[85]、定量感觉测试（quantitative sensory testing, QST）[87]。有关脊髓损伤引起的感觉功能评定不在这里具体描述，请查阅相关文献。

**（四）感觉功能障碍的治疗**

1. 特定感觉强化训练　训练包括利用毛刷对障碍部位皮肤进行刺激，利用装有冷水和热水的瓶子对各部位进行刺激，对患侧肢体轻拍、摩擦、叩打等方法。刚开始只对肢体的前、外、后 3 个位置与方向让患者感受和模仿（可以视觉提示后再进行感受，逐步增加难度）[88]。浅感觉障碍训练以触觉刺激为主。特定感觉训练和感觉关联性训练可提高感觉障碍患者触觉和肌肉运动知觉等感觉能力[89]。

2. 本体感觉训练方法[90, 91]　在骨质疏松症的预防和治疗中，肌肉强化运动和本体感受训练起着重要的作用，可以改善患者的平衡功能及步态，减少跌倒的风险。

3. 全身振动疗法　患者可利用全身振动板进行侧交替全身振动训练，每周仅训练 3 天。有报道称在 6 个月内，被测试者腿部力量的增长率为 20% ～ 40%，骨密度的增长率为 0.5% ～ 4%。全身振动疗法还可联合等速肌力训练，有助于增强肌力训练效果，改善平衡功能[92]。目前还不清楚全身振动疗法能否及以何种强度促使骨折的快速愈合，但初步的阳性结果已在动物模型中得到描述[93]。全身振动疗法能否运用于老年 OVCF 患者还有待研究。

4. 针灸治疗　临床实践证实，尽早地使用针刺治疗对于加快恢复、缩短疗程、减少后遗症等具有重大意义[94]。

5. 硬膜外刺激　这是一种治疗感觉障碍的方法，早先应用于多发性硬化，现在该方法在临床中的应用逐渐迅速扩大，如可以改善脊髓损伤患者的一些功能障碍[95]。故该方法可用于严重椎体骨折至脊髓损伤者。

6. 脑机接口　有研究显示，脑机接口结合康复训练可促进脊髓损伤患者的神经恢复[96]，有助于躯体感觉和自主运动功能的改善。因此，该方法可用于严重的椎体骨折至脊髓损伤患者。

## 三、老年骨质疏松性椎体压缩性骨折运动功能障碍

**（一）定义**

老年骨质疏松性椎体压缩性骨折所导致的骨骼肌局部功能的部分下降或全部丧失，以及因严重椎体骨折损伤脊髓所致的运动神经功能障碍。

**（二）临床表现**

1. 由于疼痛和不适，或缺乏适当的背部肌肉补充，OVCF 患者会出现腰背肌肌力明

显减退，双下肢肌力及握力减退，平衡功能下降等[25]。

2.OVCF 患者一般无神经损害表现，但如果骨折程度严重，累及神经或脊髓组织，可出现下肢肌力减弱、感觉减退、反射改变等神经功能损害表现[4, 21]。

### （三）运动功能的评估

1. 徒手肌力评定

目的：判断老年 OVCF 患者有无肌力低下情况及其范围和程度。发现其原因，为制订康复治疗计划提供依据，评价康复治疗的效果。

禁忌：老年 OVCF 患者伴有其他肢体骨折未愈合状态，如有急性渗出性滑膜炎、严重疼痛、急性扭伤等。

Lovett 分级法：测试者通过触摸肌腹、观察肌肉的运动情况及克服阻力的能力，来决定肌力的大小。骨质疏松患者肌力评定的主要肌肉包括腰背肌、腹肌、三角肌，以及股四头肌等（表 6-4-1）。

表 6-4-1　肌力评定 Lovett 分级法

| 分级 | 表现 |
| --- | --- |
| 0 | 无可见或可感觉到的肌肉收缩 |
| 1 | 可扪及肌肉轻微收缩，但无关节活动 |
| 2 | 在消除重力姿势下能做全关节活动范围的运动 |
| 3 | 能抗重力下完成全关节活动范围的运动，但不能抗阻力 |
| 4 | 能抗重力和一定阻力的运动 |
| 5 | 能抗重力和充分阻力的运动 |

2. 关节活动度（range of motion，ROM）

目的：判断老年 OVCF 患者关节活动范围和程度。发现其原因，为制订康复治疗计划提供依据，评价康复治疗的效果。

禁忌：老年 OVCF 患者伴有其他肢体骨折未愈合状态，如有急性渗出性滑膜炎、严重疼痛、急性扭伤等。

关节活动度是指关节运动时所通过的运动弧，即应测量关节远端骨所移动的度数，而不是关节远端与近端骨之间的夹角。ROM 的测量包括主动和被动活动度测量（表6-4-2）。

表 6-4-2　胸腰椎脊柱关节活动度测量

| 运动 | 受检体位 | 量角器放置方法 | | | 正常范围 |
| --- | --- | --- | --- | --- | --- |
| | | 轴心 | 固定臂 | 移动臂 | |
| 前屈 | 坐位或立位 | 第 5 腰椎棘突 | 通过第 5 腰椎棘突的垂线 | 第 7 颈椎与第 5 腰椎棘突连线 | 90° |
| 后伸 | 坐位或立位 | 第 5 腰椎棘突 | 通过第 5 腰椎棘突的垂线 | 第 7 颈椎与第 5 腰椎棘突连线 | 30° |

续表

| 运动 | 受检体位 | 量角器放置方法 | | | 正常范围 |
|------|----------|------|--------|--------|------|
| | | 轴心 | 固定臂 | 移动臂 | |
| 左旋、右旋 | 坐位、臀部固定 | 头顶部中点 | 双侧髂嵴上缘连线的平行线 | 双侧肩峰连线的平行线 | 30° |
| 左、右侧屈 | 坐位或立位 | 第5腰椎棘突 | 双侧髂嵴连线的垂线 | 第7颈椎与第5腰椎棘突连线 | 30° |

3. 平衡功能评定

目的：判断老年 OVCF 患者有无平衡障碍及障碍的严重程度，分析发生平衡障碍的相关原因，预测发生跌倒的可能性，根据个体平衡障碍的特点，指导制定康复治疗方案，评定疗效。

禁忌：不能负重、站立，有严重心肺疾病、发热、急性炎症，以及不能主动合作者。

可以采用量表法（如 Berg 平衡量表）、前伸够物测试、单腿站立测试，或使用平衡评定设备进行评定。

4. 握力　有报道称握力与椎体骨折之间有密切的关系[97]，握力又能间接反映肌力，而肌力是老年人跌倒的主要危险因素之一，故对于老年 OVCF 患者测量握力有重要意义。

测量握力时需要患者保持头部中立位，上肢于体侧下垂，且不能摆动，尽最快速度、最大努力地抓握握力计，同时要保持身体不动。对于老年人而言，要达到最大收缩的时间可能要超过 5 秒。双手交替测试 3 次（同一手两次测试之间的时间间隔至少大于 30 秒）。取平均值。

握力指数指标：握力指数 = 握力（kg）/ 体重（kg）× 100%。正常握力指数应大于 50%。

5. 腹、背肌等长耐力检查

禁忌：椎弓根骨折，极重度椎体压缩性骨折，已造成神经根、脊髓损伤，局部活动性出血及感染者。

俯卧位：两手抱头后，脐以上上身在桌缘外，固定两下肢，伸直脊柱使上体凌空或水平，如能维持此姿势超过 60 秒，腰背肌肌力为正常（视患者情况进行评估）。

仰卧位：两下肢伸直并拢，抬高 45°，如能维持此姿势的时间超过 60 秒，腹肌肌力为正常。

6. 步态分析　OVCF 患者常有步态异常、步速变慢，因此，有条件者还应该进行步态分析[98]。常用的分析方法有压力平板分析、三维步态分析，或 6 分钟步行试验等。

7. 日常生活能力评定

目的：确定 OVCF 患者日常生活活动独立程度，确定哪些活动需要帮助，需要何种帮助，以及帮助的量，为制订康复目标和方案提供依据，为环境改造提供依据，观察疗效进行评估。

评定内容包括：①体位转移能力；②卫生自理能力；③行走及乘坐交通工具能力；④交流能力；⑤社会认知能力。评定量表包括 Barthel 指数，功能独立性测量等。

**（四）运动功能障碍的治疗**

运动康复治疗的初期重点是改善姿势和身体力学，以减少脊柱的压力负荷。后期应加强核心肌群的运动，促进躯干的稳定性和力量。措施主要包括物理疗法和个性化的康复辅具，物理疗法有助于改善骨折后的疼痛及运动功能障碍，增加骨强度，改善核心肌群以避免跌倒，提高患者生活质量。

1. 健康宣教　对于老年人应进行关于如何避免日常生活和活动中疼痛的教育，如何保护脊柱是至关重要的。

2. 运动康复治疗

（1）保守治疗急性期：卧床期间可做关节活动度训练。运动应以加强腰背部后伸为重点，根据患者情况可行床上腰背肌力量训练，包括不负重的俯卧位、后伸肌训练、椎旁肌肉的等长收缩。此外，应进行双上肢屈伸肌及握力的肌力训练（抗阻、平衡训练或多成分运动都是骨质疏松伴或不伴椎体骨折患者的推荐运动）[44]，在运动时要避免过度压迫脊柱而造成新的损伤。单纯压缩性椎体骨折 2 周后可进行腰背肌过伸训练，6～8 周可下床活动。复杂性压缩性椎体骨折建议采用逐步过伸复位法，仰卧于硬板床上，骨折处垫软枕，在疼痛可忍受的情况下逐步进行腰背肌训练。每日 1 次，每次 20～30 分钟，根据患者情况可分组练习，中间可休息 1～2 分钟，直至患者出现疲劳。

（2）围手术期患者的运动康复

1）围手术前期康复：卧床患者以床边康复为主，在不影响骨折制动和骨折愈合的前提下，应指导患者尽早开始康复训练，腰背肌、腹肌训练以等长收缩为主，为转移、步行训练做准备。增强上下肢力量练习，如手部握力、踝背屈肌力。维持四肢大小关节活动度，防止肌肉萎缩[4]，减少并发症的发生，为日后手术恢复做准备。同时要做好体位管理，注意维持脊柱中立位，可利用软枕、软垫、毛巾卷等尽可能保证正常脊柱生理曲度，避免不良姿势对脊柱造成过大压力，如脊柱屈曲伴旋转（图 6-4-4）。关节活动度训练按被动、助动、主动的层级训练原则，每个关节 20～30 次，每天 1～2 次，每周 3～5 天，鼓励尽可能多地进行活动。力量训练应遵循超量恢复原则，渐进抗阻，以患者出现疲劳但不过度，患者可耐受不引发疼痛或其他不适为度。

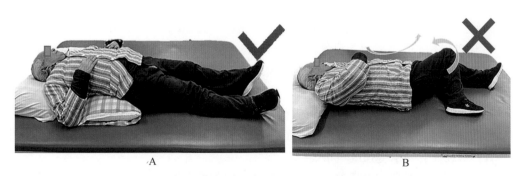

图 6-4-4　正确（A）及错误（B）的姿势示范

2）围手术后期的康复：应尽快进行康复训练，缩短卧床时间，逐渐由倚靠卧位转换为坐位，再到站立[21]。椎体成形术后 12 小时，患者可尝试坐起，24小时后可尝试站立，腰背部肌肉力量训练和平衡训练有助于加速患者恢复。也可借助悬吊带的支撑反作用迫使肌肉群对机体的稳定状态进行维持，可提升腰腹部肌力，进而使患者腰椎功能尽早康复[99]。推荐收腹或提臀、肩胛部收缩、坐位上肢 PNF、屈膝沉降、足跟滑动等轻柔训练，双桥、单桥练习以患者耐受为度，建议每日 1 ~ 2 次，每周 3 ~ 5 天（图 6-4-5）。负重训练建议每日 30 ~ 60 分钟，如走路、慢跑、抗阻自行车、爬楼梯和舒缓的舞蹈等，推荐上肢闭链负重如抵墙俯卧撑。平衡训练如单腿站立、倒走、横走、平衡板及障碍物训练等，建议每日坚持训练。

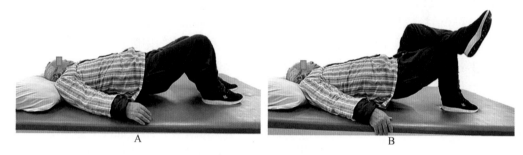

**图 6-4-5　双桥、单桥训练**

A. 双桥训练：患者仰卧位，屈髋屈膝，双足底平踏在床面上，慢慢使臀部抬离床面，保持 5 ~ 10 秒后慢慢放下，训练时两腿之间可以夹持枕头或其他物体。B. 单桥训练：当患者完成双桥运动后，可让患者一侧下肢伸展悬空或搭于另一侧下肢，一侧下肢支撑床面，慢慢地将臀部抬离床面。

（3）恢复期康复：处于此期的患者已回归社区和家庭，转变为居家自我康复阶段，故治疗师需给予患者一套完整的康复方案，以便患者持续进行。基于 Delphi[76] 的专家共识做了以下几点建议。

1）力量练习：频率为每周 ≥ 2 天，每组 8 ~ 12 个循环练习。

例如：每一项运动包括腿、上臂、胸廓、肩部、背部。通过运动带、举重或自身重量对抗重力。如遇到此类情况需一开始降低强度：久坐不动，环境影响的活动，高骨折风险，力量训练初级阶段。

2）有氧运动：每周 ≥ 5 天，≥ 30 分钟 / 天，中等强度。

例如：每次运动 10 分钟或 10 分钟以上，累计每天 30 分钟。在 0 ~ 10 的强度范围内，0= 休息，10= 最大努力，目标强度为 5 ~ 8。中等强度表现为：你的呼吸比平时吃力；你可以交谈，但不能唱歌。高等强度表现为：呼吸比平时吃力的多，并无法交谈或唱歌。

3. **脊柱保护**　在日常活动中即可进行，对于老年患者进行关于如何避免日常生活活动和活动中疼痛的教育，以及如何保护脊柱是至关重要的。脊柱负荷：仰卧＜站立＜坐下。脊柱对线比脊柱承受强度更重要。

例如：调整或避免需要反复、快速、重复、加重或末端范围的脊柱扭转或屈曲的活动，避免高空坠落或接触性运动。用髋关节转动代替脊柱屈曲，用逐步转向代替扭转。

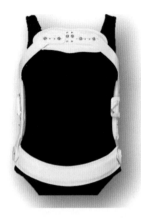

图 6-4-6　Jewett 支架

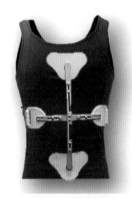

图 6-4-7　CASH 支架

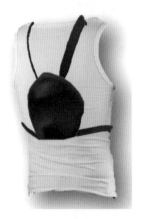

图 6-4-8　姿势训练支持矫形器

4. 辅具　辅具不仅可以缓解疼痛，还可以帮助减少椎体不稳定性，并能有效控制脊柱畸形的发生。对于保守治疗患者，辅具能够促进自然愈合，避免进一步的侵入性干预。对于因肌肉疲劳而导致活动耐受性差的患者，在椎体增强术后，使用辅具也可促进疼痛减轻和轴向支撑。而肥胖患者的不适应、患者的接受度、费用以及安装和拆卸支撑的困难等通常是影响患者选择辅具的原因。

（1）Jewett 支架是个三点压力系统，具有两个前垫，在胸骨和耻骨联合上施加压力，一个后垫在胸椎中部产生相反的压力，用于促进胸腰椎伸展和减少屈曲（图 6-4-6）。

（2）十字形前伸支撑支架：如 CASH 支架，它由两个前垫（胸骨垫和耻骨垫）组成，连接到金属的十字形杆上，一个后垫以产生与前垫相对的力，并在胸腰椎区域由周围绑带连接。三点接触有助于以胸腰椎为中立位置，同时减少脊柱屈曲。该支架可用于因疼痛需要限制活动的患者，促进胸腰椎伸展和限制屈曲（图 6-4-7）。

（3）姿势训练支持矫形器：对于稳定的胸椎骨折，通常推荐一种姿势训练支持矫形器，以促进脊柱伸展和肩胛回缩。这种矫形器很容易穿上和脱下，可以在普通衣服外穿，而且价格相对便宜。随着患者力量的增加和耐受性的提高，可以在这种类似背包的装置上增加重量。起始重量为 0.5 kg，在允许的情况下每周增加重量，但不要超过1.5 kg（图 6-4-8）。

（4）拐杖、助行器：可用于平衡功能较差的骨质疏松症患者，以及长期卧床、肌力差的患者，防止其摔倒，临床可酌情选择。

5. 注意事项　如果患者多处骨折或疼痛，建议及时咨询康复治疗师，了解日常生活活动的正确身体力学，包括轻度活动（如扫地、起床、或洗浴）。避免脊柱前屈运动及长时间坐着或站着（如坐在车里）。穿插长时间的坐立，5 次 10 分钟的仰卧，可减轻脊柱的负荷，促进脊柱的伸展和前躯干及肩部肌肉的伸展。对于有多个脊椎骨折的患者，应该避免增加脊柱负载力的运动，但如果不能，通过手臂支撑一些负荷可以减少脊柱负荷（例如，弯腰去拿一个东西，将手放在大腿上以支撑一些体重）。

### 四、老年骨质疏松性椎体压缩性骨折精神心理障碍

**（一）定义**

老年骨质疏松性椎体压缩性骨折患者对疾病的症状或因手术而产生的不良心理情绪。

**（二）精神心理障碍原因**

1. 负面情绪　骨质疏松椎体压缩性骨折的慢性疼痛与抑郁、焦虑、失眠和精神疾病之间存在着联系。与同龄正常人相比，椎体压缩性骨折患者更容易出现精神症状，并带来负面的社会影响[100]。

2. 多发性椎体骨折患者会出现情感问题和人际关系问题，导致患者的功能状态、独立性、社会关系和情感健康的下降，并极大程度地降低了生活质量。

3. 疼痛灾难化　患者对压缩性骨折后急性期的影响（失能／残疾）较大，急性期过后年龄是影响恢复的重要因素[101]。

4. 术前心理　一些老年人对该疾病和手术治疗的必要性缺乏一定的了解，并受到疾病、传言、家庭等多因素的影响，极易在术前出现精神紧张、烦躁、恐惧等，不利于手术的顺利开展[102]。

**（三）精神心理的评估**

目的：对老年 OVCF 患者进行筛查是否存在精神心理障碍，便于计划和指导康复治疗，预测愈后。评估方法包括观察法和评估量表。应注意：心理评估量表的选择与治疗计划、目标要一致，评定时尽可能减少对患者的负面影响，评定的内容尽可能全面。

1. 观察法　在自然条件下，对患者表现出来的心理现象的外部活动进行有系统、有目的和有计划地观察（包括仪表、人际沟通风格、言语和动作、在交往中的表现、对困难情景的应对方式），以了解患者的心理状况、情绪和行为等方面的现状和问题。

2. 心理评估量表　焦虑自评量表，抑郁自评量表，汉密尔顿焦虑量表，汉密尔顿抑郁量表，医院焦虑抑郁量表，SF-36 生活质量量表，自我感受负担量表均可用于精神心理的评估。

自我感受负担量表、疼痛灾难化量表、老年抑郁量表为老年人专用的抑郁筛查量表。

**（四）精神心理障碍的治疗**

1. 认知行为疗法（CBT）　CBT 是一种非药理学干预手段，迄今为止在随机对照试验中被广泛用于治疗慢性疼痛[79]。这种行为疗法不仅能减轻慢性腰部的疼痛强度，还能使与疼痛相关的情绪（如焦虑、抑郁）、睡眠障碍、疲劳等症状得到显著改善。

2. 以人为本的支持性干预　该方法可能会降低疼痛水平和镇痛剂的使用，并促进身体活动和功能的改善，可能会改善对跌倒的恐惧体验和心理症状的感知，但只会略微改善生活质量[103]。

3. 愉快疗法　从患者的家庭背景、文化程度、兴趣爱好、人生经历等方面收集患者认为愉快的、自豪的事件作为愉快因子，通过交谈的方式将此类愉快因子输入，正面强化患者的思想[104]。

4. 团队支持疗法　将患者与生活中经历相同的人分组，有助于恢复社会交往和自信。

5. 自我管理策略 教导患者承担疾病的日常管理责任。患者由此感觉自己的病情得到了更好的控制，症状整体得到改善。

## 五、老年骨质疏松性椎体压缩性骨折认知功能障碍

### （一）相关性

骨质疏松与认知功能下降有关，在亚洲人群中，被诊断为骨质疏松或骨质疏松性骨折的受试者患痴呆的风险增加[46]。多项研究表明，骨密度低与老年妇女的认知能力有关系[105, 106]。德国一学者对 1215 人进行了长达 20 年的常规随访，指出骨质疏松症和痴呆之间存在着积极的联系，骨质疏松的女性患痴呆症的风险可增加 1.2 倍，骨质疏松的男性患痴呆症的风险可增加 1.3 倍[107]。

### （二）可能的原因

1. 钙迁徙 老年患者因消化功能减弱、食欲下降、摄食不足、膳食中长期缺钙，而发生钙迁徙。钙稳态失调直接导致了神经细胞坏死，中枢神经系统内胆碱系统明显紊乱，引起记忆功能障碍[108]。

2. 下丘脑-垂体-肾上腺轴失调 骨质疏松症患者容易出现认知障碍，尤其是陈述性记忆缺陷，而认知障碍可能是下丘脑-垂体-肾上腺轴失调的结果。

3. 皮质醇 皮质醇水平的增高可导致边缘系统海马区细胞的减少，海马 CA1、CA3 区的脑源性神经营养因子表达下降，抑制齿状回神经元生长，从而导致学习、记忆的损害。皮质醇还在抑制下丘脑去甲肾上腺素受体、5-羟色胺受体的同时使得多巴胺受体功能亢进，进一步损害认知功能。皮质醇水平与骨质疏松患者认知功能障碍的机制密切相关[109]。

4. 骨钙素（osteocalcin，OC） OC 是一种由成骨细胞合成的结构蛋白。既往 OC 被视为调节骨代谢的标记物，近来研究证实 OC 为一种内分泌激素，并参与糖脂代谢、瘦素及脂联素的合成，进而间接影响认知功能[110]。

5. 骨密度 低骨密度与阿尔茨海默病及其严重程度相关。国外一项观察性研究发现，在没有任何脑卒中或痴呆病史的 50 岁及以上社区居民中，低骨密度与认知障碍有关，尤其是女性。该研究提出，以社区为基础的早期预防性骨质疏松症教育和运动可能会减少痴呆症的发生[111]。

6. 疼痛 疼痛是骨质疏松患者的主要临床表现之一。在老年人的临床样本中，慢性腰痛与较差的认知功能有关。与之相关的为数不多的研究主要是在小样本中进行的，仅限于对认知功能的有限评估。考虑到疼痛对认知可能产生的有害影响，再加上越来越多的人认识到与年龄相关的大脑功能变化对平衡的影响，以及老年人活动能力的下降，更好地理解老年人群中疼痛与认知的关系是很重要的[112]。

### （三）认知功能的评估

目的：对老年 OVCF 患者进行认知功能筛查，评价其认知功能障碍类型及严重程度，计划和指导康复治疗，预测愈后。

评估方法：简易精神状况检查（MMSE）量表、蒙特利尔认知评估量表（MoCA）、老年成套神经心理测验量表（neuropsychological test battery for elderly，NTBE）、画钟测试

（clock drawing test，CDT）、老年认知减退知情者问卷（informant questionnaire on cognitive decline in the elderly，IQCODE），以及一些针对于特定认知内容的评定表。

1. 简易精神状况检查量表　MMSE 是国内外应用最广泛的认知筛查量表，内容覆盖定向力、记忆力、注意力、计算力、语言能力和视空间能力。其缺点是对识别正常老年人和轻度认知功能障碍（mild cognitive impairment，MCI）老年患者，区别 MCI 和痴呆的作用有限。

2. 蒙特利尔认知评估量表　MoCA 覆盖注意力、执行功能、记忆、语言、视空间结构技能、抽象思维、计算力和定向力等认知域，旨在筛查 MCI 患者。该方法敏感性和特异性都明显优于简易精神状态检查。

3. 老年成套神经心理测验量表及指导手册　NTBE 是世界卫生组织以成套认知功能评估工具为基础，依据我国国情修改的心理测验量表。测试内容包括听觉词汇学习、分类、注销、语言（含发音、命名、命名回忆、词汇流畅、小标记）、运动、视觉功能（含功能联系、语义联系、再认、匹配与推理）、空间结构和连线等测验，测试语言、记忆力、注意力、执行功能、空间结构等方面。

4. 画钟测试　CDT 作为检查老年性痴呆的早期筛查工具，与其他测评工具相比，对语言及受教育背景的依赖性较小，不管是何种语言、何种文化程度，只要患者能听懂简单的提问，均可配合检查。

5. 老年认知减退知情者问卷　IQCODE 是以访问知情者的形式评估患者目前日常生活中的认知功能水平与 10 年前相比的变化情况，目前国际上最常用的是 16 项问题版本。问卷中的问题所涉及的认知功能包括近期记忆力和远期记忆力、空间和时间定向力、计算力、学习能力及执行力。问卷将患者认知功能水平改变程度分为 5 个等级：1 为 "好多了"，2 为 "好一点"，3 为 "没变化"，4 为 "差一点"，5 为 "差多了"，知情者根据问卷中的 16 项问题内容对患者进行评分，量表的最终得分为 16 项得分的平均分，分值越高提示患者认知功能受损越严重。完成时间需 10 分钟左右。

6. 其他　一些特殊的、针对性较强的评估[106]。

（1）执行功能：威斯康星卡片分类测试（Wisconsin Card Sorting Test，WCST），言语流畅性测试（FAS-1 和 FAS-2）。

（2）语义记忆：波士顿命名测验（Boston naming test，BNT），语义记忆测验。

（3）情景记忆：认知测试和听觉语言学习测试。

（4）注意和处理速度：连线测试 -A（trail making test-a，TMT-A），Stroop 测验词色（Stroop color word test，SCWT）。

（5）视觉空间构建：视觉推理测试（visual reasoning test）。

**（四）认知功能障碍的治疗**

1. 药物脉冲电磁场（drug pulsed electromagnetic field，DPEF）　有研究显示，对于认知功能障碍并伴有骨质疏松症的患者，DPEF 治疗比抗骨质疏松症药物治疗（anti osteoporosis drug therapy，AODT）更能提高患者的生活质量评分与功能独立性评分，明显降低骨质疏松症的复发率[45]。

2. 功能性电刺激（functional electric stimulation，FES）　FES 通过模拟正常行走模式

产生的感觉模式输入，有利于神经系统功能重塑，从而起到改善认知功能的作用，提高患者生活自理能力，对于长期卧床且有认知功能障碍的患者有较好的临床疗效和可行性[113]。

## 六、老年骨质疏松性椎体压缩性骨折肺功能障碍

### （一）定义

老年骨质疏松性椎体压缩性骨折患者因胸廓容积减小，或肺部循环障碍，导致继发的呼吸功能障碍、肺部炎症、肺功能下降等。

### （二）肺功能障碍原因

1. 脊柱畸形 OVCF 的部分患者因胸腰椎压缩性骨折时胸廓容积减小，可致肺活量减少，呼吸功能障碍[1, 22]。脊柱过度后凸导致胸廓的活动能力降低，限制了最大吸气动作时胸肺的扩张，严重影响老年人的肺容积和最大吸气压力，导致限制性通气障碍。当出现由于骨质疏松症导致的椎体压缩性骨折，以上情况均会进一步加重，可能会出现胸闷、气短和呼吸困难等表现，应仔细评估其肺功能和呼吸压力[114]。预防或减缓脊柱后凸的进展可能减轻老年人肺功能下降的负担[115]。

2. 骨水泥肺栓塞（pulmonary cement embolism，PCE） 有文献研究表明，术后骨水泥肺栓塞的发生率为 2.1% ~ 26%[116]。根据临床表现，PCE 主要分为无症状和有症状的水泥栓塞。有学者病例报道经皮椎体成形术术后骨水泥渗漏堵塞一小部分肺动脉血管，导致无症状性肺栓塞[117, 118]，其发生率为 4.6%[118]。同时也有报道[119]因肺动脉栓塞出现急性呼吸衰竭后死亡的病例，分析原因系因骨水泥栓子影响主要器官的血供，出现的严重后果，致死率和致残率均较高。

3. 长期卧床 随着年龄的增加，患者各种器官功能逐渐老化，呼吸功能降低，呼吸道清除滤过效率较低，机体免疫力也随之降低。老年 OVCF 患者长期卧床会增加肺部感染的风险。国内有研究显示平均年龄大于 65 岁的长期卧床患者，肺部感染的发生率高达 25%[120]。

4. 肺功能与骨代谢之间的关系仍存在争议。日本一项研究发现，肺功能受损与绝经后妇女的椎体骨折和骨质流失有关。虽然椎体畸形会损害肺功能，但呼吸功能障碍可能反过来增加骨折风险，提示存在复杂的双向相互作用[121]。老年骨质疏松疼痛患者肺功能下降，与生活质量呈中度正相关[122]。

### （三）肺功能的评估

目的：评价 OVCF 患者肺容量、肺通气功能、呼吸肌功能障碍程度及躯体活动耐力，指导康复运动量，也可作为手术前评估，动态观察病程的演变。

评估方法：包括基本的体格检查、影像学检查及肺功能检查。在疾病初期需注意卧床或术前患者的肺功能状态，有肺炎风险的老年患者要注意咳嗽、咳痰的评估，以及呼吸肌的评估。待患者病情平稳或术后，肺功能评估又能作为运动耐量的评价标准。

1. 体格检查

视诊：胸部视诊应注意有无存在脊柱后凸、胸廓异常的情况，同时应观察受试者呼吸模式是否正常。

触诊：肺功能触诊方面需要了解气管、胸部扩张、语音震颤等。

叩诊：是指用手叩击身体某表部位，使之机械波动而产生声音，根据振动和声音的音调特点来判断被检查部位的脏器状态有无异常的诊断方法。

听诊：注意患者有无湿啰音、胸膜摩擦音等。

2. 影像学检查

胸部 X 线片：建议在每一次椎体成形术后进行常规胸部 X 线片检查，以确定是否有肺部病变，有利于骨水泥肺栓塞的更早诊断。

血管造影：术后怀疑骨水泥渗漏的患者，可使用计算机断层血管造影使肺部水泥块的位置、长度和数量清晰可见[119]。

3. 肺功能测试　测试包括肺总量、肺活量、用力肺活量、第 1 秒用力呼气容积、最大通气量、最大吸气压力和最大呼气压力等。

4. 咳嗽咳痰评估　咳嗽评估重点应关注咳嗽的强度和效力，以及是干咳还是湿咳。主要用于老年 OVCF 有潜在肺部感染风险的患者。

5. 呼吸肌评估

（1）最大吸 / 呼气压力：老年 OVCF 肺功能障碍患者多为限制性通气障碍，评估呼吸肌力有助于识别有低通气风险的患者，判断有无呼吸肌无力及其严重程度。评估呼吸肌力是吸气或呼气时抵抗最大阻力产生的最大自主收缩，多采用最大吸 / 呼气压力作为评价方法。

（2）最大发声时间（maximum phonation time，MPT）：可评估呼吸肌的通气和咳嗽的有效性。方法：嘱受试者最大吸气后尽可能长的发元音 ā，检查者用秒表记录发声的最长持续时间，至少重复三次，取最长的时间用于分析。当 MPT < 10 s 则表明咳嗽有效性低，有较高的误吸风险。

6. 运动耐量评估

（1）步行测试：6 分钟步行测试、2 分钟步行测试，2 分钟步行测试可作为 6 分钟步行测试的替代测试。

（2）心肺运动负荷试验：目前作为国际上普遍使用的衡量人体呼吸和循环机能水平的心肺功能评价的综合指标，它可用于功能性运动容量的评价、疾病的诊断及判断治疗，在负荷递增的运动中客观准确地反映人体的心肺功能指标，经过对各项参数的综合分析，了解心脏、肺脏和循环系统之间的相互作用与贮备能力[123]。可用于老年 OVCF 稳定期患者。

（3）上下肢的力量测试：可使用徒手肌力测试。

（4）主观呼吸功能障碍评定，通常采用六级制，分级如下。

0 级：有不同程度肺气肿，但日常生活无影响，无气短。

1 级：较剧烈劳动或运动时出现气短。

2 级：速度较快或登楼、上坡时出现气短。

3 级：慢走即有气短。

4 级：讲话或穿衣等轻微动作时气短。

5 级：安静时气短，无法平卧。

### （四）肺功能障碍的治疗

椎体成形术可改善患者椎体畸形和缓解疼痛，已被证明可以改善患者的肺功能[40]。除此之外老年患者还可行肺功能康复。

1. 呼吸控制（呼吸再训练）　其目的旨在教导患者以缓慢深呼吸的模式代替快速、浅呼吸，从而促进胸壁力学和膈肌运动功能，减少无效腔通气，并最大程度地减少空气滞留和动态过度充气。呼吸再训练的重点是慢速的呼吸频率，并主要通过延长呼气时间，从而有益于通过减少运动诱发的动态性肺过度通气，减少呼吸困难。临床研究常用腹式呼吸、缩唇呼吸、节律性呼吸控制以及采用激励性肺量计进行呼吸训练。

2. 气道廓清技术

（1）胸部物理治疗

叩拍，振动：叩拍是指手呈杯状或使用治疗仪器给胸壁一个外在作用力，在患者背部由下而上、由外向内叩击，使分泌物从支气管壁松动。振动是指双手重叠放置于外胸壁，靠肩部和手臂肌肉用力，在呼气的同时进行振动，帮助分泌物排出。

咳嗽：治疗师向患者示范如何咳嗽及什么是腹肌收缩；患者放松，处于坐位或身体前倾，颈部稍屈曲，双手置于腹部，让患者在呼气时做3次哈气，同时感觉腹肌的收缩；让患者练习发"k"的声音，同时感觉声带绷紧、声门关闭及腹肌收缩；当患者将以上动作结合后，指导患者做深但放松的吸气[124]。

（2）呼气正压疗法：用于呼气期打开气道，防止气道阻塞。让患者坐在桌子前，双手放松放在桌子上，同时进行腹式呼吸，将呼气正压面罩放在正确的位置，注意密封。吸气略大于潮气量，主动呼气（34秒），在呼气中期将正压稳定控制在 10 ~ 20 cmH$_2$O，12 ~ 15 次呼吸后进行哈气、咳嗽排除痰。

（3）耐力训练：其目的是调节下肢肌肉运动并改善心肺功能，以增加与重新锻炼有关的体育活动，减少呼吸困难和疲劳。耐力训练的常见训练方式为功率自行车和步行。耐力训练的优点是减少症状和休息的时间。

（4）呼吸肌训练：其主要强调以膈肌为主的吸气肌的训练，吸气肌的活动不足会导致运动耐受低和呼吸困难，进而造成恶性循环。吸气肌训练最常见的方法为使用施加电阻或阈值负载的设备。

## 七、老年骨质疏松性椎体压缩性骨折心功能障碍

### （一）定义

老年 OVCF 患者因药物、手术或代谢因素导致的心血管疾病和（或）心血管事件，最终引起心脏收缩功能及舒张功能障碍。

### （二）相关性

1. 药物安全性方面　骨质疏松患者口服钙片或维生素 D 是否会引起心血管事件，目前存在争议。"中国老年骨质疏松症诊疗指南（2018）"提出补充钙剂需适量。大量随机对照试验表明补充钙剂和（或）维生素 D 存在骨骼及非骨骼（如肾结石、高钙血症、心肌梗死、住院期间急性胃肠道症状）方面的不良反应。而一项针对健康人群（包括老年人 > 60 岁）的研究中指出，在可耐受范围摄入高剂量（2000 ~ 2500 mg/d）的钙与心

血管疾病风险无关。患者有高钙血症和高钙尿症时应避免使用钙剂[22]。加拿大 2010 年发布的骨质疏松症骨折风险评估指南中提出：高剂量的钙补充可能增加肾结石和心血管事件的风险[125]。2014 年美国骨质疏松基金会发布的骨质疏松防治指南提出：钙摄入量超过每天 1200～1500 mg 可能会增加患肾结石、心血管疾病和中风的风险，然而相关科学文献在这方面极具争议[126]。2017 版英国骨质疏松症预防和治疗临床指南[127]提出：在最近的一项荟萃分析中[128]，几乎没有发现（证据级别为 1a）之间的显著相关性。

2. 心血管疾病与骨质疏松的相关性　心血管疾病中的冠心病、高血压病、慢性心力衰竭等疾病与骨质疏松症有关（尤其是老年人，有相同的危险因素）[129]。相关文献指出：①骨密度下降和骨代谢增加与心血管疾病风险增加有关。②心血管疾病的危险因素（如血管钙化，炎症和内皮功能紊乱）与低骨密度和骨折有关。③心血管疾病与摔倒和髋部骨折的风险增加有关。有报道表示在骨质疏松患者中心血管事件的发生率有增加。也有学者认为这种联系可能反映了共同的危险因素，特别是雌激素缺乏，它与冠心病和骨质疏松症都有联系，虽然可能有更复杂的病理生理机制。此外，传统的心血管危险因素如血脂异常、高血压、吸烟和糖尿病已被报道与骨质疏松有关，尤其是与椎体骨折更有关联性[130]。

3. 骨水泥反应　骨水泥反应是经皮椎体后凸成形术的并发症，一般是由于骨水泥未结合的单体释放入血引起，可导致心肌抑制、血管平滑肌钙通道抑制、血管扩张和血压下降等[131]，引起胸痛、胸闷[132]和心悸[133]，严重者引起心脏栓塞、心脏穿孔或三尖瓣反流[134]，查体时可发现呼吸急促、低血压、不规则心律失常或心脏骤停[135]。

4. 长期卧床　长期卧床导致心功能下降，增加心率，心脏储备减少，直立性低血压，静脉血栓栓塞[136]。

5. 直立性低氧血症　直立性低氧血症是一种罕见的综合征，其特点是在直立时出现缺氧和呼吸困难，卧位时改善。有病例报道了一位 79 岁的老年女性，由于严重的骨质疏松症以及随之而来的胸椎后凸和整个心脏位置的改变，致使卵圆孔未闭，导致血液从下腔静脉流向房间隔并直接进入左心房，促进了血液从右到左的分流。故当患者直立位时可以使这些胸腔内的变化更加明显，并导致卵圆孔未闭，静脉血液更多地分流到左心房，使动脉血氧含量降低，患者出现呼吸困难，而卧位时症状得到缓解。随后患者接受了永久性的经导管关闭术，术后直立位时动脉氧明显升高，呼吸困难改善[137]。

（三）心功能的评估

1. 实验室检查　心功能指标包括：B 型利尿钠肽，D- 二聚体、肌钙蛋白、肌酸激酶及其同工酶 CK-MB 亚型、肌红蛋白等。

2. 辅助检查

（1）心电图：通过心电描记器从体表引出多种形式的电位变化的图形，从而判断出患者的心脏情况。

（2）心脏彩超：可清楚看到心脏结构，如心壁薄厚、心腔大小、瓣膜启闭情况等，以及心肌运动和血流动力情况。作为评估心脏结构和功能的首选方法，超声心动图可提供关于心脏结构、心室收缩和舒张功能、肺动脉高压、心包积液和心力衰竭病因的即时信息[135]。

（3）影像学检查：考虑骨水泥渗漏心脏的患者，可使用多排螺旋计算机体层摄影（multi-detector spiral computer tomography，MDCT），能准确地显示心脏腔内的水泥物质[119]。

### （四）心功能障碍的治疗

1. 卧床患者　对卧床患者制定合适的个体化的心脏运动处方，包括有氧运动、抗阻运动，可预防及改善患者心功能下降。要求患者尽量减少卧床时间。

2. 心脏栓塞患者　骨水泥渗漏引起的心脏栓塞可通过临床医生评估后进行溶栓及心外科手术治疗。*ACR Appropriateness Criteria® Management of Vertebral Compression Fractures* 提出，经皮椎体成形术可改善心血管事件[40]。

## 八、老年骨质疏松性椎体压缩性骨折二便功能障碍

### （一）定义

老年 OVCF 会引起患者排尿、排便功能出现障碍，轻者为腹胀便秘。若椎体骨折严重可造成脊髓损伤，最终导致神经源性膀胱及直肠，但此种概率很低，与骨折严重程度相关。

### （二）临床表现

1. 便秘是 OVCF 患者常见的并发症，这可能是由于骨折出现后形成腹膜后血肿刺激了交感神经，从而导致肠蠕动减缓，甚至是肠麻痹而造成的[138]。相关观察性研究中便秘出现的概率为 16.67% ~ 81.47%[139-141]。老年人群本身为便秘高发人群，椎体骨折后长期卧床不活动，饮食结构不合理，饮水不够等原因会增加便秘风险。同时，OVCF 患者会大量服用阿片类药物镇痛，而阿片类药物会直接诱导患者便秘的发生[142]。

2. 有报道骨质疏松椎体骨折后出现大小便失禁，但病例数不多，这与椎体爆裂性骨折损伤脊髓有关[2, 143]。且有报道称椎体骨折影响脊髓圆锥终末节段的变化，其神经学表现与骨折的严重程度相关[144]。

### （三）二便功能的评估

目的：评价患者的膀胱直肠功能，评定功能障碍的治疗效果。对于严重骨折致脊髓损伤的神经源性膀胱及直肠，因其发病率低，可参考对应指南，在此不多描述。

1. 排便功能障碍的评定　罗马Ⅲ标准中功能性便秘的诊断标准[145]。

（1）必须包括下列 2 项或 2 项以上。

a. 至少 25% 的排便感到费力。

b. 至少 25% 的排便为干球粪或硬粪。

c. 至少 25% 的排便有不尽感。

d. 至少 25% 的排便有肛门直肠梗阻 / 堵塞感。

e. 至少 25% 的排便需要手法辅助（如用手指协助排便、盆底支持）。

f. 每周排便少于 3 次。

（2）不用泻剂时很少出现稀便。

（3）不符合肠易激综合征的诊断标准。

注：诊断前症状出现至少 6 个月，且近 3 个月症状符合以上诊断标准。

有效的监测办法：在住院期间每次排便护理后或在社区修订排便管理方案过程中，应当监测以下指标：①日期和时间；②从直肠刺激到排便完成所用的时间；③排便护理完成所用的总时间；④所用的机械辅具刺激；⑤所应用的药物；⑥应用体位协助排便的技术；⑦大便的量及颜色、性状；⑧不良反应；⑨计划外的排便[146]。

2. 排尿功能障碍的评定

（1）专科评估

1）尿液细菌学检查：确定尿液是否有细菌感染，明确病原菌种类，根据药物敏感试验结果指导合理使用抗生素，以减少耐药性发生。

2）泌尿系统 CT 检查。

（2）尿流动力学检查：该检查能客观地、定量地评估膀胱内压，以及逼尿肌、尿道内外括约肌等各自的功能状态，是科学地判断患者排尿功能障碍的一种检查方法。常用的尿流动力学检查项目如下。

1）排尿日记：反映排尿量、排尿时间间隔、每日排尿总次数及总尿量，从而客观反映患者的症状。推荐为必须进行的评估项目。

2）残余尿量测定：最常用的是 B 超残余尿量测定，嘱患者排空膀胱后行超声测量膀胱，观察膀胱内的尿量。正常情况下尿量小于 10 ml，如果超过 10 ml 通常认为残余尿增多，如果超过 50 ～ 100 ml 则需要积极干预，甚至需要留置导尿管。

（3）神经电生理检查：包括球海绵体反射、阴部神经体感诱发电位、阴部神经运动诱发电位、阴部神经传导测定等方法，是专门针对盆底和下尿路神经支配情况的检查，对椎体骨折至脊髓损伤后神经源性膀胱与盆底功能障碍的评估、治疗方法的选择及预后评价有参考价值[147]。

**（四）二便功能障碍的治疗**

1. 排尿功能障碍治疗

（1）留置导尿、间歇导尿：留置导尿可作为患病初期排空膀胱的方法。间歇导尿是膀胱排空训练的一种重要方式，膀胱间歇性充盈与排空，有助于膀胱反射的恢复。操作时必须遵循其实施原则、应用条件与标准方法。推荐间歇导尿为治疗逼尿肌无反射的首选方法[147]。

（2）手法辅助排尿：手法辅助排尿包括 Crede 手法排尿、Valsalva 排尿和扳机点排尿。

（3）膀胱功能训练：旨在重新学习和掌握控制排尿的技能，如触发反射性膀胱排空、腹部加压排空膀胱等，降低膀胱的敏感性[148]。

（4）盆底肌功能训练：对于盆底肌及尿道括约肌不完全去神经支配的患者，该方法可抑制逼尿肌的过度活动，改善盆底肌功能以及尿失禁。

（5）神经肌肉生物反馈：盆底生物反馈是盆底肌肉功能锻炼的辅助疗法。应用肌电图生物反馈来使盆底肌肉收缩，可以加强盆底肌张力和控制能力，巩固盆底肌训练的效果。

2. 排便功能障碍的治疗

（1）饮食结构：对于便秘患者，强调多饮水（每日超过 1.5 L）、多摄入膳食纤维

（每日超过 1.5 g），对便秘发生、发展等基本情况的知识进行宣教，使患者及家属了解药物的简单作用机理、使用方法和不良反应，按分期选择合适的泻药（渗透性泻药、分泌性泻药，或可加用促动力药或益生菌），疗程为 2 ~ 4 周[149]。

（2）排便习惯：推荐在晨起或餐后 2 小时内尝试排便，排便时减少看报、看手机等外界干扰因素，需集中注意力。

（3）适当运动：增加体力活动可部分改善便秘患者的症状。

（4）手指直肠刺激（digital rectal stimulation，DRS）：DRS 和新斯的明之间有协同作用，联合使用可改善患者的肠道管理。DRS 的应用推广以及有关 DRS 适当技术的教育应仍然是 SCI 患者神经源性直肠家庭管理教育的重点[150]。

（5）家庭或社区中神经源性直肠的管理：根据患者目前肠道功能的状况，在家中可选择合适的如厕设备，如家用和医用的肠道管理／淋浴椅。首先最重要的是确定设备的安全性，如坐垫的填充物及制动装置。其次是易于搬运，是否有辅助装置，如便圈、易于操作的手闸、脚踏板、扶手等。是否方便肛门区域的操作也是关键之一，如最常用的 U 形马桶垫圈就是个很好的例子。

## 第五节　老年骨质疏松性椎体压缩性骨折功能障碍的康复护理衔接技术

纵观老年骨质疏松性椎体压缩性骨折患者的整个病程，临床、康复、护理并不是单独存在的。医疗人员在对患者的诊疗过程中需相互沟通，根据疾病发展，及时调整治疗方案。临床方面注重的是药物、手术治疗及随访工作。康复则必须在临床诊疗的基础上，由康复医师进行评估及制定康复方案，治疗师根据康复方案对患者进行功能锻炼，并把期间遇到的问题和困难及时反馈给康复医师，康复医师通过反馈的信息和患者的功能变化，不断调整适当的康复方案。护理穿插在临床、康复，以及社区家庭中，在协助诊疗、减轻痛苦、促进康复、提高医疗水平等方面发挥着不可替代的作用。"临床-康复-护理"这三部分相辅相成，缺一不可（表 6-5-1）。

康复护理衔接，其核心是康复理念和技术在患者基础护理活动中的传递与体现，通过将康复理念、技术贯彻给不同康复阶段的主要护理人员（如护士、照护者、普通照顾者、患者本人等），增强康复意识，促进康复行为的发生，可以帮助患者取得更大化的康复效果，最大限度地恢复功能，并为康复治疗与护理从医院向社区、家庭延伸提供基础。

老年骨质疏松性椎体压缩性骨折的康复护理从患者功能障碍、生理、心理、生活等方面提供优质护理服务，通过疾病健康宣教、围手术期指导、术后并发症预防护理、心理疏导、家庭护理指导等方面，提高患者对疾病诊疗的认知，减少疾病的复发，预防术后并发症的发生，促进患者康复训练效果提升，早日康复。

表 6-5-1　老年骨质疏松性椎体压缩性骨折全周期"临床 - 康复 - 护理"无缝衔接

| 疾病分期 | 治疗原则及目的 | 非手术患者 | | | 手术患者 | | |
|---|---|---|---|---|---|---|---|
| | | 临床 | 康复 | 护理 | 临床 | 康复 | 护理 |
| 急性期 | 复位、固定和抗骨质疏松治疗<br>减少卧床时间<br>尽快缓解疼痛，维持脊柱稳定性<br>尽早恢复患者活动功能 | 药物镇痛<br>抗骨质疏松药物治疗<br>评估患者功能障碍 | 适当卧床休息<br>维持四肢大小关节活动度<br>增强双上肢肌力，握力及下肢肌力<br>根据患者情况可行床上腰背肌力量训练 | 适当卧床休息<br>疾病宣教<br>药物指导<br>心理疏导<br>缓解疼痛<br>康复指导<br>防止长期卧床及并发症 | 根据手术指征行微创手术或术中开性手术<br>抗骨质疏松药物治疗 | 维持四肢大小关节活动度<br>椎体成形术后患者12 h后可尝试坐起<br>24 h后尝试站立<br>适当行双上肢肌力及下肢肌力练习 | 围手术期护理<br>术后并发症预防护理<br>康复指导<br>心理疏导，饮食指导，加强营养 |
| 慢性期 | 评价患者骨折愈合情况，有无并发症、功能障碍<br>发生、功能障碍恢复情况，指导康复锻炼 | 密切观察患者功能障碍情况<br>评价保守疗效<br>抗骨质疏松药物治疗 | 增强双上肢肌力，握力及下肢肌力<br>加强腰背肌力量训练<br>平衡功能训练<br>辅具的应用 | 协助指导康复训练<br>提高生活自理能力<br>加强康复依从性 | 评价术后疗效、骨折愈合情况<br>抗骨质疏松药物治疗 | 腰背部、腹部肌肉训练<br>重训练和平衡训练<br>辅具的应用<br>双上肢肌力、握力及下肢肌力练习 | 观察伤口愈合情况<br>康复指导<br>提高生活自理能力<br>加强营养摄入<br>防止感染 |
| 恢复期 | 随访疗效<br>指导坚持正确的健康生活方式<br>提高生活自理能力<br>监测指标 | 抗骨质疏松药物治疗<br>随访功能障碍情况<br>随访骨质疏松相关指标 | 制定居家康复方案<br>中等强度有氧运动<br>肌肉力量及腰背肌训练<br>保护腰椎免受二次损伤 | 居家康复护理指导<br>减少再骨折风险护理（饮食、生活、身体力学指导、预防跌倒）<br>骨质疏松症的健康宣教 | 减少疾病的复发<br>提高生活自理能力<br>预防术后并发症的发生<br>抗骨质疏松药物治疗 | 制定居家康复方案<br>中等强度有氧运动<br>肌肉力量及腰背肌训练<br>保护腰椎免受二次损伤 | 出院后康复注意事项<br>减少再骨折风险护理（饮食、生活、正确身体力学指导，预防跌倒）<br>骨质疏松症的健康宣教 |

### 一、疾病宣教

指导患者了解基础补钙及抗骨质疏松药物治疗的必要性。科普生活常识，休息平卧时采用硬床板，掌握正确的轴线翻身技巧活动，排尿及排便时减少臀部抬高动作，缓解臀部抬高引起的疼痛。对于疼痛难忍的患者需进一步的沟通，予以心理指导，及时告知医生以进一步处理。

### 二、围手术期指导

#### （一）术前护理[151]

（1）心理护理：护理人员应耐心与患者沟通，向患者积极讲解骨质疏松椎体压缩性骨折的病理指数，手术的必要性、先进性，向患者说明术前准备、手术方式、术后可能出现的并发症等，以及术后需要配合医生及康复治疗师进行正确的康复训练，减轻患者的心理负担，缓解患者急躁、焦虑情绪，消除患者对手术的恐惧心理，提高患者的依从性，增强术后疗效的信心。

（2）评估患者：包括生命体征、意识、营养状况，饮食习性，评估患者的排便排尿情况，皮肤有无破损、色素沉着，有无活动性出血或血栓风险。

（3）床上功能训练：由于手术要在俯卧位进行，而患者的耐受力较差，护理人员可以在术前 3 ~ 4 天指导患者进行俯卧位训练，避免腰部用力、体位变换、咳嗽等事件发生。指导患者练习双上肢的上举运动，双下肢的踝泵练习。

（4）指导患者在床上排便排尿，在床上使用便盆。

（5）呼吸训练指导：指导患者调整呼吸频率和深度，训练尽量安排在两餐之间或者睡前进行，循序渐进，训练时间逐渐延长到 30 min。加强深呼吸、有效的咳嗽咳痰训练指导，加强肺功能，预防术后肺部感染及呼吸道并发症。

（6）术前指导患者饮食：指导患者多食用高钙、高蛋白、低盐低脂类、易消化的食物，以及高纤维素、维生素的水果、蔬菜，多饮水，以利于通便、清理肠道[152]。

（7）备皮：术前用剃毛刀剃去准备手术范围的毛发，再用温热水擦拭洗净，避免刮伤皮肤，可减少皮肤细菌数量，降低手术后切口的感染率。

#### （二）术中护理

术中护理人员应严格按照无菌操作规范，严格控制手术室内的温度和湿度（最适温度为 22 ~ 25℃，最适湿度为 50% ~ 60%），同时协助医生摆放合理的患者体位。手术过程中保持环境的安静，操作动作需轻柔，并密切监测患者心率、血压、呼吸等生命体征，及时发现、报告并处理异常情况[153]。在术中，患者难免会产生恐惧、紧张的情绪，对此，护理人员可以陪同在患者身边，给予安抚、鼓励。在手术过程中，护理人员要协助医师完成各项操作，保证手术的顺利开展，同时，护理人员还需要密切观察患者生命体征，做好患者术中保暖工作[154]。

#### （三）术后护理[155]

1. 监测生命体征　对于基础疾病比较多的老年人，以及危重的患者，予以心电监护，必要时给予低流量吸氧，密切观察患者的生命体征变化，包括意识状态、体温、血压、呼吸、心率、血氧饱和度、液体出入量等，如有异常及时汇报医生。

2. 搬运　使患者双下肢伸直，双上肢交叉放于身前。担架放于患者一侧，由三人同时用手平抬患者头、躯干、下肢，使患者成一水平直线托至担架上。搬运时需小心，注意不要扭转、屈曲患者躯干。

3. 体位摆放　选择硬板床卧位，术后在腰背部垫一软薄枕或腰垫，起固定作用。卧床期间应每 2 ~ 4 小时给予翻身、拍背 1 次，以防压疮及坠击性肺炎的发生。翻身需保持脊柱在同一条线、同一冠状面上，不弯曲、不扭转，可用手扶着患者的肩部和髋部同时翻动，避免拖、拉、推动作，以防加重损伤。患者翻身时，要保持躯体上下一致的原则，其方法是挺直腰部、绷紧腰背肌肉再翻动，禁忌上身和下身分别翻转。椎体成形术后患者 12 h 后可尝试坐起，24 h 后可尝试站立，微创手术后第 2 天，医生确认术后骨水泥位置良好后，患者可佩戴腰部支具下地行走。应嘱患者避免弯腰及旋转等运动，避免摔伤。

4. 饮食　老年患者胃肠道功能弱，术后可先流质或半流质饮食，逐渐再过渡到普食，以软食为主，避免硬质难消化的食物。术后应加强营养，鼓励摄入优质蛋白、低盐低脂、高富含维生素、膳食纤维、高钙、易消化吸收的食物。同时，辅以腹部手法促进胃肠蠕动，缓解腹胀症状，促进排便。也要鼓励患者多饮水，防止尿路感染及降低血液黏稠度。

5. 手术伤口　观察患者手术伤口情况，有无渗出、血肿、渗液量，伤口愈合情况等。定期消毒伤口，保持辅料清洁干燥，防止伤口感染。对于发生皮下血肿的患者，若血肿较小一般无须处理，待伤口愈合后予热敷，血肿可逐渐消退。若血肿较大，嘱患者平卧并予以压迫止血。若伤口旁有引流导管，应予以导管护理：保持导管通常、防止压迫、牵拉、脱落，并注意引流液的颜色和引流量，如有大量血性液体或净水样液体，提示有活动性出血或脑脊液漏，需报告医生。

### 三、并发症的预防护理

老年患者身体较弱，术后很容易发生各种并发症。护理人员需要加强对患者术后身体情况的密切观察。如腰背疼痛度、皮肤色泽、体温等，如有异常，立即给予处理，并报告医生。

1. 切口感染　术后伤口局部潮湿不透气、切口渗血过多或血肿、伤口消毒不到位等原因，再者老年患者基础条件差，术后伴有感染、糖尿病等情况，从而导致切口感染概率大。术后应加强伤口周围皮肤的护理，定期消毒，及时更换敷料，并局部保持清洁干燥。注意观察伤口的颜色、皮温变化，局部有无疼痛。如发生感染，应加大抗生素的用量，可拆除几针缝线以利引流，必要时，视具体情况作进一步处理。

2. 肺部感染　定时翻身拍背，利用体位引流，帮助咳嗽及排痰。训练深呼吸及有效的咳嗽、咳痰，有利于痰液咳出。指导患者深吸气：屏气 1、2 秒钟，然后用爆发力将肺部深处的痰液咳出，每次 10 ~ 20 分钟，每天 2 次。患者咳痰无力时，可用右手食指和中指按压胸骨上窝处气管，以刺激气管咳嗽。吸烟者要求戒烟，因吸烟会刺激气道，使分泌物增多，容易引起肺部感染。

注意保暖，避免因着凉而诱发呼吸道感染。建议患者进食后刷牙漱口，以清除口腔内食物残渣和致病微生物，保持口腔清洁。

3. 尿路感染　保持会阴部清洁卫生，每日清洗 2 次。大小便污染内裤或床垫后需及时清洗皮肤会阴处，并更换污染衣物，以防尿道逆行性感染，操作时动作需轻柔，勿伤及黏膜及皮肤，可使用成人纸尿裤或尿袋，以保持会阴部干燥。留置导尿管的患者予以导尿管护理，平时夹闭导尿管，每 2 ~ 4 小时开放 1 次，以预防感染和膀胱萎缩。注意观察尿液性状、颜色、有无浑浊或絮状物，防止尿管堵塞。嘱患者多饮水，有利于冲洗尿中沉渣，必要时予以膀胱冲洗。经常变换体位，并进行主、被动锻炼，以预防尿路结石形成。

4. 便秘　老年患者胃肠动力降低，经历手术后更易发生腹胀、便秘、粪块嵌塞，护理人员需观察患者有无排气、肠鸣音等表现，记录每日排便次数，并观察患者每日大便的性状、量、颜色和排便时间。

指导或协助患者在餐后 30 分钟做腹部按摩，从右到左沿大肠行走的方向画圈，以刺激肠蠕动。有顽固性便秘的患者，可根据医嘱给予缓泻药物或灌肠[156]。

5. 压疮　出现压疮的原因包括：老年患者因卧床翻身行动不便，导致局部组织长期受压，血液循环障碍，局部组织持续缺血、缺氧；照顾者没有及时清理排泄物导致皮肤潮湿；老年患者全身营养状况欠佳，皮肤松弛、弹性降低、皮下脂肪萎缩变薄、皮肤容易损伤。这些因素都促使皮肤组织破损和坏死，而引起压疮的发生。

压疮的预防措施：①避免局部组织长期受压，帮助患者定时翻身；②避免摩擦力和剪切力；③保持皮肤干燥、清洁，保持床铺整洁、干燥，做好个人清洁卫生；④加强指导患者营养的摄入；⑤鼓励患者在疼痛忍受范围内自主活动。

6. 骨水泥渗漏　这是经皮椎体强化术最常见的并发症，护理人员对患者双下肢皮温、颜色、感觉运动、大小便、呼吸等情况进行观察，及时发现异常情况并对症处理。

7. 下肢深静脉血栓　多由患者长时间制动、血液高凝所致。若患者出现不同程度的下肢肿胀、疼痛、皮肤呈青紫色、足动脉搏动减弱或消失，要引起警惕，及时汇报医生。

8. 肺栓塞　肺栓塞发生率低，但病死率极高。其原因可能由于术中或术后骨水泥渗漏进入椎体静脉回流，或血栓脱落阻塞肺动脉所致。故术中与术后护理人员应密切观察患者是否出现胸闷、呼吸困难、血压及血氧饱和度降低等，一旦发生应立即报告医生，立即予高流量吸氧、心电监护，积极抢救，必要时转 ICU 治疗[157]。

## 四、护理指导

### （一）康复护理

对于长期卧床的老年患者，结合康复锻炼，可协助患者在床上进行直腿抬高、腰背肌锻炼、抗阻力伸膝运动。康复训练应循序渐进，起始运动量以老年患者能够耐受为宜，后逐渐增大活动量，以此提高患者股四头肌及腰背肌肌力；按摩双下肢肌肉，指导患者双下肢自主活动，尤其是踝泵运动，防止深静脉血栓、肌肉萎缩、关节挛缩僵硬等长期卧床并发症。

微创术后 1 ~ 2 日指导患者在床上进行肢体屈伸运动、双下肢直腿抬高训练及抗阻力伸膝训练，双下肢交替进行，循序渐进。术后48小时指导患者进行腰背肌功能锻炼、床边坐立、转移训练。因老年患者运动功能、平衡能力欠佳，离床时应由专业护工或管床护士看护，以免发生弯腰负重、身体扭转、跌倒等意外[158]。

### （二）心理疏导

护理人员需耐心、细致地观察患者的言语、情绪等变化，充分理解患者的心理活动，允许患者对突发事件表现出心理情绪的变化，尊重患者。对于伴发紧张、焦虑、恐惧或抑郁情绪的患者，护理人员应尽可能地去理解患者的感受，最大限度地减轻患者的不良情绪。

为促进患者以更好的心态面对治疗，护理人员需要加强对患者的心理指导，帮助患者正确认识疾病，努力克服不良情绪，积极配合治疗，并配合医生采取积极的态度，避免医源性相关因素刺激患者。如疼痛给患者带来了诸多负面影响，使其产生了心理阴影，要及时给予安慰和疏导，帮助患者提高耐受力。护理人员通过给予患者鼓励、安抚、问候，加强沟通与交流，向患者介绍成功的病例，以此来增强患者的治疗信心，鼓励患者家庭成员参与支持并关心患者，提高患者的治疗依从性，使其可以保持乐观的态度配合治疗[152]。

### （三）家庭护理指导

患者在出院时，护理人员需要做好出院指导，如对患者出院后的注意事项、功能锻炼、饮食护理、生活指导等做好相应的健康宣教，以此来提高患者术后护理质量及效率。嘱患者在院外坚持服用钙剂、维生素D、双膦酸盐类等药物，坚持抗骨质疏松治疗；多食用钙磷、蛋白质及膳食纤维含量高的食物，如鱼虾、牛奶、豆腐、新鲜水果蔬菜、坚果等；忌食易诱发骨质疏松的食物，如咖啡、碳酸饮料等；建议并鼓励患者适当进行户外活动，加强腰背肌功能锻炼，多晒太阳；嘱患者不可提重物，纠正不良的生活姿势，尤其避免脊柱的紧急扭转等，3个月内禁止进行负重与剧烈运动，坚持睡硬板床。腰围佩戴时间一般为4～6周，不建议长时间佩戴，以免造成腰背肌肌肉力量下降、肌肉萎缩，从而影响脊柱的稳定性。腰围主要是在活动时起到保护腰部的作用[159]，当卧床或脊柱不负重时可脱下。患者出院后，护理人员可继续通过手机、微信、电话咨询等方式指导患者进行康复锻炼，患者应定期来门诊复查[160]。

# 参考文献

［1］印平，马远征，马迅，等．骨质疏松性椎体压缩性骨折的治疗指南［J］．中国骨质疏松杂志，2015，21（6）：643-648．

［2］DEMIR SO，AKIN C，ARAS M，et al. Spinal cord injury associated with thoracic osteoporotic fracture［J］．Am J Phys Med Rehabil，2007，86（3）：242-246．

［3］SI L，WINZENBERG TM，JIANG Q，et al. Projection of osteoporosis-related fractures and costs in China：2010-2050［J］．Osteoporos Int，2015，26（7）：1929-1937．

［4］丁悦，张嘉，岳华，等．骨质疏松性椎体压缩性骨折诊疗与管理专家共识［J］．中华骨质疏松和骨

矿盐疾病杂志，2018，11（5）：425-437.

［5］STANGHELLE B, BENTZEN H, GIANGREGORIO L, et al. Associations between health-related quality of life, physical function and pain in older women with osteoporosis and vertebral fracture［J］. BMC Geriatrics, 2019, 19（1）：298.

［6］中华医学会物理医学与康复学分会，中国老年学和老年医学学会骨质疏松康复分会.原发性骨质疏松症康复干预中国专家共识［J］.中华物理医学与康复杂志，2019，41（1）：1-7.

［7］张里程，姜矞恒，吕厚辰.中国脆性骨折术后规范化抗骨质疏松治疗指南（2021）［J］.中华创伤骨科杂志，2021，23（2）：93-101.

［8］周云，荆珏华.胸腰椎损伤的常用分类［J］.中国伤残医学，2012，20（12）：208-209.

［9］佚名我国糖皮质激素性骨质疏松症防治专家共识迎来更新［J］.中华医学信息导报，2021，36（3）：18.

［10］WANG L, YU W, YIN X, et al. Prevalence of Osteoporosis and Fracture in China［J］. JAMA Network Open, 2021, 4（8）：e2121106.

［11］谢雁鸣，刘峘，姜俊杰，等.绝经后骨质疏松症中医临床实践指南（征求意见稿）［J］.中国中药杂志，2021，46（22）：5992-5998.

［12］中国康复医学会骨质疏松预防与康复专业委员会.骨质疏松性椎体压缩骨折诊治专家共识（2021版）［J］.中华医学杂志，2021，101（41）：3371-3379.

［13］刘倩倩，李春霖，龚燕平.老年男性骨质疏松症综合防治策略及指南解读［J］.中国医药科学，2021，11（19）：23-28.

［14］邱敏丽，谢雅，王晓红，等.骨质疏松症患者实践指南［J］.中华内科杂志，2020，59（12）：953-959.

［15］张光铂.胸腰椎损伤的分类与治疗［J］.中国脊柱脊髓杂志，1997（4）：190-192.

［16］周海梅.绝经后骨质疏松症药物治疗的循证临床实践指南系统评价及经济学研究［D］.福建：福建医科大学，2020.

［17］中华医学会骨质疏松和骨矿盐疾病分会.男性骨质疏松症诊疗指南［J］.中华内分泌代谢杂志，2020，36（10）：817-827.

［18］中华医学会放射学分会骨关节学组，中国医师协会放射医师分会肌骨学组，中华医学会骨科学分会骨质疏松学组，等.骨质疏松的影像学与骨密度诊断专家共识［J］.中国骨与关节杂志，2020，9（9）：666-673.

［19］中国营养学会骨营养与健康分会，中华医学会骨质疏松和骨矿盐疾病分会.原发性骨质疏松症患者的营养和运动管理专家共识［J］.中华骨质疏松和骨矿盐疾病杂志，2020，13（5）：396-410.

［20］边平，陈锦平.８０岁以上高龄老年骨质疏松症的规范诊治和注意事项［J］.中国骨质疏松杂志，2015，21（6）：757-768.

［21］中华医学会骨科学分会骨质疏松学组.骨质疏松性骨折诊疗指南［J］.中华骨科杂志，2017，37（1）：1-10.

［22］马远征，王以朋，刘强.中国老年骨质疏松症诊疗指南（2018）［J］.中国骨质疏松杂志，2018，24（12）：1541-1567.

［23］MENDY A, VIEIRA ER, ALBATINEH AN, et al. Low bone mineral density is associated with balance and hearing impairments［J］. Ann Epidemiol, 2014, 24（1）：58-62.

［24］MANIERE D. Complications of immobility and bed rest. Prevention and management［J］. Rev Prat, 2012, 62（7）：1013-1023.

［25］SINAKI M, KHOSLA S, LIMBURG PJ, et al. Muscle strength in osteoporotic versus normal women［J］. Osteoporosis international : a journal established as result of cooperation between the European Foundation for Osteoporosis and the National Osteoporosis Foundation of the USA, 1993, 3（1）：8-12.

［26］HU Z, MAN GCW, KWOK AKL, et al. Global sagittal alignment in elderly patients with osteoporosis and its relationship with severity of vertebral fracture and quality of life［J］. Archives of Osteoporosis，2018，13（1）：95.

［27］中华医学会骨质疏松和骨矿盐疾病分会. 原发性骨质疏松症诊疗指南（2017）［J］. 中国骨质疏松杂志，2019，25（3）：281-309.

［28］LEWIECKI EM, BINKLEY N, CLARK P, et al. Core principles for fracture prevention：North American Consensus from the National Osteoporosis Foundation，Osteoporosis Canada，and Academia Nacional de Medicina de Mexico［J］. Osteoporosis International，2020，31（11）：2073-2076.

［29］INTERNATIONAL OSTEOPOROSIS FOUNDATION.IOF One-minute osteoporosis risk test［EB/OL］.［2022.7.15］.http://osteofound.org/osteoporosis risk_test.html.

［30］NAYAK S, EDWARDS DL, SALEH AA, et al. Systematic review and meta-analysis of the performance of clinical risk assessment instruments for screening for osteoporosis or low bone density［J］. Osteoporos Int，2015，26（5）：1543-1554.

［31］王倩倩，张砚卓，吴成爱. 中国中老年人群中跌倒的危险因素分析：基于中国健康与养老追踪调查（CHARLS）数据［J］. 中国老年学杂志，2019，39（15）：3794-3799.

［32］BONNER FJ JR, SINAKI M, GRABOIS M, et al. Health Professional's Guide to Rehabilitation of the Patient with Osteoporosis［J］. Osteoporosis International，2003，14：1-22.

［33］马远征，王以朋，刘强，等. 中国老年骨质疏松症诊疗指南（2018）［J］. 中国骨质疏松杂志，2018，24（12）：1541-1567.

［34］中华医学会骨科学分会. 骨质疏松骨折诊疗指南［J］. 中国骨肿瘤骨病，2009，8（5）：287-291.

［35］KNOPP-SIHOTA JA, NWEBURN-COOK CV, HOMIK J, et al. Calcitonin for treating acute and chronic pain of recent and remote osteoporotic vertebral compression fractures：a systematic review and meta-analysis［J］. Osteoporos Int，2012，23（1）：17-38.

［36］PARK JH, KANG KC, SHIN DE, et al. Preventive effects of conservative treatment with short-term teriparatide on the progression of vertebral body collapse after osteoporotic vertebral compression fracture［J］. Osteoporos Int，2014，25（2）：613-618.

［37］KANG JH, YANG SM, IM SB, et al. Can Three Months of Teriparatide Be One of Treatment Options for Osteoporotic Vertebral Compression Fracture Patients?［J］. Korean J Neurotrauma，2019，15（1）：19-27.

［38］LI YT, CAI HF, ZHANG ZL. Timing of the initiation of bisphosphonates after surgery for fracture healing：a systematic review and meta-analysis of randomized controlled trials［J］. Osteoporos Int，2015，26（2）：431-441.

［39］REISNER L. Pharmacological Management of Persistent Pain in Older Persons［J］. The Journal of Pain，2011，12（3）：S21-S29.

［40］SHAH LM, JENNINGS JW, KIRSCH CFE, et al. ACR Appropriateness Criteria ® Management of Vertebral Compression Fractures［J］. Journal of the American College of Radiology：JACR，2018，15（11S）：S347-S364.

［41］WU CH, TU ST, CHANG YF, et al. Fracture liaison services improve outcomes of patients with osteoporosis-related fractures：A systematic literature review and meta-analysis［J］. Bone，2018，111：92-100.

［42］BARRIONUEVO P, KAPPOOR E, ASI N, et al. Efficacy of Pharmacological Therapies for the Prevention of Fractures in Postmenopausal Women：A Network Meta-Analysis［J］. J Clin Endocrinol Metab，2019，104（5）：1623-1630.

［43］廖二元，徐苓，朱汉民，等. 原发性骨质疏松症干预的疗效监测与评估专家意见［J］. 中华骨质疏松和骨矿盐疾病杂志，2015，8（1）：1-6.

［44］GIANGREGORIO LM, MCGILL S, WARK JD, et al. Too Fit To Fracture：outcomes of a Delphi consensus process on physical activity and exercise recommendations for adults with osteoporosis with or without vertebral fractures［J］. Osteoporosis International，2015，26（3）：891-910.

［45］樊继波，覃勇，唐晓松，等. 认知功能障碍评估对老年骨质疏松症患者临床治疗影响研究分析［J］. 中国骨质疏松杂志，2014，20（11）：1335-1338.

［46］KANG HG, PARK HY, RYU HU, et al. Bone mineral loss and cognitive impairment［J］. Medicine，2018，97（41）：e12755.

［47］CORTET B, SOLAU-GERVAIS E, LABBE P, et al. Osteoporotic vertebral crush fractures with severe neurologic manifestations. Apropos of 6 cases［J］. Rev Med Interne，1995，16（12）：891-896.

［48］中华医学会骨质疏松和骨矿盐疾病分会. 骨转换生化标志物临床应用指南［J］. 中华骨质疏松和骨矿盐疾病杂志，2021，14（4）：321-336.

［49］BLACK DM, CUMMINGS SR, KARPF DB, et al. Randomised trial of effect of alendronate on risk of fracture in women with existing vertebral fractures. Fracture Intervention Trial Research Group［J］. Lancet，1996，348（9041）：1535-1541.

［50］HARRIS ST, WATTS NB, GENANT HK, et al. Effects of risedronate treatment on vertebral and nonvertebral fractures in women with postmenopausal osteoporosis：a randomized controlled trial. Vertebral Efficacy With Risedronate Therapy（VERT）Study Group［J］. JAMA，1999，282（14）：1344-1352.

［51］CHESNUT CR, SKAG A, CHRISTIANSEN C, et al. Effects of oral ibandronate administered daily or intermittently on fracture risk in postmenopausal osteoporosis［J］. J Bone Miner Res，2004，19（8）：1241-1249.

［52］MCCLUNG MR, GEUSENS P, MILLER PD, et al. Effect of risedronate on the risk of hip fracture in elderly women. Hip Intervention Program Study Group［J］. N Engl J Med，2001，344（5）：333-340.

［53］BOONEN S, ADACHI JD, MAN Z, et al. Treatment with denosumab reduces the incidence of new vertebral and hip fractures in postmenopausal women at high risk［J］. J Clin Endocrinol Metab，2011，96（6）：1727-1736.

［54］PAPAPOULOS S, LIPPUNER K, ROUX C, et al. The effect of 8 or 5 years of denosumab treatment in postmenopausal women with osteoporosis：results from the FREEDOM Extension study［J］. Osteoporos Int，2015，26（12）：2773-2783.

［55］TRIPTO-SHKOLNIK L, FUND N, ROUACH V, et al. Fracture incidence after denosumab discontinuation：Real-world data from a large healthcare provider［J］. Bone，2020，130：115150.

［56］NEER RM, ARNAUD CD, ZANCHETTA JR, et al. Effect of parathyroid hormone（1-34）on fractures and bone mineral density in postmenopausal women with osteoporosis［J］. N Engl J Med，2001，344（19）：1434-1441.

［57］LEDER BZ, TSAI JN, UIHLEIN AV, et al. Denosumab and teriparatide transitions in postmenopausal osteoporosis（the DATA-Switch study）：extension of a randomised controlled trial［J］. Lancet，2015，386（9999）：1147-1155.

［58］EASTELL R, NICKELSEN T, MARIN F, et al. Sequential treatment of severe postmenopausal osteoporosis after teriparatide：final results of the randomized, controlled European Study of Forsteo（EUROFORS）［J］. J Bone Miner Res，2009，24（4）：726-736.

［59］肖宇婷，董碧蓉. 老年慢性疼痛的处理策略［J］. 现代临床医学，2019，45（6）：448-451.

［60］李海林. 老年精神药物应用［J］. 实用老年医学，2003，17（2）：76-77.

［61］KRUEGER A, BLIEMEL C, ZETTL R, et al. Management of pulmonary cement embolism after percutaneous vertebroplasty and kyphoplasty：a systematic review of the literature［J］. European Spine Journal，2009，18（9）：1257-1265.

［62］JACK HIRSH F, GORDON GUYATT F, ALBERS GW. The Seventh ACCP Conference on Antithrombotic and Thrombolytic Therap：Evidence-Based Guidelines-Science Direct［J］. CHEST，2004，126：172s-173s.

［63］中国医师协会肛肠医师分会. 便秘外科诊治指南（2017）［J］. 中华胃肠外科杂志，2017，20（3）：241-243.

［64］肖少雄，熊伟，夏平. 椎体后凸成形术治疗老年胸腰椎骨质疏松性骨折［J］. 中国中医骨伤科杂志，2009，17（8）：22-23.

［65］吴亚鹏，王达义，常巍，等. 椎体成形术治疗骨质疏松性椎体压缩骨折骨水泥渗漏及预防［J］. 四川医学，2013，34（6）：880-881.

［66］中国老年学和老年医学学会骨质疏松分会妇产科专家委员会与围绝经期骨质疏松防控培训部. 围绝经期和绝经后妇女骨质疏松防治专家共识［J］. 中国临床医生杂志，2020，48（8）：903-908.

［67］Classification of chronic pain. Descriptions of chronic pain syndromes and definitions of pain terms. Prepared by the International Association for the Study of Pain, Subcommittee on Taxonomy［J］. Pain Suppl，1986，3：S1-S226.

［68］GHEORGHITA A, WEBSTER F, THIELKE S, et al. Long-term experiences of pain after a fragility fracture［J］. Osteoporosis International，2018，29（5）：1093-1104.

［69］TRANTAFYLLOPOULOS IK, LAMBROPOULOU-ADAMIDOU K, NACOPOULOS CC，et al. EMAS position statement：The management of postmenopausal women with vertebral osteoporotic fracture［J］. Maturitas，2014，78（2）：131-137.

［70］施荣茂，陈太邦，梁金龙，等. 骨质疏松椎体压缩性骨折躯体牵涉痛的临床分型及治疗［J］. 实用骨科杂志，2019，25（3）：201-204.

［71］万丽，赵晴，陈军，等. 疼痛评估量表应用的中国专家共识（2020版）［J］. 中华疼痛学杂志，2020，16（3）：177-187.

［72］华震，张宏业，邱蕾. 中国老年人慢性疼痛评估技术应用共识（草案）［J］. 中国老年保健医学，2019，17（4）：20-23.

［73］刘雪琴，李漓. 老年人疼痛强度评估量表的选择［J］. 中华护理杂志，2004，39（3）：165-167.

［74］黎春华，瓮长水，蒋天裕，等. 疼痛强度评估量表应用于老年腰痛患者的同时效度与偏好性［J］. 中国康复理论与实践，2012，18（8）：752-754.

［75］SINAKI M. Exercise for Patients With Osteoporosis：Management of Vertebral Compression Fractures and Trunk Strengthening for Fall Prevention［J］. PM&R，2012，4（11）：882-888.

［76］ALLEN S, FORNEY-GORMAN A, HOMAN M, et al. Diagnosis and Treatment of Osteoporosis［EB/OL］.（2017-7）［2022-7-22］.https：//www.icsi.org/wp-content/uploads/2019/01/Osteo.pdf.

［77］VICKERS AJ, VERTOSICK EA, LEWITH G, et al. Acupuncture for Chronic Pain：Update of an Individual Patient Data Meta-Analysis［J］. The Journal of Pain，2018，19（5）：455-474.

［78］MCKEE MD, NIELSEN A, ANDERSON B. Individual vs. Group Delivery of Acupuncture Therapy for Chronic Musculoskeletal Pain in Urban Primary Care — a Randomized Trial［J］. J Gen Intern Med，2020，35（4）：1227-1237.

［79］KNOERL R, LAVOIE SMITH EM, WEISBERG J. Chronic Pain and Cognitive Behavioral Therapy：An Integrative Review［J］. Western Journal of Nursing Research，2016，38（5）：596-628.

［80］谢婵娟，许湘华，欧美军，等. 慢性疼痛患者接纳承诺疗法的应用研究进展［J］. 护理学杂志，2018，33（15）：92-95.

［81］PRATHER H, HUNT D, WATSON JO, et al. Conservative Care for Patients with Osteoporotic Vertebral Compression Fractures［J］. Physical Medicine and Rehabilitation Clinics of North America，2007，18（3）：577-591.

［82］SASAKI Y，AOKI Y，NAKAJIMA A，et al. Delayed Neurologic Deficit due to Foraminal Stenosis following Osteoporotic Late Collapse of a Lumbar Spine Vertebral Body［J］. Case reports in orthopedics，2013，2013：682075.

［83］张娟，周谋望，李筱雯，等. 骨质疏松症患者的平衡功能［J］. 中华骨质疏松和骨矿盐疾病杂志，2017，10（6）：530-534.

［84］顾爱明，徐跃根，任宇连，等. 体感诱发电位在骨质疏松性椎体压缩性骨折微创手术中的监测［J］. 临床神经电生理学杂志，2006，15（2）：110-111.

［85］吴艳丽，张继荣. 脊髓损伤的神经功能评定研究进展［J］. 中国伤残医学，2019，27（21）：98-100.

［86］孙天胜. 中国医师协会骨科医师分会骨科循证临床诊疗指南：成人急性胸腰段脊柱脊髓损伤循证临床诊疗指南［J］. 中华外科杂志，2019，57（3）：161-165.

［87］HAYES KC，WOLFE DL，HSIEH JT，et al. Clinical and electrophysiologic correlates of quantitative sensory testing in patients with incomplete spinal cord injury［J］. Archives of Physical Medicine and Rehabilitation，2002，83（11）：1612-1619.

［88］宁晶，黄富表. 试论脑出血患者感觉障碍的治疗思考［C］. // 第七届北京国际康复论坛论文集（上册）.2012.

［89］中华医学会神经病学分会神经康复学组，中华医学会神经病学分会脑血管病学组，卫生部脑卒中筛查与防治工程委员会办公室. 中国脑卒中康复治疗指南（2011完全版）［J］. 中国医学前沿杂志（电子版），2012，4（6）：55-76.

［90］TEIXEIRA LE，SILVA KN，IMOTO AM，et al. Progressive load training for the quadriceps muscle associated with proprioception exercises for the prevention of falls in postmenopausal women with osteoporosis：a randomized controlled trial［J］. Osteoporosis International，2010，21（4）：589-596.

［91］SINAKI M，BREY RH，HUGHES CA，et al. Significant reduction in risk of falls and back pain in osteoporotic-kyphotic women through a Spinal Proprioceptive Extension Exercise Dynamic（SPEED）program［J］. Mayo Clin Proc，2005，80（7）：849-855.

［92］LUO X，ZHANG J，ZHANG C，et al. The effect of whole-body vibration therapy on bone metabolism，motor function，and anthropometric parameters in women with postmenopausal osteoporosis［J］. Disabil Rehabil，2017，39（22）：2315-2323.

［93］WINKELMANN A，SCHILLING S，NEUERBURG C，et al. Innovatives Bewegungstraining bei Osteoporose［New strategies for exercise training in osteoporosis］［J］. Unfallchirurg，2015，118（11）：933-937.

［94］李志刚，刘书坤. 近十年电针治疗脊髓损伤的临床和实验研究概况［J］. 中国中医药科技，2004，11（6）：386-388.

［95］张英健. 脊髓损伤电刺激治疗的研究进展［J］. 中华创伤杂志，2019，35（11）：1044-1050.

［96］ELISEYEV A，MESTAIS C，CHARVET G，et al. CLINATEC（R）BCI platform based on the ECoG-recording implant WIMAGINE（R）and the innovative signal-processing：preclinical results［J］. Conf Proc IEEE Eng Med Biol Soc，2014，2014：1222-1225.

［97］EGUCHI Y，TOYOGUCHI T，ORITA S，et al. Reduced leg muscle mass and lower grip strength in women are associated with osteoporotic vertebral compression fractures［J］. Archives of Osteoporosis，2019，14（1）：112.

［98］DOHRN IM，HAGSTROMER M，HELLENIUS ML，et al. Gait Speed，Quality of Life，and Sedentary Time are Associated with Steps per Day in Community-Dwelling Older Adults with Osteoporosis［J］. J Aging Phys Act，2016，24（1）：22-31.

［99］郑丽芳. PVP治疗骨质疏松性椎体压缩性骨折的护理研究［J］. 实用临床护理学电子杂志，2019，4（37）：138.

［100］LYLES KW, GOLD DT, SHIPP KM, et al. Association of osteoporotic vertebral compression fractures with impaired functional status ［J］. The American journal of medicine, 1993, 94（6）: 595-601.

［101］KIM HJ, KIM YH, KANG KT, et al. Contribution of catastrophizing to disability and pain intensity after osteoporotic vertebral compression fracture ［J］. Journal of Orthopaedic Science, 2016, 21（3）: 299-305.

［102］刘宇, 王英东, 杜玲. 术前心理护理和术后康复锻炼对老年骨质疏松性椎体压缩性骨折患者的影响［J］. 中国煤炭工业医学杂志, 2015, 18（5）: 854-856.

［103］SVENSSON HK, OLSSON LE, HANSSON T, et al. The effects of person-centered or other supportive interventions in older women with osteoporotic vertebral compression fractures—a systematic review of the literature ［J］. Osteoporosis International, 2017, 28（9）: 2521-2540.

［104］徐霞, 罗春梅, 陈宇. 愉快因子刺激法对老年骨质疏松性压缩性骨折行椎体成型术后抑郁情绪的影响［J］. 激光杂志, 2012, 33（3）: 95.

［105］SCHRAGER S. Epidemiology of osteoporosis in women with cognitive impairment ［J］. Ment Retard, 2006, 44（3）: 203-211.

［106］PENG W, LI Z, GUAN Y, et al. A study of cognitive functions in female elderly patients with osteoporosis: a multi-center cross-sectional study ［J］. Aging Ment Health, 2016, 20（6）: 647-654.

［107］KOSTEV K, HADJI P, JACOB L. Impact of Osteoporosis on the Risk of Dementia in Almost 60, 000 Patients Followed in General Practices in Germany ［J］. Journal of Alzheimer's Disease, 2018, 65（2）: 401-407.

［108］曹颖, 吕洋, 邓永涛, 等. 老年认知功能障碍与骨质疏松的相关性［J］. 中国老年学杂志, 2018, 38（9）: 2141-2144.

［109］彭文芳, 黄珊, 易正辉, 等. 老年女性骨质疏松患者认知功能障碍与皮质醇水平的相关研究［J］. 中华骨质疏松和骨矿盐疾病杂志, 2013, 6（3）: 219-224.

［110］杨倩, 顾朋颖. 骨钙素与认知功能障碍关系的研究进展［J］. 中国骨质疏松杂志, 2017, 23（7）: 969-973.

［111］KANG HG, PARK HY, RYU HU. Bone mineral loss and cognitive impairment: The PRESENT project ［J］. Medicine, 2018, 97（41）: e12755.

［112］VAN DER LEEUW G, EGGERMONT LH, SHI L, et al. Pain and Cognitive Function Among Older Adults Living in the Community ［J］. The Journals of Gerontology Series A: Biological Sciences and Medical Sciences, 2016, 71（3）: 398-405.

［113］胡烈洪, 赵俊红, 解龙昌. 功能性电刺激改善长期卧床患者认知功能的临床对照研究［J］. 国际医药卫生导报, 2014, 20（15）: 2251-2253.

［114］TERAMOTO S, SUZUKI M, MATSUSE T, et al. Influence of kyphosis on the age-related decline in pulmonary function ［J］. Nihon Ronen Igakkai Zasshi, 1998, 35（1）: 23-27.

［115］LORBERGS AL, O'CONNOR GT, ZHOU Y, et al. Severity of Kyphosis and Decline in Lung Function: The Framingham Study ［J］. The Journals of Gerontology Series A: Biological Sciences and Medical Sciences, 2017, 72（5）: 689-694.

［116］WANG LJ, YANG HL, SHI YX, et al. Pulmonary cement embolism associated with percutaneous vertebroplasty or kyphoplasty: a systematic review ［J］. Orthop Surg, 2012, 4（3）: 182-189.

［117］BERNHARD J, HEINI PF, VILLGER PM. Asymptomatic diffuse pulmonary embolism caused by acrylic cement: an unusual complication of percutaneous vertebroplasty ［J］. Ann Rheum Dis, 2003, 62（1）: 85-86.

［118］CHOE DH, MAROM EM, AHRAR K, et al. Pulmonary embolism of polymethyl methacrylate during percutaneous vertebroplasty and kyphoplasty ［J］. AJR Am J Roentgenol, 2004, 183（4）: 1097-1102.

［119］YOO KY, JEONG SW, YOON W, et al. Acute respiratory distress syndrome associated with pulmonary cement embolism following percutaneous vertebroplasty with polymethylmethacrylate［J］. Spine（Phila Pa 1976）, 2004, 29（14）: E294-E297.

［120］万和芝, 吴婉清, 陈燕霞. 长期卧床老年人院内获得性肺部感染的相关因素分析及干预模式探讨［J］. 中国当代医药, 2012, 19（14）: 164-165.

［121］WATANABE R, SHIRAKI M, SAITO M, et al. Restrictive pulmonary dysfunction is associated with vertebral fractures and bone loss in elderly postmenopausal women［J］. Osteoporos Int, 2018, 29（3）: 625-633.

［122］蔡西国, 邹丽丽, 杨阳, 等. 老年性骨质疏松疼痛患者的肺功能改变及其与生活质量的关系［J］. 中华物理医学与康复杂志, 2016, 38（8）: 597-599.

［123］范超群, 徐凯, 聂明剑, 等. 心肺耐力的科学测评: 心肺运动试验与6 min二级台阶试验的比较［J］. 中国组织工程研究, 2019, 23（23）: 3686-3691.

［124］周敏, 赵建平. 现代肺康复常用方法［J］. 青春期健康, 2019,（4）: 42-45.

［125］PAPAIOANNOU A, MORIN S, CHEUNG AM, et al. 2010 clinical practice guidelines for the diagnosis and management of osteoporosis in Canada: summary［J］. Canadian Medical Association Journal, 2010, 182（17）: 1864-1873.

［126］COSMAN F, DE BEUR SJ, LEBOFF MS, et al. Clinician's Guide to Prevention and Treatment of Osteoporosis［J］. Osteoporosis International, 2014, 25（10）: 2359-2381.

［127］COMPSTON J, COOPER A, COOPER C, et al. UK clinical guideline for the prevention and treatment of osteoporosis［J］. Archives of Osteoporosis, 2017, 12（1）: 43.

［128］LEWIS JR, RADAVELLI-BAGATINI S, REJNMARK L, et al. The effects of calcium supplementation on verified coronary heart disease hospitalization and death in postmenopausal women: a collaborative meta-analysis of randomized controlled trials［J］. J Bone Miner Res, 2015, 30（1）: 165-175.

［129］林添海, 倪晓俊, 刘丰. 心血管病与骨质疏松症的相关性［J］. 中国骨质疏松杂志, 2013, 19（09）: 1003-1005.

［130］GERBER Y, MELTON LJ 3rd, Weston SA, et al. Osteoporotic Fractures and Heart Failure in the Community［J］. Am J Med, 2011, 124（5）: 418-425.

［131］段显亮, 程维, 牛丰. 经皮球囊扩张椎体后凸成形术结合过伸复位方法治疗骨质疏松性椎体压缩骨折患者的疗效及并发症［J］. 中国老年学杂志, 2014（18）: 5092-5094.

［132］KIM SY, SEO JB, DO KH, et al. Cardiac perforation caused by acrylic cement: a rare complication of percutaneous vertebroplasty［J］. AJR Am J Roentgenol, 2005, 185（5）: 1245-1247.

［133］BRAITEH F, ROW M. Right ventricular acrylic cement embolism: late complication of percutaneous vertebroplasty［J］. Heart, 2009, 95（4）: 275.

［134］SON KH, CHUNG JH, SUN K, et al. Cardiac perforation and tricuspid regurgitation as a complication of percutaneous vertebroplasty［J］. Eur J Cardiothorac Surg, 2008, 33（3）: 508-509.

［135］WANG L, YANG H, SHI Y, et al. Pulmonary Cement Embolism Associated with Percutaneous Vertebroplasty or Kyphoplasty: A Systematic Review［J］. Orthopaedic Surgery, 2012, 4（3）: 182-189.

［136］DITTMER DK, TEASELL R. Complications of immobilization and bed rest. Part 1: Musculoskeletal and cardiovascular complications［J］. Canadian family physician Medecin de famille canadien, 1993, 39: 1428-1437.

［137］TEUPE CHJ, GROENEFELD GC. Platypnea-Orthodeoxia Due to Osteoporosis and Severe Kyphosis: A Rare Cause for Dyspnea and Hypoxemia［J］. Heart International, 2018, 6（2）: 2011-2013.

［138］陈欣杰, 梁春平, 钱霄, 等. 胸腰椎压缩骨折椎体压缩程度与并发腹胀便秘程度之间的相关性研究［J］. 现代中西医结合杂志, 2015, 24（28）: 3161-3162.

［139］刘清淼．骨质疏松性椎体压缩性骨折的临床特点分析［J］.中国伤残医学，2019，27（11）：44-45.

［140］周明，刘志军．四磨汤预防骨质疏松性椎体压缩骨折便秘30例［J］.湖南中医杂志，2015，31（10）：44-46.

［141］张喜文．骨质疏松性椎体压缩性骨折170例临床特点分析［J］.特别健康，2018，（17）：201.

［142］FARMER AD, HOLT CB, DOWNWS TJ, et al. Pathophysiology, diagnosis, and management of opioid-induced constipation［J］. Lancet Gastroenterol Hepatol, 2018, 3（3）：203-212.

［143］O'CONNOR PA, EUSTACE S, O'BYRNE J. Spinal Cord Injury Following Osteoporotic Vertebral Fracture：case report［J］.Spinec（Phila Pa 1976），2002，27（18）：E413-415.

［144］FUJIMOTO K, Kanchiku T, Imajo Y, et al. Reduction of vertebral height with fragility vertebral fractures can induce variety of neurological deterioration［J］. Journal of Orthopaedic Surgery and Research, 2017, 12（1）：145.

［145］吴承杰，马勇，郭杨，等．脊髓损伤后神经源性肠道功能障碍发生机制及诊疗研究进展［J］.中华创伤杂志，2019，35（7）：618-624.

［146］徐青，高飞，王磊，等．脊髓损伤后肠道功能障碍：美国临床实践指南解读［J］.中国康复理论与实践，2010，16（1）：83-86.

［147］廖利民，吴娟，鞠彦合，等．脊髓损伤患者泌尿系管理与临床康复指南［J］.中国康复理论与实践，2013，19（4）：301-317.

［148］孙鹏．《膀胱过度活动症诊治指南》解读［J］.泌尿外科杂志（电子版），2010，2（1）：55-57.

［149］王薇，许乐，邱蕾．中国老年人便秘评估技术应用共识（草案）［J］.中国老年保健医学，2019，17（4）：46-47.

［150］NELSON MES, ORR M. Digital rectal stimulation as an intervention in persons with spinal cord injury and upper motor neuron neurogenic bowel. An evidenced-based systematic review of the literature［J］. The Journal of Spinal Cord Medicine, 2021, 44（4）：525-532.

［151］李开南．脊柱骨折［M］.成都：四川科学技术出版社，2017.

［152］田金萍．经皮椎体成形术治疗骨质疏松性椎体压缩性骨折的护理研究［J］.中国医药导报，2013，10（11）：136-138.

［153］王旭英，郗春梅．老年骨质疏松性椎体压缩性骨折经皮椎体成形术围手术期护理研究［J］.山西医药杂志，2019，48（10）：1247-1250.

［154］向华．老年骨质疏松性椎体压缩性骨折经皮椎体成形术围手术期的护理［J］.饮食保健，2019，6（49）：153.

［155］郑雪红．经皮球囊扩张椎体后凸成形术治疗骨质疏松性椎体压缩性骨折护理进展［J］.齐鲁护理杂志，2015，21（2）：49-51.

［156］张凤梅．循证护理在颈髓损伤并发症防治中的应用［J］.现代医药卫生，2008（18）：2821-2822.

［157］王立红，于海倩．椎体后凸成形术治疗骨质疏松性脊柱压缩骨折24例护理［J］.护理研究，2017，31（26）：3338-3340.

［158］邹雪琴，张艳艳．骨质疏松性椎体压缩性骨折患者的围手术期护理［J］.当代护士（专科版），2010（10）：59-60.

［159］卓蕾菁，陈恒梅，黄巧萍．延续性护理对骨质疏松椎体压缩性骨折患者的影响［J］.国际护理学杂志，2019（15）：2452-2454.

［160］XIAO M, CAIHONG X, XIA W. Effect of multi-platform extended care on postoperative self-efficacy and quality of life in patients with osteoporotic vertebral compressive fracture［J］. American journal of translational research, 2021, 13（6）：6945-6951.